实用医学概要

SHIYONG YIXUE GAIYAO

阮志燕　任　宏　主编

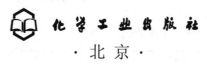

化学工业出版社

·北京·

《实用医学概要》针对药学类专业学生对基础医学与临床医学知识的需求，将传统的人体解剖学、生理学、诊断学基础与临床常见病的诊疗课程内容有机地整合在了一起。教材首先介绍人体解剖学、细胞与组织及诊断学基础知识；然后讲解各个系统人体解剖生理学知识与常见疾病的诊疗概要；最后介绍了常见恶性肿瘤与和缓医疗等。教材注重培养学生分析和解决实际临床问题的能力，在疾病教学中穿插大量病例分析与练习。本书设计了"知识链接"、"病例分析"等栏目，"目标检测"居章末，相关参考答案以及电子课件可从 www.cipedu.com.cn 下载参考。本书配有二维码视频，可以扫描观看学习。

　　本书可作为高等职业教育药学、药品经营与管理、药品生产技术、医疗器械制造与维护等专业的医学知识教科书，也可供从事相关专业的在职人员作为参考书使用。

图书在版编目（CIP）数据

实用医学概要/阮志燕，任宏主编.—北京：化学工业出版社，2018.1（2022.11 重印）
ISBN 978-7-122-31150-4

Ⅰ.①实…　Ⅱ.①阮…　②任…　Ⅲ.①临床医学-高等职业教育-教材　Ⅳ.①R4

中国版本图书馆 CIP 数据核字（2017）第 301026 号

责任编辑：迟　蕾　李植峰　张春娥　　　　　装帧设计：王晓宇
责任校对：王　静

出版发行：化学工业出版社（北京市东城区青年湖南街 13 号　邮政编码 100011）
印　　刷：三河市航远印刷有限公司
装　　订：三河市宇新装订厂
787mm×1092mm　1/16　印张 22¼　字数 569 千字　　2022 年 11 月北京第 1 版第 6 次印刷

购书咨询：010-64518888　　　　　　　　　售后服务：010-64518899
网　　址：http://www.cip.com.cn
凡购买本书，如有缺损质量问题，本社销售中心负责调换。

定　　价：49.80 元　　　　　　　　　　　　　　　　　版权所有　违者必究

　　《实用医学概要》是高职高专药品相关专业的重要课程，对学生职业能力和综合素质的培养起关键作用。本教材根据《教育部关于全面提高高等教育教学质量的若干意见》，以培养高素质的技术技能型人才为主要任务，以培养医药相关专业人才为目标，教学内容以满足学生对基础医学（人体解剖学、生理学）与临床医学（临床医学概论）知识的需求整合而编写。本书可作为高等职业教育药学、药品经营与管理、药品生产技术、医疗器械制造与维护等专业的医学知识教科书，也可供从事相关专业的在职人员作为参考书使用。

　　本教材的编写贯彻"必需、够用、实用"的原则，以"易学易懂"为理念，适度降低理论知识难度，突出以下几点：①对于基础知识，力求通俗易懂，以掌握知识框架为主、必要知识点为辅，为后续课程的学习打下坚实的基础。②本教材囊括了解剖、生理和临床医学三部分知识，涉及基础医学和临床医学两大体系，在内容的安排上，特别注重知识的条理化和逻辑性，以正常人体结构和生理功能为基础，理解临床疾病的诊断和治疗。③体现"以就业为导向、能力为本位、学生为主体"的原则。以学生为主体，满足学生需要为方向，注重培养学生的理论联系实践的能力和举一反三的能力。在疾病教学中穿插大量病例分析与练习，于巩固学生理论知识的同时，提高学生分析和解决实际问题的能力。本书设计有"知识链接"和"课堂互动"，拓展学生的知识面。④本书根据近两年的实际教学需求和教学效果，进一步精练教材内容，增加实用性。⑤本书配有参考答案和电子课件，可从 www.cipedu.com.cn 下载参考；同时配有二维码视频，可以扫描观看学习。

　　本书共分十三篇，以系统为单元，依次介绍人体解剖、生理和疾病知识，由浅入深地引导学习。各作者为：阮志燕（第四篇、第十二篇），任宏（绪论、第一篇），许意平（第二篇、第十一篇），何颖（第三篇、第十篇、第十三篇），商玲（第五篇、第六篇），徐哲（第七篇、第八篇），赖满香（第九篇）。

　　本教材在编写、审定和出版过程中得到专家和领导的悉心指导和帮助，在此表示衷心的感谢！尽管在教材的编写过程中参阅了大量的文献图书，各编委人员对编写内容也进行了反复斟酌和调整，但鉴于编者水平有限，难免存在疏漏和不妥之处，敬请各位专家、读者批评指正。本教材参考了有关专著和资料，在此谨向其作者致以崇高的敬意和感谢。

编者

2017 年 4 月

第五篇　呼吸系统解剖生理与常见疾病 / 131

第十章　呼吸系统解剖生理／132

第十一章　呼吸系统常见疾病／141

第六篇　消化系统解剖生理与常见疾病 / 161

第十二章　消化系统解剖生理／162

第十三章　消化系统常见疾病／175

第九篇　神经系统解剖生理与常见疾病 / 238

第十八章　神经系统解剖生理／239

第十九章　神经与精神常见疾病／247

第十篇 内分泌系统解剖生理与常见疾病 / 267

第二十章 内分泌系统解剖生理／268

第二十一章 常见内分泌系统疾病与代谢性疾病／275

第十一篇　五官解剖生理与常见疾病 / 286

第二十二章　五官解剖生理 ／287

第二十三章　五官常见疾病 ／295

第十二篇　体表系统解剖生理与常见疾病 / 303

第二十四章　体表系统解剖生理 ／304

绪　论

一、 健康与医学模式

健康就是机体通过自稳调节维持着内部的动态平衡及机体与外界环境的相互统一，从而使机体保持良好的心理、生理状态及对环境的适应能力。世界卫生组织在其宪章中也明确定义："所谓健康不仅仅是没有疾病，而且是一种身体上、心理上和社会适应上的完好状态"。在致病因子的作用下，机体因自稳调节紊乱而发生的异常生命活动称为疾病。人类在长期与疾病斗争的过程中不断提高对疾病的认识，积累经验，逐步产生了医学。也就是说，医学是探讨疾病发生、发展规律，研究其预防和治疗对策的科学。不同时期的人们对于自身健康和疾病所持的基本看法就是一种医学模式。医学模式又称为医学观，是人们考虑和研究医学问题时所遵循的总原则，是人们从总体上认识健康和疾病以及相互转化的哲学观点，包括健康观、疾病观、诊断观、治疗观等，影响着某一时期整个医学工作的思维及行为方式。迄今为止，人类医学发展史上出现过五种不同的医学模式。

1．神灵主义医学模式

神灵主义医学模式是远古时代的医学模式。远古时代，人们认为世间的一切是由超自然的神灵主宰，疾病乃是神灵惩罚或是妖魔鬼怪附身，故把患病称为"得"病，对待疾病则依赖巫术祛邪。这种把人类的健康与疾病、生与死都归之于无所不在的神灵，就是人类最早的健康疾病观，即神灵主义医学模式。

2．自然哲学医学模式

自然哲学医学模式出现于人类医学的早期。人类开始以自然哲学理论解释健康与疾病，强调人与自然的统一。如我国医学就是以《黄帝内经》为标志，建立起"天人相应"为思想特色、"阴阳五行"为理论学说的整体医学观。在希腊，以医学之父希波克拉底的研究成果为标志，逐步将鬼神巫术从医学领域驱逐出去，形成了自然哲学医学模式。如他创立的"四体液学说"，认为体液构成的整体比例关系决定人的性格、气质、体质和疾病。

3．机械论医学模式

15 世纪的文艺复兴运动，带来了社会变革。瓦特发明了蒸汽机，使机械生产代替了手工生产，掀起了产业革命的浪潮。顿时，机器似乎成了无所不在、无所不能的神。那时起主导和进步作用的哲学思想也与机器分不开，这便是机械唯物主义。在"机械文化"的影响下，人体被看成是由许多零件组成的复杂机器，心脏是水泵，血管是水管，四肢活动是杠杆，饮食是给机器补充燃料，大脑是这架"机器"的操纵盘等。法国医生拉马特利还出版了一本《人是机器》的书，其中心思想是：人是一架自己发动自己的机器，体温推动它，食物支持它，疾病是因机器某部分失灵，需要修补完善。这种以机械论的观点和方法来观察与解决健康与疾病问题的状况，就是机械论医学模式。

4．生物-医学模式

从 18 世纪下叶到 19 世纪，自然科学领域涌现出一系列重大发现。听诊器的发明、X 射线的发现使用丰富了诊断方法；乙醚麻醉的使用解决了手术疼痛的问题；利用石炭酸（苯酚）消毒防菌流行于世界；显微镜的出现使人们创建了组织学、细胞学等全新学科。显微镜的发明、细胞学说的创立、进化论和能量守恒定律的发现，动摇了形而上学、机械唯物论的自然观；工业化、都市化导致的传染病问题日益突出，推动了细菌学的发展。由此开始，西方医学对有生命的生物体进行了实验研究，实验生理学、微生物学、细胞病理学、免疫学等学科的发展及其成果在医学中的应用，形成了西医学特有的科技内涵，产生了生物-医学模式。生物-医学模式认为健康是宿主（人体）、环境与病因三者之间的动态平衡，这种平衡被破坏便发生了疾病。

5．生物-心理-社会医学模式

随着现代社会的发展，医学科学有了更大的进步，青霉素和磺胺类药物的发现为抗感染开辟了一个新时代，由生物因子（细菌、病毒、寄生虫）所致的许多疾病已被人类所控制。但随着社会的发展、生活条件的改变以及医疗卫生事业的发展，人类疾病谱不知不觉中发生了根本变化。如心脑血管疾病、肿瘤、精神病等已成为人类健康的主要危害。同时人们还惊讶地发现，曾经为人类健康做出过重大贡献的生物-医学模式，在这些疾病面前显得束手无策。因为这类疾病的发生原因主要不是生物学因素，而是社会因素或（和）心理因素所致。于是出现了综合生理、心理和社会因素对人类健康与疾病影响的医学观，这就是生物-心理-社会医学模式。它肯定了生物因素对人的健康与疾病的影响，也肯定了社会文化因素和心理精神因素在人类健康与疾病中的作用，使人的社会属性、精神（心理）属性和自然属性达到了有机统一。

当今，现代医学得到进一步突飞猛进的发展。微观方面，研究工作由细胞水平向亚细胞水平、分子水平深入，基因诊断、基因治疗和基因工程显示出良好、广阔的前景。宏观方面，人们放弃了长期以来把健康片面理解为"不生病"的健康标准，并认为健康不仅仅是医生和卫生部门的事情，是包括个人、社会在内的共同责任。医学模式进入到了生物-心理-社会医学新模式。新的医学模式强调了卫生服务的整体观，即把病人称为患有疾病的、有心理活动的、处于现实社会的活生生的人来对待，并指引学科不断分化，专业化程度不断提高。在医学专业不断分化的同时，各学科间又相互渗透与交叉。人文与社会科学与医学的渗透和交叉，产生了社会医学、心理学、医学伦理学、卫生经济学等新学科。近年来循证医学新概念在临床医学领域的引入，推动了医学思维方法的转变和更新。毫无疑问，21 世纪的临床医学将会发生巨大的和多方面的改变。

二、 本课程的基本内容

实用医学概要是一门阐述基础医学知识和临床常见疾病的课程，主要满足高职高专药品类专业对医学知识的教学需求。本课程所涉及的主要内容包括人体解剖生理学、诊断学和疾病学等。教材以人体系统为主线，将人体解剖生理学、诊断学和临床常见病种等知识点纵向贯穿起来，使高职学生在有限的学习时间中掌握必需的医学基础知识和临床疾病，内容丰富，涉及面广，实用性强，与岗位需求衔接较为充分。

人体解剖生理学是一门研究人体各部正常形态结构和生命活动规律的科学。它由人体解剖学和人体生理学两部分组成。前者是研究人体各部正常形态结构和形态结构之间联系的科学。最早的解剖学是借助解剖手术器械切割尸体的方法，用肉眼观察各部的形态和构造，现在解剖学的研究方法先进了很多。而后者是研究人体生理功能的科学，也就是说人体是如何运作的。因此人体生理学是以人体解剖学为基础，但又能促进解剖学的发展。人体解剖学和人体生理学既分工明确又联系密切。

诊断学是运用医学基本理论、基本知识和基本技能对疾病进行诊断的一门学科。诊断学在临床医学中具有重要的地位与作用。诊断学是从基础学科过渡到临床医学各学科的桥梁课，是临床各专业学科（外科学、内科学、妇产科、儿科、五官科等）的重要基础。

疾病学是研究疾病发生的一般规律和病变基础的课程，包括临床各科常见疾病的病因与发病机制、临床表现和实验室检查以及治疗预后等要点，是非临床医学专业，如药品类专业、医学检验专业、医学影像专业、卫生事业管理专业等学生学习和了解临床医学知识和技能的一门重要课程。

三、 教学目的和教学要求

学习本课程的目的是以就业为导向，运用临床医学的基本理论知识、基本操作技能，培养正确的临床思维方法，树立良好的服务理念。通过本课程的学习，找到与自己所学专业的结合点，为后续课程的学习打下坚实的理论和技能基础，使自己成为高级实用型医药类人才。

通过本课程的学习，学生应打好人体解剖生理学知识基础，对临床医学中检体诊断、病史询问、常见症状有一个概要的认识，应掌握临床各科常见病、多发病的诊断要点、治疗原则与方法。同时要培养认真负责的态度，学会尊重病人，除了关心疾病本身的诊断和治疗外，还应考虑诊疗过程给病人带来的躯体、心理、经济等方面的影响，树立"以人为本"的服务理念。

（任宏）

第一篇

实用医学概要基本知识

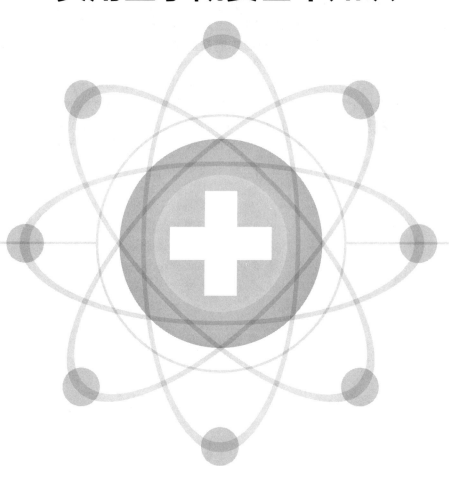

第一章 人体解剖生理学基础知识

一、 人体解剖生理学的概念

人体解剖生理学是一门研究人体各部正常形态结构和生命活动规律的科学。它由人体解剖学和人体生理学两部分组成。前者是研究人体各部正常形态结构和形态结构之间联系的科学，而后者是研究人体生理功能的科学。需要强调的是，人体的形态结构和功能是相一致的，一定的结构执行一定的生理功能。因此，人体生理学是以人体解剖学为基础，但同时又能促进解剖学的发展。人体解剖学和人体生理学既分工明确，又联系密切。

二、 人体解剖的统一标准和术语

1. 人体的解剖方位

为了正确地描述人体结构的形态，必须采用统一的标准。解剖学上采用公认的统一标准和描述用语。解剖学所采用的标准姿势是：身体直立，面向前，两眼向正前方平视，两足并立，足尖向前，上肢下垂于躯干两侧，手掌向前。研究的对象处于横位时，仍要按标准姿势描述。

（1）上和下　是对部位高低关系的描述。头部在上，足在下。故近头侧为上，远离头侧者为下。如眼位于鼻之上，而口则位于鼻之下。

（2）前和后（腹侧和背侧）　凡距身体腹面近者为前（腹侧），距背面近者为后（背侧）。如乳房在前胸壁，脊柱在消化道的后面。

（3）内侧和外侧　是对各部位与正中面相对距离的位置关系的描述。如眼位于鼻的外侧，而在耳的内侧。

（4）内和外　是表示与空腔相互关系的描述。如胸（腔）内、外等。

（5）浅和深　是对与皮肤表面相对距离关系的描述，即离皮肤表面近者为浅、远者为深。

2. 人体的解剖面

人体常以三个互相垂直的面描述，如图 1-1 所示。

（1）矢状面　将人体分成左右两部的纵切面称矢状面。

（2）冠状面　将身体分为前后两部的切面称冠状面。

（3）水平（横切）面　将身体分为上下两部的断面称水平（横切）面。

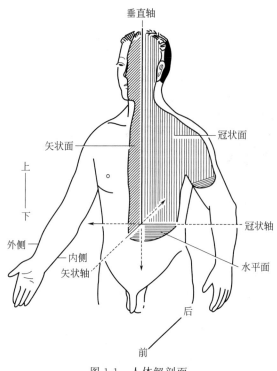

图 1-1　人体解剖面

三、 内环境、 内环境稳态定义

1．内环境

机体的绝大部分细胞，并不直接与外界环境接触，而是生活在细胞外液之中，通过与细胞外液不断进行物质交换而维持其生命活动。这种构成细胞生活环境的细胞外液称之为内环境，以区别于整个机体赖以生存的外环境。

2．内环境稳态

外环境变化很大，内环境则有多种调节机制作用而变化很小。内环境的相对稳定可使机体的组织器官少受乃至不受外界环境的干扰而保持其正常生理机能。生理学上把这种机体内环境相对恒定的机能状态，叫做内环境稳态。

内环境各项理化因素的相对恒定性，是高等动物生存的必要条件。因为机体新陈代谢过程是由细胞内许多复杂的酶促反应组成的，它要求的理化条件比较严格，如温度、pH 值和其他离子浓度都必须保持在一定范围内，酶促反应才能完成。然而在机体生命过程中，内环境理化性质是不断改变的，而体液中的各种化学成分过多或过少，会在不同程度上妨碍机体的生命活动。例如，血糖太低时，大脑细胞兴奋性降低，会出现昏迷现象；血浆蛋白过低可引起组织水肿。体温的高低也直接关系到细胞内的化学反应速度和它的机能状态；血液酸碱度变化，机体的反应更为明显，当血液 pH 值低于 7.0 时，中枢神经系统处于抑制状态，可导致死亡。由此可见，内环境的稳定性遭到破坏，会导致严重的后果。机体通过神经、体液和自身调节，使内环境的化学成分和理化特性始终保持在一定生理范围内，以免组织细胞受到伤害。这种在生理范围内的变动称为内环境相对稳定。这是一种动态平衡，并不是固定不变的状态。细胞和器官活动不断消耗营养物质并排放代谢产物，从而破坏了内环境的稳定；但是通过调节，各有关器官系统会不断从外界摄取营养物质并向外界排出代谢产物，转而保持了内环境的稳定。所以，内环境稳态也是机体调节活动的结果。

四、 内环境稳态的调节

（一） 人体生理功能的调节方式

机体有完整的调节机制，主要包括神经调节、体液调节和自身调节。

1．神经调节

神经调节是指在神经系统的直接参与下所实现的生理功能调节过程，是人体最重要的调节方式。神经调节的基本形式是反射。机体接受刺激时，通过感受器、传入神经到达中枢，再经传出神经到达效应器，完成应答性反应，这一活动称为反射。反射活动的结构基础是反射弧，由感受器、传入神经、神经中枢、传出神经和效应器五个部分构成。反射活动分为非条件反射和条件反射。非条件反射是人体先天就具有的维持生命的基本反射活动，其反射弧和反射都是固定的。条件反射是后天通过学习获得的，是个体在生活过程中逐步建立起来的反射活动。神经调节的特点是迅速、局限和短暂。

2．体液调节

体液调节是指体内产生的一些化学物质通过体液途径对某些细胞或组织器官的活动进行调节的过程。这类化学物质主要指内分泌细胞或内分泌腺分泌的激素。一般来讲，体液调节是一个独立的调节系统，因为部分内分泌腺或内分泌细胞可以感受内环境中某种理化成分或性质的变化，并直接做出相应的反应。但是，不少内分泌腺本身还直接或间接地受中枢神经系统的调节，在这种情况下，内分泌腺就成为反射弧上传出神经的延伸部分。这种神经和体液复合调节的作用方式称为神经-体液性调节。此外，细胞、组织所产生的一些特殊化学物质，通过局部组织液的转运，改变邻近细胞、组织的活动，称为局部体液调节。与神经调节相比较，体液调节的特点是缓慢、广泛和持久。

3．自身调节

器官、组织、细胞的自身调节是指不依赖于神经或体液调节而产生的适应性调节。例如肌肉收缩力量在一定范围内与收缩前肌纤维的长度成比例，初长加大时收缩力量也增大。自身调节的范围较小，也不十分灵敏，但仍有一定的意义。

（二）人体生理功能调节系统

运用控制论原理分析人体各种生理学功能的调节时，人体各种功能调节可分为三种控制系统，即非自动控制系统、反馈控制系统和前馈控制系统。机体主要通过反馈控制系统调节生理功能。

在控制系统中，控制部分不断受到受控部分的影响，这种反过来的信息返回称为反馈。如果调节的结果反过来使调节的原因或过程减弱，称为负反馈；如果调节的结果反过来使调节的原因或过程加强，则称为正反馈。机体大部分的调节系统以负反馈的方式进行调节。例如动脉血中 CO_2 浓度增加时将促使肺通气的增加，结果使动脉血中的 CO_2 浓度下降，CO_2 浓度下降反过来使调节的原因减弱，于是肺通气不再增加，这样就维持了动脉血中 CO_2 浓度的相对稳定。正反馈在正常生理情况下较为少见，如排尿反射、分娩过程。在病理情况下正反馈则很常见，出现所谓的恶性循环性变化，使病情更趋严重。

五、　生命的基本特征

生命有三个基本生理特征：新陈代谢、兴奋性和生殖。

1．新陈代谢

新陈代谢是指新的物质不断替代老的物质的过程。机体与周围环境之间不断进行着新陈代谢。新陈代谢包括同化作用和异化作用两个方面。同化作用指机体从外界环境中摄取营养物质后，把它们制造成为机体自身物质的过程。异化作用指机体把自身物质进行分解，同时释放能量以供生命活动和合成物质的需要，并把分解的产物排出体外的过程。一般物质分解时释放能量，物质合成时吸收能量。机体只有在与环境进行物质与能量交换的基础上才能不断进行自我更新。新陈代谢一旦停止，生命也就终止。

2．兴奋性

机体受到周围环境发生改变的刺激时具有发生反应的能力，称为兴奋性。能引起机体或其组织细胞发生反应的环境变化，称为刺激。刺激引起机体或其组织细胞的代谢改变及其活动变化，称为反应。反应可分为两种：一种是由相对静止变为活动状态或者活动由弱变强，称为兴奋；另一种是由活动变为相对静止状态或活动由强变弱，称为抑制。刺激引起的反应是兴奋还是抑制，取决于刺激的质和量，以及机体当时所处的机能状态。

一般将引起组织发生反应的最小刺激量称为阈强度或强度阈值。阈值的大小能反映组织兴奋性的高低。组织兴奋性高则阈值低，兴奋性低则阈值高。机体对环境变化做出适当的反应，是机体生存的必要条件，所以兴奋性也是基本生理特征。

3．生殖

机体具有产生与自己相似子代的功能，称为生殖。任何机体的寿命都是有限的，都要通过繁殖子代来延续种系，所以生殖也是基本生理特征。高等动物及人体的生殖过程比较复杂。父系与母系的遗传信息分别由各自的生殖细胞中的脱氧核糖核酸（DNA）带到子代细胞，使子代细胞与亲代细胞具有同样的结构和功能。

第二章 细胞与组织

02 Chapter

第一节　细胞的基本结构和功能

　　细胞是人体和其他生物体形态和机能的基本单位。人体细胞大小不一，如卵细胞较大，直径约 $120\mu m$，而小淋巴细胞的直径只有 $6\mu m$ 左右。细胞形态也多种多样。人体中大约有200 多种细胞，这与其功能及所处的环境相适应。如血细胞在流动的血液中呈圆形，能收缩的肌细胞呈梭形或长圆柱形，接受刺激并传导冲动的神经细胞有长的突起等，如图 2-1 所示。

一、细胞的结构及其功能

　　细胞分为细胞膜、细胞质和细胞核三部分。

（一）细胞膜

1．细胞膜的结构

　　细胞膜是从原始生命物质向细胞进化所获得的重要形态特征之一。细胞膜使细胞内容物和细胞周围的环境分隔开来，从而使细胞能相对独立于环境而存在，但细胞要进行正常的生命活动，又

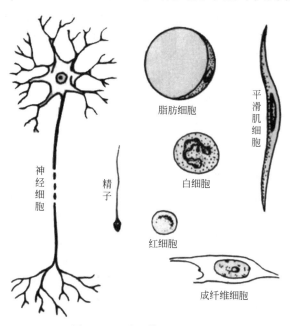

图 2-1　七种人体细胞的形态

需要通过细胞膜有选择地从周围环境中获得氧气和营养物质，排除代谢产物，即通过细胞膜进行物质交换。另外，细胞环境中各种因素的改变，如体内产生激素或递质等化学物质，以及进入体内的某些异物或药物等，很多都是首先作用于细胞膜，然后再影响细胞内的生理过程。因此，细胞膜不但是细胞和环境之间的屏障，也是细胞和环境之间进行物质交换、信息传递的门户。化学分析表明，细胞膜主要由类脂、蛋白质和糖类组成。那么这些物质分子是怎样组装成膜结构的呢？目前公认的是 1972 年由 Singer 和 Nicholson 提出的液态镶嵌模型假说。这个假说的基本内容是：生物膜是以液态的脂质双分子层为基架，其中镶嵌着具有不同生理功能的蛋白质。

　　细胞膜的脂质分子中，以磷脂为主，其次是胆固醇，还有少量的鞘脂类脂质。脂质一端

为亲水性极性基团，另一端为疏水性非极性基团的长杆状两性分子。由于疏水性基团受到具有极性的水分子的排斥，形成脂质分子的亲水性极性基团朝向膜内、外两侧的水溶液，疏水基团则朝向膜内部的脂质双分子层结构。脂质熔点较低，在一般体温条件下为液态，脂质分子的这种特性是膜具有一定流动性的前提条件。

膜蛋白质主要是镶嵌在脂质双分子层之间的球形蛋白质，称为镶嵌蛋白质。此外，还有一些未嵌入脂质双分子层而只附着于脂质双层内表面的蛋白质，称为周围蛋白质。根据细胞膜蛋白质的不同功能，大致可归为以下几类：①与细胞膜的物质转运功能有关的蛋白质，如载体、通道和离子泵等；②与"辨认"和"接受"细胞环境中特异的化学性刺激有关的蛋白质，统称为受体；③属于酶类的膜蛋白质，如几乎在所有细胞膜内侧面都可发现的腺苷酸环化酶；④与细胞的免疫功能有关的膜蛋白质。

细胞膜所含的糖类较少，它们和膜内的脂质和蛋白质结合，形成糖脂和糖蛋白。糖脂和糖蛋白上的糖链部分几乎都裸露于膜的外表面。由于构成这些糖链的单糖在排列顺序上有差异，这就成为细胞特异性的"标志"。例如，在人的ABO血型系统中，红细胞膜上是A凝集原还是B凝集原，其差别仅在于膜糖脂糖链中一个糖基的不同。

2．细胞膜的物质转运方式

细胞在新陈代谢过程中，要从细胞外液摄取所需物质，同时又要将某些物质排出，这称为细胞膜的物质转运功能。进出细胞的物质种类繁多，理化性质各异。因此，它们进出细胞的形式也不同。常见的细胞膜转运物质方式可归纳为单纯扩散、易化扩散、主动运输（主动转运）以及出胞和入胞四种。

（1）单纯扩散　所谓单纯扩散，是指物质分子从高浓度区域向低浓度区域移动的现象。由于细胞膜主要由脂质构成，因此只有能溶解于脂质的物质，才可能由膜的高浓度一侧向低浓度一侧扩散。单纯扩散量不仅取决于膜两侧该物质的浓度梯度，也决定于该物质通过膜的难易程度。能够通过细胞膜进行单纯扩散的物质并不多，主要有O_2和CO_2等气体，以及脂溶性小分子物质。

（2）易化扩散　不溶于脂质或很难溶于脂质的某些物质，如葡萄糖、氨基酸等分子和K^+、Na^+、Ca^{2+}等离子，在一定情况下，也能借助细胞膜结构中某些特殊蛋白质的帮助而顺着浓度差通过细胞膜，称之为易化扩散。

易化扩散主要分为两种类型：一种是以"载体"为中介的易化扩散，葡萄糖、氨基酸顺浓度差通过细胞膜就属于该类型。"载体"是细胞膜上的镶嵌蛋白质，在这种蛋白质分子上，有与被运输物质结合的特异结合点，当"载体"在膜的一侧与处于高浓度的某一被运输物质结合后，可移向膜的另一侧，然后与被运输物质分离，如此反复进行，但详细过程尚不清楚。

以载体为中介的易化扩散都具有如下共同特征：①结构特异性，即每种载体蛋白只能转运具有某种特定结构的物质。②饱和现象，当膜两侧某种物质的浓度差较小时，易化扩散的扩散通量一般与膜两侧被转运物质的浓度差成正比。如果膜一侧的浓度增加超过一定限度时，再增加底物浓度并不能使转运通量增加，这种现象称为饱和性。③竞争性抑制，如果细胞膜上某一载体对结构类似的A、B两种物质都有转运能力，那么在环境中加入B物质会减弱它对A物质的转运能力，这种现象称为竞争性抑制。这是因为有一定数量的结合位点竞争性地被B所占据的结果。

另一种是以所谓"通道"为中介的易化扩散。一些离子，如K^+、Na^+、Ca^{2+}等顺着浓度梯度通过细胞膜，即属于该类型。"通道"也是镶嵌在细胞膜内的一种蛋白质。可随着其构型的变化而导致其处于不同的功能状态。当"通道"内部结构无孔道时，则不允许该种离子通过，即通道"关闭"，也可称为膜对该种离子的通透性降低或不通透。通道分为两类：①电压依从性通道。这类通道的开关决定于通道蛋白所在的膜两侧的电位差。②化学依从性通道。这类通道的开关决定于细胞膜所在环境中存在的化学物质，如递质、激素或药物等。

单纯扩散和易化扩散的共同特点是：物质分子或离子都是顺浓度差和顺电位差移动，不需要细胞另外供能。这样的转运方式称为被动转运。

（3）主动转运　主动转运是指细胞膜将物质分子或离子从低浓度的一侧向高浓度的一侧转运的过程。在这个过程中，需要细胞代谢供给能量，因此主动转运过程与细胞代谢密切相关。通过细胞膜主动转运的物质有 Na^+、K^+、Ca^{2+}、H^+、I^-、Cl^- 等离子和葡萄糖、氨基酸等分子。其中最重要而且研究较充分的是钠钾泵对 Na^+、K^+ 的主动转运。

钠钾泵能够分解 ATP，每分解一个 ATP 可以逆浓度差将细胞内的 3 个 Na^+ 移出膜外，同时将细胞外的 2 个 K^+ 移入膜内，以形成和保持 Na^+、K^+ 在膜两侧的不均衡分布。钠钾泵活动最重要的意义在于它建立起一种势能储备，供细胞的其他耗能过程利用。例如，Na^+、K^+ 在膜两侧的不均匀分布，是神经和肌肉等组织具有兴奋性的基础。主动转运是人体最重要的物质转运形式，除钠钾泵以外，还有钙泵、氢泵、负离子泵、碘泵等。

（4）入胞和出胞　一些大分子物质或物质团块进出细胞是通过细胞的入胞、出胞形式来实现的。入胞是指细胞外某些物质团块进入细胞的过程。其过程首先是细胞膜"辨认"细胞外的某物质团块，接着与该物质团块相接触的细胞膜内陷，然后伪足互相接触并发生膜融合和断裂，最后物质团块与包围它的细胞膜一起进入细胞。如物质团块是固体，上述过程称为吞噬；如进入物质是液体，上述过程称为吞饮。出胞是指某些物质由细胞排出的过程。其分泌过程大致是：细胞内包含分泌物的囊泡向着细胞膜处移动，然后囊泡膜与细胞膜接触，互相融合，最后在融合处破裂，囊泡内的分泌物被吐出细胞外。这主要见于细胞的分泌活动。如内分泌腺将激素分泌到细胞外液中，神经细胞的轴突末梢将递质分泌到突触间隙中。一些未能消化的残渣也是以出胞形式排出细胞的。

（二）细胞质

1．内质网

内质网是分布在细胞质中的膜性管道系统。内质网膜可与核膜、高尔基复合体膜、细胞膜等相连，将整个细胞互连成一个整体。表面附着有许多核蛋白体的内质网膜称为粗面内质网，没有核蛋白体附着的内质网膜称为滑面内质网。粗面内质网与蛋白质的合成密切相关，它既是核蛋白体附着的支架，又是运输蛋白质的通道。其常见于蛋白质合成旺盛的细胞中，如消化腺上皮细胞、肝细胞等。

2．核蛋白体

核蛋白体又称核糖体，是由核蛋白体核糖核酸（简称 rRNA）和蛋白质构成的椭圆形颗粒小体，核蛋白体是细胞内蛋白质合成的主要构造，因此被喻为"装配蛋白质的机器"。有些核蛋白体附着在内质网壁外，称为附着核蛋白体，主要合成输送到细胞外的分泌蛋白，如酶原、抗体、蛋白质类激素等。有些多聚核蛋白体散在于细胞质中，称为游离核蛋白体，主要合成结构蛋白，或称内源性蛋白质，如分布于细胞质基质或供细胞本身生长所需要的蛋白质分子等。

3．线粒体

线粒体是由内、外两层单位膜所形成的圆形或椭圆形的囊状结构。线粒体中存在着催化物质代谢和能量转换的各种酶和辅酶，因而可以彻底氧化分解供能物质（如糖酵解产物丙酮酸），形成高能磷酸化合物 ATP 以备细胞其他生命活动所需。细胞生命活动中所需能量约有 95% 来自于线粒体。因此，线粒体的主要功能是进行细胞的氧化供能，故有细胞内"动力工厂"之称。

4．溶酶体

溶酶体是一种囊状小体，外面是一层单位膜，里面包含约 50 种水解酶。在酸性条件下，其对蛋白质、肽、糖、中性脂质、糖脂、糖蛋白、核酸等多种物质起水解作用。初级溶酶体与自噬体（细胞内衰老、破损的各种细胞器或过剩的分泌颗粒，由内质网包围形成）或吞噬体（外来的细菌、病毒等，经细胞膜以吞噬方式吞入细胞形成）接触，混合形成次级溶酶体。在次级溶酶体中，水解酶对原自噬体和吞噬体中的物质进行分解消化。消化后的产物如氨基酸、单糖、脂肪酸等，通过溶酶体进入胞浆中供细胞膜利用。未能分解的物质残留形成残余体。有的残余体存留在细胞内，有的则以胞吐的方式排出细胞。因此，溶酶体是细胞内重要的消化器官。

5．高尔基体

高尔基体是由数层重叠的扁平囊泡、若干小泡及大泡三部分组成的膜性结构，是细胞各个膜性结构间物质转运的一个重要的中间环节。高尔基体通过小泡接收由内质网膜转来的蛋白质，然后与扁平囊泡融合，蛋白质在扁平囊泡内进行加工后形成大泡，与扁平囊泡脱离，形成分泌颗粒。可见高尔基体的功能是与细胞内一些物质的积聚、加工和分泌颗粒的形成密切相关。

6．中心体

中心体是由一对短筒状中心粒构成，成对存在，互相垂直。中心粒与细胞分裂有关。

7．微丝

微丝是存在于细胞质中的一种实心的丝状结构。微丝主要是由球形肌动蛋白聚合而成的一种可变的结构，与细胞器的位移、分泌颗粒的移动、微绒毛的收缩、细胞入胞和出胞动作的发生，以及细胞的运动等机能有密切关系。

8．微管

微管是存在于细胞质中的一种非膜性的管状结构，与运动、支持和运输有关。

（三）细胞核

1．核膜

核膜是位于细胞核表面的薄膜，由两层单位膜组成。核膜上还有许多散在的孔，称为核孔，在核孔周围，核膜的内层与外层相连。核孔是核与细胞质进行物质交换的孔道。在核内形成的各种核糖核酸（简称 RNA）可以经核孔进入细胞质。

2．核仁

绝大多数真核细胞的细胞核内都有 1 个或 1 个以上的核仁，它通常只出现于间期细胞核中，在有丝分裂期则消失。核仁的化学成分主要是蛋白质和核酸。

3．染色质和染色体

间期细胞核中，能被碱性染料着色的物质即染色质。染色质的基本化学成分是脱氧核糖核酸（简称 DNA）和组蛋白，二者结合形成染色质结构的基本单位——核小体。在细胞有丝分裂时，若干核小体构成的染色质纤维反复螺旋、折叠，最后组装成中期染色体。因此，染色质和染色体实际上是同一物质在间期和分裂期的不同形态表现。

DNA 分子的功能主要有两方面：①储藏、复制和传递遗传信息。DNA 链上储藏着大量的遗传信息，DNA 分子能自我复制，将储藏的遗传信息传递给子细胞。②控制细胞内蛋白质的合成，即储存的各种遗传信息通过控制蛋白质的合成而表达为各种遗传性状。

知识拓展

亲子鉴定：应用医学、生物学和遗传学的理论和技术，通过遗传标记的检验与分析来判断父母与子女是否亲生关系，称之为亲子试验或亲子鉴定。

DNA 是人体遗传的基本载体，人类的染色体是由 DNA 构成的，每个人体细胞有 23 对染色体，分别来自父亲和母亲。夫妻之间各自提供的 23 条染色体，在受精后相互配对，构成了 23 对染色体。如此循环往复构成生命的延续。尽管遗传多态性存在，但每个人的染色体只能来自父母，这就是 DNA 亲子鉴定的理论基础。亲子鉴定的方法主要有以下 3 种。

① 传统的亲子鉴定是进行血型测试，即血液中各种成分的遗传多态性标记检验。主要包括：人类白细胞抗原分型、红细胞抗原分型、红细胞酶型及血清型。这种方法过程烦琐、错误率高，应用价值有限。

② DNA 亲子鉴定测试。主要包括：DNA 指纹分析技术和聚合酶链式反应技术（PCR）。通过人体任何组织取样，如口腔上皮细胞、血液、精液等，测定基因相似度。该方法是目前亲子测试中最准确的一种，其准确率可达 99.99999%，具有精巧、简便、快速、经济、实用的特点。

③ SNP（单核苷酸）检测。当前 DNA 亲子鉴定利用人类基因组中的重复碱基序列（STR 作为第二代分子标记）和 PCR 技术进行个体识别，但 STR 具有很大的局限性，SNP 是第三代分子标记技术，是将来的发展方向，美国 911 尸体辨认即利用了此技术。

二、细胞的增殖

细胞产生新细胞，以代替衰老、死亡和创伤所损失的细胞，称为细胞的增殖。细胞以分裂的方式进行增殖，每次分裂后所产生的新细胞必须经过生长增大，才能再分裂。细胞从一次分裂结束开始生长，到下一次分裂结束所经历的过程称为细胞周期。细胞增殖周期可分为两个时期，即间期和分裂期。

（一）间期

细胞进入间期后进行着结构和生物上的复杂合成，从而为 DNA 分子复制作准备。间期又分为 DNA 合成前期（G1 期）、DNA 合成期（S 期）和 DNA 合成后期（G2 期）。

1．DNA 合成前期（G1 期）

此期细胞内进行着一系列极为复杂的生物合成变化，如合成各种核糖核酸（RNA）及核蛋白体。此期持续时间一般较长，有的细胞历时数小时至数日，有的甚至数月。进入 G1 期的细胞，可有三种情况：①不再继续增殖，永远停留在 G1 期直至死亡，如表皮角质化细胞、红细胞等。②暂时不增殖。如肝、肾细胞，它们平时保持分化状态，执行肝、肾功能，停留在 G1 期，如肝、肾受到损伤，细胞大量死亡而需要补充时，它们又进入增殖周期的轨道。这些细胞又可称为 G0 期细胞。有人认为 G0 期细胞较不活跃，对药物的反应也不敏感。

③继续进行增殖，如骨髓造血细胞、胃肠道黏膜细胞等。

2．DNA 合成期（S 期）

从 G1 末期到 S 初期，细胞内迅速形成 DNA 聚合酶及四种脱氧核苷酸。S 期主要特点是利用 G1 期准备的物质条件完成 DNA 复制，并合成一定数量的组蛋白，供 DNA 形成染色体初级结构。在 S 期末，细胞核 DNA 含量增加 1 倍，为细胞分裂做准备。DNA 复制一旦发生障碍或错误，就会抑制细胞的分裂或引起变异，导致异常细胞或畸形的发生。S 期持续时间为 7～8h。

3．DNA 合成后期（G2 期）

这一时期的主要特点是为细胞分裂准备物质条件。DNA 合成终止，但 RNA 和蛋白质合成又复旺盛，主要是组蛋白、微管蛋白、膜蛋白等的合成，为纺锤体和新细胞膜等的形成备足原料。若阻断这些合成，细胞便不能进入有丝分裂。G2 期历时较短而恒定。

（二）分裂期

分裂期又称有丝分裂期，简称 M 期。这一时期是确保细胞核内染色体能精确均等地分配给两个子细胞核，使分裂后的细胞保持遗传上的一致性。根据其主要变化特征，可分为前期、中期、后期和末期四个分期。

1．前期

其主要特征是：染色质逐渐凝集形成一定数目和形状的染色体。每条染色体进一步发展分为两条染色单体，二者仅在着丝点相连。

在这期间核膜及核仁逐渐解体消失；在间期复制的中心体分开，逐渐向细胞的两极移动；每个中心体的周围出现很多放射状的细丝，两个中心体之间的细丝连接形成纺锤体。

2．中期

其主要特征是：染色体高度凝集，并集中排列在细胞的中部平面上，形成赤道板。

在此期两个中心体已移到细胞的两极，纺锤体更明显，纺锤丝与每个染色体的着丝点相连。

3．后期

其主要特征是：染色体在着丝点处完全分离，各自成为染色单体。

在这一期两组染色单体受纺锤丝牵引，分别向细胞两极移动。与此同时，细胞向两极伸长，中部的细胞质缩窄，细胞膜内陷。

4．末期

其主要特征是：两组染色体不再向两极迁移，预示分裂活动进入末期。

此期染色体发生退行性变化，即染色体逐渐解螺旋恢复为染色质纤维；核仁和核膜重新出现，形成新的胞核；细胞中部继续缩窄变细，最后断裂形成两个子细胞，完成有丝分裂，子细胞即进入下一周期的间期。

从上述细胞周期可知，整个细胞周期是一个动态过程，每个分期互相联系、不可分割。如细胞周期的某个阶段受到环境因素干扰时，细胞的增殖则发生障碍。

第二节　基本组织

机体内的细胞不是独立完成任务，而是集结成群执行共同的功能，这种结构称为组织。

组织是由相同起源和功能的细胞和细胞间质构成的，可以是固态的，也可以是液态的。根据各组织结构和功能的不同，人体可分成四种基本组织：上皮组织、结缔组织、肌组织和神经组织（图 2-2）。

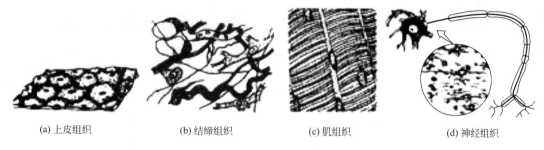

(a) 上皮组织　　　　　(b) 结缔组织　　　　　(c) 肌组织　　　　　(d) 神经组织

图 2-2　四种基本组织

一、上皮组织

上皮组织具有保护、分泌、吸收和排泄等功能，但不同部位的上皮，其功能各有差异。如分布在身体表面的上皮以保护功能为主；体内各管腔的腔面上皮，除具有保护功能外，尚有分泌、吸收等功能。有的上皮组织，从表面生长到深部结缔组织中去，分化成为具有分泌功能的腺上皮。

（一）上皮组织的一般特点

上皮细胞多，排列紧密，细胞间质少；具有极性，一极朝向身体表面或有腔器官的腔面，称游离面。游离面分化出一些特殊结构，与不同器官的功能相适应，如气管上皮细胞的纤毛、小肠上皮细胞的微绒毛等。与游离面相对的另一极称基底面。上皮组织一般借一层很薄的基膜与深层的结缔组织相连；上皮组织内无血管，其所需营养由深层结缔组织中的血管供给；其含有丰富的神经末梢，对外界刺激很敏感；上皮组织再生能力强。

（二）各类上皮组织的结构及其功能

根据上皮细胞不同的形态、结构和功能，将其分为以下三种类型。

1．被覆上皮

大部分上皮覆盖在身体表面或衬贴在有腔器官的腔面，称被覆上皮。根据上皮细胞的排列层数和形状，又将被覆上皮分为以下六种。

（1）单层扁平上皮　又称单层鳞状上皮，仅由一层扁平细胞组成。覆盖于心脏、血管和淋巴管腔面的上皮，称内皮。内皮表面光滑，有利于血液和淋巴的流动。覆盖于胸膜腔、腹膜腔和心包腔面的上皮，称间皮。间皮能分泌少量浆液，保持表面湿润光滑，便于内脏活动。

（2）单层立方上皮　由一层形似立方状的上皮细胞组成。如分布于甲状腺、肾小管的上皮等，具有分泌和吸收功能。

（3）单层柱状上皮　由一层形似柱状的上皮细胞组成，如衬贴于胃肠道、子宫腔面的上皮，具有分泌、吸收等功能。小肠柱状上皮细胞的游离面有许多细小突起，称为微绒毛。微绒毛能增加细胞的表面积，有利于小肠吸收营养物质。

（4）假复层纤毛柱状上皮　该种上皮其细胞高矮不等，在垂直切面上细胞核的位置也呈现高低不同，好像是复层，但每一个细胞的基部均位于基膜上，因而实际是单层。其游离面有许多纤毛，纤毛比绒毛粗而长。纤毛有节律地朝一个方向摆动，借助这种摆动，一些分泌物或附着在表面的灰尘、细菌等异物得以清除。该种上皮主要分布于呼吸道的腔面，具有保护和分泌功能。

（5）复层扁平上皮　又称复层鳞状上皮，由十余层或数十层细胞组成。仅靠近表面几层的细胞为扁平状，基底层细胞能不断分裂增生，以补充表层衰老或损伤脱落的细胞。复层扁平上皮深层的结缔组织内有丰富的毛细血管，可为复层扁平上皮提供营养。其主要分布于皮肤表面、口腔、食管、阴道等器官的腔面，具有耐摩擦和防止异物侵入等作用，受损伤后有很强的修复能力。

（6）变移上皮　又名移行上皮，是一种复层上皮，衬贴在排尿管道的腔面。由于排尿管道的容积常有变化，上皮细胞的层数和形状也相应改变，从而可使上皮的面积扩大或缩小。如膀胱空虚缩小时，上皮变厚，细胞层数较多；当膀胱充盈扩大时，上皮变薄，细胞层数减少，细胞变扁。

2．腺上皮

腺上皮是专门行使分泌功能的上皮。以腺上皮为主要成分组成的器官称为腺。如果腺有导管与表面上皮联系，腺的分泌物经导管排到身体表面或器官的管腔内，这种腺为外分泌腺，如汗腺、唾液腺等。如果上皮细胞不形成导管，而腺细胞呈索状、团状或滤泡状排列，其间有丰富的血管和淋巴管，腺的分泌物（称为激素）进入细胞周围的血管或淋巴管内，随其运送到全身，这种腺为内分泌腺，如甲状腺、肾上腺等。

3．感觉上皮

能接受体内外刺激形成神经冲动的上皮细胞，称为感觉上皮。

二、　结缔组织

（一）结缔组织的一般特点

结缔组织由大量的细胞间质和散在其中的细胞组成。细胞种类较多，数量较少，分散而无极性。细胞间质包括基质和纤维。基质是无定形的胶体样物质，纤维为细丝状，包埋在基质中。结缔组织分布广泛，形态多样。如纤维性的肌腱、韧带、筋膜；流体状的血液；固体状的软骨和骨等。在机体内，结缔组织主要具支持、连接、营养、保护等多种功能。

（二）各类结缔组织的结构及其功能

结缔组织可分为疏松结缔组织、致密结缔组织、脂肪组织、网状结缔组织、软骨、骨和血液。本节仅介绍前四种，即固有结缔组织。软骨、骨和血液在相关章节分别介绍。

1．疏松结缔组织

疏松结缔组织广泛存在于各器官之间、组织之间甚至细胞之间。其结构特点是基质多，纤维少，结构疏松，呈蜂窝状，故又称蜂窝组织。该组织具有连接、支持、防御、传递营养和代谢产物等多种功能。

（1）细胞　疏松结缔组织中的细胞种类较多，散在分布。其中有些是经常存在的较恒定的细胞，如成纤维细胞、脂肪细胞和未分化的间质细胞。另有一些是可游走或数量不定的细胞，如巨噬细胞、浆细胞、肥大细胞、血液渗出的白细胞等。

　　成纤维细胞具有合成和分泌蛋白质的特点，在机体生成、发育时期和创伤修复过程中表现得尤为明显。巨噬细胞的主要功能是吞噬和清除异物与衰老伤亡的细胞，分泌多种生物活性物质，是机体防御系统的组成部分。浆细胞的功能是合成和分泌抗体（免疫球蛋白），参与机体的体液免疫。肥大细胞颗粒中含有组织胺、慢反应物质、嗜酸性细胞趋化因子和肝素等多种生物活性物质。组织胺和慢反应物质能使毛细血管和微静脉扩张，使其通透性增强；使细支气管平滑肌收缩甚至痉挛。嗜酸性粒细胞趋化因子能吸引嗜酸性粒细胞使其聚集到过敏反应部位。肝素有抗凝作用。

　　（2）细胞间质　疏松结缔组织的细胞间质由三种纤维、基质和组织液组成，主要起支持作用。胶原纤维是结缔组织中的主要纤维成分，胶原纤维韧性大，抗拉力强，但弹性差。网状纤维十分纤细，主要分布于网状结缔组织，以及结缔组织与其他组织的交界处，如上皮的基膜下、毛细血管周围等处。弹性纤维是由弹性蛋白和胶原纤维构成。弹性纤维弹性大、韧性小，它和胶原纤维交织成网，使疏松结缔组织既有一定弹性又有一定韧性。基质是无定形的胶状物质，充满于纤维、细胞之间。

　　基质的主要化学成分是黏蛋白、水、无机盐等。黏蛋白是由蛋白质和几种多糖结合而成。多糖成分中以透明质酸最重要，它与蛋白质分子和其他多糖分子结合，分子之间有微小间隙，从而形成所谓的分子筛。小于分子间隙的物质，如电解质、气体分子、代谢产物、白蛋白等容易通过，大于分子间隙的颗粒物质，如细菌等则不易通过。因而，这种基质分子筛起着限制细菌蔓延的屏障作用。溶血性链球菌、癌细胞等能分泌透明质酸酶，分解透明质酸，破坏基质分子筛的屏障作用，以致感染和肿瘤扩散。

　　基质中含有的液体称为组织液。细胞通过组织液与血液进行物质交换，即细胞代谢所需营养物质、氧气等从组织液中获得，细胞的代谢产物首先进入组织液，然后组织液与血液进行物质交换，如此反复进行，组织液不断更新，为细胞提供适宜的生活环境。因此，组织液是细胞与血液进行物质交换的场所。

2．致密结缔组织

　　致密结缔组织的组成成分与疏松结缔组织基本相同。其特点是细胞成分少，基质少，而以纤维为主，且排列紧密，故支持、连接和保护作用较强。如皮肤的真皮、肌腱、韧带等均为致密结缔组织。

3．脂肪组织

　　脂肪组织由大量脂肪细胞聚集而成。脂肪细胞胞质内脂肪聚成大滴，其余胞质成分和核被挤到边缘成一薄层。成群脂肪细胞之间，由疏松结缔组织分隔成许多脂肪小叶。脂肪组织主要分布于皮肤下、腹腔网膜、肠系膜及黄骨髓等处。脂肪组织具有储存脂肪、支持、保护、参与能量代谢、维持体温等作用。

4．网状结缔组织

　　网状结缔组织由网状细胞、网状纤维和基质组成，主要分布于造血器官。网状细胞为多突星形细胞，相邻细胞的突起相互接触，构成细胞网架。网状纤维细而有分支，彼此结合成纤维网架。这些网架构成造血器官的支架。关于网状细胞的功能还不十分清楚，一般认为网状组织主要构成一个适宜血细胞生存和发育的微环境。

三、　肌组织

　　肌组织是由有收缩能力的肌细胞组成。肌细胞的收缩活动构成了人体各种形式的运动，如四肢运动、胃肠蠕动、心脏搏动等。肌细胞细长呈纤维状，所以又称肌纤维。肌纤维的细胞膜称肌膜，细胞质称肌浆。在肌纤维间分布有神经、血管和少量结缔组织。根据肌细胞的结构和功能特点，可将肌组织分为骨骼肌、心肌和平滑肌三种。

1．骨骼肌

骨骼肌的基本组成成分是骨骼肌纤维。骨骼肌借肌腱附着在骨骼上。一般说来，它是随意肌，接受躯体神经支配，产生收缩和舒张，完成各种躯体运动。

2．心肌

心肌分布于心脏，属于不随意肌。在无外来刺激的情况下，心肌能自动地产生节律性收缩和舒张。心肌有以下特点：心肌纤维有分支，并互相连接，其连接处称闰盘，闰盘对心肌细胞间连接的牢固性及兴奋在心肌细胞间的迅速传导均起重要作用；心肌的储 Ca^{2+} 能力低；心肌的肌浆丰富，线粒体特别多。

3．平滑肌

平滑肌纤维呈梭形，无横纹，细胞核位于中央。其主要分布在如气管、支气管、消化管、血管等的肌层。平滑肌收缩缓慢而持久，有较大的延展性。

四、 神经组织

神经组织由神经元（即神经细胞）和神经胶质细胞组成。神经元具有接受刺激、传导神经冲动的作用。神经胶质细胞则是在神经组织内对神经元起着支持、联系、营养、保护等作用。

（一） 神经元

1．神经元的结构

每个神经元包括胞体和突起两部分，突起又分为树突和轴突两种。

（1）胞体　胞体的大小不同、形态多样，中央有一个大而圆的细胞核，核仁明显。细胞质内除含有一般细胞所具有的细胞器外，还有丰富的尼氏体、神经原纤维及发达的高尔基体。尼氏体是粗面内质网和核蛋白体，这表明神经细胞具有合成蛋白质的旺盛功能。

神经原纤维由中间纤维和微管组成，它们交错排列成网，并伸入树突和轴突内，构成神经元的细胞骨架。

（2）树突　结构与细胞质相似，含有尼氏体、线粒体和平行排列的神经原纤维等。树突能接受刺激，将兴奋传入细胞体。

（3）轴突　一个神经元只有一个轴突。也有无轴突的神经元。轴突通常较树突细而长，末端分支较多，形成轴突末梢，轴突表面的细胞膜称轴膜，里面的胞质称轴浆或轴质，轴浆内含有细长的线粒体、微丝、微管、中间纤维和微梁网格等，既构成轴突的支架，又参与轴浆内物质的运输。一个神经元通过轴突及其分支可和若干个细胞相联系。轴突能将神经冲动从胞体传送到末梢，导致末梢释放化学物质，进而影响与其联系的各种细胞的生理活动。

2．神经元的种类

神经系统各部分的神经元具有不同的形态和功能，根据其不同的形态和功能，可将神经元分为不同的类型：①感觉神经元，又称传入神经元，多为假单极神经元，主要位于脑、脊神经节内，与感受器相连，能接受刺激，将神经冲动传向中枢；②运动神经元，又称传出神经元，多为多极神经元，主要位于脑、脊髓和植物神经节内，将神经冲动传给效应器（肌肉、腺体）；③中间神经元，又称联络神经元，介于前二者之间传递信息，多为多极神经元。

（二）神经胶质细胞

神经胶质细胞是神经系统的重要组成部分，广泛分布于中枢和周围神经系统，主要有以下几种。

1．星形胶质细胞

星形胶质细胞是胶质细胞中体积最大的一种。目前认为星形胶质细胞不仅具有支持和分隔神经元的作用，而且具有转运代谢物质的作用，使神经元与毛细血管之间发生物质交换。

2．少突胶质细胞

其胞体较星形胶质细胞的小，胞突多呈串珠状，是中枢神经系统的髓鞘形成细胞。

3．小胶质细胞

小胶质细胞是胶质细胞中最小的一种。中枢神经系统受到损伤时，小胶质细胞可转变为巨噬细胞，吞噬细胞碎片及退化变性的髓鞘。

4．雪旺细胞

雪旺细胞是周围神经系统的髓鞘形成细胞，其外表面的一层基膜，在周围神经再生中起重要作用。

（三）神经纤维

神经纤维是由神经元胞体发出的轴突或长树突（又称轴索）及包在外面的胶质细胞组成。根据胶质细胞是否形成髓鞘，可将神经纤维分为有髓神经纤维和无髓神经纤维两种。

1．有髓神经纤维

有髓神经纤维即轴索外包裹有髓鞘结构的神经纤维。其髓鞘分成许多节段，每一节髓鞘是一个雪旺细胞的胞膜伸长并层层包绕轴索而形成的多层膜结构。各节髓鞘之间的间断处称郎飞结。轴突起始段和轴突终末均无髓鞘包裹。轴索越粗，其髓鞘越厚，髓鞘节段也越长。

2．无髓神经纤维

周围神经系统的无髓神经纤维是由较细的轴突和包在它外面的雪旺细胞组成。雪旺细胞沿着轴突一个接一个地连接成连续的鞘，但不形成髓鞘，无郎飞结，而且一个雪旺细胞可包裹许多条轴突。中枢神经系统的无髓神经纤维的轴突外面没有任何鞘膜，而是裸露的轴突。

第三章 诊断学基础知识

03 Chapter

诊断学基础包括症状学、病史采集、体格检查、实验室检查、心电图检查、超声波诊断、影像诊断、内镜及其他特殊检查。根据专业要求，本章主要介绍诊断学常见症状、问诊、体格检查、实验室检查及特殊性检查等。

第一节　常见症状

症状是指患者主观痛苦和不适的异常感觉，如发热、腹痛、心悸等。体征是指医生或他人的客观发现，如心脏杂音、心律失常、肝脾肿大等。有些既是症状亦是体征，患者可主观感受、也可被医生或他人发现，如发热、显性黄疸、水肿等。疾病的诊断主要是依据对症状、体征、器械及其他检查的客观分析而做出的判断。因此，在临床诊断中必须全面掌握临床资料，绝不能单凭一个或几个症状简单诊断。

一、发热

成人体温维持在 37℃ 左右，但各个部位的温度不尽相同，其中以内脏温度最高，头部次之，皮肤和四肢末端最低。体温有个体差异，在内外因素影响下略有波动，一般下午比早晨略高，剧烈劳动或餐后体温会稍有升高，但波动范围一般不超过 1℃。老年人体温较青壮年稍低，小儿体温较成人稍高，妇女月经期前及妊娠期略高于正常。

各种病因引起体温调节中枢的功能障碍导致温度超过正常范围，称为发热，是人体对致病因子的一种全身性的防御反应。根据发热程度可分为低热（37.3～38℃）、中等度热（38.1～39℃）、高热（39.1～41℃）和超高热（41℃以上）。

（一）病因

发热的病因较多，一般分为感染性发热和非感染性发热两类，其中以感染性发热为多见。多种病原体，如细菌、病毒、支原体等均可以引起感染性发热。非病原体引起的发热，包括无菌性组织坏死、变态反应（如风湿热、输血反应等）、内分泌与代谢功能障碍（如甲状腺功能亢进、失水）、体温调节中枢功能失常以及散热减少性疾病等。

（二）临床表现

发热主要表现为体温升高、脉搏加快，突发热常为 0.5～1d，持续热为 3～6d。发热伴有头痛、咽喉痛、畏寒乏力、鼻塞咳嗽，可能是感冒。白细胞计数高于正常值，可能有细菌感染，白细胞计数低于正常值，可能有病毒感染。儿童伴有咳嗽、流涕、眼结膜充血、麻疹黏膜斑及全身斑丘疹，可能是麻疹。持续高热，24h 内波动持续在 39~40℃，伴有寒战、胸痛、咳嗽、铁锈色痰，可能是肺炎。发热有间歇期，表现为间歇性发作的寒战、高热，继之大汗，可能是疟疾。

（三）健康提示

（1）发热是人体的一种保护性反应，当体温升高时，体内的吞噬细胞活性增强，抗体产生增多，有利于炎症修复。但另一方面，发热会消耗体力，感觉不适，甚至可发生惊厥，儿童、老年人或体弱者在高热骤降时可能引起虚脱。故而在应用解热镇痛药时，应严格掌握剂量，并注意间隔 4~6h，同时在解热时，多饮水和及时补充电解质。

（2）不宜同时应用两种以上的解热镇痛药，以免引起肝肾、胃肠道的损伤。

（3）物理降温是小儿时期发热常用的降温方法，适用于高热而循环良好的患儿。这些方法做法简单，无不良反应，因此是孩子发热时首选退热方法。物理降温方法包括头部冷敷、温水擦浴、酒精擦浴、冷盐水灌肠等。

二、疼痛

疼痛是一种复杂的生理心理活动，是机体受到损伤刺激后发出的一种保护性反应，是临床上最常见的症状之一。常见部位的疼痛包括头痛、胸痛、腹痛、肩颈痛、关节痛等。根据疼痛发生的特点、部位、性质、强度等的不同可以初步判定疼痛的病因。

（一）头痛

头痛是指额、顶、颞、枕部的疼痛。包括浅表部位的头皮疼痛和深位置的颅内疼痛。头痛的常见病因有：

（1）颅内病变　常见的病因有：颅内感染性疾病（脑炎、脑膜炎等）、颅内血管性病变（脑出血、蛛网膜下腔出血等）、颅内占位性病变（脑肿瘤、脑寄生虫病等）、颅脑外伤（脑震荡等）、其他疾病（如偏头痛、头痛型癫痫等）。

（2）颅外病变　常见于颅骨疾病、颈椎病、颈部其他疾病、神经痛及眼、耳、鼻、牙源性头痛和外伤等。

（3）全身性疾病　见于某些感染及发热性疾病、心血管病、中毒及其他疾病。

（4）神经官能症　见于神经衰弱、癔症性头痛等。

头痛的形式多种多样，常见胀痛、闷痛、电击样痛、针刺样痛等，部分伴有血管搏动感、恶心、呕吐、头晕等症状。临床上，急起头痛并伴有发热者常为感染性疾病所致；急起头痛伴不同程度的意识障碍，提示颅内血管性病变；慢性进行性头痛伴有颅内高压者提示颅内占位性病变；间断性头痛可见于偏头痛、三叉神经性头痛、高血压病等；慢性头痛见于高血压、神经官能症等。以额部疼痛为主常见于鼻窦炎、颅压增高等；颈椎病、枕大神经痛以枕部疼痛为主；一侧疼痛多见于偏头痛及丛集性头痛；弥漫性头痛见于全身性感染及颅内感染等；外伤后头痛可能是脑震荡，伤后头痛逐渐加重可能是颅内出血或脑挫裂伤。

（二）胸痛

胸痛一般由胸壁、胸膜及胸内脏器（肺、心血管、食管、纵隔等）病变引起，少数由其他部位引起。常见的病因有胸壁疾病（皮下蜂窝组织炎、带状疱疹、肋间神经炎等）、呼吸系统疾病（胸膜炎、气胸、肺炎、急性支气管炎、肺癌等）、心血管疾病（心绞痛、急性心肌梗死、心肌炎等）、纵隔疾病、食管疾病（如食管炎、食管癌等）、横膈及膈下疾病等。

胸痛因其病因不同，其表现和特点亦不相同。

①胸壁疾病的疼痛特点是部位较固定、局限，且有明显压痛。如胸壁的炎症可有红、肿、热、痛表现；肋间神经痛与肋间神经分布一致，为阵发性灼痛与刺痛；带状疱疹表现为群集性伴红晕的水泡，疼痛剧烈并沿肋神经分布。②胸膜疾病如胸膜炎、自发性气胸引起患侧胸痛，咳嗽、深呼吸时加重。③肺内疾病如肺炎、肺癌、肺脓肿等，当病变波及胸膜壁层时可出现胸痛。④心绞痛疼痛多位于胸骨后或心前区，可向左肩及背部放射，表现为压榨性伴窒息感，疼痛持续数分钟，休息或服用扩张冠状动脉药物后缓解；心肌梗死持续时间长，疼痛更剧烈并伴濒死感。⑤纵隔、膈下、食管等疾病亦可引起胸痛，必须认真鉴别，以免误诊。

（三）腹痛

腹痛多由腹内脏器的器质性病变和功能性紊乱所致，也可因腹外脏器病变引起，表现为腹部的疼痛。腹痛的常见病因有腹腔内脏器急性炎症（急性胃炎、急性胆囊炎、急性阑尾炎等）、脏器阻塞、扭转或粘连、内脏破裂或出血（肝破裂、脾破裂、异位妊娠破裂）、腹腔内血管病变、腹膜炎症与腹壁疾病、腹内脏器慢性炎症及消化性溃疡、腹内肿瘤、中毒与代谢疾病、寄生虫病等。

腹痛病因不同，表现亦不相同，其疼痛的程度与病情的轻重并不完全一致。

（1）疼痛的部位　腹痛的部位常为病变的所在。胃痛位于中上腹部；肝胆疾患疼痛位于右上腹；急性阑尾炎疼痛常位于麦氏点；小肠绞痛位于脐周；结肠绞痛常位于下腹部；膀胱痛常位于耻骨上部；急性下腹部痛也见于急性盆腔炎症。

（2）疼痛的性质与程度不同　消化性溃疡穿孔常突然发生，呈剧烈的刀割样、烧灼样持续性中上腹痛。胆绞痛、肾绞痛、肠绞痛也相当剧烈，病人常呻吟不止，辗转不安。剑突下钻顶样痛是胆道蛔虫梗阻的特征。持续性、广泛性剧烈腹痛见于急性弥漫性腹膜炎。隐痛或钝痛多为内脏性疼痛。

（3）受各种因素的影响　胆囊炎或胆石症发作前常有进食油腻食物史。而急性胰腺炎发作前则常有酗酒、暴饮暴食史。部分机械性肠梗阻与腹部手术史有关。腹部受暴力作用引起的剧痛并有休克者，可能是肝、脾破裂所致。

（四）健康提示

（1）无论何种疾病引起的疼痛，均需先找到病因再进行相应的治疗。为减轻疼痛所带来的不适，在不影响对病因治疗的基础上，可选用抗炎镇痛药缓解病人疼痛。

（2）初感疼痛的患者绝不要轻易用药，以免掩盖病情，耽误治疗。

三、咳嗽与咳痰

咳嗽是机体的一种保护性反射动作。将呼吸道分泌物或外界进入呼吸道内的微粒异物排出体外的防御动作称为咳嗽。咳嗽动作中排出肺及呼吸道内的分泌物称为咳痰。一般情况下，对轻度而且不频繁的咳嗽，只要将痰或异物排出，咳嗽自然可以缓解。但长期频繁的咳嗽消耗体力、影响工作和休息，甚至出现胸痛时，咳嗽就成为病理征象了。

（一）病因

最常见的是呼吸道疾病（刺激性气体、异物、炎症、出血、过敏、肿瘤等）、胸膜疾病（各种胸膜炎、胸膜间皮瘤、气胸等）、心血管疾病、中枢神经性因素等均可引起咳嗽或咳痰。

（二）临床表现

咳嗽无痰或量甚少称为干性咳嗽，见于急性咽喉炎、急性支气管炎初期等。咳嗽伴有痰液称为湿性咳嗽，见于慢性支气管炎、肺炎、肺脓肿、支气管扩张症及慢性纤维空洞型肺结核等。

咳嗽按时间分为三类：急性咳嗽（＜3周）、亚急性咳嗽（3～8周）、慢性咳嗽（＞8周）。急性咳嗽多见于上呼吸道炎症或异物吸入；亚急性咳嗽最常见感冒后咳嗽、哮喘；长期慢性咳嗽常见于慢性支气管炎、支气管扩张、慢性咽炎等。还有发作性咳嗽可见于百日咳、呼吸道异物、肿瘤或肿大淋巴结压迫气管或支气管等；晨起或夜间躺下睡觉时咳嗽加剧多见于慢性支气管炎、支气管扩张、肺脓肿等，这与体位改变痰液流动而刺激支气管有关；夜间咳嗽加剧多见于肺结核及左心功能不全等，这与夜间迷走神经张力增高及肺淤血加重有关。

咳嗽时声响的强度、音质的变化对疾病诊断具有一定意义。如嘶哑性咳嗽见于声带炎、喉炎、喉结核、喉癌及喉返神经麻痹等；金属高调声咳嗽见于纵隔肿瘤、原发性支气管肺癌、主动脉瘤等压迫气管时；犬吠性咳嗽见于会厌、喉部疾患或气管受压；无声性咳嗽（声音低微或无声）见于极度衰竭、声带麻痹者。

痰液的性质可分为黏液性、浆液性、脓性、黏液脓性、血性等。黄色脓痰多提示呼吸道化脓性感染，常见于支气管扩张、肺脓肿、支气管胸膜瘘，特点为量多，静置后呈分层现象，上层为泡沫，中层为黏液或浆液脓性，下层为坏死组织；草绿色痰提示铜绿假单胞菌感染；粉红色泡沫痰见于急性肺水肿；铁锈色痰见于肺炎球菌肺炎；棕褐色痰常见于阿米巴肺脓肿；恶臭味痰常见于肺脓肿、支气管扩张合并厌氧菌感染。

四、咯血

咯血是指喉部及喉部以下的呼吸系统器官的出血经咳嗽由口腔排出。少者痰中带血，多者大口涌血。咯血量＜100ml/24h为小量；100～500ml/24h为中量；＞500ml/24h或一次量在300～500ml为大量。咯血首先应与口腔、鼻腔及咽部出血鉴别，还需与呕血相鉴别。

（一）病因

引起咯血的原因很多，以呼吸系统疾病和心血管系统疾病常见。肺结核为最常见的呼吸系统出血性疾病，其次为支气管扩张症、支气管肺癌、慢性支气管炎、肺癌等。心血管疾病以风湿性心脏病二尖瓣狭窄所致的咯血最常见。某些血液系统疾病（如血小板减少性紫癜、血友病、再生障碍性贫血、白血病等）、急性传染性疾病、结缔组织疾病也可引起咯血。

（二）临床表现

咯血患者临床表现各异，观察时须注意以下情况。

（1）年龄与生活习惯　青壮年咯血多见于肺结核、支气管扩张症、风湿性心脏病；40岁以上有大量吸烟史，出现咯血、金属样咳嗽声应疑似支气管肺癌；有生吃螃蟹、喇蛄史出现咯血者应考虑为肺吸虫病所致。

（2）血液的颜色与形状　铁锈色痰见于肺炎球菌性肺炎；肺结核、支气管扩张症等常咯鲜血；肺炎杆菌性肺炎咳红色胶冻样血痰；暗红色血痰见于二尖瓣狭窄所致的肺淤血。

（3）全身情况　体重减轻及全身状况差，咯血时间长见于肺结核、肺癌等；反复咯血而一般状况较好，见于支气管扩张症、肺囊肿等。

五、呼吸困难

呼吸困难是指患者主观上感觉空气不足，呼吸费力；客观表现为用力呼吸，重者出现张口耸肩、鼻翼扇动、端坐呼吸、发绀、辅助呼吸肌也参与呼吸运动，并伴有呼吸频率、深度及节律的改变。

（一）病因

呼吸系统疾病，包括气道阻塞性疾病、肺部疾病、胸廓与胸膜疾病等；循环系统疾病见于各种原因引起的左、右心功能不全以及心肌炎等；中毒性疾病如尿毒症、糖尿病酮症酸中毒、急性 CO 中毒等；血液病如重度贫血、高铁血红蛋白血症等；神经精神疾病如脑血管疾病、脑肿瘤、癔症等。

（二）临床表现

（1）肺源性呼吸困难　肺源性呼吸困难由呼吸系统疾病引起，按其性质分为三种类型。

① 吸气性呼吸困难　由喉、气管及大支气管的狭窄及不完全性阻塞所引起，常见于喉炎、喉痉挛、喉头水肿等疾病。其特点是吸气时间延长、吸气明显困难，吸气时呼吸肌极度紧张，胸膜腔负压增大，吸气时胸骨上窝、锁骨上窝和肋间隙明显下陷，称为"三凹征"。

② 呼气性呼吸困难　其特点是呼气费力，呼气时间延长，常伴有干性啰音。多由于肺组织弹性减弱，小气道痉挛、狭窄所致，常见于支气管哮喘、喘息型慢性支气管炎、慢性阻塞性肺气肿等。

③ 混合性呼吸困难　其特点是吸气与呼气均费力，呼吸频率加快，深度变浅。发生机制是由于肺部广泛病变或肺组织受压、呼吸面积减少，影响肺换气所致。常见于重症肺炎、肺不张、肺梗死、肺广泛纤维化等。

（2）心源性呼吸困难　主要由左、右心功能不全所致，亦可由心包大量积液及缩窄性心包炎所引起。其特点是活动时呼吸困难出现或加重，休息时可减轻或缓解，仰卧位时加重，坐位减轻。常表现为阵发性呼吸困难，多在夜间发生，称为夜间阵发性呼吸困难或心源性哮喘。

（3）中毒性呼吸困难　代谢性酸中毒表现为深而规则的呼吸，常伴有鼾声，称为酸中毒大呼吸。急性感染时，使呼吸加快。某些药物及化学物质中毒时，表现为呼吸缓慢，甚至出现潮式呼吸或毕奥呼吸。

（4）血源性呼吸困难　重度贫血、高铁血红蛋白血症及一氧化碳中毒时出现呼吸加快并伴有心率增快。

（5）神经精神性呼吸困难　各种严重颅脑疾患、颅压增高、呼吸中枢供血减少时出现呼吸深而慢，常伴有呼吸节律的改变；癔症患者常表现为浅而快呼吸，每分钟可达 60～100 次，常因换气过度发生呼吸性碱中毒，出现口周、肢体麻木和手足抽搐；神经官能症患者常自述呼吸困难并表现为叹息样呼吸。

六、心悸

心悸是一种自觉心脏跳动的不适感觉或心慌感。

（一）病因

心悸常见病因有：①心脏搏动增强，生理性的心悸见于健康人剧烈运动、精神高度紧张或高度兴奋以及应用阿托品、氨茶碱等药物，病理性见于心室肥大、甲状腺功能亢进症、贫血、低血糖、大量失血、高热等。②心律失常，常见于心动过速、心动过缓及心律不规则等。③心脏神经官能症，常见于自主神经功能紊乱、神经衰弱、更年期综合征等。

（二）临床表现

患者自觉心跳或心慌，亦有部分患者有心脏停搏的感觉，多在紧张、焦虑及注意力集中时发生，严重时可影响患者的学习、工作。心脏神经官能症多见于年轻女子，患者心脏本身并无器质性病变，精神因素常为发病的诱因。除了心悸外尚有心率加快、心前区隐痛，以及疲乏、失眠、头痛、耳鸣、记忆力减退等神经衰弱的表现。

七、水肿

水肿是指人体组织间隙过多液体积聚。过多液体积聚于体腔如胸膜腔、腹腔、心包腔等称为积水。水肿分为全身性水肿与局部性水肿两类。

两类水肿的主要病因和临床表现为：①全身性水肿分为心源性水肿、肾性水肿、肝性水肿、营养不良性水肿四种，不同原因水肿其临床表现各不相同，心源性水肿常见于右心衰，水肿为对称性、凹陷性，从身体下垂部位开始，常伴有颈静脉怒张、肝脏肿大；肾性水肿常见于各型肾炎及肾病，水肿特点是疾病早期眼睑与颜面晨起水肿，以后逐渐发展为全身水肿，常伴有高血压、尿频、少尿或无尿；肝性水肿一般从下肢踝部开始，逐渐向上蔓延，形成顽固性腹水，而头面部及上肢常无水肿，常伴有黄疸、脾脏大、蜘蛛痣；营养不良性水肿常见于低蛋白血症、胃肠吸收功能不良、慢性消耗性疾病。水肿发生前常有消瘦、体重减轻等表现，水肿一般从足底部开始逐渐蔓延至全身。②局部性水肿常见于局部炎症、肢体静脉血栓形成、上或下腔静脉阻塞综合征、丝虫病、过敏等。

八、恶心与呕吐

恶心是一种感到上腹不适，有欲将胃内容物呕吐出来的主观感受，并伴有皮肤苍白、出汗、流涎等症状，常为呕吐的前奏。呕吐是将胃或部分小肠内容物经食管、口腔排出体外的一种动作。具有呕吐动作而无胃内容物称为干呕。

（一）病因

病因分为以下几种。

（1）反射性呕吐　可发生于消化、泌尿、循环等多系统疾病。

（2）中枢性呕吐　可见于中枢神经系统疾病如各种脑炎、脑膜炎、脑血管疾病、颅脑外伤等或内分泌代谢障碍、药物或化学毒物如洋地黄、抗癌药物等。

（3）其他　如前庭功能障碍性呕吐及精神性呕吐等。

（二）临床表现

恶心、呕吐的临床表现：主要症状为恶心、呕吐。呕吐物有大量黏液且混有食物见于胃炎；呈咖啡色见于胃及十二指肠溃疡、肝硬化并发食管或胃底静脉曲张破裂等；有酸馊臭味见于幽门梗阻；呈黄绿色稀薄液体，甚至有粪臭味见于肠梗阻。反射性呕吐的特点是有恶心的先兆，吐后不感轻松，胃排空后仍干呕。中枢性呕吐的特点是呈喷射状，吐后不轻松，常无恶心之先兆。恶心、呕吐前常伴有头晕、流涎、脉缓、血压降低等迷走神经兴奋症状，部分患者还伴有腹痛、腹泻等症状。

九、 呕血与便血

呕血是指食管、胃、十二指肠、肝脏等消化器官的出血，或胃-空肠吻合术后的空肠出血，经口腔呕出。便血是消化系统器官出血经肛门排出体外。肉眼不能察觉经隐血试验才能测出称为隐血。

（一） 呕血

1．呕血的病因

主要有：①食管疾病，见于食管静脉曲张、食管炎、食管癌等。②胃与十二指肠疾病，见于消化性溃疡、应激性溃疡、急慢性胃炎、胃癌等。③肝、胆疾病，见于肝硬化门静脉高压症、肝癌、肝动脉瘤、胆道蛔虫等。④胰腺疾病，见于胰腺癌、出血性胰腺炎等。⑤急性传染疾病，见于重症肝炎、急性流行性出血热、钩端螺旋体病等。⑥血液系统疾病，见于白血病、血小板减少性紫癜、过敏性紫癜、血友病等。⑦其他疾病，可见于尿毒症、肺性脑病、急性脑血管病、抗凝剂使用过量等。

2．呕血的临床表现

上腹不适、恶心常为呕血的先兆症状，胃内积血＞250ml 可出现呕血，血液颜色根据在胃内停留时间长短分别为暗红色、血凝块或鲜红色；血液进入肠道后可有黑便。呕血量多者可发生失血性贫血、失血性休克、发热及氮质血症，故须引起重视。

（二） 便血

1．便血的常见病因

凡是引起呕血的疾病均可引起便血。此外，还可见于肛管疾病（如痔、肛裂等）、直肠疾病、结肠疾病及小肠疾病等。

2．便血的临床表现

下消化道出血，若出血量多则呈鲜红色，但肠内停留时间较长，则可为暗红色；肛门或肛管疾病如痔、肛裂、直肠癌等患者，血液鲜红不与粪便混合，黏附于粪便表面或于排便后有鲜血滴出或喷射而出。上消化道出血粪便呈黑色，类似柏油，故又称柏油样便。

十、 腹泻

腹泻是指排便次数增多或性质改变，主要表现为粪质稀薄，含未消化食物或脓血、黏液。常伴有排便急迫感、肛门不适、失禁等症状。腹泻分急性和慢性两类。急性腹泻发病急剧，病程在 2～3 周之内。慢性腹泻指病程在两个月以上或间歇期在 2～4 周内的复发性腹泻。

（一） 病因

①感染性腹泻多由细菌、病毒、寄生虫感染或食物中毒引起。②炎症性肠病由直肠或结肠溃疡、炎症、肿瘤引起。③消化性腹泻由消化不良、吸收不良或暴饮暴食所引起。④激惹

性或旅行者腹泻常由外界的各种刺激所致，如受寒、水土不服、过量进食海鲜、油腻或辛辣刺激食物等。⑤菌群失调性腹泻是由于肠道正常细菌的数量或比例失调所致。⑥功能性腹泻由精神因素，如紧张、激动、惊吓或结肠过敏等引起。⑦肠易激综合征（IBS）类似于腹泻，为伴有腹痛和结肠功能紊乱的常见病。

（二）临床表现

急性腹泻可分为两大亚型：痢疾样腹泻和水泻。痢疾样腹泻可有黏膜破坏，排脓血样粪便，伴腹痛、里急后重；水泻不含红细胞、脓细胞，不伴腹痛和里急后重。

慢性腹泻起病缓慢，粪便呈稀水样、量多。脓血便或黏液便见于菌痢；暗红色果酱样便见于阿米巴痢疾；血水或洗肉水样便见于嗜盐菌性食物中毒和急性出血性坏死性肠炎；黄水样便见于沙门菌属或金黄色葡萄球菌性食物中毒；米泔水样便见于霍乱或副霍乱；脂肪泻和白陶土色便见于肠道阻塞、吸收不良综合征；黄绿色混有奶瓣样便见于婴儿消化不良；激惹性腹泻多见水便、伴有粪便的颗粒，下泻急促，同时腹部肠鸣音亢进、腹痛剧烈。

十一、 便秘

便秘是指肠道蠕动减慢导致排便次数减少、粪便量减少、粪便干结、排便费力等。量化指标是每周便次<3次，或比之前减少，一般成人2～3天或儿童4天以上不排便即为便秘。长期经常便秘者称为习惯性便秘，但决定便秘程度的是大便的稠度而不是大便的次数。

（一）病因

功能性便秘常见的原因有：①没有养成定时排便习惯，忽视正常的便意，排便反射受到抑制，日久引起便秘。②饮食过于精细少渣，缺乏食物纤维，粪便黏滞度增加，在肠内运动缓慢，水分过量被吸收而导致便秘。③液体量摄入不足。④肥胖、不活动，缺乏运动性刺激以推动粪便的运动，摄食本身不能使粪便向前推进。⑤忍着不便，大肠对发出的便意信号反应越来越迟钝，便意减弱或消失。

器质性便秘主要见于直肠和肛门的病变，如肛裂、先天性巨结肠等。结肠完全或不完全梗阻、妇女妊娠等也可以导致便秘。

（二）临床表现

便意少、便次也少；排便艰难、费力；排便不畅；大便干结、硬便，排便不净感；便秘伴有腹痛或腹部不适。部分患者还伴有失眠、烦躁、多梦、抑郁、焦虑等精神心理障碍。

十二、 黄疸

黄疸是由于胆红素代谢障碍，血清中胆红素浓度增高使巩膜、黏膜、皮肤及其他组织和体液发生黄染，称为黄疸。胆红素浓度稍高于正常，而临床上尚未出现肉眼可见的黄疸，称其为隐性黄疸。

根据病因临床上将黄疸大致分为4类。

（1）溶血性黄疸 该黄疸由各种溶血性疾病所引起，如蚕豆病、异型输血、新生儿溶血、蛇毒等引起的溶血。其表现轻度时为皮肤、黏膜稍黄染，严重时突起寒战、高热、头痛、呕吐、腰痛、四肢酸痛，并有不同程度的贫血及血红蛋白尿。

（2）肝细胞性黄疸 凡是引起肝细胞广泛损害的疾病均可发生黄疸，如重症病毒性肝炎、中毒性肝炎、肝硬化、肝癌等。肝性黄疸表现各异，除皮肤、黏膜呈浅黄色至深黄色外，还可分别出现乏力、厌油、食欲减退、恶心、呕吐、肝区胀痛、腹壁静脉曲张、肝脾肿大、水肿、腹水、昏迷等。

（3）梗阻性黄疸　又称胆汁淤积性黄疸，分为肝外性和肝内性两种。其临床表现一般为皮肤及黏膜呈暗黄色或黄绿色、皮肤瘙痒、心动过缓、尿色深、粪便呈白陶土样颜色，并可出现脂肪性腹泻、夜盲症及出血倾向等。

（4）先天性非溶血性黄疸　此类少见，多属家族遗传性疾病，主要由于肝内缺乏葡萄糖醛酸转移酶所致。

第二节　问诊

问诊又称为病史采集，是指医生向患者或知病情的人询问而获取病史资料的过程。通过问诊可以了解患者患病的全过程、既往健康史、个人生活史及家庭成员健康状况等情况，不但可以摸清病情，而且可为诊断或进一步检查提供线索。尽管目前医学迅速发展，精密仪器和实验方法日新月异，但详细询问病史仍是诊断疾病的最重要、最基本手段。

一、问诊方法及注意事项

首先要有高度的同情心和职业精神。医生态度要严肃和蔼，语言要通俗易懂，避免用医学术语。其次要直接询问患者，如遇幼儿或神志不清可询问患者家属或知情人。第三医生要耐心听取，切忌主观臆断，避免先入为主，更不能暗示或诱导患者提供主观诊断所需的"根据"。最后要注意保护患者隐私。对患者有所顾忌的病史，应避免在众人面前大声询问，注意为患者保密。

二、问诊内容

1．一般项目

包括姓名、性别、年龄、籍贯、民族、婚姻、职业、工作单位、现在住址、就诊或入院日期、记录日期、病史陈述者、可靠程度等。其中年龄在 1 月以下新生儿要注明多少天，1岁以下婴幼儿要注明多少月，1 岁以上要注明实足年，不能用"儿童"或"成年"代替。

2．主诉

主诉是病人感受最痛苦、最明显的症状或体征及其持续时间，也就是本次就诊的主要原因。主诉文字应简明扼要，如"寒战、高热、咳嗽 3 天""胸痛、咳铁锈色痰半天""腹泻、脓血便 2 天"。通过主诉可初步反映病情的轻重与缓急。

3．现病史

现病史是指疾病发生、发展、演变至就诊的全过程。询问及书写应按以下内容进行。

（1）起病情况　指发病的时间、起病的急缓、发病时的环境、起病的原因或诱因等。

（2）主要症状特点　包括主诉症状的部位、性质、程度、持续时间、加剧或缓解因素等。

（3）伴随症状　指伴随主要症状、出现时间并与其相关的其他症状。它是疾病诊断及鉴别诊断的重要依据。如头痛伴喷射状呕吐提示颅内高压，如头痛只伴有眩晕则考虑小脑肿瘤或椎-基底动脉供血不足。

（4）病情演变与诊治经过　病情演变是指主要症状的变化（加重或缓解）和新出现的相

关症状。诊疗经过是指本次就诊前接受过的其他诊治情况。

（5）一般情况 患病后的精神状态、饮食、体重、睡眠及大小便情况。

4.既往史

指患者过去的健康状况和曾患过的疾病，特别是与本次发病有关的疾病。另外，还应了解传染病史、预防接种史、手术史、外伤史及过敏史等。

5.系统回顾

为避免遗漏其他系统疾病，将呼吸系统、循环系统、消化系统、泌尿系统、造血系统、内分泌与代谢、运动系统、神经精神系统所有症状逐个向患者查询的过程为系统回顾，通过系统回顾可以对病人健康状况进行全面的了解。

6.个人史

指患者的生活经历、职业、工作环境、饮食习惯与嗜好、有无冶游史和吸毒史。

7.婚姻史

询问婚姻状况，未婚或已婚、结婚年龄，配偶健康状况，若已故者应询问死因及时间。

8.月经史

女性患者应询问月经初潮年龄、月经周期、经期天数、经血的量与颜色、有无经期反应、末次月经日期或闭经日期等。记录格式如下：

$$初潮年龄＝\frac{月经期（天）}{月经周期（天）}末次月经时间（或闭经年龄）$$

9.生育史

包括生育次数、人工流产与自然流产次数，有无早产、难产、死产及计划生育情况等。

10.家族史

询问患者的父母、兄弟、姐妹、子女的健康情况，有无遗传相关的疾病。

第三节 体格检查

体格检查是医生运用自己的感觉器官和借助简单的医疗器械（听诊器、叩诊锤、音叉等）对患者进行身体检查的一种方法。体格检查的基本方法有视诊、触诊、叩诊、听诊和嗅诊。检查所获得的临床现象即医生的客观发现称为体征。体格检查须按顺序进行，先查一般状况，皮肤与黏膜、浅表淋巴结，然后按头、颈、胸、腹、脊柱、四肢、生殖器、肛门、神经系统进行检查。

一、 一般检查

一般检查是对病人或被检者全身状态的概括性观察，以视诊为主，配合触诊、听诊、嗅诊等方法进行检查。

（1）生命征 是评价生命活动质量的重要征象，包括体温、脉搏、呼吸、血压，称为四大生命征（具体测量方法、数值和临床意义参见实践教学教材）。

（2）发育、体型与营养 发育正常与否可通过被检者年龄、智力及体格成长状态（身高、体重及第二性征）之间的关系进行综合评价，发育正常的成人指标是：①胸围约等于身高的一半；②两上肢平展的长度等于身高；③坐高等于下肢的长度。发育不正常一般与营养及内分泌功能障碍有关。正常成人的体型可分为正力型、无力型（瘦长型）、超力型（矮胖型）三种类型。营养状态通常根据被检者的毛发、皮肤、皮下脂肪、肌肉的发育情况进行综合分析，加以判断，临床上将其分为良好、中等、不良三个等级。

知识链接

营养不良包括营养不足和营养过剩。现只对前者进行介绍。

营养不良常继发于一些医学和外科的原因，如慢性腹泻、短肠综合征和吸收不良性疾病。营养不良的非医学原因是饮食习惯不良、缺乏营养知识，以及家长忽视科学喂养方法等。临床有两种典型症状：一种为消瘦型，由热能严重不足引起。表现为小儿矮小、消瘦、皮下脂肪消失，头发干燥易于脱落，体弱乏力。另一种为浮肿型，由蛋白质缺乏引起。表现为周身水肿，皮肤干燥萎缩、角化脱屑或有色素沉着，头发脆弱易断，指甲脆弱有横沟，常有腹泻和水样便。对于营养不良者通常可以通过治疗原发病、对家长进行教育和仔细的随访而治疗。

（3）面容与表情　正常人面色红润、表情自然、神态安怡。当机体患病后，常出现不同的病容与表情，如急性痛苦病容、慢性病容、贫血面容、甲状腺功能亢进面容、黏液性水肿面容、二尖瓣面容、肢端肥大症面容、满月面容、病危面容及脱水面容等。

（4）姿势、体位与步态　健康人肢体动作灵活、姿势端正。不同的体位对疾病的诊断有所帮助，自动体位是指身体活动自如，不受限制，见于轻症患者及正常人；被动体位是指自己不能自主调整或变换体位，见于极度衰竭或意识障碍者；为减轻病痛，被迫采取的某种特殊体位称为强迫体位，如强迫仰、侧、俯卧位及强迫端坐位、强迫蹲位、辗转体位、角弓反张位。走路时所表现的姿态称为步态，疾病状态下的异常步态有：蹒跚步态（鸭步）、慌张步态、醉酒步态、共济失调步态、偏瘫步态、跨阈步态、剪刀步态。

（5）意识状态　是大脑功能活动的综合表现，即对环境的知觉状态。凡能影响大脑功能活动的疾病均可引起不同程度的意识改变即意识障碍。根据意识障碍的程度不同可分为嗜睡、意识模糊、谵妄、昏睡及昏迷。

二、皮肤与黏膜检查

（1）皮肤的颜色、湿度与出汗、弹性改变　皮肤的颜色与色素量、毛细血管的分布、血液充盈度及皮下脂肪的厚薄有关。常见的皮肤颜色异常改变有苍白、发红、发绀、黄染、色素沉着与色素丢失。皮肤的湿度与汗腺分泌功能有关，汗多则皮肤较潮湿，汗少或无汗则皮肤较干燥，某些病理情况下出现多汗或无汗。皮肤的弹性取决于皮肤的紧张度，与年龄、营养状态、皮下脂肪、组织间隙所含液体的多少有关。

（2）皮疹、皮下出血、皮肤脱屑　多为全身性疾病表现之一，亦可见于某些药物或其他物质过敏等。常见的皮疹有斑疹、玫瑰疹、丘疹、斑丘疹、荨麻疹等。皮下出血直径小于2mm者称为出血点；直径3～5mm者称为紫癜；直径大于5mm者为淤斑；片状出血并有皮肤隆起者为血肿。正常人可有少量皮肤脱屑，麻疹患者可见米糠样脱屑，猩红热可见片状脱屑、银屑病可见银白色鳞状脱屑。

（3）蜘蛛痣与肝掌　为皮肤小动脉末端分支扩张所形成的血管痣，形似蜘蛛故而得名蜘蛛痣，常见于面、颈、手和前胸。若手掌的大、小鱼际处发红，加压后褪色，称为肝掌。一般认为蜘蛛痣与肝掌的发生与肝脏对雌激素的灭活减弱有关。

（4）皮下气肿、水肿　皮下气肿常见于肺、胸壁受伤或肢体被产气细菌感染时。气体留于皮下组织，按压时出现捻发感。水肿是因皮下组织细胞内或组织间隙液体积聚过多所致。

根据用手指按压后是否出现凹陷将其分为指凹性水肿和非指凹性水肿。

（5）毛发及指（趾）甲　正常人头发分布均匀、有光泽。毛发增多可见于某些内分泌疾病或长期使用皮质激素或性激素者，如为女性，除体毛、头发增多外，还可生长胡须；弥漫性脱发可见于黏液性水肿、伤寒及使用抗癌药物、放射线照射过量等；局部性脱发可见于脂溢性皮炎、斑秃、头癣、湿疹等。某些慢性缺氧性肺部疾病可使指（趾）末端膨大呈鼓槌状、称杵状指（趾）；当患缺铁性贫血时，指甲中央凹陷、周边翘起，称为反甲或匙状甲。

三、浅表淋巴结检查

正常浅表淋巴结很小，直径常在 5mm 以内，质地柔软，表面光滑，与周围组织无粘连、无压痛、不易触及。淋巴结检查应从上至下按序依次进行检查以免遗漏。若触及肿大淋巴结时，应注意描述部位、大小、数目、质地、压痛、活动度及有无粘连、瘘管、瘢痕和局部皮肤有无红肿等。

四、头、颈部检查

头部检查包括头发、头皮及头颅三项内容，其中头颅检查应注意大小、外形和运动等。

1.头部器官检查

①眼：眉毛有无稀疏或脱落；眼睑有无内翻、下垂、闭合障碍、水肿等；结膜有无充血、颗粒与滤泡、苍白、发黄及出血等；巩膜有无黄疸；角膜有无白斑、云翳、软化、溃疡及新生血管等，眼球双侧突出常见于甲状腺功能亢进（甲亢），单侧突出常见于局部炎症及眶内占位性病变；双侧眼球下陷见于严重脱水及眼球萎缩等，眼球运动检查包括有无斜视、复视或震颤；瞳孔检查包括大小、形态、位置、两侧是否等大等圆、对光反射、调节及辐辏反射等。

②耳：检查耳部时应注意检查耳部外形、大小、位置，外耳道情况，鼓膜有无穿孔及溢脓，乳突有无压痛，红肿及瘘管，有无听力障碍等。

③鼻：检查时应注意其外形、鼻翼有无扇动、有无脓血分泌物、鼻中隔有无弯曲、鼻窦有无压痛等。

④口部：检查应从外向里按顺序进行，检查内容包括口唇、口腔内器官和组织、口腔气味等。

2.颈部检查

颈部检查内容包括外形、运动、颈部血管、甲状腺及气管检查。

①颈部外形、运动及颈部包块：正常人颈部直立时两侧对称，活动自如。发现颈部包块应注意其部位、大小、活动性等特点与疾病的关系。

②颈部血管：注意观察颈动脉搏动度及有无颈静脉怒张、颈静脉搏动及血管性杂音。

③甲状腺：正常甲状腺位于甲状软骨下方，呈蝶状紧贴气管两侧，表面光滑、柔软，不易触及，做吞咽动作时可上下移动。甲状腺是否肿大可通过视诊、触诊及听诊结合进行。甲状腺肿大分为生理性肿大与病理性肿大两类，病理性肿大常见于甲状腺功能亢进、单纯性甲状腺肿、甲状腺癌等。

④气管：正常人气管位于颈前正中部。检查时判断气管是否居中或有无气管牵曳征。

五、胸部检查

胸部是指颈部以下和腹部以上区域。一般使用传统的物理方法，按视诊、触诊、叩诊、听诊顺序进行，先检查前胸，再检查侧胸，后检查背部。

1．胸部体表标志

依据胸壁和胸廓结构特点，结合胸廓上的一些体表标志和人为的画线，能够较准确地记录或描述胸部各部分异常变化的部位和范围。常用的骨骼标志有锁骨、胸骨角、第 7 颈椎棘突、肩胛骨、腹上角、肋脊角等。胸部自然陷窝有胸骨上窝、锁骨上窝、锁骨下窝、腋窝等。常用垂直标志线有前正中线、锁骨中线、胸骨线、胸骨旁线、腋前线、腋中线、腋后线、肩胛下角线、后正中线。

2．胸壁、胸廓及乳房检查

① 进行胸壁检查时，应先检查皮肤、皮下脂肪、淋巴结及胸背肌肉，还应注意检查胸壁静脉有无曲张、皮下有无气肿、胸壁有无压痛。

② 在了解正常胸廓的基础上，注意鉴别有无扁平胸、桶状胸、佝偻病胸、胸廓一侧或局部变形、胸部畸形等。

③ 乳房大约位于锁骨中线第 4 肋间隙，乳房视诊时应注意两侧乳房大小、形状及乳头位置，观察有无病理征象。

3．肺和胸膜检查

检查顺序一般为先上后下，左右对比，先前胸后侧胸再背部。

（1）视诊 静息状态下，健康人自主且有节律地呼吸。男性和儿童以腹式呼吸为主。女性以胸式呼吸为主，呼吸以肋间肌运动为主，整个胸部起伏比较大。正常人呼吸通常为两种呼吸运动的混合形式。当上呼吸道不完全阻塞时胸骨上窝、锁骨上窝及肋间隙向内凹陷，称为"三凹"征，因吸气明显费力，故又称为吸气性呼吸困难，常见于气管有异物、喉头水肿等。当下呼吸道不完全性阻塞时，因气流呼出受阻，呼出费力，呼吸时间延长，称之为呼气性呼吸困难，常见于支气管哮喘、阻塞性肺气肿等。正常成人呼吸频率为 16～20 次/分，呼吸节律整齐、深浅适宜。

（2）触诊

① 胸廓扩张度：胸廓随吸气与呼气而产生扩大与回缩的动度即胸廓扩张度。

② 语音震颤：被检者的语音声波沿其气管、支气管、肺泡传至胸壁产生振动，检查者可用手触及，称为语音震颤或触觉语颤。

③ 胸膜摩擦感：检查者双手分别平放在两侧腋下部，嘱咐被检者做深呼吸运动，此时两手能感觉到好似两层皮革相互摩擦。

（3）叩诊 正常肺部叩诊呈清音；肺与肝、心交界处之重叠部分呈浊音；未被肺组织覆盖的心脏、肝体表区域为实音；左胸下部肋弓上可有一个半月形鼓音区。

（4）听诊 呼吸时气流进出气道、肺泡产出振动发出声响，经肺泡传至胸壁，使用听诊器可在体表听到。听诊内容包括正常呼吸音、异常呼吸音、啰音、语音共振和胸膜摩擦音。

4．心脏检查

检查内容包括视诊、触诊、叩诊及听诊。

（1）视诊 包括心前区的外形；心尖搏动的位置、范围、强度、频率及节律的改变。

（2）触诊 包括心前区搏动、震颤、心包摩擦感。

① 心前区搏动能准确判断心尖搏动及心前区其他搏动的位置、强弱、范围等。

② 震颤是器质性心血管疾病的特征性体征。有震颤必然能听到心脏杂音，但听到杂音不一定能触到震颤。

③ 当患心包炎时，可在心前区触到与胸膜摩擦感相似的心包摩擦感，但不因屏住呼吸

而停止。

（3）叩诊　其目的在于确定心脏及大血管的大小、形状及其位置。

（4）听诊　听诊顺序通常按逆时针方向进行，即二尖瓣听诊区→肺动脉瓣区→主动脉瓣区→主动脉瓣第二听诊区→三尖瓣听诊区。听诊内容包括：①心率与心律，正常成人心率在60～100次/分，节律规则。听诊能够发现的心律失常以早搏、房颤较常见。②正常心音共有4个，但一般只能听到第一心音（S_1）与第二心音（S_2），部分儿童和青少年能听到第三心音（S_3），第四心音（S_4）一般听不到。③心脏杂音，是指在心音和额外心音之外出现的具有不同频率、不同强度、持续时间较长的夹杂声音，它可与心音分开或连续，甚至完全掩盖心音。④心包摩擦音，因各种因素使心包壁层和脏层之间发生纤维蛋白沉着而变得粗糙，心脏搏动时，两层粗糙的心包互相摩擦而产生心包摩擦音。

5．血管检查

血管检查可为某些疾病的诊断提供重要的线索和依据。常用的检查方法有视诊、触诊和听诊。

（1）视诊

① 手背浅层静脉充盈情况的检查。

② 肝颈静脉回流征：正常人检查为阴性，阳性征是右心功能不全的重要佐证。

③ 毛细血管搏动征：阳性者见于脉压增大的疾病，如主动脉瓣关闭不全、甲状腺功能亢进等。

（2）触诊　主要指对动脉脉搏的触诊。触诊时，一般选用较浅表、易触及的大动脉，应注意观察脉搏的速率、节律、紧张度、强弱或大小、动脉壁情况等。

（3）听诊　正常人除有时在颈动脉与锁骨下动脉处听到动脉音外，其他各处动脉听不到声响，但当主动脉瓣关闭不全时，将听诊器放于肱动脉或股动脉处可听到"嗒—嗒—"音，称为枪击音；在甲状腺功能亢进患者肿大的甲状腺上可听到动脉杂音。

六、 腹部检查

腹部上起横膈，下至骨盆，前面和侧面为腹壁，后为脊柱及腰肌。检查腹部须熟悉腹部解剖学中的体表标志及分区，熟悉各区的主要脏器。

1．视诊

视诊内容包括腹部外形，呼吸运动，腹部静脉，上腹部有无搏动、有无胃肠型及蠕动波，有无疝气、皮疹等。

2．触诊

触诊的主要内容包括：①腹部紧张度，如患弥漫性腹膜炎时，腹肌紧张，触之硬如木板，称为板状腹；患结核性腹膜炎时，出现半抵抗感，称为揉面感。②压痛及反跳痛，若用手指由浅入深按压时发生疼痛，称为压痛。腹壁或腹腔内的病变均可引起压痛。在压痛部位手指稍停片刻突然放手，病人疼痛加剧或出现痛苦表情，称为反跳痛，提示病变已波及腹膜壁层。③肝脏触诊法主要用于了解肝脏下缘的位置、质地、表面、边缘及搏动等。④正常胆囊不能被触及，当胆囊肿大时，可在右腹直肌外缘与肋缘交界处触及椭圆形或梨形的柔软肿块。当患胆囊炎症时，Murphy（莫菲）征可呈阳性。⑤正常情况下脾不能被触及，若触到脾应注意描述其大小、切迹、边缘质地、表面情况及有无压痛等。⑥肾脏触诊患者应取平卧位或立位，医生应用双手触诊，若能触到或夹住肾的下部，患者有类似恶心的不适感。

3．叩诊

腹部叩诊可以验证和补充视诊和触诊的结果，其目的在于确定肝、脾等实质器官的浊音界，有无叩痛，胃肠道充气状况，腹腔内有无积液、积气和包块等。

4．听诊

腹部听诊较少用，主要听取肠鸣音。

七、 生殖器、 肛门和直肠检查

男性外生殖器、肛门和直肠检查是机体全面检查中的一部分。男性生殖器检查包括阴茎、阴囊、前列腺等。女性生殖器检查通常由妇产科医生根据病情需要进行。肛门和直肠检查一般采用视诊和触诊，方法简单，但能为临床提供有关体征。

八、 脊柱与四肢检查

脊柱是人体维持正常体位、姿势的重要支柱。其检查方法通常采用视诊、触诊、叩诊。检查内容主要包括脊柱弯曲度、有无畸形、脊柱活动度及有无压痛、叩击痛等。四肢病变的主要表现形式是疼痛、畸形、运动障碍、异常运动。四肢形态异常有：①腕关节变形，常见于腱鞘囊肿、腱鞘滑膜炎、腱鞘纤维脂肪瘤。②指关节变形，患类风湿性关节炎时，指关节呈梭状畸形；爪形手见于正中神经或尺神经损伤、进行性肌萎缩、脊髓空洞症及麻风等疾病。③杵状指（趾）常见于慢性缺氧性心肺疾病；匙状甲多见于缺铁性贫血。④浮髌征阳性见于关节积液。⑤"O"型腿与"X"型腿常见于佝偻病及大骨节病。神经、肌肉组织或关节损害均可引起运动障碍。

九、 神经系统检查

1．生理反射

包括浅反射和深反射。

（1）浅反射　刺激皮肤、黏膜引起的反应称为浅反射。其内容包括角膜反射、腹壁反射、提睾反射等。正常用"反射存在"表示，病变用"反射消失"、"迟钝"表示。

（2）深反射　刺激骨膜、肌腱引起的反射称为深反射。其内容包括肱二头肌反射、肱三头肌反射、桡骨骨膜反射、膝反射、跟腱反射。描述反射结果同浅反射。

2．病理反射

病理反射指锥体束损害时，失去了对脑干和脊髓的抑制功能而出现的异常反应。其内容包括霍夫曼征、巴宾斯基征、奥本海姆征、戈登征、查多克征，正常用"阴性"表示，病理用"阳性"表示。

3．阵挛

出现深反射亢进时，使相关肌肉处于紧张状态，该群肌肉出现有节律的收缩运动，称为阵挛。常见的阵挛有髌阵挛及踝阵挛。

4．脑膜刺激征

脑膜刺激征为脑膜或附近病变刺激脑膜而出现的表现，常见于脑炎、脑膜炎、颅内高压、蛛网膜下腔出血等。主要脑膜刺激征有颈强直、凯尔尼格征、布鲁津斯基征。

① 颈强直　患者仰卧，医生用手托住患者的枕部做被动屈颈动作，如下颌不能接近前

胸，且有阻力时为阳性。

② 凯尔尼格征　患者仰卧，髋关节、膝关节屈曲成直角，然后被动做伸膝的动作使小腿伸直，正常时不受限制，如不能伸直，出现阻力和疼痛时则以膝关节形成的角度来判断，小于135°为阳性。

③ 布鲁津斯基征　患者仰卧，两下肢伸直，医生以手托起头部，并用力前屈其颈部，若患者的膝关节及髋关节同时屈曲者为阳性。

第四节　实验室检查

实验室检查是综合运用各种物理学、化学、生物化学、微生物免疫学、细胞学等方法和技术对人体的血液、体液、分泌物和排泄物等各种标本进行检验，获得反映机体功能状态、病理变化或病因等客观资料的方法。实验室检查为人类疾病的诊断、治疗、预防以及健康状况评估提供了重要的科学信息，目前实验室检验信息占患者全部医疗信息的60%以上，随着科学技术的进步，大量先进仪器和技术的采用，实验室检查在临床中将会发挥着越来越重要的作用。

实验室检查在不同情况下发挥着不同的作用。在诊断方面，实验室检查结果对某些疾病的早期诊断及确诊发挥了重要作用。如病原微生物、寄生虫、抗人类免疫缺陷病毒（HIV）的确认试验为诊断提供了"金标准"。血糖测定在糖尿病诊断中是关键性指标。而对大多数疾病，检验项目可以修正临床医师诊断思路，帮助其做出正确诊断，如发热患者是否有细菌感染，一个简单的白细胞计数及分类就有很大价值。检验对预后判断也有指导意义，如检测某些肿瘤标志物浓度，往往可以预判肿瘤是否转移。在人体健康评估、传染病流行时诊断方面，实验室检查也发挥关键作用，如高血脂、高血糖、乙型肝炎表面抗原携带者等往往可以通过实验室检查而及早发现，从而评估人体的健康状况。禽流感、SARS的诊治也离不开实验室检查。

临床上，实验室检查主要包括血液检查、尿液检查、粪便检查、浆膜腔穿刺液检查、肝功能检查、肾功能检查等。

一、血液检查

血液是由血细胞和血浆组成的红色液体，流动于血管，循环于全身，直接或间接与机体所有组织器官发生联系。血液中各成分数量或质量的改变，往往可反映血液系统疾病情况。因此，血液及骨髓检查往往是血液系统疾病明确诊断的重要环节。血液检查主要包括血液常规检查和其他常用血液检查。

血液常规检验主要是对外周血液细胞成分（红细胞、白细胞、血小板）的数量和质量的检查。临床上常用的一些试验包括红细胞计数（RBC）、血红蛋白测定（Hb）、白细胞计数（WBC）、白细胞分类计数（DC）、血小板计数（BPC）等21项的正常参考值及临床意义。

其他常用血液检查包括：红细胞比积（Hct）、网织红细胞计数（Ret）、血块收缩试验（CRT）、出血时间测定（BT）、凝血时间测定（CT）、红细胞沉降率（ESR）等。

血液标本主要通过静脉血、手指末梢、耳垂部位采集。检查取材方便、操作简单快捷，具有较普遍的临床意义。血液细胞计数已经成为临床各科疾病筛查、诊断等的首选实验。

二、尿液检查

尿液是血液经过肾小球滤过、肾小管和集合管的重吸收和排泌所产生的终末代谢产物。尿液成分和性状能反映机体代谢及各系统功能状态，尤其与泌尿系统疾病密切相关。因此，尿液检查对多种疾病的诊断、病情的观察和疗效的确定都起到重要作用。

尿液常规检查包括一般性状检查、化学检查与显微镜检查。一般性状检查包括尿量、尿液颜色、透明度、气味、酸碱反应、尿比重；化学检查包括尿蛋白、尿糖检查、尿酮体检测；显微镜检查包括红细胞、白细胞、脓细胞、上皮细胞、管型、盐类与结晶检查。

标本种类包括晨尿、随机尿、定时尿和中段尿。晨尿是指晨起后未进早餐和运动前排出的第一次尿液，是最理想的尿液常规检查标本，临床可以用于肾浓缩能力的评价、绒毛膜促性腺激素测定以及血细胞、上皮细胞、管型及细胞病理学等有形成分分析。随机尿是指患者无需任何准备，不受时间的限制，随时排出的尿液标本，对病理性糖尿、蛋白质检查较为敏感。定时尿是指采集规定时间内的尿液标本，如收集治疗后、进餐后或卧床休息后 3h、12h 或 24h 内的尿液，多用于物质定量测定、肌酐清除率和细胞学研究。消毒外阴和尿道口，收集中段的尿液是中段尿，主要用于细菌培养和药物敏感试验。

正确收集、留取尿标本对保证检验结果十分重要。尿液标本又主要由患者留取，所以指导患者如何正确收集尿液标本就非常重要。一般尿液标本采集前，应避免跑步、爬楼等剧烈运动，病人应休息 15min 后进行采集。同时避免月经血或阴道分泌物、精液或前列腺液、粪便等各种物质污染标本。尿常规检查简单易行、无痛苦，主要应用于泌尿系统疾病诊断，特别是各类肾病或泌尿系感染诊断中尿常规检查最不可缺少。

三、粪便检查

粪便是食物未被吸收而产生的残渣部分，由消化道通过大肠，从肛门以固体、半流体或流体形式排出体外。正常大便为黄色软便，四分之一是水分，其余大多是蛋白质、无机物、脂肪、未消化的食物纤维、脱了水的消化液残余以及从肠道脱落的细胞和死掉的细菌，还有维生素 K、B 族维生素等。粪便检查主要用于消化系统功能状况检查，通过粪检可以了解消化道有无出血、炎症、寄生虫感染、致病菌、肿瘤等，间接判断胃、肠、胰腺、肝、胆的功能状况。粪便检查包括一般性状检查、显微镜检查、化学检查。

①一般性状检查包括大便的每日排量、颜色和性状。如陶土色见于胆道梗阻；柏油样黑色见于上消化道出血或者是服了含活性炭、铁剂等药物；脓血便常见于下消化道病变；鲜血便见于结肠癌、直肠息肉、肛裂及痔疮等；米泔样便见于重症霍乱或副霍乱。②显微镜检查包括检查白细胞、红细胞和寄生虫虫卵。少量白细胞一般见于肠炎，大量白细胞或脓球（成团的白细胞）常见于细菌性痢疾或溃疡性结肠炎；寄生虫病患者粪便常发现寄生虫卵。③化学检查主要指隐血试验（OBT）。肉眼和显微镜不能证实的出血称为隐血，常通过化学法和免疫法检测出来。隐血试验阳性见于消化道出血、药物致胃黏膜损伤、胃病、溃疡性结肠炎、直肠息肉等。

四、常用浆膜腔穿刺液检查

浆膜腔包括胸膜腔、腹膜腔、心包腔、关节腔等。在生理情况下，浆膜腔内含有少量液体起润滑作用。病理状态下腔内液体量增多形成浆膜腔积液。浆膜腔积液分为漏出液与渗出液两种，前一种是非炎性积液，后一种是炎性积液。浆膜腔积液对疾病的诊断和治疗有重要作用。

浆膜腔积液标本需要医生在相应部位进行穿刺术抽取积液 10～20ml。其检查内容主要包括：①一般性状检查，包括颜色及透明度、比重、凝固性检查。②化学检查，包括黏蛋白定性测定、蛋白质定量测定、葡萄糖定量测定等。③显微镜检查，包括白细胞计数及白细胞分类计数、脱落细胞学检查。④细菌学检查，细菌学检查是指离心沉淀或培养渗出液寻找病原体，此方法有助于病因诊断及临床治疗。

五、　肾功能检查

肾脏是排泄水分和代谢产物，以维持体内水、电解质和酸碱平衡的器官。肾功能检查的目的是了解肾脏有无广泛性损害，据此制订相应的治疗和护理方案。检查内容包括肾小球功能检查和肾小管功能检查。肾小球功能检查主要通过内生肌酐清除率测定（Ccr）、血清尿素氮测定（BUN）、血清肌酐测定（Cr）来判断肾小球有无损害，评估肾小球功能损害的程度。尿浓缩稀释试验（CDT）可以检测肾小管的功能。

六、　肝功能检查

肝脏是人体最大的实质性腺体器官，其功能包括物质代谢功能及分泌排泄、生物转化、胆红素代谢等。了解肝功能状态的实验室检查称为肝功能检查，主要项目有蛋白质代谢功能试验、胆红素代谢功能试验、血清酶学检查、病毒性肝炎血清标志物的检查等。

（1）反映肝细胞损伤的试验　包括血清酶类及血清铁检查，如谷丙转氨酶（ALT）、谷草转氨酶（AST）。反映急性肝细胞损伤以 ALT 最敏感，反映其损伤程度则 AST 较敏感。ALT、AST 检查能敏感地提示肝细胞损伤及其损伤程度。还有病毒性肝炎血清标志物检查、甲种胎儿球蛋白检查对各型肝炎、原发性肝癌诊断有重要价值。

（2）反映肝脏排泄功能的试验　检测肝脏对某些内源性（胆红素、胆汁酸等）或外源性（染料、药物等）高摄取物的排泄清除能力，如胆红素定量检测，总胆红素升高常见于急性黄疸性肝炎、慢性活动性肝炎、肝硬化。

（3）反映肝脏贮备功能的试验　血浆蛋白和凝血酶原时间（PT）是通过检测肝脏合成功能以反映其贮备能力的常规试验。血浆蛋白下降提示蛋白质合成能力减弱，PT 延长提示各种凝血因子合成能力降低。

第五节　特殊性检查

一、　心电图

心脏机械收缩之前，先产生电激动，心房和心室的电激动可经人体组织传导体表，用心电记录仪描记心脏每一心动周期产生的电活动变化，放大并描记成曲线图就是心电图（ECG）。心电图可显示于心电示波器上，亦可经心电图机记录在心电图纸上。ECG 是一种使用广泛、简便、无创性的检查方法，主要有运动试验心电、24 小时动态心电图、连续心电图监测三种类型。

心电图对心律失常和传导障碍具有重要的诊断价值；对心肌梗死的诊断有很高的准确性，它不仅能确定有无心肌梗死，而且还可确定梗死的病变期部位范围以及演变过程；对房室肌大、心肌炎、心肌病、冠状动脉供血不足和心包炎的诊断有较大的帮助；还能够帮助了解某些药物（如洋地黄、奎尼丁）和电解质紊乱对心肌的作用。

二、　普通 X 射线检查

1895 年，德国物理学家伦琴发现了 X 射线以后，很快应用到医学领域。X 射线具有穿透性、荧光效应、感光效应、电离和生物效应，利用这些特性可以区别显影人体组织密度和厚度的差异，使人体组织和器官在荧光屏和胶片上形成影像。按人体组织结构密度高低可分为高密度（骨骼和钙化）、中等密度（肌肉、软骨、体液和实质器官等）、较低密度（脂肪）和低密度（气体）四类，在 X 射线胶片上依次显现白色、灰白、灰黑和黑色阴影。某些病变（消化道溃疡、肿瘤等）与所查器官及周围组织没有明显的比重和密度差异，使 X 射线检查受到限制，为改变其密度对比，人为地注入某种造影剂，达到显示某一病变、组织或器官的对比称为人工对比，这种方法称为造影检查。

　　X 射线常用于呼吸系统疾病、循环系统疾病、消化系统疾病和骨、关节的病变检查，荧光屏上或 X 光片上可以直接显示如肺炎、肺结核、气胸、骨的病理图像，从而获得直观、准确的疾病信息。X 射线照射人体后将产生一定的生物效应，这种效应对人体组织细胞完全是破坏性作用。因此，必须强调和重视 X 射线防护，尽量减少不必要的 X 射线照射，确保受检者和工作人员的身体健康。

三、 计算机体层摄影和磁共振成像

　　计算机体层摄影（CT）是计算机技术与 X 射线检查技术相结合的产物。CT 把 X 射线与电子计算机结合起来，使影像数字化，通过 X 射线对人体进行扫描，取得相关信息，经电子计算机处理获得重建图像，而使正常与异常图像均逼真、清晰。目前主要应用于头部（颅脑、眼、耳、鼻等）、胸部（肺、心包疾病、冠状动脉、动脉瘤等）、腹部和盆腔（肝、胆、泌尿生殖系统）病变的诊断。CT 具有较高的密度分辨力，可以显示 X 射线无法显示的器官和病变，扩大了检查范围，提高了病变检出率和诊断准确率。但相对普通的 X 射线检查，CT 检查费用较高，对某些部位，如胃肠道等仍有一定限度，一般不列入常规检查。由于它简便、迅速、安全无痛苦，故迅速发展并广泛应用于临床。

　　磁共振成像（MRI）是利用原子核在磁场内共振产生的信号经重建形成图像的一种新的成像技术。MRI 图像反映的是组织信号强度的高低，与密度无关。MRI 对中枢神经系统病变的定位定性诊断极其优越，对恶性肿瘤的早期诊断也有优势。但 MRI 费用昂贵，在显示骨骼、肺、胃肠道方面仍有一定的局限性。检查前应该除去患者身上的金属物体。体内有电子器件及铁磁性物质（如心脏起搏器、人工金属瓣膜、金属关节、胰岛素泵等）的患者及早孕者均不宜进行 MRI 检查。

四、 超声检查

　　超声是超过人耳能听到的声音，频率在 2MHz 以上。超声检查是利用超声波对人体组织器官的物理特性和人体组织器官声像学上的差异做出诊断的一种非创伤性检查方法。超声检查的优点是无创伤、无痛苦、实时动态，可以多次重复检查且操作简便；缺点是无法显示含气多的脏器或被含气脏器所遮盖的部位。

　　目前临床使用最广泛的超声诊断法是二维超声，多普勒超声诊断和 M 型超声心动图也广泛地应用于临床。超声可以检测实质性脏器的大小、形态、物理特征；检测某些囊性器官的大小、形态等；检测心脏、大血管形态、结构及血流动力学状况；检测脏器内占位性病变的大小、形态、位置等；诊断胸腔、腹腔、心包腔积液并粗略估算积液量多少等，适用范围非常广泛。

▶▶▶ 本篇目标检测

　　一、选择题
　　（一）单项选择题

1. 头痛伴发热、呕吐及脑膜刺激征阳性常见于（　　　）。

    A. 血管性头痛　　　　B. 高血压脑病　　　　C. 脑膜炎、脑炎　　　　D. 鼻窦炎、中耳炎

2. 左心功能不全引起咳嗽的特征是（　　　）。

    A. 金属声咳嗽　　　　B. 周期性咳嗽　　　　C. 嘶哑性咳嗽　　　　D. 夜间咳嗽或加重

3. 吸气性呼吸困难常见于（　　　）。

    A. 支气管哮喘　　　　B. 阻塞性肺气肿　　　　C. 喉头水肿　　　　D. 心源性哮喘

4. 下列哪项主诉书写准确？（　　　）

    A. 发热头痛 3 天昏迷 1h　　　　　　　　B. 长期腹痛、晨起便血 300ml

    C. 反复咳嗽咳痰数年，加剧 1 周　　　　D. 昏迷半天，血压高约 10 年

5. 昏迷患者所采取体位是（　　　）。

    A. 主动体位　　　　B. 被动体位　　　　C. 辗转体位　　　　D. 强迫体位

6. 瞳孔缩小见于（　　　）。

    A. 有机磷农药中毒　　　　B. 阿托品中毒　　　　C. 绝对青光眼　　　　D. 濒死状态

7. 下列哪组参考值较准确？（　　　）

    A. 正常成人男性：RBC（$4.0 \sim 5.5$）$\times 10^{12}$/L、Hb $120 \sim 160$g/L

    B. 正常成人女性：RBC（$3.0 \sim 4.0$）$\times 10^{12}$/L、Hb $100 \sim 150$g/L

    C. 正常成人：WBC（$4 \sim 10$）$\times 10^{12}$/L

    D. 儿童：WBC（$5 \sim 12$）$\times 10^{12}$/L

8. 使用计算机技术与 X 射线检查技术相结合的检查是（　　　）。

    A. X 射线摄片检查　　　　　　　　B. X 射线透视检查

    C. X 射线造影检查　　　　　　　　D. CT 检查

9. 心电图对下列哪种疾病诊断较为准确？（　　　）

    A. 房室肥大　　　　B. 心肌病变　　　　C. 心功能不全　　　　D. 房室传导阻滞

10. 临床上疑似下列哪种疾病优先考虑使用超声波检查？（　　　）

    A. 肺癌　　　　B. 肝癌　　　　C. 胃溃疡　　　　D. 肠炎

11. 具有细胞加工厂的细胞器是（　　　）。

    A. 线粒体　　　　B. 溶酶体　　　　C. 高尔基体　　　　D. 核糖体

12. 兴奋性是指可兴奋细胞对刺激产生（　　　）能力。

    A. 反应　　　　B. 反射　　　　C. 兴奋　　　　D. 抑制

13. 下列有关上皮细胞的特点叙述错误的是（　　　）。

    A. 有丰富的血管　　　　　　　　B. 有极性

    C. 再生能力强　　　　　　　　D. 细胞排列紧密，细胞间质少

14. 在人体功能调节中，处于主导地位的是（　　　）。

    A. 全身性体液调节　　B. 自身调节　　　　C. 神经调节　　　　D. 局部性体液调节

（二）多项选择题

1. 引起全身性水肿的病因有（　　　）。

    A. 营养不良　　　　　　　　　　B. 经前期紧张综合征

    C. 血管神经性水肿　　　　　　　D. 肾源性水肿

    E. 肝源性水肿

2. 关于问诊方法及注意事项，正确的是（　　　）。

    A. 要做到取"信"于患者

    B. 当患者心情不好时，可询问患者家属

    C. 可用方言、土语等各种语言交谈，但须使用医学术语记录

    D. 对急、危重患者应边询问边抢救，以免延误病情

    E. 上级医疗单位的病历证明可作为直接诊断依据

3. 蜘蛛痣与肝掌可见于（　　　）。

　　A. 败血症　　　　　B. 妊娠期　　　　　C. 肝硬化

　　D. 急、慢性肝炎　　E. 伤寒或副伤寒

二、简答题

1. 何谓现病史？现病史包括哪些内容？

2. 细胞膜转运物质的形式有几种？K^+、细菌是如何进出细胞的？

3. 四大组织是指什么？

第二篇

运动系统解剖生理与常见疾病

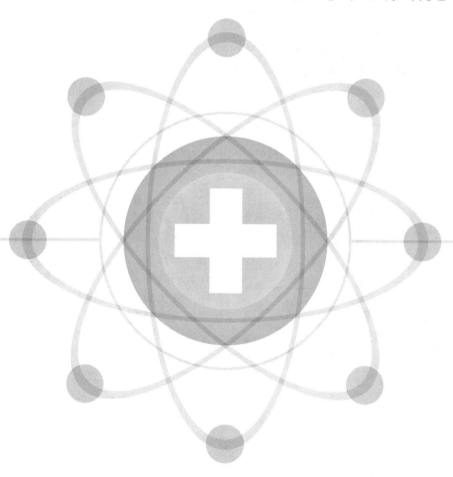

第四章 运动系统解剖生理

04 Chapter

第一节　运动系统解剖

运动系统由骨和骨联结以及骨骼肌组成，执行运动、支持、保护等多种功能。成年人有206块骨，骨通过骨联结互相联结在一起构成了人体的支架，称为骨骼。如图4-1所示。骨骼具有支持和保护功能，如坚硬的颅骨支持和保护柔软的脑，胸廓支持和保护心、肺、肝等器官。骨骼是形成人体体型的基础，并为肌肉提供了广阔的附着点。肌肉附着于骨，收缩时牵动骨骼，引起机体的各种运动，从而执行运动功能。

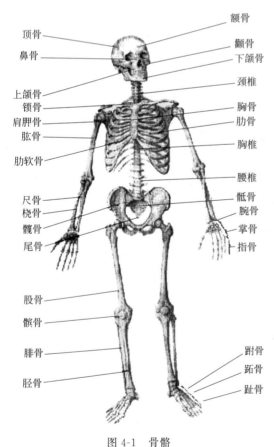

图 4-1　骨骼

（图中标注）
额骨、顶骨、鼻骨、颧骨、下颌骨、上颌骨、颈椎、锁骨、肩胛骨、肱骨、肋软骨、胸骨、肋骨、胸椎、腰椎、尺骨、桡骨、骶骨、髂骨、腕骨、尾骨、掌骨、指骨、股骨、髌骨、腓骨、胫骨、跗骨、距骨、趾骨

一、骨

1. 骨的形态

骨的形态不一，按照其形态一般可分为长骨、短骨、扁骨及不规则骨四类。

（1）长骨　呈中空管状，主要分布在四肢，如肱骨、股骨等。长骨中部细长称骨干，两端膨大称骺，骨干和骨骺的交界处有一层软骨板称骺软骨。幼年时骺软骨不断生长、骨化，促使骨不断地增长，到成人骺软骨骨化、消失，遗留一条骺线，骨则不再长长。骨干内中空称骨髓腔，其中充满了骨髓。

（2）短骨　呈立方形，位于联结牢固、运动较复杂的部位，能承受较大的压力，如腕部的腕骨和足后部等部位。

（3）扁骨　呈板状，主要构成容纳重要器官的腔壁，对器官起保护和支持作用，如头颅的顶骨和骨盆的髋骨等。

（4）不规则骨　形状不规则且功能多样，有些骨内还生有含气的腔洞，叫做含气骨，如构成鼻旁窦的上颌骨和蝶骨等。

2. 骨的构造

骨由骨膜、骨质和骨髓三部分构成，以

骨质为基础，表面附以骨膜，内部充以骨髓。分布于骨的血管、神经，先进入骨膜，然后穿入骨质，最后再进入骨髓。如图 4-2 所示。

（1）骨膜 是一层纤维结缔组织膜，紧贴于关节面以外的骨面和骨髓腔壁的内面，分别称骨外膜和骨内膜。骨膜不仅含有丰富的血管、神经，而且有分化成骨细胞和破骨细胞的能力，以形成新骨质和破坏、改造已生成的骨质，所以对骨的发生、生长、修复等具有重要意义。老年人骨膜变薄，成骨细胞和破骨细胞的分化能力减弱，因而骨的修复机能减退。如果剥离骨膜，骨则易于坏死且不能修复。

（2）骨质 是骨的主要成分，分为骨密质和骨松质两种形式。骨密质坚硬，抗压，抗扭曲力强，构成长骨干和其他类型骨及骺的外层；骨松质由许多片状的骨小梁交织排列而成，呈蜂窝状，分布于骨骺端、短骨、扁骨和不规则骨的内部，骨小梁的排列与骨所承受力的方向是一致的，也具有抗压、抗扭曲作用，同时减轻了骨的重量。骨质在生活过程中，由于劳动、训练、疾病等各种因素的影响，表现出很大的可塑性，

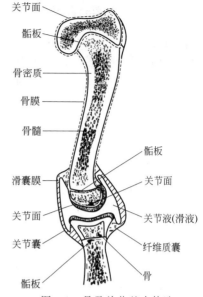

图 4-2 骨及关节基本构造

如芭蕾舞演员的足距骨骨干增粗，骨密质变厚；卡车司机的掌骨和指骨骨干增粗；长期卧床的患者，其下肢骨小梁压力曲线系统变得不明显等。

（3）骨髓 是柔软的富于血管的造血组织，存在于长骨骨髓腔及各种骨骨松质的网眼中，分红骨髓和黄骨髓两种。在胚胎和婴幼儿时期，所有骨髓均有造血功能，内含大量不同发育阶段的血细胞，肉眼观呈红色，故名红骨髓。约从 5 岁起，长骨骨髓腔内的骨髓逐渐为脂肪组织所代替，变为黄色且失去了造血功能，叫做黄骨髓。成人的红骨髓仅存于骨松质的网眼及某些扁骨、不规则骨中，成为血细胞的来源。

3．骨的化学成分和物理特性

成年人的骨是由 1/3 的有机质（主要是骨胶原纤维和黏多糖蛋白）和 2/3 的无机质（主要是磷酸钙等）组成，有机质与无机质的结合，使骨既坚硬又有一定的弹性。幼儿的骨有机质相对较多，故较柔韧，不易骨折而易变形，从而较易导致畸形。老年人的骨无机质含量相对较多，骨的脆性较大，稍受暴力即骨折。

知识拓展

骨延长术：一般情况下人到了 17 ～ 20 岁由于生长线的钙化，骨停止生长。肢体延长术是根据细胞在应力刺激下再生的原理，应用截骨术在股骨或胫骨形成"第二次生长线"，然后通过固定在体外的延长器的逐步牵伸，将下肢延长达到增加身高的目的。该方法从理论上讲是可行的，但在实际应用上需谨慎。

4．骨的生长和发育

人体骨的发生有两种形式：一种是先产生软骨雏形，再在软骨逐渐被破坏的基础上，由骨组织代替，如颅底、脊柱、肋骨等；另一种是不经过软骨阶段，直接在胚胎间质膜的基础上形成骨组织，如颅盖骨和面颅骨等。以长骨的发育为例，骨干和骨骺的交界处有一层软骨板被称为骺软骨，骺软骨不断生长、骨化，使骨不断增长，到成人时骺软骨才完全骨化、消

失，遗留一条骺线。在骨干周围的骨膜下，也不断生成骨，使骨不断增粗。

二、 骨联结的结构与功能

骨与骨之间借纤维结缔组织、软骨或骨组织相连，构成骨联结。骨联结分为直接联结和间接联结两大类。直接联结是骨与骨之间由结缔组织膜（如颅顶骨之间的缝）或软骨（如椎体之间的椎间盘）直接联结，其间无间隙，不活动或仅能少许活动。间接联结又称关节，其在结构上的特点是骨与骨之间有空隙及滑液，相对的骨面以外有纤维结缔组织膜相连，因而能做较广泛的活动。关节是人体骨联结的主要形式，在运动中，骨骼以关节为轴心，在肌肉牵动下产生运动，如图 4-2 所示。

1．关节的结构

（1）关节面 相邻两骨互相接触的面，多为一凸一凹，即所谓关节头和关节窝，关节面上覆盖有一薄层光滑的关节软骨。关节软骨可以减少运动时的摩擦、震荡和冲击。

（2）关节囊 由结缔组织构成的膜性囊，其两端附于关节面以外的骨面。关节囊分内、外两层：外层为纤维层，厚而坚韧；内层为滑膜层，薄而柔润。滑膜层能分泌滑液，可以滑润并减少关节在运动时的摩擦。

（3）关节腔 即关节囊内两关节面之间密封的腔隙，内含少量的滑液，可润滑关节，减少摩擦；腔内为负压，有利于关节的稳定。

关节除具有以上三个基本结构外，不同部位的关节还有不同形态的辅助结构，以适应相应关节的灵活性和稳定性。例如，韧带由呈带状或索状的致密结缔组织束构成，分布在关节囊内或囊外，可加强连接，增加关节的稳固性；位于两骨关节面之间的关节盘由纤维软骨构成，能缓和外力对关节的冲击，使两骨关节面接触更为适合。

知识链接 ✦

半月板损伤

膝关节半月板为圆弧形关节盘，嵌于股骨两髁与胫骨髁之间。 内侧半月板呈"C"形，较大； 外侧半月板小而厚， 近似"O"形。 外侧半月板活动度较内侧大， 故外侧半月板损伤较常见， 在膝关节处于半屈、 内收或外展、 挤压和旋转体位时， 易发生内侧或外侧半月板损伤， 好发于青壮年。 受伤后膝关节出现疼痛、 肿胀、 功能障碍， 膝关节间隙有压痛， 肿胀消退后， 疼痛不能完全缓解， 有时有关节"交锁"现象， 日久股四头肌萎缩。 关节造影、 MRI 检查及关节镜检查可明显诊断此病。 半月板由于无血液循环， 损伤后不能愈合，非手术治疗效果差。 非手术疗法主要适用于损伤急性期， 包括卧床休息、 抽吸关节内积液、 弹性绷带加压包扎。 手术治疗包括开放关节腔。 在关节镜下行半月板全部或部分切除术。 术后早期行股四头肌功能锻炼。

2．关节的运动形式

关节在肌肉的牵引下，可做多种多样运动，归纳起来有以下几种运动形式。

（1）屈和伸运动是关节围绕冠状轴的运动。一般两骨之间夹角变小称屈，反之为伸，如指关节的屈、伸动作。踝关节的屈和伸分别称为跖屈和背屈。

（2）内收和外展运动时，骨向正中矢状面靠拢为内收，反之为外展，如肩关节能使上肢外展或内收。

（3）旋转 围绕垂直轴或本身的纵轴转动，称为旋转。如头可以左右旋转。

（4）环转 运动时骨的近端在原地转动，而远端可做圆周动作称为环转。

三、　骨骼

成人共有骨 206 块（3 对听小骨未计在内），各骨以骨联结互相结合构成骨骼，按部位不同，可分为躯干骨、四肢骨和颅骨三部分，如图 4-1 所示。

1．颅骨

颅骨位于脊柱的上方，由 23 块大小、形状不同的骨组成。颅可分为脑颅和面颅两部分。脑颅形成了颅腔，位于颅的后上方，容纳和保护脑。除下颌骨及舌骨外，其余各骨均借缝或软骨牢固相连，起着保护、支持和容纳脑、感觉器官，以及消化系统和呼吸系统起始部分的作用。脑颅主要由额骨、顶骨、枕骨、颞骨、蝶骨、筛骨构成。

初生婴儿颅骨未完全骨化，各颅骨之间的间隙为结缔组织膜所填充称为颅囟，如额骨与顶骨之间呈菱形的前囟，顶骨与枕骨之间呈三角形的后囟。前囟在 1～2 岁时闭合，后囟出生后不久就闭合了。

面颅位于前下方，由成对的上颌骨、腭骨、颧骨、鼻骨、泪骨、下鼻甲和不成对的犁骨、下颌骨和舌骨构成，形成面部轮廓，并分别形成眼眶、鼻腔和口腔的骨性支架。

除了形成大的颅腔外，颅骨内还有一些小的腔，包括鼻腔、眼眶等，此外颅底内、外有许多孔、裂，其中有神经、血管出入。

2．躯干骨

躯干骨由椎骨、肋骨和胸骨组成。这些骨互相连接构成了脊柱和胸廓两部分。脊柱是人体躯干的支柱，具有支持头部，支持和保护胸、腹、盆部器官，完成各种运动的功能。胸廓除支持、保护胸部内脏外，还有完成呼吸运动的功能。

（1）脊柱　脊柱是躯干背部中央的长形骨柱。它由 24 块椎骨（颈椎 7 块、胸椎 12 块、腰椎 5 块）和 1 块骶骨（由 5 块骶椎融合而成）、1 块尾骨（由 4 块尾椎融合而成）所组成。每个椎骨由椎体和椎弓两部分构成，二者间有椎孔。椎弓与椎体相接处较细称椎弓根，两个相邻椎骨的椎弓根之间围成椎间孔，有脊神经通过。相邻两个椎体以椎间盘相连，椎间盘由外部环形的纤维环及内部的髓核组成。纤维环与椎体连接牢固，并与富有弹性的髓核承受压力、缓冲震荡，还允许脊柱做各种方向的运动，故其在运动范围较大的腰部最厚。椎体前、后面均有韧带加强。脊柱是人体躯干的支架，上承头颅，下部与下肢带骨——髋骨相连，构成骨盆，将人体重力传给下肢，故椎体由上向下逐渐增大。从侧面观，脊柱呈颈曲、胸曲、腰曲、骶曲 4 个弯曲，使脊柱形似弹簧，可减少运动时对脑的震荡。如因外力致使纤维环后部破裂，髓核易从后外侧突入椎管或椎间孔，可产生压迫脊神经的症状，称椎间盘突出。

知识链接

肋间隙序数及活体判定具有重要的临床意义，心、肺及膈各部的高度常以此为标准进行描述和记载，如心尖的位置一般在第 5 肋间隙中线左侧 7～9cm 处。肋间隙序数与其上方肋骨的序数一致，即第 5 肋间隙位于第 5 肋骨下方。由于第 1 肋骨部分被锁骨遮盖，故肋骨序数一般从第 2 肋开始触摸计算。在背部，常用胸椎棘突或肩胛骨内上角和下角作参考，通常肩胛骨内上角平第 2 肋、下角平第 7 肋。

（2）胸廓　成人胸廓近似圆锥形，上小下大，横径大于前后径。胸廓由 12 块胸椎、12 对肋骨和 1 块胸骨构成，有上、下两口。胸廓保护和支持心、肺、肝和脾等重要器官，并参与呼吸运动。

胸骨位于胸前壁正中，自上而下依次由胸骨柄、胸骨体和剑突组成。胸骨柄上缘中部微凹，称颈静脉切迹。胸骨柄和胸骨体联结处稍向前凸，称胸骨角，两侧平对第二肋软骨，是计数肋和肋间隙的重要标志。剑突窄而薄，末端游离。

肋是由肋骨和肋软骨构成，1～7肋骨前端以肋软骨与胸骨相连，8～10肋软骨依次连于上位肋软骨，形成左右两肋弓，第11、12肋骨前端游离称浮肋，相邻两肋骨之间的间隙称肋间隙。

3．四肢骨及其联结

上、下肢骨的组成基本相同，分为肢带部和游离部，在形态上也不同，运动功能上各有分工。上肢骨骼形体轻巧，关节松弛，附属结构少，运动灵活，能做精细的灵活运动，有利于生产劳动；下肢的主要功能是支撑体重，便于行走，因而其骨骼形体坚实粗壮，关节结构稳定性强，连接紧密。

（1）上肢骨　由锁骨、肩胛骨、肱骨、桡骨、尺骨和手骨（包括8块腕骨、5块掌骨和14块指骨）组成。上肢骨骼较轻小，其关节囊松弛而薄，关节腔大，韧带少而弱，可以做多种形式运动，如旋后、旋前、内收、外展、屈伸等动作。手的骨骼形体较小而数量多，结构复杂，有利于手的精细动作，拇指又能与其他四指做对掌运动，以掌握工具。

知识链接

肩关节脱位

肩关节活动范围大但是稳定性较差，故较易脱位。肩关节脱位比例占全身关节脱位的40%以上，且多发生于青壮年，有明显的外伤史。伤后肩关节主动活动丧失，被动活动受限，且伴有剧烈疼痛。肩部呈"方肩"畸形，搭肩试验阳性（当将伤肢肘部贴紧胸壁时，伤侧的手不能摸到对侧肩峰或在摸到对侧肩峰时，而伤侧肘部不能贴近胸壁），X射线摄片检查可进一步明确脱位的情况及有无合并骨折。其治疗一般以局麻下手法复位为主，必要时需手术复位。固定复位后需将肩关节固定3周。固定解除后，需主动锻炼肩关节。可配合热水浴、理疗等，促进关节功能尽早恢复。

（2）下肢骨　由髋骨、股骨、髌骨、胫骨、腓骨和足骨（包括7块跗骨、5块跖骨和14块趾骨）组成，下肢具有支持体重、行走和跳跃功能，故骨骼较粗大，其关节常由坚固的韧带加强，稳固性大于灵活性。足底形成上凸的足弓，具有弹性，可减少跳跃时对头脑的冲击力，对大脑、脊椎、胸腹器官具有保护作用。

四、肌肉

运动系统中叙述的肌肉均属横纹肌，又称骨骼肌，是运动系统的动力部分，分布在人体内的每块肌肉都具有一定的形态、结构、位置和辅助装置，并附有血管和淋巴管。肌肉在神经系统支配下牵引附着的骨，使关节产生运动。

1．肌肉的一般形态与功能

（1）肌肉的形态与构造　根据肌肉形状大致分为长肌、短肌、阔肌、轮匝肌四种。长肌多分布在四肢，收缩时可引起大幅度的运动。短肌多分布在躯干深部，具有明显的节段性，收缩时只能产生小幅度的运动。阔肌扁而薄，多分布在胸壁、腹壁，除运动外，对内脏器官起保护和支持作用。轮匝肌主要由环形的肌纤维构成，位于眼裂、口裂的周围。

每块骨骼肌分为肌腹和肌腱两部分。肌腹外包有结缔组织外膜，肌腹主要由横纹肌纤维组成，色红，柔软，具有收缩能力。肌腱位于肌腹两端，主要由平行的胶原纤维囊构成，色白，坚韧，无收缩能力，肌肉一般以肌腱附着在骨骼上，是力的传递结构。

此外，在肌肉周围有许多辅助结构协助肌肉进行活动，包括筋膜和腱鞘等。筋膜分浅筋膜与深筋膜。浅筋膜位于真皮之下，由疏松结缔组织构成，包被全身各部。深筋膜由致密结缔组织构成，位于浅筋膜深面，包裹肌肉并深入肌群之间附着于骨上，构成肌间隔，减少摩擦，同时能使肌肉单独进行活动。在病理情况下，筋膜与限制炎症的扩散及推测脓液的潴留、蔓延方向等方面都有密切关系。

腱鞘是套在某些手指、足趾等处长肌腱表面的鞘管，这些肌腱活动幅度较大，且又与坚硬的骨面相邻近，双层的腱鞘使肌腱固定于一定位置并减少肌腱与骨面的摩擦。

知识链接

腱鞘囊肿

腱鞘囊肿是发生在腱鞘或关节囊附近的囊性肿物。本病的发生原因尚未完全明确，但常与外伤或某种经常的动作有关。好发于青壮年，女性多见。以腕关节背面、足背等部位居多，囊肿呈圆形或椭圆形的光滑肿块，生长缓慢，开始时囊肿质地柔软，按之有轻度波动感，日久运动时稍有不适。腱鞘囊肿一般无须治疗，能够自行消失。有些病人可做囊肿穿刺，大部分病人经治疗可治愈。如囊肿较大或经上述治疗后无效者，或反复发作者，则可手术摘除。

（2）肌肉的起止点、分布和作用　肌肉分布在关节的周围，通常以两端附着于两块或两块以上的骨面，中间跨过一个或多个关节。肌肉收缩时，使两骨彼此靠近而产生运动。例如，胸大肌起于胸廓、止于肱骨，肌肉收缩时，使上肢向胸部靠拢，肌肉分布的特点与人体直立姿势、行走、劳动及身体重心位置有关，一切复杂运动总是由作用不同的肌群在神经系统的统一支配下实现的。

2．人体肌肉的分部

人体肌肉分为躯干肌、头肌、上肢肌和下肢肌四部，如图 4-3 所示。

（1）躯干肌　躯干肌可分为背肌、颈肌、胸肌、膈肌、腹肌及会阴肌。

① 背肌　位于躯干后面的肌群，可使脊柱后伸、仰头及维持人体直立姿势。

② 颈肌　根据其位置可分为颈浅肌、颈前肌和颈深肌。胸锁乳突肌是颈浅肌，是颈部重要体表标志，收缩时使头向同侧倾斜，脸转向对侧；颈深肌是脊柱的屈肌或侧屈肌，具有弯曲脊柱的作用。

③ 胸肌　收缩时能促使上臂前屈和上举，同时升降肋骨以帮助呼气、吸气。

④ 膈肌　为向上膨隆呈穹隆形的扁肌，是胸、腹腔的分界线，上有三个裂孔，分别有食管、主动脉和下腔静脉等器官通过，膈肌收缩和松弛可改变胸腔容积，与腹肌同时收缩，能增加腹压，协助排便、呕吐及分娩等活动。

⑤ 腹肌　腹肌封闭了大部分的腹前壁、侧壁和后壁。腹前外侧壁的下部有一个斜行的肌肉和肌腱之间的裂隙，称为腹股沟管，男性有精索通过，女性有子宫圆韧带通过。在病理情况下，该肌间裂隙薄弱，腹腔内容物可进入腹股沟管，还可经腹股沟管下降入阴囊，形成疝气。

⑥ 会阴肌　会阴肌承托盆腔脏器，同时对尿道、阴道和肛门具有括约作用。

（2）头肌　头肌可分为面肌和咀嚼肌两部分。面肌分布于头面部皮下，能展示喜、怒、哀、乐各种表情；咀嚼肌能有力地上提下颌骨。

（3）四肢肌

① 上肢肌　上肢肌可分为肩肌、臂肌、前臂肌和手肌四部。

肩部肌肉可使肩关节运动，主要是使臂外展；臂肌是使前臂屈伸、旋前和旋后；手肌能使拇指做屈、收、展和对掌等动作。

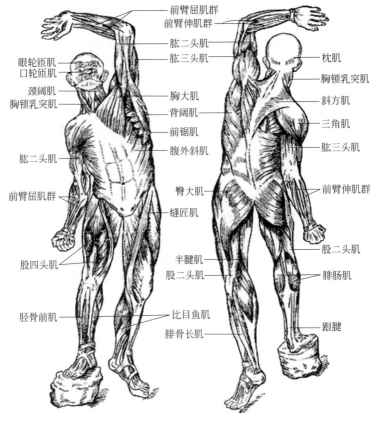

图 4-3 人体肌肉

② 下肢肌 下肢肌可分为髋肌、大腿肌、小腿肌和足肌，髋肌、大腿肌主要使大腿屈伸、内收；小腿肌主要做足背屈、提起足跟、屈小腿和足外翻动作；足肌的作用是伸足趾、维持足弓。

第二节 运动系统生理

一、骨骼肌的收缩机制

每个肌细胞内都含有上千条沿细胞长轴走行的肌原纤维。每条肌原纤维沿长轴呈现规则的明、暗交替，分别称明带和暗带。暗带的中央有一段相对较亮的区域，称为 H 带，H 带的中央，有一条横向的线，称 M 线；明带中央也有一条线，称为 Z 线。两条相邻 Z 线之间的一段肌原纤维称为肌节，是肌肉收缩和舒张的基本单位。肌肉收缩时，暗带的长度不变，只有明带的长度缩短，同时 H 带也相应变短，于是有人提出了肌肉收缩的滑行学说。该学说认为，肌肉收缩时肌细胞内肌丝并未缩短，只是细肌丝向粗肌丝之间滑行并插入，造成相邻的各 Z 线互相靠近，肌节长度变短，从而导致肌原纤维以至整个肌细胞和整块肌肉的收缩。骨骼肌结构如图 4-4 所示。

二、骨骼肌的兴奋-收缩耦联

骨骼肌兴奋，在膜上出现动作电位后，在细胞内部则发生肌小节的缩短导致收缩，后者是由前者触发引起的。兴奋（动作电位）触发收缩（肌节缩短）的中介过程，称为兴奋-收缩耦联。目前已知，肌膜的动作电位可以传导到横管膜从而深入到终池近旁。如果用实验手段破坏横管系统，则兴奋-收缩耦联发生中断，说明横管系统在耦联过程中是不可缺少的结构。

每一横管和两侧肌节的终池构成三联管结构，因此横管膜与终池非常靠近。肌肉安静时细胞内的 Ca^{2+} 约有90％以上储存于终池中。有人认为横管膜出现动作电位时，能引起邻近的终池膜某些带电基团的移位，从而使终池膜的 Ca^{2+} 通道开放，Ca^{2+} 顺浓度差由终池向肌浆中扩散，导致肌浆中的 Ca^{2+} 浓度明显升高。进入肌浆中的 Ca^{2+} 弥散到肌原纤维周围，与肌钙蛋白结合，引起肌丝滑行，肌节缩短。肌细胞

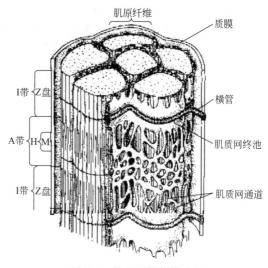

图 4-4　骨骼肌结构模式图

兴奋过后，肌质网膜上的特殊蛋白质（钙泵）将肌浆中的 Ca^{2+} 在逆浓度差的情况下转运回终池加以储存，肌浆中的 Ca^{2+} 浓度很快降低，和肌钙蛋白结合的 Ca^{2+} 则解离，于是肌肉舒张。钙泵即 Ca^{2+}, Mg^{2+}-ATP 酶，目前已被分离提纯，约占肌质网膜蛋白总量的60％。

三、 骨骼肌收缩的外在表现

1．等长收缩和等张收缩

肌肉收缩时可发生长度和张力的变化，其具体表现取决于肌肉是否能自由地缩短。如果收缩时肌肉的长度保持不变而只有张力的增加，这种收缩形式称为等长收缩，又称静力性收缩；收缩时只发生肌肉缩短而张力保持不变，则称为等张收缩，又称动力性收缩。在人体内，这两种收缩形式都存在，而且经常是两种收缩形式不同程度的复合。人体肢体在自由屈曲时，主要是有关肌肉的等张收缩；而在臂伸直提起一重物时，主要是等长收缩。

2．单收缩和收缩的总和

用单个电刺激来刺激肌肉或支配肌肉的神经，可引起肌肉一次快速地收缩，称为单收缩。单收缩时的肌肉张力变化或长度变化，可用肌动描记器加以记录。无论等长单收缩或等张单收缩，记录到的单收缩曲线大致相同，可分为三个时期：从施加刺激的时刻到肌肉开始收缩，肌肉无明显的外在表现，称为潜伏期；从肌肉开始收缩到收缩的最高点，称为缩短期（收缩期）；从收缩的最高点恢复到肌肉未收缩前的张力或长度水平，称为舒张期。蛙腓肠肌等张收缩的潜伏期约为10ms，缩短期约为50ms，舒张期约为60ms，整个单收缩持续约110ms。

一块完整肌肉的单收缩强度反应与刺激强度有密切的关系。如刺激施加于支配肌肉的运动神经，刺激强度过低，肌肉没有收缩反应，因为刺激未能使神经发生兴奋；当刺激强度达到阈值时（阈刺激），少量兴奋性高的神经发生兴奋，肌肉出现了较小的收缩反应；如刺激强度进一步增大，一些兴奋性较低的神经也发生了兴奋，因此参与反应的运动单位数增多了，肌肉出现了较大的收缩反应。当全部运动单位均参与活动时，肌肉便出现了最大的收缩反应。因此，刺激在一定范围内增大时，肌肉收缩强度可以增加，这是由于参与收缩的肌纤

维在数量上增多的结果，因而可以理解为这是收缩的空间总和。

用两个连续的电刺激（其强度能使全部肌纤维发生收缩）来刺激肌肉或其支配的神经，如果刺激的间隔长于单收缩的时程，则会出现各自分离的单收缩。如果刺激的间隔短于单收缩的时程，则两个单收缩会叠加起来使收缩强度增大，发生收缩的总和（可以理解为收缩的时间总和）。用一串电刺激进行刺激时，如果刺激间隔短于单收缩的时程，则可以发生两种情况：若后来的刺激均在前一收缩的舒张期结束之前到达肌肉，则形成不完全强直收缩，其收缩曲线仍可分辨出各个收缩波；若刺激频率再增加，后来的刺激在前一收缩的收缩期结束之前到达肌肉，于是各次收缩的张力变化或长度缩短完全融合起来，各个收缩波不能分辨，肌肉维持于稳定的持续收缩状态，形成完全强直收缩。完全强直收缩的力量可达单收缩的 4 倍。正常体内，肌肉收缩一般都是完全强直收缩，其持续时间可长可短，取决于运动神经发放冲动持续时间的长短。在强直收缩中，肌肉的收缩波可以融合，但肌膜的动作电位并不融合，它们始终是各自分离的。

第五章 运动系统常见疾病

第一节　腰椎间盘突出症

腰椎间盘突出症是因椎间盘变性，纤维环破裂，髓核突出刺激或压迫神经根、马尾神经所表现的一种综合征，是腰腿痛最常见的原因之一，以腰 4～5、腰 5～骶 1 发病率最高，约占 90%～96%。

一、病因和发病机制

发生本病的原因有内因和外因两方面。内因是椎间盘本身退行性变或椎间盘发育缺陷；外因则有损伤、劳累，以及受寒着凉等。椎间盘缺乏血液供给，修复能力较弱；而且，在日常生活和劳动中，由于负重和脊柱运动，椎间盘经常受到来自各方面的挤压、牵拉和扭转作用，因此容易发生萎缩、弹性减弱等退行性变化，这是本病发生的主要因素。常见原因包括：

① 损伤性病变：脊椎骨折与脱位、韧带劳损、肌肉劳损、黄韧带增厚、后关节突紊乱综合征。

② 退行性病变：腰椎间盘突出症、腰椎管狭窄症。

③ 遗传因素，小于 20 岁的青少年患者中约 32% 有阳性家族史。

④ 妊娠，妊娠期盆腔、下腰部组织充血明显，各种结构相对松弛，而腰骶部又承受较平时更大的重力，增加了椎间盘损害的机会。

⑤ 其他，见于代谢性、内分泌失调、血管及精神因素。

二、临床表现和辅助检查

1．临床表现

（1）腰部疼痛　是大多数本症患者最先出现的症状，多数患者有数周或数月的腰痛史，或反复腰痛发作史。腰痛程度轻重不一，严重者可影响翻身和坐立。一般休息后症状减轻，咳嗽、喷嚏或大便时用力，均可使疼痛加剧。

（2）下肢疼痛　一侧下肢坐骨神经区域放射痛是本病的主要症状，常在腰痛消失或减轻时出现。疼痛由臀部开始，逐渐放射到大腿后侧、小腿外侧，有的可发展到足背外侧、足跟或足掌，影响站立和行走。如果突出部在中央，则可压迫马尾神经，出现大、小便障碍，鞍区感觉异常。腰椎间盘突出症患者通常直腿抬高试验阳性。

（3）腰部活动障碍　腰部活动受影响，尤以后伸障碍明显，少数患者前屈明显受限。

（4）脊柱侧弯　多数患者有不同程度的腰脊柱侧弯。侧凸的方向可以表明突出物的位置及与神经根的关系。

（5）主观麻木感　病程较长者，常有主观麻木感。多局限于小腿后外侧、足背、足跟或足掌。

（6）患肢温度下降　不少患者感觉患肢发凉，客观检查，患侧温度较健侧降低；有的足背动脉搏动亦较弱，这是由于交感神经受刺激所致。须与栓塞性动脉炎相鉴别。

2．辅助检查

腰椎间盘突出症的诊断，除了病史与查体体征的改变之外，一项重要的诊断依据就是影像学检查。在腰椎间盘突出症的诊断中，常用的影像学检查有 X 射线检查和 CT 检查，而不太常用的影像学检查有 MRI、CTM 与脊髓碘水造影。

（1）普通 X 射线检查提示腰椎生理前凸变小，病变椎间隙变窄或前窄后宽（侧位），腰椎出现侧弯，两侧椎间隙不等宽，病变侧变窄（正位）。

（2）腰椎 CT 提示软组织向后突入椎管，偏向一侧多见，挤压神经根，偶有钙化影出现。

（3）MRI（即磁共振成像）是近年来医学临床工作中广为使用的一种特殊影像技术，它对软组织病变的灵敏度较高，如果病人由于腰椎间盘突出压迫神经根，则在 MRI 上可以较为明显地显露出来，并且由于 MRI 可以进行三个方向的摄影，根据其信号强度，可较好地对腰椎间盘突出部位与类型作出诊断。但是 MRI 也有其不足之处，如果用它对病人骨组织进行检查，其结果则不如 X 射线与 CT 的检查结果好，并且体内有金属异物与假体的患者不能进行该项检查，尤其是用于腰椎间盘突出合并腰椎骨刺形成或合并骨质破坏、骨折的患者，应该全面进行 X 射线、CT 与 MRI 检查。

腰椎间盘突出症在青壮年人中常见，尤以体力劳动者或长时间坐立工作者多发，发病率男女无明显差别。当出现以上症状时，可怀疑腰椎间盘突出，配合影像学检查，不难做出诊断。

三、　治疗原则和健康提示

1．治疗原则

（1）非手术治疗以减少负荷、减少活动、减少刺激为原则。一般采取：绝对卧床休息，卧硬板床 3 周，3 个月不弯腰持重；骨盆水平牵引（7～10kg）2 周；硬膜外注射醋酸泼尼松 1.75ml 加 2％利多卡因 4ml；将胶原蛋白酶注入椎间盘内或硬脊膜与突出的髓核之间，溶解髓核和纤维环；理疗、推拿、按摩。

（2）手术治疗适应证为：①非手术治疗无效或复发；②椎间盘巨大或骨化；③中央型腰椎间盘突出有大小便功能障碍者；④合并明显的腰椎管狭窄症者。

2．健康提示

腰椎间盘突出症是在退行性变基础上积累伤所致，积累伤又会加重椎间盘的退变，因此预防的重点在于减少积累伤。平时应注意良好的坐姿，睡眠时的床不宜太软。长期伏案工作者需注意桌、椅的高度，定期改变姿势。职业工作中常有弯腰动作者，应定时做伸腰、挺胸活动，并使用宽腰带。加强腰背肌训练，增加脊柱的内在稳定性。如需弯腰取物，最好采用屈髋、屈膝下蹲方式，减少对腰椎间盘后方的压力。

附：　病例分析

（一）　病例摘要

男，46 岁。腰痛伴左腿痛反复发作 3 年。疼痛时重时轻，重时床上翻身困难，轻时能参加轻体力劳动，但走路多或弯腰持重物时疼痛加重。疼痛部位在腰下及左侧臀部大腿内侧，可反射至小腿后侧。因症状加重卧床 1 周，为缓解疼痛而就医。患者半年前弯腰搬重物扭伤腰，已痊愈。

体检：腰段脊柱向右侧凸，在腰 4、5 棘间隙有一拇指大压痛点，左侧骶棘肌张力较对侧高，于左侧大转子与坐骨结节连线中点可触及压痛，且沿腿后侧反射到足跟。左侧直腿抬高试验 30°时引起疼痛。

神经系统检查：小腿外侧和足内侧痛觉减退，伸踝关节及趾力量弱于对侧。膝反射及踝反射（＋＋）。

X 射线检查：平片显示脊柱腰段向右凸，腰 4、5 椎体间隙较上位间隙窄，余未见异常。

（二）分析

1．诊断及诊断依据

（1）诊断　由腰椎间盘突出引起腰腿痛。

（2）诊断依据

① 疼痛部位在腰下及左侧臀部大腿内侧，可反射至小腿后侧。腰 4、5 棘间隙压痛。

② X 射线检查：腰 4、5 椎体间隙较上位间隙窄。

2．进一步检查

CT 和 MRI 检查。

3．治疗原则

卧硬板床休息；牵引治疗。

第二节　骨质疏松症

骨质疏松症是由于多种原因造成的全身性骨量降低，骨组织微结构退化，从而导致骨脆性增加，极易造成骨折的一种疾病。骨质疏松症分为原发性和继发性两大类，本节主要介绍原发性骨质疏松症。原发性骨质疏松症又分为绝经后骨质疏松症（Ⅰ型）、老年性骨质疏松症（Ⅱ型）和特发性骨质疏松（包括青少年型）三种。骨质疏松症一般发生在妇女绝经后 5～10 年内；老年性骨质疏松症一般指老人 70 岁后发生的骨质疏松；而特发性骨质疏松主要发生在青少年，病因尚不明。

一、病因和发病机制

引起中老年人骨质丢失的因素是十分复杂的，近年来研究认为与下列因素密切相关。

① 中老年人性激素分泌减少是导致骨质疏松的重要原因之一，绝经后雌激素水平下降，致使骨吸收增加已是公认的事实。

② 随着年龄增长，钙调节激素分泌失调可致使骨代谢紊乱。

③ 老年人由于牙齿脱落及消化功能降低，多有营养缺乏，导致蛋白质、钙、磷、维生素及微量元素摄入不足。

④ 户外运动减少也是老年人易患骨质疏松症的重要原因。

⑤ 近年来分子生物学研究表明，骨质疏松症与维生素 D 受体（VDR）基因变异有密切关系。

二、 临床表现和辅助检查

1．临床表现

（1）疼痛 疼痛是原发性骨质疏松症最常见的症状，以腰背痛最为多见，占疼痛患者的70％～80％。疼痛沿脊柱向两侧扩散，仰卧或坐位时疼痛减轻，直立时后伸或久立、久坐时疼痛加剧，日间疼痛轻，夜间和清晨醒来时加重，弯腰、肌肉运动、咳嗽、大便用力时加重。一般骨量丢失12％以上即可出现骨痛。老年人患骨质疏松症时，椎体骨小梁萎缩、数量减少，椎体压缩变形，脊柱前屈，腰肌为了纠正脊柱前屈，加倍收缩，肌肉疲劳甚至痉挛，产生疼痛。新近胸、腰椎压缩性骨折，亦可产生急性疼痛，相应部位的脊柱棘突可有强烈压痛及叩击痛，一般2～3周后可逐渐减轻，部分患者可呈慢性腰痛。若压迫相应的脊神经可产生四肢放射痛、双下肢感觉运动障碍、肋间神经痛、胸骨后疼痛（类似心绞痛），也可出现上腹痛（类似急腹症）。若压迫脊髓、马尾还可影响膀胱、直肠功能。

（2）身长缩短、驼背 其多在疼痛后出现。脊椎椎体前部几乎都为松质骨组成，而且此部位是身体的支柱，负重量大，尤其是第11、第12胸椎及第3腰椎，负荷量更大，容易压缩变形，使脊椎前倾，背曲加剧，形成驼背，随着年龄增长，骨质疏松加重，驼背曲度加大，致使膝关节拘挛显著。每人有24节椎体，正常人每一椎体高度约2cm，老年人患骨质疏松时椎体压缩，每椎体缩短2mm左右，身长平均缩短3～6cm。

（3）骨折 骨折是退行性骨质疏松症最常见和最严重的并发症。

（4）呼吸功能下降 胸、腰椎压缩性骨折，脊椎后弯，胸廓畸形，可使肺活量和最大换气量显著减少，患者往往可出现胸闷、气短、呼吸困难等症状。

2．辅助检查

退行性骨质疏松症的诊断需依靠临床表现、骨量测定、X射线片及骨转换生物化学指标等综合分析判断。

（1）生化检查 测定血、尿的矿物质及某些生化指标有助于判断骨代谢状态及骨更新率的快慢，对骨质疏松症的鉴别诊断具有重要意义。包括：

① 骨形成指标。

② 骨吸收指标 包括：尿羟脯氨酸、尿羟赖氨酸糖苷、血浆抗酒石酸盐酸性磷酸酶、尿中胶原吡啶（Pyr）交联或Ⅰ型胶原交联N末端肽（NTX）。

③ 血、尿骨矿成分的检测 包括：血清总钙、血清无机磷、血清镁以及尿钙、磷、镁的测定。

（2）X射线检查 X射线仍不失为一种较易普及的检查骨质疏松症的方法。

（3）骨密度测量 包括单光子吸收测定法、双能X射线吸收测定法、定量CT与超声波。

临床上用于诊断骨质疏松症的通用标准是：发生了脆性骨折及/或骨密度低下。目前尚缺乏直接测定骨强度的临床手段，因此，骨密度和骨矿含量测定是骨质疏松症临床诊断以及评价疾病程度客观的量化指标。

三、 治疗原则和健康提示

1．治疗原则

对于原发性骨质疏松症其治疗仍以药物为主。治疗目的有两个：预防病理性骨折和解除腰背痛。因为骨质疏松症是由于骨质吸收增加，而与此相关的骨形成不能充分进行所引起，所以要广泛使用抑制骨吸收的药物，如钙剂、雌激素、降钙素等；另一类是促进骨形成的药物，如氟化物、二膦酸盐类、甲状旁腺素等。

（1）钙剂　青少年进食钙（元素钙）应为 1000～1200mg/d，成人为 800～1000mg/d，绝经后妇女为 1000～1500mg/d。患肾结石或尿钙浓度高，有发生肾结石危险的病人摄钙量不宜太多。凡骨质疏松症病人，均应适当补钙。目前虽无明确证据表明单纯补钙就能降低骨折的发生，但补钙至少应作为骨质疏松症的辅助治疗。以提高膳食中钙的含量为主，若食物中所进钙量不够，则需用含钙制剂。在此需要说明的是，一般钙片的量不等于其含钙量，在服用时，应按实际加以计算，碳酸钙、氯化钙、乳酸钙和葡萄糖酸钙分别含元素钙 40%、27%、13% 和 9%。若钙剂在进餐后服，同时喝 200ml 水，则吸收效果较好。分次服比一次服好。胃酸缺乏者应服枸橼酸钙。

（2）雌激素　雌激素为防止妇女绝经后骨丢失的首选药物，主要通过抑制骨吸收及再建骨代谢平衡防止骨丢失。最好在绝经期后即开始应用。单独使用雌激素有可能患乳腺癌和子宫内膜癌，故应使用最低有效剂量，并辅以适当的孕激素。目前常用的有尼尔雌醇、甲羟孕酮（安宫黄体酮）、替勃龙（利维爱）和结合雌激素（倍美力片）等。雌激素治疗的妇女在用药前和用药期间，应定期进行妇科和乳腺检查。

（3）降钙素　降钙素可抑制破骨细胞活性、减少破骨细胞数量，有止痛、增加活动功能和改善钙平衡的作用。鲑鱼降钙素 50U 隔日或每日肌内注射 1 次；每日 200～400U 喷于鼻黏膜。鳗鱼降钙素每次 10U，每周 2 次，肌内注射。其不良反应有恶心、面部和双手潮红发热感。其缺点是价格昂贵，难以普及。

（4）维生素 D　维生素 D 及其代谢产物，可以促进小肠钙的吸收和骨的矿化，活性维生素 D 可以促进骨形成、增加骨钙素的生成和碱性磷酸酶的活性。活性维生素 D 有 α-骨化三醇（罗钙全）。

（5）二膦酸盐类　二膦酸盐类是 20 世纪 80 年代开始用于临床的新型骨吸收抑制剂。目前已有羟乙膦酸盐（又称依替膦酸盐）、氯甲二膦酸盐（又称骨膦）、帕米膦酸盐、阿仑膦酸盐（又称福善美）、替鲁膦酸盐、利塞膦酸盐等品种。其中阿仑膦酸盐于 1995 年获美国食品及药物管理局（FDA）批准，用于绝经期后妇女骨质疏松症。为有利于药物吸收，并减少其对食管的刺激，应空腹服用，并饮温开水 500～1000ml，半小时后方可进食。应避免与钙剂同服。

2. 健康提示

原发性骨质疏松症的预防应从青少年时期就加强运动、保证足够的钙质摄入，同时防止和积极治疗各种疾病，尤其是慢性消耗性疾病与营养不良、吸收不良等，防止各种性腺功能障碍性疾病和生长发育性疾病；避免长期使用影响骨代谢的药物等，可以尽量获得理想的峰值骨量，减少今后发生骨质疏松的风险。

成人期补充钙剂是预防骨质疏松的基本措施，不能单独作为骨质疏松治疗药物，仅作为基本的辅助药物。成年后的预防主要包括两个方面：一是尽量延缓骨量丢失的速率和程度，对绝经后妇女来说，公认的措施是及早补充雌激素或雌、孕激素合剂；二是预防骨质疏松患者发生骨折，避免骨折的危险因素可明显降低骨折发生率。

第三节　类风湿关节炎

类风湿关节炎（rheumatoid arthritis，RA）是一种非特异性炎症，表现为慢性、以炎性滑膜炎为主的系统性疾病。其特点是手、足小关节的多关节、对称性、侵袭性关节炎症，经常伴有关节外器官受累及血清类风湿因子阳性，可以导致关节畸形及功能丧失，是全身结缔组织疾病的局部表现。本病不应与"风湿"相混淆。

一、 病因和发病机制

本病病因不清，可能与下列因素有关：①自体免疫反应，在某些环境因素作用下，与 RA 有关的人类白细胞相关抗原 HLA-DR₄ 与短链多肽结合，能激活 T 细胞，产生自身免疫反应；②感染，多数人认为甲型链球菌感染为 RA 的诱因；③遗传因素，本病有明显的遗传特点，发病率在 RA 病人家族中明显增高。RA 的基本病理改变是滑膜炎和血管炎，早期滑膜充血、水肿，有单核细胞、淋巴细胞和浆细胞浸润，纤维蛋白渗出。滑膜内皮细胞增生、肥厚，形成绒毛状皱褶，突入关节内，绒毛可坏死脱落，滑膜边缘部分长出肉芽组织血管翳，逐渐延伸并覆盖于关节软骨表面、软骨下骨，使之逐渐被破坏、吸收，骨小梁减少，骨质疏松。后期关节面间肉芽组织逐渐纤维化，形成纤维性关节僵直，进一步发展为骨性强直。

二、 临床表现和辅助检查

1．临床表现

流行病学显示，RA 发生于任何年龄，80% 发病于 35～50 岁，女性发病率为男性的 2～3 倍。主要症状如下：

（1）晨僵 早晨起床时关节活动不灵活的主观感觉，它是关节炎症的一种非特异表现，其持续时间与炎症的严重程度成正比。

（2）关节痛与压痛 关节痛往往是最早出现的症状，最常出现的为腕、掌指、近端指间关节，疼痛的关节往往伴有压痛，受累关节的皮肤可出现褐色色素沉着。

（3）关节肿胀 凡受累关节均可出现肿胀，提示炎症较重。肿胀是由于关节腔内渗出液增多及关节周围软组织炎症改变而致。

（4）关节摩擦音 检查关节运动时常可听到细小的捻发音。

（5）多关节受累 受累关节多呈对称性，易受累的关节有手、足、腕、踝及颞颌关节等，其他还可有肘、肩、颈椎、髋、膝关节等。

（6）关节活动受限或畸形 病情持续发展，肌肉呈保护性痉挛，继发挛缩，最后关节僵直和畸形，病变关节附近肌萎缩，肌力减退；手的畸形有梭形肿胀、尺侧偏斜、天鹅颈样畸形、纽扣花样畸形等；足的畸形有跖骨头向下半脱位引起的仰趾畸形、外翻畸形、跖趾关节半脱位、弯曲呈锤状趾及足外翻畸形；上颈椎也可受累。

（7）关节外表现

① 一般表现 可有发热、类风湿结节（机化的肉芽肿，与高滴度 RF、严重的关节破坏及 RA 活动有关，好发于肘部、关节鹰嘴突、骶部等关节隆突部及经常受压处）、类风湿血管炎（主要累及小动脉的坏死性小动脉炎，可表现为指、趾端坏死及皮肤溃疡、外周神经病变等）及淋巴结肿大。

② 心脏受累 可有心包炎、心内膜炎和心肌炎，多见于伴发类风湿关节炎、血管炎及类风湿因子阳性者。

③ 呼吸系统受累 可有胸膜炎、胸腔积液、肺动脉炎、间质性肺疾病、结节性肺病等。

④ 肾脏受累 主要有原发性肾小球及肾小管间质性肾炎、肾脏淀粉样变和继发于药物治疗（金制剂、青霉胺及 NSAIDs）的肾损害。

⑤ 神经系统受累　除周围神经受压的症状外，还可诱发神经疾病、脊髓病、外周神经病、继发于血管炎的缺血性神经病、肌肥大及药物引起的神经系统病变。

⑥ 贫血　是 RA 最常见的关节外表现，属于慢性疾病性贫血，常为轻度至中度。

⑦ 消化系统受累　可因 RA 血管炎、并发症或药物治疗所致。

⑧ 眼受累　幼年患者可有葡萄膜炎，成人可有巩膜炎，可能由血管炎所致，还可有干燥性结膜角膜炎、巩膜软化、巩膜软化穿孔、角膜溶解等。

2．辅助检查

（1）实验室检查

① 一般检查　血、尿常规、血沉、C-反应蛋白、生化（肝、肾功能）、免疫球蛋白、蛋白电泳、补体等。

② 自身抗体　RA 患者自身抗体的检出，是 RA 有别于其他炎性关节炎，如银屑病关节炎、反应性关节炎和骨关节炎的标志之一，目前临床常用的自身抗体包括类风湿因子（RF-IgM）、抗环状瓜氨酸（CCP）抗体、类风湿因子 IgG 及 IgA、抗核周因子、抗角蛋白抗体，以及抗核抗体、抗 ENA 抗体等，此外，还包括抗 RA33 抗体、抗葡萄糖-6-磷酸异构酶（GPI）抗体、抗 P68 抗体等。

③ 遗传标记　HLA-DR4 及 HLA-DR1 亚型。

（2）影像学检查

① X 射线片　关节 X 射线片可见软组织肿胀、骨质疏松及病情进展后的关节面囊性变、侵袭性骨破坏、关节面模糊、关节间隙狭窄、关节融合及脱位。X 射线分期：a. Ⅰ期，正常或骨质疏松；b. Ⅱ期，骨质疏松，有轻度关节面下骨质侵袭或破坏，关节间隙轻度狭窄；c. Ⅲ期，关节面下明显的骨质侵袭和破坏，关节间隙明显狭窄，关节半脱位畸形；d. Ⅳ期，上述改变合并有关节纤维性或骨性强直。胸部 X 射线片可见肺间质病变、胸腔积液等。

② 其他　包括关节 X 射线数码成像、CT、MRI 及关节超声检查，它们对诊断早期 RA 有帮助。

（3）特殊检查

① 关节穿刺术　对于有关节腔积液的关节，关节液的检查包括：关节液培养、类风湿因子检测、抗 CCP 抗体检测、抗核抗体检测等，并做偏振光检测鉴别痛风的尿酸盐结晶。

② 关节镜及关节滑膜活检　对 RA 的诊断及鉴别诊断很有价值，对于单关节难治性的 RA 有辅助的治疗作用。

目前 RA 的诊断普遍采用美国风湿病学会（ACR）1987 年修订的 RA 分类标准：①晨僵至少 1h（≥6 周）；②3 个或 3 个以上的关节受累（≥6 周）；③手关节（腕、MCP 或 PIP 关节）受累（≥6 周）；④对称性关节炎（≥6 周）；⑤有类风湿皮下结节；⑥X 射线片改变；⑦血清类风湿因子阳性。以上具备 4 条或 4 条以上可以确诊 RA。

三、 治疗原则和健康提示

类风湿关节炎目前尚无特效疗法。治疗目的主要在于减轻关节炎症反应，抑制病变发展及不可逆骨质破坏，尽可能保护关节和肌肉的功能，最终达到病情完全缓解或低疾病活动度的目标。

1．一般治疗

包括患者教育、休息，急性期注意关节制动，关节肿痛缓解后应注意早期开始关节的功能锻炼。此外，理疗、外用药等辅助治疗可快速缓解关节症状。

2．药物治疗

方案应个体化，药物治疗主要包括非甾类抗炎药、慢作用抗风湿药、糖皮质激素、免疫和生物制剂及植物药等。常用的药物分为三线，第一线的药物主要是非甾体类药物；第二线药物有抗疟药，金盐制剂，柳氮磺胺吡啶，免疫抑制剂如青霉胺、环磷酰胺等；第三线药物主要是激素。对于病情较轻、进展较慢的病人，多主张先用一线药物，必要时联合二线药物。对病情严重、进展较快的病人，在一、二线药物联用的同时，早期给予小剂量激素，以迅速控制症状，见效后逐渐减小药物剂量。

3．外科治疗

经内科治疗不能控制及严重关节功能障碍的类风湿关节炎患者，外科手术是有效的治疗手段。早期可行滑膜切除术，改善关节功能，晚期可根据病情行关节置换术。

第四节　骨性关节炎

骨关节炎（osteoarthritis，OA）为一种常见的慢性关节疾病，其主要是由于增龄、肥胖、劳损、创伤、关节先天性异常、关节畸形等诸多因素引起的关节软骨的退行性变和继发性骨质增生。多见于中老年人，女性多于男性。该病又称骨关节病、退行性关节炎、老年性关节炎、肥大性关节炎等。临床表现为缓慢发展的关节疼痛、压痛、僵硬、关节肿胀、活动受限和关节畸形等。

一、 病因和发病机制

根据有无局部和全身致病因素，将骨关节炎分为原发性和继发性两大类。

1．原发性骨关节炎

其病因尚不清楚，可能与高龄、女性、肥胖、职业性过度使用等因素有关，多见于50岁以上的肥胖者。

2．继发性骨关节炎

继发性骨关节炎是指由于先天性畸形，如先天性髋关节脱位；创伤，如关节内骨折；关节面后天性不平整，如骨的缺血性坏死；关节不稳定，如韧带关节囊松弛等；关节畸形引起的关节面对合不良，如膝内翻、膝外翻等；医源性因素，如长期不恰当地使用皮质激素等而引起的骨关节炎；其他疾病继发，如其他炎症性关节疾病、代谢异常、内分泌异常、神经性缺陷疾病等。

骨关节炎发展到晚期，两种类型的临床表现、病理改变均相同。病理改变表现为：最早期的病理变化发生在关节软骨，首先关节软骨局部发生软化、糜烂，导致软骨下骨外露；随后继发的滑膜、关节囊及关节周围肌肉的改变使关节面上生物应力平衡失调，有的部位承受应力较大，有的部位较小，形成恶性循环，病变不断加重。

二、 临床表现和辅助检查

1．临床表现

（1）晨僵　早晨起床时关节活动不灵活的主观感觉，活动后可缓解，在气压降低或空气湿度增加时加重。

（2）关节痛与压痛　初期为轻度或中度间断性隐痛，休息时好转，运动后加重，疼痛常与天气变化有关。晚期可出现持续性疼痛或夜间痛。

（3）关节肿大　关节肿大变形明显。

（4）骨擦音（感）　由于关节软骨破坏、关节面不平，关节活动时出现骨擦音（感），多见于膝关节。

（5）关节无力、活动障碍　关节疼痛，活动度下降，肌肉萎缩，软组织痉挛可引起关节无力或活动障碍。

2．辅助检查

（1）实验室检查　血常规、蛋白电泳、免疫复合物及血清补体等指标一般在正常范围，继发性骨关节炎病人可出现原发病的实验室检查异常。

（2）其他辅助检查　X射线平片于早期并无明显异常，约数年后方逐渐出现关节间隙狭窄，表明关节软骨已开始变薄。开始时，关节间隙在不负重时正常，承重后出现狭窄。病变后期，关节间隙有显著狭窄，软骨下可有显微骨折征，而后出现骨质硬化，最后关节边缘变尖，有骨赘形成，负重处软骨下可有骨性囊腔形成的典型的骨关节病征象。CT及MRI检查可在早期发现关节软骨及软骨下骨质的异常改变。

根据慢性病史临床表现和X射线所见，诊断比较容易。必要时可做关节滑液检查，以证实诊断X射线改变不能说明是原发性骨关节病。应从病史中明确确定病损是原发性或继发性。

三、　治疗原则和健康提示

1．一般疗法

本病主要的治疗方法是减少关节的负重和过度的大幅度活动，以延缓病变的进程。肥胖患者应减轻体重，减少关节的负荷。下肢关节有病变时可用拐杖或手杖，以求减轻关节的负担。理疗及适当的锻炼可保持关节的活动范围，必要时可使用夹板支具及手杖等，对控制急性期症状有所帮助。

2．药物疗法

消炎镇痛药物可减轻或控制症状，但应在评估患者风险因素后慎重使用且不宜长期服用。软骨保护剂如硫酸氨基葡萄糖具有缓解症状和改善功能的作用，同时长期服用可以延迟疾病的结构性进展。活血化瘀中草药内服以及外部热敷、熏洗、浸泡等可缓解症状，延缓病情。

3．手术疗法

主要方法有：①游离体摘除术；②通过关节镜行关节清理术；③截骨术；④关节融合术和关节成形术等。对晚期病例，在全身情况能耐受手术的条件下，行人工关节置换术。

>>> **本篇目标检测**

一、选择题

（一）单项选择题

1. 下列哪项不是关节的基本结构？（　　）

　　A. 关节腔　　　　　　　B. 关节面　　　　　　　C. 关节韧带　　　　　　　D. 关节囊

2. 骨的构成不包括（　　）。

　　A. 骨膜　　　　　　　　B. 骨质　　　　　　　　C. 骨髓　　　　　　　　D. 扁骨

3. 具有造血功能的器官是（　　）。

  A. 红骨髓   B. 骨膜   C. 黄骨髓   D. 脊髓

4. 胸骨角（　　）。

  A. 平对第二肋间隙 B. 平对第二肋软骨 C. 凹向内面   D. 是胸骨体与剑突
的交界处

5. 出入椎间孔的结构是（　　）。

  A. 脊髓   B. 脊神经   C. 脊动脉   D. 脊静脉

6. 参与呼吸的主要肌有（　　）。

  A. 胸大肌   B. 膈肌   C. 胸小肌   D. 腹直肌

7. 右侧胸锁乳突肌收缩时，（　　）。

  A. 头歪向右侧，面转向右侧   B. 头歪向右侧，面转向左侧

  C. 头歪向左侧，面转向左侧   D. 头歪向左侧，面转向右侧

8. 临床上"方肩"是（　　）造成。

  A. 斜方肌瘫痪   B. 三角肌瘫痪   C. 胸锁关节脱位 D. 肩关节脱位

9. 哪种检查方法能直接反映椎间盘突出？（　　）。

  A. 腰椎正、侧位片检查   B. 腰椎管造影检查

  C. 腰椎 CT 和 MRI 检查   D. 椎间盘造影检查

10. 类风湿关节炎最常侵犯的关节是（　　）。

  A. 手、足小关节 B. 脊柱小关节   C. 腕、踝小关节 D. 髋关节

（二）多项选择题

1. 胸廓的组成包括（　　）。

  A. 胸椎   B. 髋骨   C. 肋

  D. 骶骨   E. 胸骨

2. 下列哪些部位是椎间盘突出常见部位？（　　）。

  A. 颈 1～2   B. 胸 11～12   C. 腰 4～5

  D. 腰 5 骶 1   E. 骶 1～2

3. 下列哪块骨属于长骨？（　　）。

  A. 肋骨   B. 肱骨   C. 指骨   D. 掌骨

4. 骨质疏松的治疗原则，下列哪些项正确？（　　）。

  A. 预防病理性骨折   B. 卧床休息，增加营养

  C. 早期持续皮牵引或石膏托固定于功能位 D. 解除腰背痛

5. 以下说法正确的是（　　）。

  A. 类风湿关节炎的发生与过度运动有关 B. 类风湿关节炎即是平时俗称的风湿病

  C. 类风湿关节炎是一种自体免疫性疾病 B. 必要时骨关节炎可行人工关节置换术

二、简答题

1. 简述运动系统的组成及其生理功能。

2. 说出体表常见的骨性标志与肌性标志的位置。

3. 简述骨质疏松症的病因。

第三篇

血液系统生理与常见疾病

血液是充满于心血管系统内的一种流动性结缔组织，它将身体必需的营养物质和氧输送至各个器官、组织和细胞；同时将机体不需要的代谢产物运送到排泄器官，以排出体外。血液还对入侵机体的病原微生物(病毒、细菌等)、寄生虫及其他有害物质发生反应，使机体免遭损害。因此，大量失血、血液成分或性质的严重改变、血液循环的严重障碍，都将危及生命。由于很多疾病可导致血液成分或性质变化，所以，血象检查在医学诊断上具有重要价值。

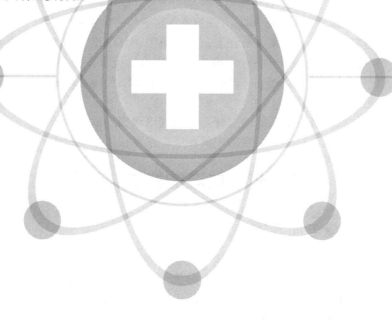

第六章 血液系统构成与其生理

血液系统由血液和造血器官构成，血液包括血浆和血细胞，出生后机体的主要造血器官是红骨髓、胸腺（青春期后逐渐萎缩）、脾和淋巴结。

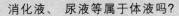

知识链接

消化液、尿液等属于体液吗？

体液的定义强调"体内"二字，消化管、输尿管、膀胱等部位的管腔与外界相通，故唾液、胃液、尿液等均不属于体液。

第一节　血液与内环境

机体内的水和溶解在水里的各种物质，统称为体液。成年人的体液约占体重的 60%～70%，其中 2/3 存在于细胞内，称为细胞内液；1/3 存在于细胞外，称为细胞外液，即内环境。

细胞外液包括组织液、血浆、脑脊液、淋巴液等，其中组织液、脑脊液等占 4/5，位于心血管外；血浆约占 1/5，位于心血管内；淋巴液的量很少，位于淋巴管道内。由于细胞膜、毛细血管壁、毛细淋巴管壁有一定的通透性，所以细胞内、外液之间，以及各部分细胞外液之间可以进行物质交换。

血浆是机体细胞外液中最活跃的部分，它与其他细胞外液保持相通，成为沟通其他细胞外液以及机体与外环境进行物质交换的中间环节，在维持内环境稳态方面起着重要的作用。

第二节　血液的构成与功能

一、人体的血量与血液的构成

血量是指人体内血液的总量，正常成年人的血量占体重的 7%～8%，包括心血管中的循环血量和肝、脾、肺、皮下静脉中的储存血量。在生理条件下，人体内的血量保持相对稳定，维持正常的血压和血流，保证各器官、组织、细胞能获得充分的血液供给。一旦血量不足，就会导致血压下降、供血不足，最终引起人体代谢障碍和功能损害。

正常血液为红色黏稠液体，全血的相对密度为 1.050～1.060，由液体成分血浆和悬浮于血浆中的有形成分血细胞两部分构成。血细胞包括红细胞、白细胞和血小板三类。血浆中溶解有多种化学物质。按容积计算，血浆约占血液的 55%，血细胞（主要是红细胞）约占 45%。

血细胞在血液中所占的容积百分比称为血细胞比容。健康成年人的血细胞比容，男性为 $40\%\sim50\%$、女性为 $37\%\sim48\%$。由于白细胞和血小板仅占血液总容积的 $0.15\%\sim1\%$，故血细胞比容与红细胞比容很接近。测定血细胞比容是一种间接反映红细胞数量和体积的简单方法。

二、血浆

（一）血浆的化学成分

血浆中含有大量的水分和一定量的溶质，测定血浆的化学成分，可以反映体内物质代谢的状况。

从质量浓度看血浆含水 $90\%\sim92\%$，含溶质 $8\%\sim10\%$。溶质中含量最多的是血浆蛋白，为 $6.2\%\sim7.9\%$，电解质约 0.85%，其他物质为 $1\%\sim2\%$。

1．血浆蛋白

血浆蛋白是溶解于血浆中的各种蛋白质（60～80g/L）的总称，用盐析法可分为白蛋白（40～55g/L）、球蛋白（20～30g/L）和纤维蛋白原（2～4g/L）三类。血浆蛋白的主要功能如下。

① 形成血浆胶体渗透压。血浆蛋白在形成血浆胶体渗透压中起着主要作用，其中白蛋白分子量小、分子数量最多，对于维持正常血浆胶体渗透压的作用最大。

② 运输功能。血浆蛋白为亲水胶体，可与多种难溶于水的物质结合，形成易溶于水的复合物，有助于难溶于水的物质在血液中的运输。

③ 凝血功能。血浆中的纤维蛋白原和凝血酶原等蛋白质是参与血液凝固过程的主要成分。

④ 免疫功能。球蛋白能与特异性抗原（如细菌、病毒或其他异种蛋白）相结合而破坏抗原，从而消除致病因素，对机体起保护作用。

⑤ 营养功能。血浆蛋白分解产生的氨基酸，可用于合成组织蛋白质。

⑥ 缓冲作用。血浆蛋白参与血浆缓冲对的构成，对血浆 pH 的稳定起一定作用。

2．电解质

血浆中的电解质由阳、阴离子组成。阳离子中以 Na^+ 浓度最高（142mmol/L），还有少量的 K^+、Ca^{2+} 和 Mg^{2+} 等；阴离子中以 Cl^- 最多（103mmol/L），HCO_3^- 次之（29mmol/L），还有少量的 HPO_4^{2-} 和 SO_4^{2-} 等。此外，血浆中还含有微量的 Cu^{2+}、Fe^{2+}、Zn^{2+} 和 I^- 等元素。各种离子都有其特殊的生理功能。血浆中的电解质是产生血浆晶体渗透压的最主要成分。

3．其他物质

血浆中还含有葡萄糖、各种代谢产物、气体和激素等物质。

血浆中所含的糖类主要是葡萄糖，简称血糖。其含量与糖代谢密切相关。正常人血糖空腹含量比较稳定，全血空腹血糖含量为 4.4～6.7mmol/L（80～120mg/dl）。

血浆中所含的脂类物质统称血脂，包括游离胆固醇、胆固醇酯、甘油三酯、磷脂等。

（二）血浆的理化特性

血浆的化学成分决定了它的理化特性。

1．渗透压

渗透压是指溶液中的溶质颗粒运动时所产生的吸水力，其大小与溶液中所含溶质的颗粒数目成正比，而与溶质的种类和颗粒的大小无关。渗透压（osmotic pressure）本质是压力，其国际单位是帕斯卡（Pa），亦常用渗透摩尔每千克（Osm/kg）作单位，规定 1mol/L 的溶液其渗透压为 1Osm/kg。例如 1mol/L 的葡萄糖溶液的渗透压为 1Osm/kg；NaCl 在水中解离成 Na^+ 和 Cl^-，因此 1mol/L 的 NaCl 溶液的渗透压为 2Osm/kg。

血浆中含有多种晶体和胶体物质，血浆渗透压为血浆中各种溶质产生的吸水力的总和。37℃时，血浆渗透压为 313mOsm/kg，相当于 7 个标准大气压（1atm＝101325Pa）。由血浆中的晶体物质（主要是 Na^+ 和 Cl^-）所形成的渗透压称为血浆晶体渗透压，这是血浆渗透压的主要来源。由血浆中的蛋白质（主要是白蛋白）所形成的渗透压称为血浆胶体渗透压，血浆中虽含有多量蛋白质，但因蛋白质分子量大，其颗粒数目并不多，故其所产生的渗透压甚小，不超过 1.5mOsm/kg。

渗透压与人体血浆渗透压相等的溶液称为等渗溶液，如 0.9％的 NaCl 溶液或 5％的葡萄糖溶液为人体或哺乳动物的等渗溶液。红细胞悬浮于 0.9％的 NaCl 溶液中可保持正常形态和大小，故通常将 0.9％的 NaCl 溶液称为生理盐水。渗透压高于血浆渗透压的溶液称为高渗溶液；渗透压低于血浆渗透压的溶液称为低渗溶液。

知识链接

各种生理溶液配方的依据是什么？

临床上和实验室应用的各种生理溶液的配方，一般是参照血浆中电解质和某些小分子有机物的含量，并经过酸碱度调节拟定的。

2．pH值

在新陈代谢过程中不断有各种酸性或碱性物质进入血液，但由于血液中缓冲物质的缓冲作用以及肺和肾不断排出体内过多的酸或碱，血浆 pH 值波动范围极小，一般为 7.35～7.45。血浆中的缓冲对主要有 $NaHCO_3/H_2CO_3$，此外还有 Na_2HPO_4/NaH_2PO_4 和蛋白质钠盐/蛋白质等。在红细胞内尚有其他缓冲对。

血浆 pH 的相对稳定，对机体生命活动具有重要意义。血浆 pH 超过一定范围，就会影响各种酶的活性，从而引起组织细胞代谢紊乱，它们的正常生理功能和兴奋性都会发生异常。血液的 pH 过低称为酸中毒，过高则称为碱中毒。

3．相对密度和黏滞性

血浆的相对密度是 1.025～1.030，血浆的黏滞性是 1.6～2.4（水的黏滞性为 1）。血浆的相对密度及黏滞性的大小主要取决于血浆蛋白的浓度，浓度越高，血浆的相对密度和黏滞性越大。全血的黏滞性为 4～5。血液黏滞性过高可使外周循环阻力增加，血压升高，还可减慢血液流动的速度，对血液循环产生不利影响。

三、 血细胞

血液中的细胞成分主要有红细胞、白细胞和血小板。

（一）红细胞

1．红细胞的形态与数量

成熟的红细胞呈双面微凹的圆盘状，无细胞核；大小基本均匀，直径一般为 $7\sim 8\mu m$；厚度约为直径的 1/3；有中央淡染区，该区域小于红细胞直径的 1/3。红细胞膜具有弹性和可塑性，使得红细胞可通过直径比它小的毛细血管。

红细胞内的蛋白质主要是淡红色的血红蛋白（Hb），红细胞因其内充满血红蛋白而呈淡红色。血红蛋白约占红细胞重量的 32%，水约占 64%，其余约 4% 为各种脂类、糖类和电解质。

红细胞是血液中数量最多的血细胞，我国正常成年男性为 $(4.0\sim 5.5)\times 10^{12}/L$，女性为 $(3.5\sim 5.0)\times 10^{12}/L$。红细胞数量可随外界条件和年龄的不同而有所改变。血红蛋白浓度，我国正常成年男性为 $120\sim 160g/L$、女性为 $110\sim 150g/L$。

2．红细胞的生理功能

红细胞的主要功能是运输 O_2 和 CO_2，此外还在酸碱平衡中起一定的缓冲作用。这两项功能都是通过红细胞中的血红蛋白来实现的。

血红蛋白与 CO 的亲和力比与 O_2 的亲和力大 250 倍。若血红蛋白与 CO 结合，则丧失运输 O_2 的能力，造成组织缺氧，可危及生命，这种情况称为 CO 中毒（或煤气中毒）。

3．红细胞的生理特性

（1）渗透脆性（简称脆性） 正常状态下红细胞内的渗透压与血浆渗透压大致相等，若将红细胞置于等渗溶液（例如 0.85% 的 NaCl 溶液）中，它能保持正常的大小和形态。但若将红细胞置于高渗溶液中，则水分溢出胞外，红细胞失水皱缩。相反，若将红细胞置于低渗溶液中，则水分进入红细胞，红细胞膨胀变成球形，甚至细胞膜损伤破裂。红细胞膜破裂，血红蛋白溢出细胞，称为溶血。红细胞在低渗溶液中发生溶血的性能，称为渗透脆性。

（2）悬浮稳定性 将与抗凝剂混匀的血液置于血沉管中，垂直静置，虽然红细胞的相对密度比血浆大，将因重力而下沉，但正常时红细胞的沉降速度却很慢，这表明红细胞具有稳定地悬浮于血浆中的特性。这种红细胞在血浆中保持悬浮状态而不易下沉的特性称为红细胞悬浮稳定性。在单位时间内红细胞沉降的距离（高度），称为红细胞沉降率（简称血沉）。正常男性的红细胞沉降率为 $0\sim 15mm/h$，女性的为 $0\sim 20mm/h$。血沉可作为红细胞悬浮稳定性大小的指标。

4．红细胞的生成与破坏

红细胞的平均寿命约为 120 天。每天有 0.8% 的衰老红细胞被破坏，90% 的衰老红细胞被巨噬细胞吞噬，同时又有一部分新生的红细胞进入血液循环，以保持人体红细胞数量的动态平衡。

（1）红细胞的生成过程 人体所有的血细胞都是在造血器官内产生并发育成熟的。成年人的造血器官主要是红骨髓，此外还有脾和淋巴结等。婴幼儿时期红骨髓广泛分布于长骨的骨髓腔内和各类骨的骨松质网眼内，成年人则局限在各类骨的骨松质网眼内。骨髓内的造血过程包括三个大的阶段：第一阶段是造血干细胞分裂，通过细胞分裂，既进行干细胞的自我复制以保持本身数量的稳定，又在不同的造血微环境下分化形成各系定向祖细胞（红系定向祖细胞、粒-单核系祖细胞、巨核系祖细胞和 TB 淋巴系祖细胞）。第二阶段是各系定向祖细胞继续分化和增殖，发育成为各系幼稚细胞。第三阶段是各系幼稚细胞进一步分化成熟，最后分别成为具备各自功能的各类成熟血细胞，然后有规律地释放入血液循环。

红骨髓是成年人红细胞生成的唯一场所。红骨髓内的造血干细胞首先分化成为红系定向祖细胞，再经过原红细胞，然后经早幼红细胞、中幼红细胞和晚幼红细胞，进而形成网织红细胞，再发育成为成熟红细胞而释放入血液循环。红细胞在发育过程中，体积由大变小，细胞核由大变小直至消失，细胞质内血红蛋白从无到有逐渐增多。

（2）红细胞生成的调节　促红细胞生成素（EPO）是机体红细胞生成的主要调节物。血浆 EPO 的水平与血液 Hb 的浓度呈负相关。不论何种原因引起的组织缺氧，均可迅速引起 EPO 的合成与分泌增多。肾是产生 EPO 的主要部位。除肾来源外，正常人体内有 5%～10% 的 EPO 是由肾外组织（如肝）产生的。目前已应用 EPO 治疗贫血。雄激素是促进红细胞生成的另一因素。雄激素不但能直接刺激骨髓红系祖细胞增殖，加速红细胞的生成，而且还能刺激 EPO 的产生从而促进红细胞生成。雌激素可降低红系祖细胞对 EPO 的反应，抑制红细胞的生成。

（3）红细胞的破坏　正常时红细胞每日更新约 0.8%，比其他组织更新率高。红细胞被破坏后，其碎片可被血管中的中性粒细胞和单核细胞吞噬，也可被肝和脾中的网状内皮系统的巨噬细胞吞噬和消化。红细胞被吞噬消化后释出的氨基酸和 Fe^{2+} 等，可被再利用。

（二）白细胞

1．白细胞的形态、数量与分类

白细胞无色，呈球形，有细胞核，体积比红细胞大，直径约为 $7\sim20\mu m$。正常成年人白细胞数为 $(4.0\sim10.0)\times10^9/L$。血涂片中白细胞经复合染料染色后，可根据其形态差异和细胞质内有无特有的颗粒分为两大类五种细胞。

（1）粒细胞　细胞质内含有特殊着色颗粒。按颗粒的着色性质不同又可分为中性粒细胞、嗜酸性粒细胞和嗜碱性粒细胞。

（2）无粒细胞　又可分为单核细胞与淋巴细胞。

此五种细胞各占的百分率称为白细胞分类计数。白细胞总数及分类计数均随年龄而改变。正常成年人各种白细胞的分类计数为：中性粒细胞 50%～70%，嗜酸性粒细胞 0.5%～5%，嗜碱性粒细胞 0～1%，单核细胞 3%～8%，淋巴细胞 20%～40%。检查白细胞总数、各种细胞的分类计数及分类计数的变化对于临床诊断有一定意义。

2．白细胞的生理功能

白细胞是机体防御系统的一个重要组成部分，主要通过吞噬和产生细胞因子等方式来抵御和消灭入侵的病原微生物。除淋巴细胞外，所有的白细胞都能伸出伪足做变形运动，从而可以穿过毛细血管壁，该过程称为白细胞渗出。渗出到血管外的白细胞也可借助变形运动在组织内游走，在细胞降解产物、抗原-抗体复合物、细菌毒素和细菌等化学物质的吸引下，迁移到炎症部位发挥其生理作用。白细胞朝向某些化学物质运动的特性，称为趋化性。不同的白细胞其防御作用又不尽相同，分别介绍如下。

（1）中性粒细胞　中性粒细胞的胞核呈分叶状。中性粒细胞是血液中主要的吞噬细胞，其变形游走能力和吞噬活性都很强。感染发生时，中性粒细胞是首先到达炎症部位的吞噬细胞。中性粒细胞的主要功能是吞噬侵入体内的细菌、衰老的红细胞和抗原-抗体复合物等。中性粒细胞内的颗粒为溶酶体，内含多种水解酶，能分解其所吞噬的病原体或其他异物。当中性粒细胞吞噬数十个细菌后，释放的各种溶酶体酶可使中性粒细胞发生"自我溶解"而解体死亡，也可溶解周围组织。死亡的中性粒细胞、被破坏的细菌和组织碎片共同形成脓液。血液中的中性粒细胞约有一半随血液循环流动（称为循环池），通常白细胞计数即反映这部分中性粒细胞的数量；另一半附着于小血管壁上（称为边缘池）。这两部分细胞可以相互交换，保持动态平衡。肾上腺素可促进中性粒细胞从边缘池进入循环池。此外，骨髓中还储备有大量（为外周血液中性粒细胞总数的15～20倍）成熟的中性粒细胞。在机体需要时，储存的中性粒细胞可在数小时内大量进入循环血液。

（2）嗜碱性粒细胞　嗜碱性粒细胞的颗粒中含有组胺、肝素、过敏性慢反应物质等生物活性物质。它在形态和功能上与疏松结缔组织的肥大细胞相似。在机体发生过敏反应时出现的哮喘、荨麻疹等症状都与这些物质的作用有关。

（3）嗜酸性粒细胞　嗜酸性粒细胞也具有吞噬能力，游走性很强，并含有溶酶体和较小的特殊颗粒，但不含溶菌酶，所以基本上没有杀菌能力。但在人体发生过敏反应或患寄生虫病时，嗜酸性粒细胞往往增多。嗜酸性粒细胞参与机体对寄生虫的免疫反应。

（4）单核细胞　血液中的单核细胞是尚未发育成熟的细胞，仍有分裂增殖能力，但吞噬能力极弱。单核细胞由骨髓生成，在血液内仅停留2～3天，即进入肝、脾、肺、淋巴结和浆膜腔等组织中继续发育为巨噬细胞。巨噬细胞的体积较大，直径可达$60～80\mu m$，细胞内溶酶体和线粒体均增多，其吞噬能力比中性粒细胞更强。但由于单核细胞的趋化迁移速度比中性粒细胞慢，外周血和骨髓中储存的单核细胞数量较少，需要数天到数周巨噬细胞才能成为炎症局部的主要吞噬细胞。

（5）淋巴细胞　淋巴细胞与机体的免疫功能有关，故也称免疫细胞，在机体特异性免疫过程中起主要作用。所谓特异性免疫，就是淋巴细胞针对某一种特异性抗原，产生与之相对应的抗体或进行局部性细胞反应，以杀灭特异性抗原。

血液中的淋巴细胞按其生长发育的过程、细胞表面标志和功能的差异分成三大类：T淋巴细胞（T细胞）、B淋巴细胞（B细胞）和自然杀伤细胞（NK细胞）。T细胞主要与细胞免疫有关，B细胞主要与体液免疫有关，NK细胞是机体天然免疫的重要执行者。

3. 白细胞的破坏

白细胞主要在组织中发挥作用，其在血液中停留的时间较短。中性粒细胞仅为6～8h，然后就穿越毛细血管壁进入组织，在组织中能生存4～5天，然后衰老、死亡或经消化道排出。中性粒细胞进入组织后不再返回血管内，故而组织内中性粒细胞的数量相当庞大，约为循环中性粒细胞的20倍。单核细胞在血液内停留2～3天，进入组织内的单核细胞发育成巨噬细胞后，在组织中可生存约3个月。

淋巴细胞的寿命较难准确判断，因为这种细胞经常往返于血液、组织液与淋巴之间。B细胞的生存期可从数日到数月不等，少数可达数年。T细胞的寿命较长，可存活数年。衰老的白细胞在肝和脾内被巨噬细胞吞噬和分解。还有一部分白细胞可从黏膜上皮渗出，随分泌物一起排出体外。

（三）血小板

1. 血小板的形态与数量

血小板又称血栓细胞，是从骨髓中成熟的巨核细胞胞浆裂解脱落下来的由单位膜包裹的小块胞质，直径为$2～3\mu m$，无细胞核。正常时呈双面微凸的圆盘状，但有时可伸出伪足而呈不规则形状。我国成年人血小板数量为（100～300）$\times 10^9$/L。血小板数目可随机体的机能状态发生一定变化，如午后较清晨高、运动后数量增加、疾病或妇女月经期时可减少。若血小板过少，机体某些组织容易出血。

2. 血小板的生理功能

（1）参与生理性止血　所谓生理性止血，是指小血管破损时，血液从血管内流出数分钟后自行停止的现象。该过程中血小板发挥着重要作用，详见本章第三节。

（2）维护血管壁的完整性　血小板能随时与毛细血管内皮细胞相互粘连与融合，从而填补内皮细胞不断脱落而留下的空隙，防止红细胞透出血管外，维护毛细血管壁的完整性。当体内血小板过少时，毛细血管内皮的修补功能下降，则毛细血管的脆性和通透性增加，红细胞容易逸出，可发生皮肤和黏膜下出现血瘀点等自发性出血现象，甚至出现大块紫癜。

3．血小板的生成与破坏

（1）血小板的生成过程　血小板是在骨髓中由巨核系祖细胞发育而成。造血干细胞分化为巨核系祖细胞，然后分化为原始巨核细胞，再分化为幼稚巨核细胞，最后发育为成熟巨核细胞。该细胞系的发育过程与其他血细胞系不同，在巨核细胞发育过程中，细胞膜折入胞质，最后发展成网状，使胞质被分割成许多小区，成熟的巨核细胞胞质脱落成为血小板，进入血液。1 个巨核细胞可产生 200～700 个血小板。从原始巨核细胞到释放血小板入血，需 8～10 天。

（2）血小板的破坏　血小板进入血液后，其寿命为 7～14 天。衰老的血小板被脾、肝和肺组织吞噬和破坏，也有少数衰老血小板在循环过程中被破坏。此外，还有的血小板在执行其生理功能时被消耗，如融入血管内皮细胞等。

四、　血液的功能

1．在维持内环境稳态中发挥作用

血液是机体细胞外液中最活跃的部分，它与其他细胞外液保持相通，成为沟通其他细胞外液以及机体与外环境进行物质交换的中间环节。血液中水分、盐类及营养物质的含量、血细胞的数量，以及渗透压、温度、pH 值、含氧量等因素保持相对恒定，是保持内环境相对稳定的物质基础，同时也是保持组织兴奋性和全身器官正常机能活动的必要条件。

组织细胞不断地将其代谢过程中产生的水分、CO_2 和其他代谢产物排到周围的组织液中，而组织液的流动范围非常局限，必须依靠血液及时运输，才能避免这些物质过量堆积而对组织细胞造成损害；血液中的缓冲物质可以减少代谢产物引起的 pH 值变化；血液在体内的循环运动和血浆的热容量较大，可使人体每日产生的热量均匀地分布到身体，维持体温恒定；另外，内环境理化性质的微小波动会引起血液发生变化，这些变化可刺激有关系统参与反馈调节，使内环境维持稳态，从而保持机体活动的正常进行。如果内环境的相对稳定性受到破坏，机体将发生疾病。

因此，维持内环境的这种动态平衡或相对稳定，一方面需要依靠机体内脏系统的调节，以及血液在组织液与各内脏器官之间不断进行的物质交换作用；另一方面则依靠血液对内环境理化性质的变化所起的"缓冲"作用。

2．免疫和防御功能

血液中含有与免疫功能有关的血浆球蛋白和白细胞，它们具有吞噬、分解、清除侵入体内的病原体和异物，以及体内衰老、坏死组织细胞的功能。

第三节　血液凝固与纤维蛋白溶解

正常情况下，小血管受损后引起的出血，在几分钟内就会自行停止，这种现象称为生理性止血。

正常人血液在血管里流动，既不凝固，也不从血管流出，这取决于血管组织、血小板、凝血因子等的功能正常及血凝系统和纤溶系统所保持的动态平衡。

一、　血液凝固

血液从流动的液体状态变成不能流动的胶冻状凝块的过程，称为血液凝固。血液凝固是一系列复杂的生化反应过程，需要多种凝血因子和血小板等共同参与。当血管壁受到损伤，血液流出血管或血液从机体抽出到体外时，血液很快凝固成块。血块能堵住受伤的血管壁起到止血作用。因此凝血是机体的一种保护性生理过程。

（一）凝血因子

血浆与组织中直接参与血液凝固的物质，统称为凝血因子。目前已知的凝血因子主要有14 种，其中有 12 种已根据国际命名法按照发现的先后顺序以罗马数字编号，分别是因子Ⅰ、Ⅱ、Ⅲ、Ⅳ、Ⅴ、Ⅶ、Ⅷ、Ⅸ、Ⅹ、Ⅺ、Ⅻ及ⅩⅢ，此外还有前激肽释放酶、高分子激肽原等。除因子Ⅳ为 Ca^{2+} 外，其余都是蛋白质。有些凝血因子需经激活才呈现活性。被激活了的凝血因子，常在其代号的右下角加 "a"，以示区别。因子Ⅲ由组织细胞产生，存在于细胞组织中，故亦称为组织因子。其余因子均存于新鲜血浆中，大多数是在肝内合成的。当肝脏发生病变时，可出现凝血功能障碍。

（二）血液凝固过程

凝血过程一旦开始，各个凝血因子便一个激活另一个，形成一个"瀑布"样的反应链，直至血液凝固。大体分三个阶段，如图 6-1 所示。

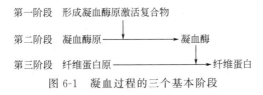

第一阶段　形成凝血酶原激活复合物

第二阶段　凝血酶原────→凝血酶

第三阶段　纤维蛋白原────→纤维蛋白

图 6-1　凝血过程的三个基本阶段

1．凝血酶原激活复合物的形成

根据反应起始点的凝血因子和复合物形成的途径不同，凝血酶原激活复合物可通过内源性凝血途径和外源性凝血途径生成。凝血酶原激活复合物形成后，第二阶段和第三阶段就相继完成，血液也就凝固了。

（1）内源性凝血途径　是指凝血酶原激活复合物的形成完全依赖于血浆中的凝血因子。具体过程是：血浆中凝血因子Ⅻ与受损伤血管壁内的胶原纤维或基膜接触后，被激活成因子Ⅻ$_a$，因子Ⅻ$_a$ 催化因子Ⅺ成为因子Ⅺ$_a$，因子Ⅺ$_a$ 继而催化因子Ⅸ成为因子Ⅸ$_a$。因子Ⅸ$_a$、因子Ⅷ、Ca^{2+} 和血小板磷脂等共同催化因子Ⅹ成为因子Ⅹ$_a$。因子Ⅹ$_a$、因子Ⅴ、Ca^{2+} 和血小板磷脂等形成凝血酶原激活复合物。

（2）外源性凝血途径　当组织受到外伤时，释放出凝血因子Ⅲ，由其所发动的凝血过程称为外源性凝血途径。因子Ⅲ是一种脂蛋白，它必须与部分血浆因子——因子Ⅶ和 Ca^{2+} 形成复合物。此复合物可催化因子Ⅹ成为因子Ⅹ$_a$。以后过程即和内源性凝血途径中的相应步骤相同，即因子Ⅹ$_a$、因子Ⅴ、Ca^{2+} 和血小板磷脂等形成凝血酶原激活复合物。

一般说来，通过外源性途径凝血较快，但在实际情况下，单纯由一种途径引起凝血的情况不多。

2．凝血酶原（因子Ⅱ）转变为凝血酶

凝血酶原激活复合物形成后，能够激活无活性的凝血酶原，使其转变为凝血酶。凝血酶的作用是：催化纤维蛋白原转化为纤维蛋白；激活因子Ⅷ成为因子Ⅷₐ；促进血小板磷脂的释放，增强因子Ⅷₐ与因子Ⅴ的活性，加速血凝过程，即有正反馈的作用。

3．纤维蛋白原（因子Ⅰ）转变为纤维蛋白

凝血酶能够促使血浆纤维蛋白原转变为纤维蛋白。纤维蛋白原分子是对称的二聚体，在血浆中呈溶解状态，在凝血酶的作用下水解为单体，然后各单体之间以氢键联系，聚合在一起成为不稳定的多聚体，经 Ca^{2+}、因子Ⅷ催化，此多聚体中的单体相互反应，以共价键联系，形成牢固的不溶于水的纤维蛋白多聚体（称为纤维蛋白）。纵横交织成网状的纤维蛋白将各种血细胞网罗其中，形成血块。

在血液凝固过程中，血小板的作用是：血管损伤后，受损伤处血管内的血小板与血管壁内的胶原纤维接触后，会黏附在血管受损伤处。黏附现象一旦发生，将引起更多的血小板聚集成团，形成松软的止血栓，堵塞血管创口，起止血作用。血小板在形成止血栓子时，释放出与凝血作用有关的血小板磷脂，加速血凝过程。此外，创伤出血时，血小板还释放出肾上腺素和 5-羟色胺，引起局部血管平滑肌收缩，使血管口径缩小，有利于止血。

知识链接

出血时间与凝血时间

出血时间是指在一定条件下人为刺破皮肤毛细血管后，从血液自然流出到不再流出（即出血停止）所需的时间。临床上常用小针刺破耳垂或指尖测出出血时间，正常人不超过 9min。

凝血时间是指离体血液从离开人体到凝固所需的时间。凝血时间的长短主要与内源性凝血途径中各种凝血因子是否缺乏以及功能是否正常，抗凝物质是否增多有关。测定凝血时间所需的血液样品，从理论上来说可通过毛细血管采血法和静脉采血法获得。由于毛细血管采血过程易混入较多组织液，因而即使内源性凝血因子缺乏，也会通过外源性途径发生凝血，使得测定结果比实际凝血时间短，因此毛细血管采血法已基本淘汰。目前采用静脉血测定凝血时间的方法有多种，不同方法测出的结果也不尽相同。

血液凝固 $1\sim2h$ 后，纤维蛋白收缩，使得凝血块回缩，挤出其中的淡黄色澄明液体而成为坚实的止血栓，牢牢地堵住血管缺口。该淡黄色澄明液体称为血清。血清与血浆的区别在于血清缺乏纤维蛋白原和少量参与血凝的其他血浆蛋白质，但又增添了少量血凝时由血小板释放出来的物质。

（三）体内抗凝血物质

正常血液中含有多种凝血因子与血小板，但为什么不发生血管内凝血呢？首先，正常血管内皮是完整而滑润的，不但不存在凝血起始因子Ⅻ接触、激活以及血小板黏附、聚集和释放的条件，而且血管内皮释放的前列环素可抑制血小板聚集与释放；其次，血液中凝血因子处于非活化状态，即使有少量凝血因子被激活也会被血流带走，并且肝脏具有清除已活化凝血因子的作用；此外，体内还存在着很多抗凝血物质，如肝素和各种抗凝血酶（其中以抗凝血酶Ⅲ最为重要）等。

（四）血液凝固的加速与延缓

在临床或实验室工作中，如进行血液化验、外科手术或输血时，常需要加速、延缓或防

止血液凝固。这就需要根据血液凝固的原理选择不同的方法或药物来达到上述目的。

当机体有内、外出血时或在手术过程中，为了止血需要加速凝血。常用纱布、棉花球、明胶海绵等按压伤口，使血浆中凝血因子Ⅻ与粗糙面接触而成为因子Ⅻ$_a$，继而发生一系列的凝血连锁反应，形成小血块，堵塞小血管创伤而止血。因凝血过程为一系列的酶促反应，故适当加温增高酶的活性可以加速凝血过程，此即外科手术时常用湿热盐水纱布等进行压迫止血的原理。但如果温度超过 45℃，酶蛋白则会失去活性。有些中药亦具有加速凝血或止血的作用，如云南白药、三七、仙鹤草等。

进行血液化验时，常要求血液样品始终保持不凝固，可使用乙二胺四乙酸、肝素、枸橼酸盐等抗凝剂。

二、 纤维蛋白溶解

纤维蛋白溶解（简称纤溶）是指血液凝固过程中所形成的纤维蛋白或血栓在一定条件下重新溶解，即凝固的血块液化的过程。纤溶也是机体的一种保护性生理反应，对体内血液经常保持液体状态以及血管畅通起着重要作用。

（一） 纤维蛋白溶解的基本过程

纤维蛋白溶解的基本过程可分为两个阶段，如图 6-2 所示。

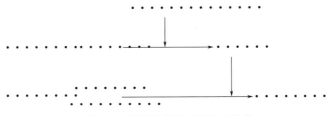

图 6-2　纤维蛋白溶解的两个阶段

1．纤溶酶原的激活

纤溶酶原是一个单链的 β-球蛋白，分子量为 80000～90000，在肝、骨髓和肾中合成，然后释放入血液中。血浆中的纤溶酶原无活性，在激活物的作用下，转变为具有催化活性的纤溶酶。纤溶酶原激活物在血管和组织中广泛分布，且种类繁多。

2．纤维蛋白与纤维蛋白原的降解

纤溶酶是血浆中活性最强的蛋白水解酶，但其特异性较差。它可以作用于纤维蛋白或纤维蛋白原的肽链，将它们分解成很多可溶性的小肽，这些小肽统称为纤维蛋白降解产物。纤维蛋白降解产物一般不再凝固。

（二） 纤溶抑制物及其作用

血管内出现血栓时，纤溶作用主要局限于血栓发生处，而不扩展到周围血液。这可能是由于血浆中含有大量纤溶抑制物所致。纤溶抑制物能够抑制纤维蛋白的溶解，它们存在于血浆、组织及其他体液中。纤溶抑制物根据其作用可分为两类：一类是抑制纤溶酶原激活，称为抗活化素；另一类是抑制纤溶酶的作用，称为抗纤溶酶。

三、 凝血和抗凝血、 纤溶和抗纤溶之间的动态平衡

如果某段血管受损，则首先发生生理性止血过程，小血管内形成的血凝块常成为血栓，

填塞该段血管。出血停止、血管创伤愈合后，发生纤溶过程，构成血栓的纤维蛋白又逐渐溶解、液化，使血管基本通畅。

凝血、抗凝血、纤溶、抗纤溶之间是对立统一的关系，它们之间的动态平衡是机体维持体内血液流动和防止血液丢失的关键。

第四节　血型与输血

一、血型

血型是指血细胞膜上存在着的特异性抗原的类型，主要根据红细胞分型。若将血型不相容的两个人的血液滴加在玻片上并使之混合，则红细胞可凝集成簇，这一现象称为红细胞凝集。凝集反应实质是抗原-抗体反应，在凝集反应中，红细胞膜上的抗原又称为凝集原，能与红细胞膜上的凝集原起反应的特异抗体又称为凝集素。由于每个抗体分子上约有 10 个部位可与抗原结合，故发生抗原-抗体反应时，多个红细胞会黏聚成团，出现凝集现象。如果凝集反应发生在血管内，则可使小血管阻塞，在补体的作用下，凝集的红细胞可发生破裂溶血。因此当输入血型不相容的血液时，在血管内可发生红细胞凝集和溶血反应，严重者可导致死亡。目前发现的红细胞血型系统至少有 29 个，其中与临床关系最为密切的是 ABO 血型系统和 Rh 血型系统。

1. ABO 血型系统

根据红细胞膜上是否存在 A 抗原和 B 抗原，ABO 血型系统分为四种血型（见表 6-1）：红细胞膜上只有 A 抗原者为 A 型；只有 B 抗原者为 B 型；A 抗原和 B 抗原均有者为 AB 型；A 抗原和 B 抗原均无者为 O 型。ABO 血型系统的抗体存在于血浆中，是天然抗体。在 A 型血的血浆中，只有抗 B 抗体；B 型血的血浆中，只有抗 A 抗体；AB 型血的血浆中，抗 A 抗体和抗 B 抗体均没有；O 型血的血浆中，抗 A 抗体和抗 B 抗体均有。若 A 抗原与抗 A 抗体相遇或 B 抗原与抗 B 抗体相遇，则会发生凝集反应。

表 6-1　ABO 血型系统的抗原和抗体

型别	红细胞膜上的抗原（凝集原）	血浆中的抗体（凝集素）
A	A	抗 B
B	B	抗 A
AB	A＋B	无
O	无 A、无 B	抗 A＋抗 B

2. Rh 血型系统

Rh 血型系统的抗原（称 Rh 抗原、Rh 凝集原或 Rh 因子）最早是在恒河猴的红细胞中发现的（Rh 是恒河猴学名 Rhesus 的前两个字母），后来发现人类也有这种 Rh 因子。已发现 40 多种 Rh 抗原，与临床关系密切的是 C、c、D、E、e 五种，其中 D 抗原的抗原性最强。Rh 血型系统分为 Rh 阳性和 Rh 阴性两种。凡红细胞膜上有 D 抗原的，称 Rh 阳性；无 D 抗原的，称 Rh 阴性。人的血浆中不存在抗 Rh 的天然抗体，Rh 阴性的人只有在接受 Rh 阳性的血液后，才会通过体液性免疫产生抗 Rh 抗体。因此，Rh 血型系统的临床意义，主要在于 Rh 阴性受血者在第二次或多次输入 Rh 阳性的血液时，以及 Rh 阴性的母亲在第二次或多次怀有 Rh 阳性的胎儿时。Rh 阴性率白种人约占 15%，我国人口约占 1%。我国某些少数民族人口 Rh 阴性率比汉族人口高。

二、 输血

输血可直接补充循环血量，使血压迅速恢复或接近正常水平，保证机体或心、脑等重要器官的血液供应，维持人体正常生命活动的需要。

临床上输血以同型血相输为原则，即使在 ABO 血型系统血型相同的人之间进行输血，输血前也必须做交叉配血试验。所谓交叉配血是将受血者的红细胞与血清分别同供血者的血清与红细胞混合，观察有无凝集现象。输血时，首先考虑供血者的红细胞不被受血者的血清所凝集；其次才考虑受血者的红细胞不被供血者的血清所凝集。前者叫做交叉配血试验的主侧（也称为直接配血），后者叫做次侧（也称为间接配血）。如果主侧凝集（称为配血不合或配血禁忌），则绝对不能输血。如果主侧不凝集，而次侧凝集，可以认为"基本相合"，但输血要特别谨慎，不宜过快过多，并且要密切注意有无高热、寒战、心悸、气短、腰背痛、荨麻疹、血压下降等，甚至更严重的输血反应。如发生输血反应，必须立即停止输注。即在紧急情况下又缺乏同型血源时，可少量（＜200ml）、缓慢地输入异型血液，但必须符合供血者的红细胞不被受血者的血清所凝集的原则，即对于 ABO 血型系统，可以把少量的 O 型血缓慢地输给其他血型的受血者（因为 O 型血的红细胞不含 A 抗原和 B 抗原，所以不论遇到抗 A 抗体或抗 B 抗体，都不会发生凝集反应），AB 型受血者可缓慢地接受其他血型的输血（因为 AB 型血的血浆中不含抗 A 抗体和抗 B 抗体）。在非紧急情况下，必须主侧和次侧均无凝集（称为配血相合），才能进行输血。

近年，输血疗法已从原来的输全血发展为成分输血（即把血液中的红细胞、粒细胞、血小板和血浆等各种成分分别制备成高纯度或高浓度的制品，再输注给患者），增强了针对性，提高了疗效，减少了不良反应的发生，节约了血源。

第七章 血液系统常见疾病

07 Chapter

血液系统疾病是指原发于或主要累及造血器官的疾病。血液系统疾病病种较多，其共同特点多表现为骨髓、脾、淋巴结等造血器官的病理损害，周围血细胞成分质和量的改变，以及血凝或纤溶机制障碍等。血液系统疾病包括红细胞系疾病、白细胞系疾病和血小板系疾病等。

第一节　缺铁性贫血

缺铁性贫血

贫血是指外周血红细胞容量低于正常范围下限的症状。由于红细胞容量测定较复杂，临床上常以血红蛋白（Hb）浓度作为诊断贫血的指标，在我国海平面地区，成年男性 Hb<120g/L，成年女性（非妊娠）Hb<110g/L，孕妇 Hb<100g/L，即可诊断为贫血。

贫血是由多种原因或疾病引起的一种症状，而不是一种疾病的名称。贫血的一般表现为头晕，乏力，易倦，心悸，气促，耳鸣，眼花；黏膜苍白，皮肤苍白且干燥，毛发无光泽、易断、易脱落。儿童患贫血还表现为生长发育迟缓，智力低下。症状的轻重常与贫血的严重程度呈正相关。常见的贫血类型有缺铁性贫血、巨幼细胞贫血、再生障碍性贫血等，其中缺铁性贫血最常见。

缺铁性贫血（iron deficiency anemia，IDA），是指体内用来合成血红蛋白的储藏铁耗尽，不能满足正常红细胞生成需要而形成的一种小细胞低色素性贫血。IDA 在世界各国均常见，以育龄妇女、婴幼儿和儿童多见。在多数发展中国家，约 2/3 的儿童和育龄妇女缺铁。即使在发达国家，亦有 20% 的育龄妇女及 40% 左右的孕妇患缺铁性贫血。

一、 病因与发病机制

1. 铁的损失过多

体内的铁大约 67% 存在于血红蛋白内，因此出血过多会导致缺铁。慢性失血是缺铁性贫血最常见、最重要的原因，其中以消化道疾病或痔疮所致的慢性失血以及妇女月经过多最为常见。此外，钩虫感染、反复血尿、血红蛋白尿、咯血等也可引起缺铁。

2. 铁的需要量增加而摄入不足

婴幼儿、青少年、育龄妇女等人群以及妊娠、哺乳等生理情况下对铁的需要量增加，如不能补充更多的铁以满足需要，则可引起缺铁性贫血。人工喂养的婴儿，如以含铁较低的牛乳、谷物为主食，不补充含铁丰富的食品，也会引起缺铁。

3．铁的吸收不良

铁的吸收部位主要在十二指肠和空肠上段，胃切除手术及胃空肠吻合术后，食物不经过十二指肠，从而影响铁的吸收；缺乏胃酸（如萎缩性胃炎患者）、慢性腹泻均会引起铁的吸收不良；长期进食含铁量低的植物性食物，则由于铁含量低且吸收率也低而导致缺铁。

二、 临床表现与辅助检查

（一） 临床表现

缺铁性贫血发生较为缓慢，早期多无症状或症状很轻。病情发展到一定程度，才出现贫血的一般表现，有时还会出现缺铁引起的特殊表现。

缺铁的特殊表现包括：①黏膜损害，如口角炎、舌炎、舌乳头萎缩、萎缩性胃炎，严重者出现吞咽困难；②指（趾）甲缺乏光泽，形成纵向隆起的条纹，脆薄易裂，严重者变平、甚至凹下呈勺状（称"匙状甲"）；③神经、精神系统异常，多见于小儿，表现为容易兴奋，注意力不集中，烦躁、易怒或淡漠，易动，少数有异食癖，喜吃生米、泥土、粉笔、纸片等。

（二） 辅助检查

1．血象

呈小细胞低色素性贫血。平均红细胞体积（MCV）$<80fl$（$1fl=10^{-3}\mu l$）、平均红细胞血红蛋白量（MCH）$<27pg$、平均红细胞血红蛋白浓度（MCHC）$<32\%$。血涂片见红细胞体积小且大小不均，中央淡染区扩大。网织红细胞计数大多正常或有轻度增高。白细胞和血小板计数一般正常。

2．骨髓象

增生活跃；以红细胞系增生为主（红细胞大小不均，直径相差 1 倍以上），粒细胞系统和巨核细胞系统基本正常；红细胞系中以中幼红细胞、晚幼红细胞为主，各期幼红细胞体积均较小，核染色质致密，胞浆少。

3．铁代谢

血清铁$<8.95\mu mol/L$（$50\mu g/dl$），总铁结合力（TIBC）$>64.44\mu mol/L$，转铁蛋白饱和度$<15\%$；血清铁蛋白$<12\mu g/L$；骨髓涂片用亚铁氰化钾染色（普鲁士蓝反应）后，在骨髓小粒中无深蓝色的含铁血黄素颗粒，幼红细胞内铁小粒减少或消失，铁粒幼细胞$<15\%$。其中血清铁蛋白能准确地反映体内储铁的多少，是诊断 IDA 最敏感和可靠的指标之一。但血清铁蛋白的含量受年龄、性别、营养状况和疾病等的影响，会掩盖缺铁表现，如遇炎症、肿瘤或肝病时血清铁蛋白会增高。

4．红细胞内卟啉代谢

缺铁时，幼红细胞内没有足够的铁与原卟啉（FEP）结合生成血红素，造成红细胞内游离原卟啉含量增多（$>0.9\mu mol/L$ 全血），或原卟啉与锌原子结合成为锌原卟啉（ZPP）（$ZPP>0.96\mu mol/L$ 全血），$FEP/Hb>4.5\mu g/gHb$。此外，铁利用障碍时 FEP 也会增高。

（三） 诊断要点

缺铁性贫血的诊断包括以下四方面。

（1）有贫血的一般表现。

（2）贫血为小细胞低色素性　成年男性 Hb＜120g/L，成年女性（非妊娠）Hb＜110g/L，孕妇 Hb＜100g/L；MCV＜80fl，MCH＜27pg，MCHC＜32%。

（3）有缺铁的依据　符合储铁耗尽（ID）或缺铁性红细胞生成（IDE）的诊断。

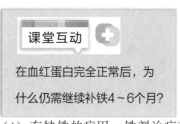

ID 的诊断：①血清铁蛋白＜12μg/L；②骨髓铁染色显示骨髓小粒可染铁消失，铁粒幼细胞＜15%。符合①或②任一项即可诊断。

IDE 的诊断：①符合 ID 诊断标准；②血清铁＜8.95μmol/L，总铁结合力＞64.44μmol/L，转铁蛋白饱和度＜15%；③FEP/Hb＞4.5μg/gHb。

（4）有缺铁的病因，铁剂治疗有效。

三、治疗原则与健康提示

（一）治疗原则

缺铁性贫血的治疗，包括病因治疗和补充铁剂两个方面。

1.病因治疗

病因治疗是缺铁性贫血治疗的关键。应积极控制慢性失血，如治疗消化性溃疡、痔疮，加强钩虫病的防治，必要时手术治疗胃肠道肿瘤、子宫肌瘤等。对于儿童、妊娠或哺乳期妇女，以及饮食结构不合理而造成铁缺乏的患者，应加强营养，改善饮食。

2.补充铁剂

（1）口服铁剂　缺铁性贫血时肠黏膜对铁的吸收量增加，口服铁剂即能收到良好疗效，故为首选的给药方式。每天服元素铁 150～200mg 即可，常用药有硫酸亚铁缓释片、硫酸亚铁、富马酸亚铁等。口服铁剂可引起恶心、呕吐、腹痛、腹泻等消化道反应，宜饭后服。铁剂忌与谷类、乳类或茶同服，否则影响铁的吸收；鱼、肉类、维生素C可加强铁剂的吸收。口服铁剂后，最早发生的反应是患者自觉症状迅速改善，网织红细胞逐渐升高，常于开始用药后第 5～10 天左右达到高峰。血红蛋白于 2 周后开始上升，一般 2 个月左右恢复正常，此后仍需继续补铁 2～3 个月，待铁蛋白恢复正常后停药。

（2）注射铁剂　若口服铁剂不能耐受可改用注射铁剂。常用的是右旋糖酐铁肌内注射。由于注射铁剂可引起局部疼痛、面部潮红、头痛、淋巴结炎和荨麻疹，甚至偶发过敏性休克，故注射铁剂应严格遵循用药指征。

（二）健康提示

缺铁性贫血虽然常见，但对高发人群做好营养保健也容易预防。例如，及时为婴幼儿添加富含铁的食品（如蛋类、动物肝脏等）；青少年不要偏食，要定期检查、治疗寄生虫感染；孕妇、哺乳期妇女可补充铁剂；女性要注意防治月经过多；做好肿瘤性疾病和慢性出血性疾病的防治。

第二节　巨幼细胞性贫血

巨幼细胞性贫血，规范名称为巨幼细胞贫血，是由于脱氧核糖核酸（DNA）合成障碍所引起的一种贫血。

一、病因与发病机制

叶酸和维生素 B_{12} 是 DNA 合成的必需物质，如缺乏会造成 DNA 合成减慢、复制延迟，胞核分裂时间延长，故细胞核比正常的大。但是叶酸和维生素 B_{12} 对胞质内 RNA 及蛋白质的合成影响不大。因此，随着叶酸和维生素 B_{12} 缺乏导致的胞核分裂延迟和胞浆蛋白质相对增多，细胞体积会变得巨大，形成所谓"老浆幼核"改变的巨型细胞，称为巨幼变。骨髓中红系、粒系和巨核系细胞均可发生巨幼变，分化、成熟异常，在骨髓中易被破坏，最终导致全血细胞减少。巨幼变以骨髓红系细胞最显著，引起巨幼细胞贫血。遗传或药物也可引起巨幼细胞贫血。巨幼变也可见于某些增殖性体细胞。

1．叶酸缺乏

叶酸缺乏的主要病因是摄入不足和需要增加。

（1）摄入不足　叶酸富含于新鲜蔬菜、水果和肉类食品中。食物若经长时间烹煮，其中的叶酸可损失 $50\%\sim90\%$，造成叶酸摄入不足。乙醇可干扰叶酸的代谢，因此酗酒者常会有叶酸缺乏。

（2）需要增加　妊娠期和哺乳期妇女、儿童、青少年以及慢性消耗性疾病患者对叶酸的需要量增加，如补充不足就可发生叶酸缺乏。

2．维生素 B_{12} 缺乏

维生素 B_{12} 的主要食物来源是动物内脏、肉类和蛋类，豆制品经发酵会产生一部分维生素 B_{12}，人体肠道细菌也可以合成一部分，故一般由于膳食中摄入不足而致维生素 B_{12} 缺乏者较为少见。维生素 B_{12} 在消化管内必须与内因子结合，并在其保护下才能在回肠被吸收。故内因子缺乏是维生素 B_{12} 缺乏最常见的病因，主要见于萎缩性胃炎、全胃切除术后和恶性贫血患者。此外，老年人由于胃液分泌不足也会导致内因子缺乏。

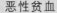

知识链接

恶性贫血

恶性贫血是由于内因子缺乏引起维生素 B_{12} 吸收障碍从而导致的巨幼细胞贫血，但其内因子缺乏的病因与自身免疫有关。恶性贫血患者的血清中含有壁细胞抗体，尤其是伴胃萎缩的恶性贫血患者中壁细胞抗体的检出率达到 90%，60% 的患者血清及胃液中含有内因子抗体，部分患者含有甲状腺抗体。恶性贫血可见于甲状腺功能亢进、慢性淋巴细胞性甲状腺炎、类风湿关节炎等自身免疫相关疾病患者。恶性贫血的发生是遗传和自身免疫等因素相互复杂作用的结果，亚洲人中很少见。恶性贫血的治疗需终生维持肌内注射补充维生素 B_{12}。

二、临床表现与辅助检查

（一）临床表现

1．血液系统表现

由于巨幼变以骨髓红系细胞最显著，故表现出贫血症状，严重者可有轻度黄疸。又由于骨髓粒系和巨核系细胞均可发生巨幼变，因此重症患者除表现为贫血外，偶有感染及出血倾向。

2．消化道表现

巨幼变对胃肠道上皮细胞的增生影响也较大，易发生舌炎（舌面苍白且光滑，舌乳头萎缩，味觉消失）、口腔炎（口腔黏膜萎缩）和胃肠道症状（以食欲不振、恶心、呕吐为主，腹胀、腹泻及便秘偶见）。

3．神经、精神表现

巨幼变对神经、精神系统的影响也较大，尤其维生素 B_{12} 缺乏表现更为明显。神经系统主要表现为乏力，手足对称性麻木，深感觉障碍（如振动感和运动感消失），步态不稳，共济失调。精神方面的表现，小孩主要是表情呆滞、少哭少闹、反应迟钝、嗜睡等，老年人常表现为抑郁、记忆力下降、谵妄、幻觉或精神错乱等。孕妇缺乏叶酸，可导致胎儿先天性神经管畸形。

（二）辅助检查

1．血象

呈大细胞性贫血（MCV＞100fl），RDW（红细胞体积分布宽度）值上升。血涂片中可见红细胞大小不等，大椭圆形的红细胞较多。中性粒细胞及血小板计数均可减少。中性粒细胞核分叶过多（可有 5 叶或 6 叶以上的分叶），亦可见巨型杆状核粒细胞，偶可见到巨大血小板。重症病例可出现全血细胞减少。网织红细胞计数正常或轻度增高。

2．骨髓象

增生活跃，尤以红系增生明显，巨幼变也最为显著。红系各阶段细胞体积均较正常大，细胞核大，核染色质疏松。类似的巨幼变在粒系和巨核系也均有出现。

3．血清叶酸、维生素 B_{12}、高半胱氨酸和甲基丙二酸及红细胞叶酸水平

血清叶酸＜6.8nmol/L，维生素 B_{12}＜74pmol/L，或红细胞叶酸＜227nmol/L。血清高半胱氨酸和甲基丙二酸水平测定，可以诊断及鉴别是叶酸缺乏还是维生素 B_{12} 缺乏。

4．内因子抗体

恶性贫血时内因子抗体阳性。

（三）诊断要点

（1）有贫血症状、消化道表现或神经、精神表现。

（2）有叶酸、维生素 B_{12} 缺乏的病因。

（3）血象、骨髓象检查具有特征性。

（4）血清叶酸、维生素 B_{12} 或红细胞叶酸水平低于正常。若无条件测定血清叶酸和维生素 B_{12}，可给予叶酸或维生素 B_{12} 进行诊断性治疗，若有效应考虑叶酸或维生素 B_{12} 缺乏。

三、治疗原则与健康提示

（一）治疗原则

巨幼细胞贫血的治疗，包括病因治疗和补充叶酸或维生素 B_{12} 两个方面。

1．病因治疗

纠正偏食及不良烹饪习惯，治疗原发病（如萎缩性胃炎、自身免疫性疾病），如为用药

后继发的巨幼细胞贫血，应酌情停药。

2．补充叶酸或维生素 B_{12}

（1）叶酸缺乏　口服叶酸或肌内注射四氢叶酸钙，直至血红蛋白恢复正常。一般不需维持治疗。

（2）维生素 B_{12} 缺乏　凡由内因子缺乏而致的维生素 B_{12} 缺乏，均应肌内注射维生素 B_{12}，直至血红蛋白恢复正常。恶性贫血或全胃切除术后需终生维持治疗。

（二）健康提示

要预防巨幼细胞贫血，应均衡膳食，纠正不良烹饪习惯，避免大量饮酒。婴幼儿应及时添加辅食。青少年、妊娠期和哺乳期妇女应多食新鲜蔬菜、水果，也可口服小剂量叶酸或维生素 B_{12} 预防。

对于同时出现食欲不振、消化不良、舌头发炎、失去味觉等症状的，要考虑维生素 B_{12} 缺乏。

老年人由于胃液分泌不足，维生素 B_{12} 缺乏现象较为普遍，认知能力有所降低，尤其对于已经患有阿尔茨海默病的患者，更要注意及时补充，否则会加速阿尔茨海默病的发展。

育龄妇女从计划怀孕时起至怀孕后三个月末，口服小剂量叶酸可预防胎儿先天性神经管畸形。

第三节　出血性疾病

因止血功能缺陷而引起的以自发性出血或血管损伤后出血不止为特征的疾病称为出血性疾病。出血性疾病根据发病环节不同，分为以下四类：①血管因素所致出血性疾病；②血小板因素所致出血性疾病；③凝血因子异常所致出血性疾病；④纤维蛋白溶解过度所致出血性疾病。以下介绍血小板因素所致的特发性血小板减少性紫癜（idiopathic thrombocytopenic purpura，ITP）。

特发性血小板减少性紫癜是由于机体的免疫因素造成血小板的破坏增多，导致外周血中血小板减少从而引发的出血性疾病。

一、病因与发病机制

特发性血小板减少性紫癜与自身免疫有关，其病因尚未完全阐明，通常认为与下列因素有关。

1．感染

细菌或病毒感染与发病有密切关系。

2．免疫

自身免疫产生的抗血小板抗体（PAIg）参与发病。

3．脾和肝的作用

脾是 PAIg 产生的部位，血小板与 PAIg 或免疫复合物结合后，增加了其在脾的滞留时间，也就增加了被吞噬和清除的机会。肝也有类似的作用。

4．遗传

基因调控在一定程度上影响发病。

5．雌激素

本病中青年女性多发，可能与雌激素的作用有关。

二、临床表现与辅助检查

（一）临床表现

特发性血小板减少性紫癜临床上分为急性型和慢性型两种类型。

1．急性型

主要表现为皮肤和黏膜出血，包括全身皮肤淤点、紫癜、淤斑，可有血疱及血肿形成。鼻出血、牙龈出血、口腔黏膜出血及舌出血较为常见。损伤及注射部位可出现渗血或形成大片淤斑。当血小板低于 $20 \times 10^9 / L$ 时，可出现内脏出血，如呕血、黑便、咯血、血尿、阴道出血等，颅内出血是致死的主要原因。出血量过大或出血范围过于广泛的患者，可出现程度不等的贫血、血压降低甚至失血性休克。

该型的特点是：①多发生于儿童。②80％以上的患者在发病前 1～2 周有急性上呼吸道感染史，特别是病毒感染史。③起病急骤，部分患者可有畏寒、发热等。

2．慢性型

主要表现为皮肤、黏膜出血，如淤点、淤斑及外伤后出血不止等。鼻出血、牙龈出血较为常见。严重的内脏出血较少见，部分患者病情可因感染等而骤然加重，出现广泛、严重的内脏出血。女性月经过多者常见，亦可为部分女性患者的唯一临床症状。

该型的特点是：①主要见于 40 岁以下的女性。②常隐性发病，一般无前驱症状。③出血症状轻，但反复发作，每次发作持续数周或数月，可迁延数年。

（二）辅助检查

1．血象

血小板计数减少（急性型与慢性型程度不一）；若失血较多，则可见贫血血象；白细胞计数多正常，嗜酸性粒细胞增多。

2．骨髓象

骨髓巨核细胞量增多或正常；巨核细胞发育成熟障碍，细胞体积变小，胞浆内颗粒减少，幼稚巨核细胞增多，急性型尤为明显；有血小板形成的巨核细胞显著减少。

3．其他

出血时间延长，血块回缩不良，血小板寿命明显缩短，PAIg 增高。

（三）诊断要点

有广泛出血并累及皮肤、黏膜及内脏，多次检查血小板计数减少，脾不大或轻度大，骨髓巨核细胞增多或正常，并有成熟障碍者，血清中检出抗血小板抗体或血小板寿命缩短，除外其他继发性血小板减少症即可确诊为本病。

三、治疗原则与健康提示

（一）治疗原则

本病治疗的目的是控制出血症状，减少血小板的破坏，但不强调将血小板计数提高至正常，以确保患者不因出血发生危险，又不因过度治疗而引起严重不良反应。

1．一般治疗

出血严重者应注意休息。血小板少于 $20\times10^9/L$ 时，应严格卧床，避免外伤。有外伤者应使用止血药物及采取局部止血处理。

2．糖皮质激素

应用糖皮质激素是目前的首选治疗方法，可抑制血小板与抗体的结合，现主张短疗程大剂量静脉滴注甲泼尼龙或地塞米松，以及口服泼尼松等。

3．脾切除

脾切除可减少血小板破坏及抗血小板抗体的产生。适用于应用糖皮质激素治疗无效，病程迁延 3～6 个月，或糖皮质激素治疗有效，但维持量＞30mg/日的情况。

4．免疫抑制剂

免疫抑制剂适用于经以上治疗疗效差或无效的患者，可与糖皮质激素合用。主要药物有长春新碱、环磷酰胺、硫唑嘌呤等。

5．急症处理

下列情况应按急症处理：血小板低于 $20\times10^9/L$，出血严重、广泛，疑有或已发生颅内出血，近期将实施手术或分娩者。可用全血或血小板悬液输注。

6．雄激素

对于中青年女性慢性型特发性血小板减少性紫癜患者，也可考虑使用合成的雄激素达那唑与糖皮质激素配合治疗。

（二）健康提示

本病慢性型起病隐匿，紫癜及淤斑虽然常见于下肢及上肢远端，但也要注意发现其他部位皮肤散在的出血点以及鼻出血和牙龈出血的情况，要重视体检中血小板的指标，女性要注意是否月经过多。

本病急性型在发病前常有急性上呼吸道感染史，因此要注意保暖，预防上呼吸道感染。

对于疑似病例，要及时明确诊断，对症治疗，防止严重的内脏出血危及生命。

本病患者应避免进食粗硬食物及油炸或辛辣刺激的食物，以免诱发牙龈、口腔黏膜及舌出血，甚至消化道出血。也要避免碰撞、外伤、跌倒，以免引起出血。

▷▷▷ 本篇目标检测

一、选择题

（一）单项选择题

1．通常所说的血型是指（　　）。

    A. 红细胞膜上特异性受体类型　　　　B. 血浆中特异性凝集素类型

    C. 血浆中特异性凝集原类型　　　　　D. 红细胞膜上特异性凝集原类型

2．在下列白细胞中，特异性免疫细胞主要指（　　）。

    A. 淋巴细胞　　　　B. 中性粒细胞　　　　C. 嗜酸性粒细胞　　　　D. 单核细胞

3．某人的血细胞与 B 型血的血清凝集，其血清与 B 型血的血细胞不凝集，此人的血型为（　　）。

    A. A 型　　　　B. B 型　　　　C. O 型　　　　D. AB 型

4．血小板减少性紫癜是由于血小板（　　）。

    A. 不易黏附于血管内膜　　　　　　　　B. 使血块回缩出现障碍

    C. 释放血管活性物质不足　　　　　　　D. 不能修复和保持血管内皮细胞的完整性

5. 构成血浆晶体渗透压的主要成分是（　　　）。

    A. NaCl　　　　　　B. KCl　　　　　　C. $CaCl_2$　　　　　　D. $NaHCO_3$

6. 构成血浆胶体渗透压的主要成分是（　　　）。

    A. α-球蛋白　　　　B. β-球蛋白　　　　C. γ-球蛋白　　　　D. 白蛋白

7. 青年女性，头昏、心悸、颜面苍白5年，并感吞咽困难，血红蛋白45g/L，红细胞$2.0×10^{12}$/L，白细胞及血小板正常，血涂片见红细胞大小不均，以小细胞为主，中心染色过浅，首选抗贫血制剂为（　　　）。

    A. 维生素B_{12}　　　　B. 叶酸　　　　C. 口服铁剂　　　　D. 雄激素

8. 正常人红细胞的寿命为（　　　）。

    A. 4～5天　　　　B. 7～14天　　　　C. 约3个月　　　　D. 约120天

9. 成年人缺铁性贫血最常见的病因是（　　　）。

    A. 慢性胃炎　　　　B. 慢性失血　　　　C. 慢性感染　　　　D. 长期素食

10. 关于铁吸收，错误的是（　　　）。

    A. 主要在回肠吸收　　　　　　　　　　B. 以亚铁的形式吸收

    C. 动物源性食物中的铁吸收率较高　　　D. 铁的吸收受机体铁饱和状态的调节

11. 缺铁性贫血患者补铁剂治疗后首先表现为（　　　）。

    A. 患者自觉症状改善　　　　　　　　　B. 血清铁蛋白上升

    C. 血红蛋白上升　　　　　　　　　　　D. 平均红细胞体积恢复正常

12. 特发性血小板减少性紫癜治疗首选（　　　）。

    A. 雄激素　　　　B. 免疫抑制剂　　　　C. 糖皮质激素　　　　D. 脾切除

（二）多项选择题

1. 患者30岁，头昏乏力，粪中钩虫卵（＋＋＋），血红蛋白60g/L，其治疗应是（　　　）。

    A. 驱钩虫　　　　B. 口服铁剂　　　　C. 注射右旋糖酐铁

    D. 输血　　　　E. 口服叶酸或注射维生素B_{12}

2. 男性，25岁，半年来苍白无力。血红蛋白70g/L，白细胞、血小板正常，血清铁300μg/L，骨髓铁阴性，诊断为缺铁性贫血，经口服铁剂治疗3周后无效。其原因可能有（　　　）。

    A. 诊断不正确　　　　B. 未按医嘱服药　　　　C. 胃肠吸收障碍

    D. 出血不止　　　　E. 存在干扰铁利用的因素

3. 女性，36岁，主诉头晕乏力，3年来月经量多，浅表淋巴结及肝脾未触及，血红蛋白58g/L，白细胞$8×10^9$/L，血小板$185×10^9$/L，血涂片可见红细胞中心淡染区扩大，网织红细胞计数0.5%。为明确诊断需做的检查有（　　　）。

    A. 骨髓检查　　　　B. 血清铁和总铁结合力测定　　　　C. 染色体检查

    D. 血清铁蛋白测定　　　　E. MCV、MCHC测定

4. 以下关于口服铁剂的叙述正确的是（　　　）。

    A. 从小剂量开始　　　　　　　　　　　B. 饭前服用

    C. 饭后服用　　　　　　　　　　　　　D. 使用吸管口服液体铁剂

    E. 用茶水服用

5. 缺乏（　　　）可引起巨幼细胞贫血。

    A. 叶酸　　　　B. 铁　　　　C. 维生素B_6

    D. 维生素B_{12}　　　　E. 维生素C

二、简答题

1. 血浆中有哪些成分？

2. 血浆蛋白的主要功能是什么？

3. 简述特发性血小板减少性紫癜的典型临床表现及诊断标准。

第四篇

循环系统解剖生理与常见疾病

　　循环系统是一个驱动血液和淋巴液循环的管道式封闭系统，由心血管系统和淋巴系统组成。循环系统的功能是不断地将氧、营养物质和激素等运送到全身各组织器官，并将各器官、组织所产生的二氧化碳和其他代谢产物输送到排泄器官以排出体外，保证机体物质代谢和生理功能的正常进行。血液循环出现障碍，器官和组织将失去氧及营养的供应，代谢和功能发生异常，造成机体重要器官的损害进而危及生命。近十几年，心脑血管病变导致死亡的病例逐年增加，心血管病是人类最主要的死亡原因之一，严重危害健康。

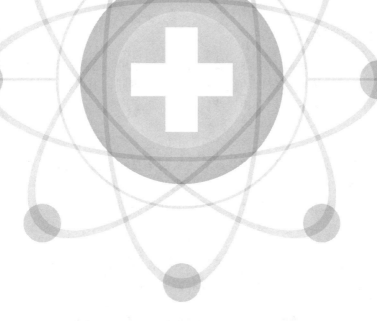

第八章 循环系统解剖生理

第一节 血液循环

一、 循环系统的组成

循环系统由心血管系统与淋巴系统组成。心血管系统包括心脏、动脉、毛细血管和静脉。心脏是血液循环的动力器官。动脉将心脏输出的血液运送到全身各器官，是离心的管道。静脉则把全身各器官的血液带回心脏，是回心的管道。毛细血管是位于小动脉与小静脉间的微细管道，管壁薄，有通透性，是进行物质交换和气体交换的场所。淋巴系统包括淋巴管和淋巴器官，是血液循环的支流，协助静脉运回体液入循环系统，属循环系的辅助部分。

二、 体循环与肺循环

血液由心室射出，经动脉、毛细血管、静脉返回心房。这种周而复始的循环流动称为血液循环。根据血液在心血管系统内的循环途径和功能不同，血液循环分为体循环和肺循环，两个循环同时进行，彼此相通，互相连续。

（一） 体循环

血液由左心室射出经主动脉及其各级分支流到全身的毛细血管，在此与组织液进行物质交换，供给组织细胞氧和营养物质，运走二氧化碳和代谢产物，动脉血变为静脉血；再经各级静脉汇合成上、下腔静脉流回右心房，这一循环为体循环。

（二） 肺循环

血液由右心室射出经肺动脉流至肺毛细血管，在此与肺泡气体进行气体交换，吸收氧并排出二氧化碳，静脉血变为动脉血；然后经肺静脉流回左心房，这一循环为肺循环。

第二节 心血管系统解剖

一、 心

心是血液循环的动力器官，终生有节律地收缩和舒张，以保证血液的正常活动。

（一）心的位置和毗邻

心位于胸腔纵隔内，约 2/3 位于正中线的左侧、1/3 位于正中线的右侧（见图 8-1），两肺之间。

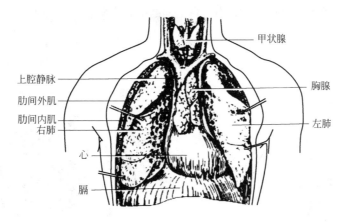

图 8-1 心的位置

（二）心的形态

心呈前后略扁的倒置圆锥形，包括心尖、心底、两个面、三个缘和三条沟（见图 8-2、图 8-3）。心尖钝圆，朝向左前下方，由左心室构成，体表投影在左侧第 5 肋间、左锁骨中线

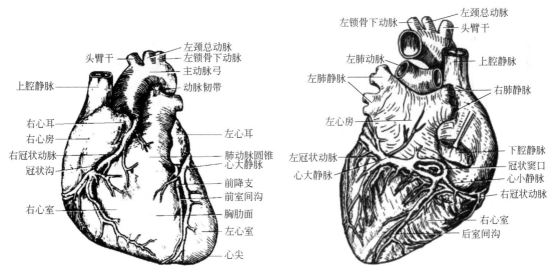

图 8-2 心的外形和血管（前面观）　　　　图 8-3 心的外形和血管（后面观）

内侧 1~2cm 处，此处可触及心尖搏动。心底朝向右后上方，有大血管由此出入。心的前面有胸骨和肋软骨，称胸肋面；下面与膈相邻，称膈面。心的右缘由右心房构成；左缘由左心室和左心耳构成；下缘较锐，由右心室和心尖构成。近心底处，心表面一条环形的浅沟，称冠状沟，是心房和心室的表面分界线。心的胸肋面和膈面各有一纵形的浅沟，分别称前、后室间沟，为左右心室的表面分界线。

（三）心的各腔

心为中空肌性器官，心腔被房间隔和室间隔分为互不相通的左右两半心，每半心包括一个心房和一个心室，房室之间有房室口相通。心共有四个腔，即左心房、左心室、右心房、右心室。左、右心房之间的中隔称房间隔；左、右心室之间的中隔称为室间隔（图8-4、图8-5）。

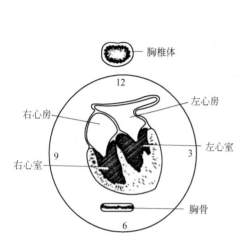

图 8-4 心腔的钟面关系（水平切面）

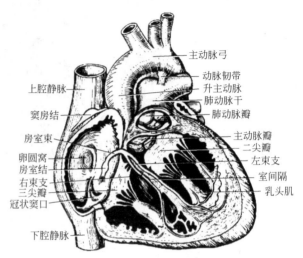

图 8-5 心的内部结构和传导系统

知识链接

心脏形状利于血液流动

心脏的形状人人熟悉。但人的心脏为何要长成这奇特的样子？旅英中国学者杨广中博士等人的一项研究发现，这种不对称的奇怪形状，在流体动力学方面具有独特优势，能使血液流动有条不紊，效率极高。

1．右心房

位于心的右上部，壁薄腔大。有三个入口：上腔静脉口、下腔静脉口及冠状窦口；出口为右房室口，通右心室。

2．右心室

位于右心房的左前下方，有一个入口和一个出口。入口为右房室口，其周缘附有三片三角形的瓣膜，称三尖瓣，瓣膜垂向室腔，通过腱索与乳头肌相连。出口为肺动脉口，连通肺动脉干。肺动脉瓣为三个半月形瓣膜，位于肺动脉口周缘。

3．左心房

位于心的左后上部，共四个入口和一个出口。四个入口位于左心房后部，两侧各有两个肺静脉口，肺静脉内的动脉血由此流入左心房。出口为左房室口，通向左心室。

4．左心室

位于右心室的左后方，左心室肌最为肥厚，有一个入口和一个出口。入口为左房室口，其周缘附有两片瓣膜，称二尖瓣。二尖瓣也借腱索连于乳头肌上。出口为主动脉口，周缘附有三个半月形的主动脉瓣，开向主动脉。

瓣膜顺血液开放、逆血液关闭，保证了心腔血液能够定向流动。心室舒张时，二尖瓣（三尖瓣）开放，血液经房室口由心房流入同侧心室；此时主动脉瓣（肺动脉瓣）关闭，阻止血液倒流回心室。心室收缩时，主动脉瓣（肺动脉瓣）开放，血液经主动脉口（肺动脉口）从心室流入主动脉（肺动脉），此时二尖瓣（三尖瓣）关闭，防止心室的血逆流回同侧心房。如果因病变引起瓣膜关闭不完全（闭锁不全），或不能完全开放（狭窄），则将导致心腔内血流紊乱。

（四）心壁的结构

心壁由内向外分三层：心内膜、心肌层和心外膜。心内膜由内皮和疏松结缔组织构成，含血管、神经和心传导系统的分支。心肌层由心肌纤维构成，心房肌较心室肌薄，房肌和室肌不连续，所以心房和心室的收缩和舒张不是同时进行的。心外膜为浆膜性心包的脏层，内含营养心脏的血管。

（五）心的传导系统

心的传导系统由特殊分化的心肌细胞构成，形成结或束位于心壁内，包括窦房结、房室结、房室束、左右束支、浦肯野纤维，与心壁肌细胞相连（图8-6）。其功能为产生兴奋并传导冲动，维持心搏的正常节律。

窦房结呈长椭圆形，位于上腔静脉和右心房交界处心外膜深处。房室结呈扁椭圆形，位于房室隔下部右侧心内膜深面，冠状窦口前上方。房室束起自房室结，下行入室间隔膜层，至室间隔肌层分为左、右束支。左、右束支沿室间隔肌两侧下行至乳头肌根部，再分成细小的浦肯野纤维网与心室肌纤维相连。窦房结自律性最高，能有节律地产生兴奋，是心的正常起搏点，窦房结产生的兴奋传导至心房引起心房肌收缩，兴奋传导至房室结，房室束、束支和浦肯野纤维网将房室结传来的

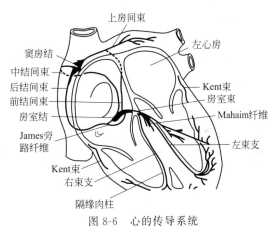

图8-6 心的传导系统

兴奋迅速传播到整个心室。其中兴奋在房室结发生短暂延搁后再继续下传，以保证心房收缩后再开始心室收缩。

（六）心的血管

左、右冠状动脉给心提供营养，起自主动脉升部，行于心外膜深处，分布于心壁。如冠状动脉或其分支发生阻塞，可引起心肌梗死、心律失常等。心的静脉大部分经冠状窦注入右心房，冠状窦位于冠状沟后部，借冠状窦口开口于右心房；右心室前壁有2～3支较大的静脉，直接开口于右心房。

（七）心包

心包包被于心的外面，自内向外分为浆膜心包和纤维心包，两层心包之间的腔隙即心包腔，内含少量润滑浆液，能减少心搏动时的摩擦。

（八）心的体表投影

心在胸前壁的体表投影可作为医学临床上心叩诊判断心界和心音（包括主动脉，肺动脉，二尖瓣和三尖瓣）的听诊区。一般采用 4 点连线来确定心界。

（1）左上点　在左侧第二肋软骨的下缘，距胸骨左缘 1.2cm 处。

（2）右上点　在右侧第三肋软骨的上缘，距胸骨右缘 1cm 处。

（3）左下点　在左侧第五肋间隙、锁骨中线内侧的 1~2cm 处。

（4）右下点　在右侧第 6 胸肋关节处。

左、右上点的连线为心上界，左、右下点的连线为心下界，左侧上点与下点间微向左凸的弧形连线为心的左界，右侧上点与下点间微向右凸的弧形连线为心的右界。

知识链接

美国科学家声称，他们不久将能在试验室培植新的人类心脏。华盛顿大学心脏移植外科医生艾伦说："医学将因此而改写。我们将利用病人自己的细胞培植人类心脏，避免他们做换心手术"。

二、血管

（一）血管的种类、结构与分布

血管是运输血液的管道，按运送的方向分为动脉、静脉和毛细血管。

1．动脉

动脉是把血液带离心脏的血管（图 8-7）。大动脉逐渐分支为中动脉、小动脉和微动脉，口径渐细，管壁渐薄，最后连接到毛细血管，分布到全身各组织和细胞间。动脉管壁较厚，可分为内、中、外三层。内膜由内皮、内皮下层、内弹性膜构成。中膜较厚，主要由环行平滑肌及弹性膜等组织所组成，动脉具有弹性与收缩性，外膜由结缔组织组成，内有营养血管和神经等。大动脉的中膜主要由弹性膜组成，由于其弹性大，故又称弹性动脉。中动脉的管壁主要由平滑肌组成，平滑肌纤维间夹杂着一些弹性纤维和胶原纤维，其收缩性强，故又称肌性动脉。动脉越分支，其管壁越薄，口径越小，弹性纤维逐渐减少而平滑肌成分增多。

2．静脉

静脉是输送血液返回心脏的血管（图 8-8）。微静脉起于毛细血管，在回心过程中逐渐汇合成小静脉、中静脉、大静脉，最后注入心房。相比动脉而言，静脉的数量多，管径大，管壁薄，故血容量大。静脉管壁也分内、中、外三层膜。因管壁内平滑肌和弹力纤维均较少，静脉缺乏收缩性和弹性。静脉内有瓣膜防止血液倒流，其中下肢静脉因受重力影响，静脉瓣最多。

知识链接

深静脉血栓的形成

因血液黏度高、血流缓慢或血管壁受损等原因导致深静脉内血液异常凝固，阻塞静脉管腔，引起血液回流障碍，进而出现远端静脉高压、肢体肿胀、疼痛及浅静脉扩张等一系列临床症状，多发于下肢，可造成不同程度的慢性深静脉功能不全，严重时可致残。

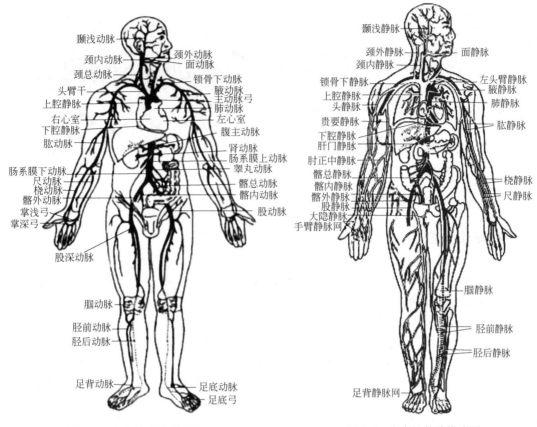

图 8-7　全身的动脉模式图　　　　　图 8-8　全身的静脉模式图

3. 毛细血管

毛细血管是连接微动脉和微静脉的血管，分支并互相吻合成网，广泛分布于全身各组织和细胞内，是口径最小的血管，一般仅能容纳 1～2 个红细胞通过（图 8-9）。毛细血管管壁主要由一层内皮细胞构成，具有高通透性，血液中的 O_2 和营养物质能通过管壁进入细胞，细胞中的 CO_2 和代谢产物也能通过管壁进入血液，从而完成血液与组织间的气体交换和物质交换。

（二）肺循环的血管

肺循环的血管包括肺动脉和肺静脉（见图 8-10）。肺动脉输送静脉血进入肺。

肺动脉干短而粗，起自右心室，在主动脉弓下方分左、右肺动脉，分别经左、右肺门进入左、右肺。肺静脉运输的血液为动脉血。

肺静脉左、右各两条，分别由左、右肺门出肺，注入左心房。

（三）体循环的血管

体循环的血管包括从心脏发出的主动脉及其各级分支，以及返回心脏的上腔静脉、下腔静脉、冠状静脉窦及其各级属支（见图 8-7、图 8-8）。体循环的动脉从左心室发出，输送动脉血至全身各组织和器官。

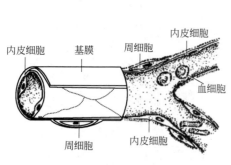

图 8-9　毛细血管模式图

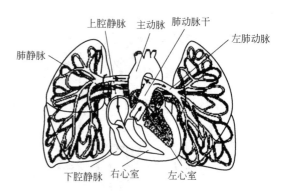

图 8-10　肺循环血管

1. 体循环动脉的主干

主动脉是体循环动脉的主干，发自左心室，首先上行（升主动脉），后弯成弓形（主动脉弓），再沿脊柱下行（降主动脉），继续下行至胸部（胸主动脉）和腹部（腹主动脉），胸主动脉和腹主动脉以膈为界。腹主动脉下行至第四腰椎处分左、右髂总动脉，左、右髂总动脉在骶髂关节前方又各分为髂内、髂外动脉。

升主动脉的起始部发出左、右冠状动脉，分布于心脏。主动脉弓向上发出三支大动脉干，即无名动脉（头臂动脉）、左颈总动脉和左锁骨下动脉。无名动脉上升后再分为右颈总动脉和右锁骨下动脉。主动脉弓壁内有压力感受器，具有感受血压和调节血压的作用；主动脉弓内下方有粟粒样小体，为化学感受器，主要感受血液中化学物质（O_2、CO_2 和 H^+）浓度，参与调节血液酸碱平衡和呼吸节律。

2. 人体各部的动脉分布

（1）头颈部动脉　颈总动脉是营养头颈部的动脉主干。在颈内、外动脉分叉处的后壁上有化学感受器，称颈动脉体，与主动脉弓的化学感受器功能相似。颈内动脉起始处稍膨大，称颈动脉窦，内有压力感受器，可反射性地调节血压。

（2）上肢动脉　锁骨下动脉是营养上肢的动脉主干，依次移行分支为腋动脉、肱动脉、桡动脉和尺动脉。

（3）胸部动脉　胸主动脉分为营养胸腔脏器（肺、支气管和食管）的脏支和营养胸壁的壁支。

（4）腹部动脉　腹主动脉分为营养腹腔脏器的脏支和腹壁的壁支。

（5）盆部动脉　髂内动脉是营养盆腔内脏、盆壁、会阴和外生殖器等的动脉主干。亦分为脏支和壁支。

（6）下肢动脉　髂外动脉是营养下肢的动脉主干。

3. 体循环的静脉

体循环的静脉始端连于毛细血管网，从小到大不断汇合，最后汇合成上腔静脉、下腔静脉和冠状静脉窦，注入右心房。每一较大静脉所接受的小静脉支，均称为该静脉的属支。

体循环静脉可分为三大系统，即上腔静脉系、下腔静脉系（包括门静脉系）和心静脉系。上腔静脉系是收集头颈、上肢和胸背部等处的静脉血以回流到心脏的管道。下腔静脉系是收集腹部、盆部、下肢部静脉血回心的一系列管道。心静脉系是收集心脏的静脉血液管道。

门静脉系主要是收集腹腔内消化管道、胰和脾的静脉血入肝的静脉管道。门静脉进入肝脏，在肝内又分成毛细血管网（与肝动脉血一起注入肝血窦），然后再由肝静脉经下腔静脉回流入心脏（见图 8-11）。

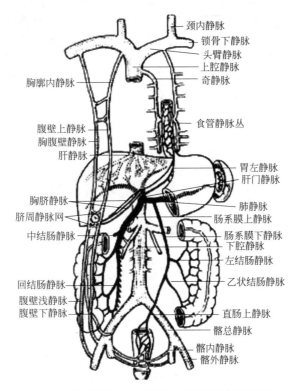

图 8-11　肝门静脉与上腔静脉、下腔静脉间的交通

第三节　心血管系统生理

一、 心脏生理

（一）心的泵血功能

泵血是心的主要功能，心房收缩时血液进入心室，心室收缩时推动血液经动脉流入肺和全身脏器，心室舒张时将血液从静脉和心房抽吸回心室，就这样周而复始地完成血液在机体内的循环。心肌的节律性收缩和舒张为血液流动提供动能，瓣膜规律性地开启和关闭，保证血液沿单一方向循环流动。

1．心率

心率是指单位时间内心搏动的次数。健康成年人安静时的心率平均为 75 次/min（正常范围 60～100 次/min）。心率超过 100 次/min，称为心动过速；低于 60 次/min，称心动过缓。心率受年龄、性别及其他生理因素影响，有明显个体差异。

2．心动周期

心一次收缩和舒张，构成一个机械活动周期，称为心动周期，包括心房收缩、心房舒

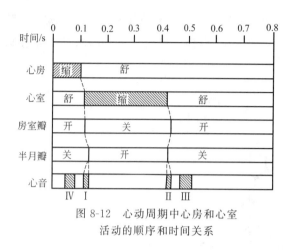

图 8-12 心动周期中心房和心室
活动的顺序和时间关系

张、心室收缩及心室舒张 4 个过程。心动周期的长短与心率有关，以心率 75 次/min 计算，一个心动周期为 0.8s。其中心房收缩期 0.1s，心房舒张期 0.7s；心室收缩期 0.3s，心室舒张期 0.5s，心房和心室共同舒张 0.4s，称为全心舒张期（图 8-12）。一个心动周期内，左右心房的收缩和舒张活动是同步进行的，左右心室亦然。无论心房和心室，收缩期均短于舒张期，这对于心持久地进行活动具有重要意义。心率加快，心动周期变短，心室的收缩期和舒张期都会变短，但是舒张期缩短更为明显，舒张期缩短会导致回心血量减少和心脏血液充盈不足，进而影响泵血功能。

3．心的泵血过程

心的泵血过程是指心通过收缩和舒张的交替活动将血液射入主动脉的过程。其中瓣膜的启闭保证了血液的流动方向。

4．心输出量

心输出的血液量是衡量心脏功能的基本指标。一次心跳一侧心室射出的血液量，称每搏输出量，即搏出量。每分钟射出的血液量，称每分输出量，即心输出量，等于心率与搏出量的乘积。左右两心室的输出量基本相等。

健康成年男性静息状态下，心率平均 75 次/min，搏出量约为 70ml（60～80ml），心输出量为 5L/min（4.5～6.0L/min）。女性较同体重男性心输出量低 10％。在机体内，心脏的泵血功能是随着不同生理情况的需要而改变的，这种变化是在复杂的神经和体液调节下实现的。机体通过对心率和搏出量这两方面的调节来改变心输出量。其中每搏输出量的调节因素包括前负荷、心肌收缩能力、后负荷（大动脉血压）。而影响心率的因素有多种。

知识链接

在正常情况下，血液在心脏和大血管中流动时，并不产生异样的声音。但当血液在流动过程中遇到了障碍，会在障碍物的边缘形成旋涡，并且引起心脏瓣膜及血管壁的振动。这时，在正常心音之外，就产生了杂音。借助于听诊器，医生可在人体体表的心脏各听诊区听到它。

（二）心肌细胞的生物电现象

心脏泵血功能依靠心肌节律性的收缩和舒张来完成，而心房和心室能够规律、有序、协调、持续地进行收缩和舒张依赖心肌细胞电活动的有序发生和扩布。心肌细胞分为两种，一种是普通心肌细胞，包括心房肌和心室肌细胞，有收缩功能，是执行泵血功能的主体，又称为工作细胞；另一种是组成心传导系统的特殊分化心肌细胞，主要包括 P 细胞和浦肯野细胞，可自动产生节律性兴奋，亦称自律细胞，不具有收缩和舒张功能。

1．工作细胞的跨膜电位及其形成机制

（1）静息电位 以心室肌为例，静息状态下心肌细胞膜两侧呈现外正内负极化状态，静息电位为 $-90mV$，是由于静息时细胞内高浓度 K^+ 外流造成。

（2）动作电位 心室肌细胞动作电位的主要特征在于复极过程比较复杂，持续时间很长。通常用0，1，2，3，4等数字代表各个时期（见图8-13）。

①除极过程（0期） 在适宜的外来刺激作用下，心室肌细胞发生兴奋，膜内电位由静息状态下的－90mV迅速上升至＋30mV左右，构成动作电位的升支。除极相很短，仅占1～2ms，而且除极幅度大，为120mV。0期形成机制为Na^+通道开放，细胞膜外高浓度的Na^+迅速内流，形成外负内正的反极化状态。河豚毒素可阻断Na^+通道。

②复极过程 整个复极过程缓慢，分以下四个阶段。

1期（快速复极初期）：膜内电位由＋30mV迅速下降到0mV左右，占时10ms，与0期合称锋电位。此期Na^+通道已失活，Na^+内流停止，K^+开始外流。

2期（平台期）：膜内电位停滞于0mV，持续$100～150ms$，是整个动作电位

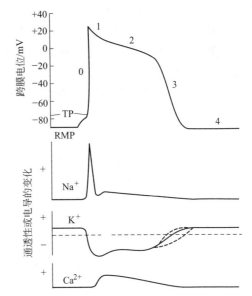

图8-13 心室肌细胞跨膜电位及其形成的离子机制
RMP—静息膜电位；TP—阈电位

持续时间长的主要原因，是心肌细胞动作电位区别于骨骼肌和神经纤维的主要特征。此期心肌细胞膜上的Ca^+通道开放，Ca^{2+}缓慢内流入细胞内，同K^+的外流处于平衡状态，故膜电位保持在0mV左右。

3期（快速复极末期）：膜内电位由0mV较快地下降到－90mV，占时$100～150mS$，此期Ca^{2+}内流停止，K^+继续外流，致使细胞内电位下降。

4期（静息期）：膜内电位稳定于静息电位水平。此期中肌膜上的Na^+-K^+泵作用，将进入细胞的Na^+和Ca^{2+}排出，从细胞外摄回流出的K^+，使细胞内外离子浓度恢复到静息时的状态。

2．自律细胞的跨膜电位及其形成机制

窦房结P细胞和浦肯野细胞为自律细胞，自律细胞和工作细胞的动作电位最大的区别在于4期，工作细胞4期膜电位是稳定的，当受到新的刺激后才可能产生一次新的动作电位，自律细胞4期膜电位不稳定，当3期复极化到达最大值后，4期膜电位开始自动去极化，去极化达阈电位后引起兴奋，出现另一个动作电位。这种现象周而复始，动作电位则不断产生。4期自动去极化是自律细胞产生自动节律性兴奋的基础。其机制是自律细胞在4期中又出现一种逐渐增强的净内向电流，从而使膜内正电位逐渐增加，膜则逐渐除极。

（三）心肌的生理特性

心肌组织具有兴奋性、自律性、传导性和收缩性四种生理特性。前三者以心肌细胞的电活动为基础，属于电生理特性，后者以细胞内收缩蛋白质的功能活动为基础，属于机械特性。

1．兴奋性

心肌细胞具有在受到刺激时产生兴奋的能力，称为兴奋性。常用刺激的阈值来衡量兴奋

性高低，阈值大兴奋性低，阈值小则兴奋性高。

在一次兴奋过程中，兴奋性发生周期性变化，经过有效不应期（包括绝对不应期和局部不应期）、相对不应期和超常期，而后恢复兴奋前状态。心肌细胞兴奋性周期变化的特点是有效不应期特别长，一直持续到机械反应的舒张期开始之后。因此，只有到舒张早期之后，兴奋性变化进入相对不应期，才有可能在受到刺激作用时产生兴奋和收缩。从收缩开始到舒张早期之间，心肌细胞不会产生第二个兴奋和收缩，故使得心肌不会像骨骼肌那样产生完全强直收缩而始终保持收缩与舒张交替的节律性活动，从而使心脏有血液回心充盈时期，保证其泵血功能。

2. 自律性

心肌细胞在没有外来刺激的作用下，自动地发生节律性兴奋的特性，称为自动节律性，简称自律性。具有自动节律性的细胞称为自律细胞。其中窦房结细胞自律性最高，自动兴奋频率为 100 次/min，房室交界处次之，约为 40～60 次/min，末梢浦肯野细胞自律性最低，约 25 次/min。

生理情况下，心脏活动总是按照自律性最高的细胞所发生的兴奋来进行的。窦房结的自律性最高，它自动产生的兴奋沿传导系统向外扩布，依次激动心房肌、房室交界、房室束、心室内传导组织和心室肌，引起整个心脏节律性的兴奋和收缩。所以窦房结是主导整个心脏兴奋和跳动的正常部位，称为正常起搏点。其他部位的自律细胞因自律性低，正常时不表现出它们自身的自动节律性，故称之为潜在起搏点。潜在起搏点的存在，一方面是一种安全因素，在窦房结不能产生兴奋或兴奋传导受阻时产生较低频率的节律性兴奋，心脏不至于停搏；另一方面也是一种潜在的危险，潜在起搏点异常产生兴奋并控制部分或整个心脏的活动，将导致心脏泵血功能失常。

3. 传导性

心肌细胞具有的传导兴奋的能力称为传导性。各种心肌细胞的传导性用兴奋传播的速度来衡量，浦肯野纤维传导性最高，传播速度最快，约为 4m/s；心室肌细胞约为 1m/s；心房肌细胞约为 0.4m/s；房室交界区细胞传导速度最慢，约为 0.02m/s。

心肌细胞因为有闰盘结构，在功能上是一种合胞体，心肌细胞膜的任何部位产生的兴奋都可以引起整块心肌的兴奋和收缩，心房肌细胞和心室肌细胞是不相连的，所以兴奋不能直接由心房传导至心室。

正常情况下，窦房结发出的兴奋通过心房肌传播到整个右心房和左心房，同时沿心房肌的传导通路迅速传到房室交界区，经房室束和左、右束支传到浦肯野纤维网，引起整个心室兴奋。房室交界是正常时兴奋由心房进入心室的唯一通道，交界区细胞传导速度最慢，故使兴奋在此延搁一段时间，称房室延搁。其生理意义在于使心房的收缩和心室的收缩不会同时发生，心室收缩一定发生在心房收缩完毕之后，以保证心室的血液充盈。

4. 收缩性

心肌在受到刺激发生兴奋时，出现肌纤维的缩短，这一特性称为收缩性。其机制是先在细胞膜上产生动作电位，再通过兴奋-收缩耦联，引起肌丝滑行，使整个肌细胞收缩。

心肌细胞收缩有以下特点：①全心房肌或全心室肌同时收缩，即同步收缩。②由于心肌细胞的有效不应期很长，心肌不会发生强直收缩，始终保持收缩和舒张交替进行的节律性活动。③由于 Ca^{2+} 是兴奋-收缩耦联的中介，故心肌细胞的收缩对细胞外液的 Ca^{2+} 有很强的依赖性，在一定范围内，细胞外液的 Ca^{2+} 浓度升高，兴奋时 Ca^{2+} 内流增多，心肌收缩力增强；反之，则心肌收缩力减弱。

（四）心音和心电图

1．心音

心动周期中，心肌收缩、瓣膜启闭、血液加速度和减速度对心血管的加压和减压作用，以及形成的涡流等因素引起的机械振动，可通过周围组织传递到胸壁；如将听诊器放在胸壁某些部位，就可听到声音，称为心音。一般可听到两个心音，即第一心音和第二心音。

第一心音发生在收缩期，音调低，持续时间长，在心尖搏动处（左第 5 肋间隙锁骨中线）听得最清楚。这是由于心收缩心室射血引起大血管扩张及产生的涡流产生的振动，以及房室瓣突然关闭引起的振动所致，可作为心室收缩期开始的标志。

第二心音发生在舒张期，音调高，持续时间短。其主要与主动脉瓣和肺动脉瓣的关闭有关，故可作为心室舒张期开始的标志。在第 2 肋间胸骨的左右侧听得最清楚。

2．心电图

一个心动周期中，由窦房结产生的兴奋，按一定的途径和时程，依次传向心房和心室，引起整个心脏的兴奋。这种生物电变化可以通过心脏周围的导电组织和体液，传播到体表，经安放在体表特定部位的测量电极引导，借助心电图机，记录出来的心电变化曲线，就是临床上心电图（图 8-14）。心电图反映心兴奋的产生传导和恢复过程中的生物电变化。

测量电极放置位置和连线方式不同，所记录的心电图的波形有所不同，但基本上都包括一个 P 波、一个 QRS 和一个 T 波。

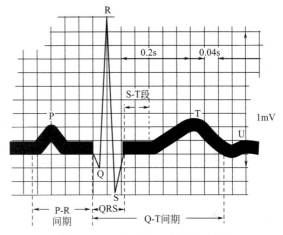

图 8-14　正常人体心电图模式图

（1）P 波　反映左右心房的去极化过程，时程反映去极化在整个心房传播所用的时间。

（2）QRS 波群　反映左右心室外去极化过程的电位变化，时程反映心室肌兴奋扩布所用的时间。

（3）T 波　反映心室复极化过程的电位变化。T 波的方向与 QRS 波群的主波方向相同。

（4）P-R 间期（P-Q 间期）　代表兴奋从心房到心室所需的时间。房室传导阻滞时，P-R 间期延长。

（5）Q-T 间期　即从 QRS 波起点到 T 波终点的时程，代表心室开始兴奋去极化到完全复极化所经历的时间。心率越快，Q-T 间期越短。

（6）S-T 段　指从 QRS 波群终了到 T 波起点之间的与基线平齐的线段，代表心室各部分心肌细胞均处于动作电位的平台期，各部分之间无电位差。

二、　血管生理

1．血流量、 血流阻力和血压

单位时间内流过血管某一截面的血量称为血流量，其单位通常以 ml/min 或 L/min 表示。

血液在血管内流动时所遇到的阻力，称为血流阻力。血流阻力主要由血管口径和血液黏滞度决定。血流阻力与血管口径成反比，与血液黏滞度成正比。

血压是指血管内的血液对于单位面积血管壁的侧压力，即压强。其单位通常用千帕（kPa）表示（1mmHg等于0.133kPa）。血压分动脉血压、静脉血压和毛细管血压，临床上的血压是指动脉血压。动脉血压＞毛细管血压＞静脉血压，这种压力差是血液流动的基本动力。按流体力学的一般原理，血流量与血压成正比、与血流阻力成反比。

2. 动脉血压和动脉脉搏

动脉血压一般指主动脉压，通常以肱动脉压代表主动脉压。心室收缩时，主动脉压急剧升高，在收缩期的中期达到最高值。这时的动脉血压值称为收缩压。心室舒张时，主动脉压下降，在心舒末期动脉血压的最低值称为舒张压，收缩压和舒张压的差值称为脉搏压，简称脉压。

正常成年人安静状态下测量的收缩压为 100～120mmHg（3.3～16.0kPa），舒张压为 60～80mmHg（8.0～10.6kPa），脉搏压为 30～40mmHg（4.0～5.3kPa）。

临床上，安静状态下舒张压持续≥90mmHg（12.0kPa）和（或）收缩压≥140mmHg（18.7kPa），可视为高血压。如舒张压低于 50mmHg（6.67kPa），收缩压低于 90mmHg（12.0kPa），则可视为低血压。

足够的循环血量是动脉血压形成的前提条件，心射血是动脉血压形成的动力，外周阻力是动脉血压形成的必要条件，主动脉和大动脉的弹性能够缓冲动脉血压。

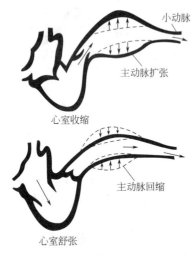

图 8-15 主动脉壁弹性对血压及血流的影响

心室肌收缩时所做的功，一部分表现为推动血液前进的动能，另一部分则形成对血管壁的侧压力，使血管壁扩张，表现为势能。若仅有心室肌做功，而无外周阻力，则心室所做的功将全部表现为动能，用于推动血液迅速流向外周。可见，动脉血压的形成是心射血和外周阻力共同作用的结果。

大动脉的弹性在血压形成过程中也起重要作用。当心射血时，由于大动脉弹性及外周阻力的存在，射出的血液仅有 1/3 流向外周，其余 2/3 暂时储存在大动脉中，使大动脉弹性纤维被拉长而管壁扩张。这样，不但缓冲了心缩期大动脉管壁突然增大的收缩压，还将心室收缩所释放的一部分能量以势能的形式储存在大动脉管壁上。心舒张时，射血停止，大动脉管壁中被拉长的弹性纤维发生弹性回缩，将储存的那部分血液继续推向外周，使舒张压维持在较高水平。可见，大动脉的弹性储器作用，一方面可使心室间断射血变为动脉内的持续血流；另一方面还能缓冲动脉血压，使收缩压不致过高，并维持舒张压于一定水平（见图 8-15）。在每个心动周期中，动脉内的压力发生周期性的波动。这种周期性的压力变化可引起动脉血管发生搏动，称动脉脉搏。

影响动脉血压的因素有：

（1）每搏输出量 每搏输出量增加，心室收缩期射入主动脉血液增多，收缩压升高；血压增高，血流变快，心室舒张期流出血液增多，舒张压可能升高不多，所以脉压增大。收缩压的高低主要反映每搏输出量的多少。

（2）心率　心率加快，心室舒张期显著缩短，流出血液减少明显，舒张压显著升高；血压增高，血流变快，心室收缩期射入主动脉血液增多，收缩压的升高没有舒张压明显，所以脉压变小；相反，心率减慢时，脉压增大。

（3）外周阻力　外周阻力加大，心室舒张期流出血液减少，舒张压升高；血压增高，血流变快，心室收缩期射入主动脉血液增多，收缩压相应升高，但幅度较小，所以脉压减小；反之，外周阻力减小时，舒张压的降低比收缩压的降低明显，所以脉压加大。因此舒张压的高低主要反映外周阻力的大小。原发性高血压的发病主要是由于阻力血管口径变小而造成外周阻力过高。

（4）主动脉和大动脉的弹性贮器作用　由于主动脉和大动脉的弹性能缓冲动脉血压的变化而使收缩压不致过高、舒张压不致过低，脉压的变化幅度明显小于心室内压的波动幅度。老年人的动脉管壁硬化，弹性下降，故脉压增大。

（5）循环血量和血管系统容量的比例　正常情况下，循环血量和血管容量相适应。失血后，循环血量减小，如果血管容量改变不大，循环系统的充盈程度必然降低，动脉血压降低。如果循环血量不变而血管容量增大（如大量毛细血管扩张），则会造成动脉血压下降。

以上都是分析单一因素对动脉血压可能发生的影响，实际病理情况下，往往是多个因素综合影响的结果。

3. 静脉血压和回心血量

静脉血液容量大，又易扩张和收缩，既是储存血液的地方，同时也有调节回心血量和心输出量的作用。血液自大动脉流向毛细血管至静脉中，一路消耗能量，当血液到达微静脉时，血压下降至约 15～20mmHg（2.0～2.7kPa）。到达右心房时，血压最低，接近于零。通常将右心房和胸腔内大静脉的血压称为中心静脉压，正常变动范围为 0.39～1.18kPa。中心静脉压的高低取决于心射血能力和静脉回心血量之间的相互关系。

单位时间内的静脉回心血量取决于外周静脉压（器官静脉压）和中心静脉压之间的压力差，以及静脉对血流的阻力。静脉回心血量与体循环平均充盈压、心收缩力量、骨骼肌的挤压作用、重力和体位改变、呼吸运动等因素有关。

4. 微循环

微循环是指微动脉和微静脉之间的血液循环，是实现血液和组织之间物质交换的基础（见图 8-16）。典型的微循环由微动脉、后微动脉、毛细血管前括约肌、真毛细血管、通血毛细血管（或称直捷通路）、动-静脉吻合支和微静脉等部分组成。

微动脉和微静脉之间还可通过直捷通路和动-静脉短路进行沟通。直捷通路是指血液从微动脉经后微动脉和通血毛细血管进入

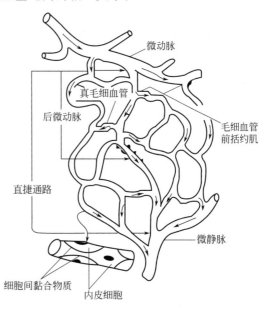

图 8-16　微循环模式图

微静脉的通路。在骨骼肌组织微循环中此通路多处于开放状态，其主要功能是使一部分血液能迅速通过微循环进入静脉。动-静脉短路是吻合微动脉和微静脉的通道，在体温调节中发挥作用。这类通路在人体的手指、足趾、耳郭处多见。当环境温度增高，动-静脉吻合支开放增多，皮肤血流量增加，散热增加；环境温度低时，动-静脉短路关闭，皮肤血流量减少，减少散热保存体温。

微循环血管受交感神经和体液因素的调节。正常情况下，真毛细血管是交替开放的，为 5～10 次/min。当组织活动增强，代谢水平提高时，由于局部代谢产物增多，使真毛细血管大量开放，微循环血流量大大增加，以适应组织活动的需要。安静时，大约只有 20％的真毛细血管开放。

5．组织液的生成与回流（详见第四节）

三、 心血管活动的调节

机体通过神经和体液调节机制对心血管的活动进行调节，以便适应不同代谢情况下各器官对血流量的需要。

（一） 神经调节

心和血管主要受自主神经（包括交感神经和副交感神经）支配，通过各种心血管反射来完成调节功能（见图 8-17）。

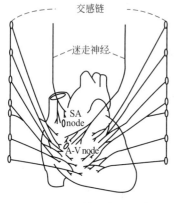

图 8-17 心脏的神经支配示意图
SA node—窦房结；A-V node—房室结

1．心和血管的神经支配

（1）心的神经支配 心接受心交感神经和心迷走神经的支配。

① 心交感神经及其作用 心交感神经节后末梢释放去甲肾上腺素，与心肌细胞膜上的 β_1 型肾上腺素能受体结合，可导致心率加快，心肌收缩力增强。β受体阻断剂普萘洛尔可以阻断上述作用。

② 心迷走神经及其作用 心迷走神经节后末梢释放乙酰胆碱，作用于心肌细胞膜的 M 型胆碱能受体，可导致心率减慢，心肌收缩力减弱。阿托品可以阻断上述负性作用。

（2）血管的神经支配 支配血管平滑肌的神经纤维分缩血管神经纤维和舒血管神经纤维两大类。

① 缩血管神经纤维 缩血管神经纤维为交感神经纤维，其节后末梢释放去甲肾上腺素，血管平滑肌细胞有 α 和 β_2 两类肾上腺素能受体，去甲肾上腺素与 α 受体结合，可导致血管平滑肌的收缩；与 β_2 受体结合，引起血管平滑肌舒张。但去甲肾上腺素与 β 受体的结合能力较弱，所以去甲肾上腺素主要产生缩血管作用。

② 舒血管神经纤维 体内有一部分血管既接受缩血管神经纤维支配，又接受舒血管神经纤维支配。例如，骨骼肌血管，当机体处于激动状态或剧烈运动时，交感舒血管神经兴奋引起骨骼肌血管舒张，使肌肉供血充足，以适应剧烈运动的需要。

2．心血管中枢

神经系统对心血管活动的调节是通过各种神经反射来实现的。

（1）脊髓心血管中枢　其属于心血管调节的初级中枢，受来自延髓和延髓以上心血管中枢的控制，不能对心血管活动进行精细的整合。

（2）延髓心血管中枢　延髓是心血管中枢的最基本部位，包括心交感中枢、交感缩血管中枢、心迷走中枢、舒血管区和传入神经站。

（3）延髓以上的心血管中枢　在脑干、下丘脑、小脑和大脑皮质中都存在与心血管活动有关的神经元，其中以下丘脑最为重要。

3．心血管反射

神经系统对于心血管的调节是通过各种心血管反射完成的，其生理意义在于使循环功能适应于当时机体所处的状态或环境的变化。

（1）颈动脉窦和主动脉弓压力感受性反射颈动脉窦是颈内动脉靠近颈总动脉分叉处的一个略膨大的部分（见图8-18）。颈动脉窦和主动脉弓血管壁的外膜下有丰富的感觉神经末梢，故称颈动脉窦压力感受器和主动脉弓压力感受器。其可感受动脉血压变化的刺激。当血压升达 8.0～

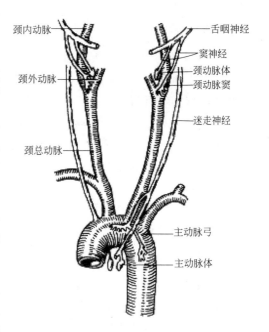

图 8-18　颈动脉窦区与主动脉弓区的压力感受器与化学感受器

24.0kPa，感受器的传入冲动增多，使延髓心交感中枢和交感缩血管中枢活动减弱，同时使心迷走神经中枢的活动增强，通过传出神经传至心和血管，出现心搏变慢、变弱，心输出量减少；血管舒张，外周阻力减少，血压下降。当血压降低时，延髓接受的压力感受器传入冲动减少，则发生与上述相反的结果。颈动脉窦和主动脉弓压力感受器主要受血压升高的刺激，其反射效应是心率减慢，外周血管阻力降低，血压回降，这一反射称降压反射或减压反射。

知识链接

心跳的"刹车器"

从生理上讲，颈动脉窦具有调节人体血压、心跳的作用，使机体保持相对恒定。当有的病人发生阵发性室上性心动过速时，患者心跳突然显著增快，医生往往按压一下其动脉窦以减缓心跳。所以，医学上把颈动脉窦形象地比喻为心跳的"刹车器"。但这种"刹车器"不可滥用，按压颈动脉窦如果超过3s即可出现头晕、眼花、胸闷，时间长了会导致心脏停搏，使人晕厥。

（2）颈动脉体和主动脉体化学感受性反射　在颈总动脉分叉处和主动脉弓区域，存在一些特殊的感受装置，当血液的某些化学成分发生变化时，如缺 O_2、CO_2 分压过高、H^+ 浓度过高等，可以刺激这些感受装置（见图8-18），这些感受装置被称为颈动脉体和主动脉体化学感受器。化学感受性反射的效应主要是呼吸加深加快，间接引起心率加快，心输出量增加，外周血管阻力增大，血压升高。

（3）其他心血管反射　如刺激躯体传入神经可引起各种心血管反射。扩张肺、胃、肠、膀胱等空腔器官，可引起心率减慢和外周血管舒张等效应。脑血流量减少时，心血管中枢的神经元可对脑缺血发生反应，引起交感缩血管紧张性显著加强，外周血管高度收缩，动脉血压升高，称为脑缺血反应。

（二）体液调节

心血管活动的体液调节是指血液和组织液中的一些化学物质对心肌和血管平滑肌的活动发生影响，从而起调节作用。可分成全身性体液调节和局部性体液调节。

1．全身性体液调节

全身性体液调节是指某些激素和生物活性物质随血液循环到达全身器官，影响心血管活动。这些物质主要有肾上腺素、去甲肾上腺素、血管紧张素和加压素（抗利尿激素）等。

（1）肾上腺素和去甲肾上腺素　肾上腺素可与 α 受体、β 受体结合，且作用都很强，与心脏 $β_1$ 受体结合，可使心率加快，兴奋传导加快，心肌收缩力增强，心输出量增加；使以 α 受体为主的血管收缩，以 β 受体为主的血管舒张，故对外周阻力影响不大。临床上常用作强心药。去甲肾上腺素对 α 受体作用较强、对 β 受体作用较弱，它与血管平滑肌 α 受体结合，使血管收缩，外周阻力增高，血压升高，故临床上常用作升压药。

（2）肾素-血管紧张素系统　肾素是由肾近球细胞在肾脏血流灌注减少、血钠降低或交感神经兴奋时合成和分泌的一种酶。肾素由肾静脉进入血循环，水解血管紧张素原，产生血管紧张素 I。血管紧张素 I 流经肺循环等处时，肺血管内皮表面的血管紧张素转化酶将其转化为血管紧张素 II。血管紧张素 II 可被血管紧张素酶 A 分解为血管紧张素 III。

血管紧张素原(肾素底物,在肝合成)

↓　←——肾素(酶,由肾近球细胞分泌)

血管紧张素 I (十肽)

↓　←——血管紧张素转化酶(主要在肺血管)

血管紧张素 II (八肽)

↓　←——血管紧张素酶A

血管紧张素 III (七肽)

血管紧张素 II 是一种活性很强的升压物质，可使微动脉收缩以增加外周阻力，使微静脉收缩，改善回心血量，增加心输出量，升高血压；可促进肾上腺皮质分泌醛固酮，醛固酮作用于肾小管，促进肾小管对 Na^+ 和水的重吸收，使血量增多，血压升高，从而改善肾的血液供应。

正常生理条件下，血管紧张素形成较少，对血压影响不大。当机体血压明显下降，刺激肾素-血管紧张素-醛固酮系统，使血压升高。肾的某些疾患可使肾长期供血不足，引起肾素、血管紧张素长期增多，易导致肾性高血压。

（3）加压素　又称抗利尿激素，由垂体后叶释放。加压素可促进肾脏对水的重吸收，增加血量，减少尿量。应激状态下加压素大量分泌，直接作用于血管平滑肌，收缩血管，升高血压。

2．局部性体液调节

具有扩张局部血管的物质主要有激肽、组织胺、前列腺素，以及组织的代谢产物如乳酸、二氧化碳等。其作用主要是舒张局部血管，增加局部的血流量，有利于局部组织器官的活动。

四、器官循环

体内各器官结构和机能不同，器官内部的血管分布又各有特征，因此，各器官的血液循环，除具有上述血液循环的一般规律外，还有其本身的特点。下面重点讨论冠状循环与脑循环的主要特点。

（一）冠状循环

冠状血管是由冠状动脉、毛细血管和冠状静脉组成。左右两支冠状动脉，分别起于主动脉起始部，右冠状动脉主要分布于右心房、右心室和室间隔后部，也分布于左心室后壁。左冠状动脉又分为两支，一支为降支，一支为旋支，它们分布于左心房、左心室和室间隔前部，也分布于右心室的前面。心肌中的毛细血管极为丰富，几乎每一根肌纤维都伴有一条毛细血管，毛细血管汇成小静脉。心脏静脉绝大部分汇集于冠状静脉窦，并由此回到右心房，另有两条静脉分别直接进入右心房、左心房与左心室。在心肌横截面上，每平方毫米内约有2500根毛细血管，因此心肌和冠状循环之间的物质交换可以很快地进行。冠状动脉之间有吻合支，其在心内膜下较多，正常时这些吻合支口径较细小，只有少量血液通过。因此当冠状动脉突然闭塞时，不能很快建立侧支循环，常常导致心肌急性缺血，影响心脏功能。如果血管闭塞是逐渐形成的，则吻合支可逐渐扩张，建立足够的侧支循环，以起到代偿作用。

心脏是血液循环的射血器官，做的功很大，心肌几乎完全依靠有氧代谢提供能量，因此耗氧量极大，需要有充分的血液供应。正常情况下，进入冠状循环的血液占心输出量的8%～9%，中等体重的人，全部冠脉血流量约为225ml/min，运动时冠状循环血流量可增加5～7倍，以适应心脏活动的需要。

冠状动脉小分支穿行于心肌组织中，故其血流受到心肌收缩的影响。心室收缩时，冠状血管受挤压，血流阻力增大，血流量减少；心室舒张时，阻力减小，血流量加大，因此，心脏在舒张期的血流供应占重要地位。冠状血管血流量的多少主要取决于舒张期血压的高低和舒张期时间的长短。如心舒张期血压过低，或舒张期过短，都可使冠状动脉血流量减少，从而影响心脏功能。

对冠状血管活动进行调节的诸因素中，最重要的是心肌本身的代谢水平。在运动、精神紧张的情况下，心肌活动增强，耗氧量也相应增加。此时，机体主要通过舒张冠脉、增加冠脉血流量的途径来满足心肌对O_2的需要。也就是说，当心肌耗氧量增加或心肌组织中的O_2分压降低时，都可引起冠脉舒张。实验证明，缺氧时冠脉血流量可较正常时增加5倍。现在一般认为，引起冠脉舒张的因素并不是缺氧本身而是在心肌缺氧时，心肌的某些代谢产物，其中最重要的可能是腺苷，因为腺苷具有强烈的舒张小动脉的作用。

冠状血管也受交感神经和副交感神经的支配，刺激交感神经可引起冠脉流量增加，刺激迷走神经可引起冠脉流量减少。目前认为神经对冠脉流量的这种影响并不是直接作用于血管的结果，而是由于改变心脏活动及代谢水平而引起的，如心交感神经兴奋可引起心脏代谢加强，代谢产物增多而使冠脉扩张，而交感神经对冠脉的直接作用则为收缩作用，这是由于冠状血管上α受体占优势所致。

心脏的正常活动取决于冠状循环不断供应营养物质和O_2，带走代谢产物。一旦冠状循环发生病变将影响心脏功能，甚至危及生命。临床常见病症是冠状动脉粥样硬化引起的心脏病，称为冠心病。发病时，轻则引起心绞痛，重则引起心肌梗死。如不及时治疗，有生命危险。在预防和治疗冠心病方面，除应用扩血管和降低心肌耗氧量药物外，尚应预防和治疗动脉粥样硬化的发生和发展。

（二）脑循环

脑组织需氧代谢率高，血流量也较多，全脑的血流量约为750ml/min，约占心输出量的15%，但脑的重量只占体重的2%左右。脑组织的耗氧量也较大，在安静情况下，整个脑组织的耗氧量约占全身耗氧量的20%。因此，脑组织对血液供应的需要比较迫切，血液供应短时间停止即可导致意识丧失。

供应脑的血液来自颈内动脉与椎动脉，这两条动脉在脑底吻合形成大脑动脉环，然后分出小动脉分支进入脑内。静脉血主要由颈内静脉返回心脏。脑循环与身体其他部分（除骨髓外）不同，因脑处于坚硬的颅腔中，故其容积比较固定。因此，脑血管的舒缩活动受到一定程度的限制。脑血量改变不是依靠脑血管的舒缩活动而是借助于血流速度的改变。血流速度增加，则血流量也增加。而血流速度则决定于动脉血压，动脉血压高，则血流速度快，血流量增加；反之则血流量减少。可见维持一定高度的动脉血压对保证脑组织的血液供应具有重要意义。

脑血管也有一定的舒缩活动，CO_2 过多、缺 O_2、pH 降低都可引起脑血管舒张，其中以 CO_2 的舒张作用较为明显。CO_2 的舒血管作用是通过 H^+ 实现的。CO_2 进入组织后，与组织中水分子结合，形成 H_2CO_3，后者再解离为 H^+ 和 HCO_3^-。H^+ 引起脑血管扩张，血管扩张可使血流量增加，将过多的 H^+ 带走以保持脑组织 pH 相对恒定，维持脑的正常功能。脑血管也受神经支配，但神经因素在脑血管活动调节中所起的作用很小，切断支配脑血管的交感神经或副交感神经后，脑血流量不发生明显的变化。

脑循环的正常对机体的正常活动具有重要意义，一旦脑循环发生障碍，则可出现严重病患。常见脑循环障碍有脑血管破裂、脑血管痉挛、脑血管栓塞等，这些病变可引起半身不遂、意识丧失、运动障碍等症状。

第四节　淋巴系统解剖与生理

一、淋巴系统的组成

淋巴系统是循环系统的一个组成部分，由输送淋巴液的淋巴管、产生淋巴细胞和生成抗体的淋巴器官（包括淋巴结、扁桃体、脾、胸腺和消化管内的各种淋巴组织等）所组成。

淋巴管道可分为毛细淋巴管、淋巴管、淋巴干和淋巴导管。淋巴导管最后注入静脉角内。毛细淋巴管壁由一层扁平上皮细胞构成，彼此吻合成网，并逐渐汇合成愈来愈大的淋巴管。淋巴管的管壁极薄，主要由内皮细胞、弹性纤维与少量平滑肌组成，故也具有收缩功能，以推动淋巴前进。淋巴管内和静脉一样，也有瓣膜存在，可防止淋巴液倒流。淋巴结形态大小不一，通常为圆形或椭圆形的小体，由网状内皮组织及淋巴组织所构成。淋巴液可以由输入淋巴管进入淋巴结，经滤过后由输出淋巴管流出。

毛细淋巴管一端为盲端，起于组织细胞间隙。一部分组织液（包括由毛细血管透出的蛋白质）经毛细淋巴管吸收再进入淋巴管道系统，成为淋巴液（图 8-19）。淋巴液向心脏流动，途中经过一系列淋巴结，并获得淋巴细胞，最后汇入两支总淋巴管。两下肢、腹部及左上半身的淋巴管汇入胸导管（胸导管位于食管后方，脊柱的左前方，上达颈根部）。

右上半身的淋巴汇成右淋巴导管。胸导管和右淋巴导管分别汇入左静脉角。正常人在安静情况下，每小时约有 120ml 淋巴液进入血液循环。全身淋巴结数目较多，常常聚集成群在血管周围、关节的屈侧或腋窝、腹股沟等处，在内脏多位于肺门、肝门等人体各器官或各部位的淋巴液，一般都汇至其附近的局部淋巴结，当人体某器官或部位发生病变（炎症或肿瘤）时，局部淋巴结可引起反应而肿大，常可追查到其所收集的器官或部位的病变，故了解局部淋巴结的位置、收集淋巴的范围及其淋巴引流的方向，有重要的临床意义。如下肢发炎时，可引起腹股沟浅淋巴结肿大。患恶性肿瘤时，肿瘤细胞还可沿淋巴结转移到别处。

二、组织液和淋巴液的生成

血液与细胞之间的物质交换必须通过组织液，后者是血浆从毛细血管滤出形成的。

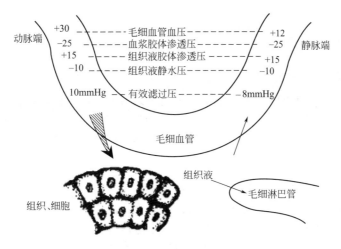

图 8-19　组织液生成与回流示意图

图中压力单位为 mmHg，1mmHg＝0.133kPa

（一）组织液的生成

毛细血管壁的通透性是组织液生成的结构基础。血浆成分中除大分子蛋白质外，其余成分都可通过毛细血管壁。血浆滤出血管壁的动力是有效滤过压。有效滤过压取决于毛细血管血压、组织液静水压、血浆胶体渗透压和组织液胶体渗透压四个因素，其中毛细血管血压和组织液胶体渗透压是促使毛细血管内液体滤出而生成组织液的力量；血浆胶体渗透压和组织液静水压是促使组织液渗入毛细血管的力量。这两种力量的对比，决定着液体进出的方向和流量。出血管力量与入血管力量之差称为有效滤过压，公式如下：

有效滤过压＝（毛细血管血压＋组织液胶体渗透压）－（血浆胶体渗透压＋组织液静水压）

在毛细血管血压（动脉端）平均为 4.00kPa，血浆胶体渗透压为 3.33kPa，组织液胶体渗透压约为 2.0kPa，组织液静水压约为 1.33kPa。这样按上式计算可得知，在毛细血管动脉端的有效滤过压约为 1.33kPa，而在静脉端的有效滤过压约为 －1.07kPa。因此，在动脉端有液体滤出毛细血管生成组织液，而在静脉端则有液体滤入毛细血管内。由于毛细血管动脉端滤出的液量大于静脉端滤入的液量，因此组织液中多余的一部分液体进入毛细淋巴管，形成淋巴液。正常情况下，在毛细血管的动脉端生成组织液，约 90％经静脉端回流入毛细血管，剩余约 10％进入毛细淋巴管生成淋巴液，再经淋巴系统回流入血液。如因某些原因使组织液生成过多或回流障碍，可使组织间隙潴留液体，造成组织水肿。

（二）淋巴的生成和循环

组织液渗于毛细淋巴管，即生成淋巴液。毛细淋巴管的末端是袋状的盲管，管壁的通透性比毛细血管壁大。如分子较大的蛋白质，也可随组织液透入毛细淋巴管，进入淋巴系统，最后回流入静脉。因此，淋巴循环可被视为血液循环的一个侧支，是血液循环的辅助系统。淋巴循环除可调节血浆与组织液之间的液体平衡外，还可把少量由血管透出的蛋白质类大分子物质再运回血液。这类大分子不易再透入毛细血管，每天经淋巴管回流入血液的血浆蛋白量约占循环血浆蛋白总量的 1/4～1/2。这对维持血管内外胶体渗透压及水的平衡具有重要意义。此外，淋巴循环还具有防御屏障作用，因为当淋巴液流经淋巴结时，其中的细菌或异物可被淋巴结扣留，并被吞噬细胞所吞噬。淋巴结还能产生淋巴细胞和浆细胞，参与机体的免疫反应。

（三）淋巴循环主要功能

1. 回收蛋白质及运输营养物质

由于组织液中的蛋白质可透入毛细淋巴管而进入血液，故淋巴液回流的最重要的意义是回收蛋白质。每天有 75～200g 蛋白质由淋巴液带回到血液中，使组织液中的蛋白质能保持较低的水平。此外，小肠黏膜吸收的营养物质，特别是脂肪可由小肠绒毛的毛细淋巴管吸取并转运至血液中。

2. 消除组织中的红细胞、细菌、异物的功能

进入组织间隙的红细胞或侵入体内的细菌、异物，由于淋巴毛细管的通透性较大，故可进入淋巴液。当淋巴液流经淋巴结时，被淋巴结中的巨噬细胞吞噬。此外，淋巴结尚能产生淋巴细胞和浆细胞，参与免疫反应。故淋巴系统还具有防御的功能。

脾脏是略呈椭圆形的暗红色器官，位于胃和胰的左侧，与第 9～11 肋相对。脾的内侧面近中央是脾门，为血管和神经的出入处，脾的表面包以被膜，被膜外面覆盖间皮，被膜中含有弹性纤维和少量平滑肌纤维。脾的实质可分为白髓和红髓两部分。白髓主要由密集的淋巴组织构成，是脾产生淋巴细胞的地方。红髓是位于白髓之间的血窦（脾内毛细血管），血窦的内皮细胞有较强的吞噬能力，可吞噬血液中的细菌、衰老的红细胞和其他异物。脾能储血 200ml 左右，当机体急需时（如突然大失血、剧烈运动等），脾的被膜收缩，可将储备的血送入血液循环。因此脾是一个造血、破血和储血的器官。

第九章 心血管系统常见疾病

09 Chapter

心血管疾病是对人类健康威胁最严重的疾病之一，在 1990～2010 年间全球人群的 235 种死亡原因中，缺血性心脏病排名第一，卒中位列第二。2013 年发表于《柳叶刀》的中国疾病负担研究表明，中国人群死因前三位依次是卒中、缺血性心脏病及慢阻肺，其中前两位占到全部心血管病（包括脑血管病）的 90％左右。

心血管疾病种类很多，单独以病因学或解剖学分类都有一定的局限性，总的来看有以下五大类：①血管性疾病，如动脉粥样硬化、高血压；②炎症性疾病，如风湿病、感染性心内膜炎、心肌炎、心脏瓣膜病；③心肌病，包括地方性心肌病，如克山病和其他类型心肌病；④先天发育畸形，如先天性心脏病和血管畸形；⑤继发于肺部疾患的心脏病，如肺心病。心脏原发性肿瘤和转移性肿瘤均很少见。

第一节　高血压病

高血压是一种以体循环动脉压升高为主要特点的全身性疾病，是最常见的慢性病之一，每年可导致全球超过七百万人死亡。中国高血压平均患病率达到 38.6％，发病人数已经超过 2 亿。高血压分为原发性高血压（高血压病，约占 90％）和继发性高血压（症状性高血压，约占 10％）。

一、 病因和发病机制

（一）病因

1. 遗传因素

高血压有明显的遗传倾向，双亲无高血压、一方有高血压或双亲均有高血压，子女的发病概率分别为 3％、28％和 46％。

2. 环境因素

高血压可能是遗传易感性和环境因素互相影响的结果。营养不良导致的低体重儿以后发生高血压的概率较高；超重或肥胖是血压升高的重要危险因素，腹型肥胖者尤其容易发生高血压；钠盐平均摄入量与高血压患病率密切相关，摄盐越多，血压水平和患病率越高；每日饮酒量与血压呈线性正相关，持续饮酒者较之不饮酒者发生高血压的危险性显著增加；城市脑力劳动者高血压患病率超过体力劳动者，精神紧张也是高血压患病的危险因素。

（二）发病机制

目前高血压的发病机制较集中在以下几个环节。

（1）交感神经活性亢进 长期精神情绪压力等导致的应激状态使大脑皮层下神经中枢功能紊乱，交感神经与副交感神经之间的平衡失调，交感神经系统活性亢进，释放儿茶酚胺增多，导致小动脉收缩，血压增高。

（2）肾素-血管紧张素-醛固酮系统（RAAS） 血管紧张素Ⅱ（AT-Ⅱ）是 RAAS 的主要效应物质，作用于血管紧张素Ⅱ受体，使小动脉平滑肌收缩，刺激肾上腺皮质球状带分泌醛固酮，通过交感神经末梢突触前膜的正反馈使去甲肾上腺素分泌增加。这些作用均可使血压升高，参与高血压发病并维持。

（3）肾脏储留过多钠盐 多种途径可诱导肾脏储留过量摄入的钠盐，体液容量增大，机体为避免心输出量增高使组织过度灌注，全身阻力小动脉收缩增强，导致外周血管阻力增高。

（4）血管重建 动脉血管重建不仅是高血压的基本病理变化，也是高血压维持、进展和恶化的形态学基础。主要表现是动脉壁增厚，管腔缩小，从而导致动脉功能改变。不可逆转的动脉重建是影响高血压患者生存质量的重要因素，改善高血压动脉重建已成为抗高血压治疗的新方向。

（5）内皮细胞功能受损 内皮细胞有调节血管舒缩功能、血流稳定性和血管重建的作用，血压升高使血管壁剪切力和应力增加，血管活性物质增多，可损害血管内皮及其功能，内皮受损会导致血管舒张减弱和收缩增强，同时内皮完整性受损，诱发血栓形成，促进动脉粥样硬化的发生发展。由此可见，内皮功能受损可能是高血压导致靶器官损害和并发症的重要原因。

（6）胰岛素抵抗 胰岛素抵抗继发高胰岛素血症，致使电解质代谢障碍，通过 Na^+、K^+-ATP酶激活导致钠潴留；同时交感神经活性增高，缩血管效应增强；高胰岛素血症促使细胞内钙升高，加强缩血管作用，增加内皮素释放，影响舒血管作业。这些作用促使血压升高，诱发动脉粥样硬化病变。

二、 临床表现和辅助检查

（一）血压变化

高血压早期并无特异的临床症状，可表现为波动性，升高后可自行下降或恢复正常。随病程迁延，尤其在并发靶器官损害或有并发症后，血压组建呈稳定和持久性升高，仍呈波动性变化，多数时间血压处于正常水平之上，情绪激动等可使血压进一步升高，休息或去除诱因后可恢复到变换之前的高水平状态。血压的高低与症状的轻重并不成正比。

（二）症状

多见于中老年人，多数起病隐匿，进展相对缓慢。可表现为头痛、头晕、头胀、心悸，还可表现为神经症状如失眠、健忘、耳鸣等。后期出现靶器官损害或并发症后出现相应的症状。

（三）并发症的表现

高血压可致左心室肥厚、扩大，最终导致充血性心力衰竭。并发冠心病可出现心绞痛、心肌梗死、心力衰竭及猝死等。并发脑血管病变是高血压最常见的合并症，可引起短暂性的脑缺血发作、脑动脉血栓形成、高血压脑病以及颅内出血等。病变累及一侧大脑半球，对侧肢体无力或瘫痪；病变累及皮质可出现失语、癫痫样发作；高血压脑病表现为严重头痛、恶心、呕吐及不同程度的意识障碍。长期持久的血压升高可致进行性肾硬化，并加速肾动脉粥样硬化形成，可出现蛋白尿、肾功能损害。除心、脑、肾血管的病变外，严重的高血压可促使形成主动脉夹层并破裂，常可致命。

（四） 辅助检查

（1）测量血压　是诊断高血压和评估其严重程度的主要依据。

（2）尿液检查　早期高血压病患者尿常规正常，肾脏受累则出现蛋白尿、红细胞，偶见管型等。

（3）血液生化检查　测定血脂、血糖、肾功能等。肾功能损害时，可出现血尿素氮、血肌酐增高。一般成人肌酐＞159μmol/dl 提示有肾损害。

（4）X 射线检查　心胸比率大于 0.5 提示心脏受累，多见于左心室肥厚和扩大。

（5）心电图检查　可诊断高血压性心脏病，出现左心室肥厚或伴劳损的心电图改变。严重者还可有室性早搏、心房纤颤等。

（6）超声心动图检查　超声心动图是诊断左心室肥厚最敏感、最可靠的检测。患高血压性心脏病时，左心室肥大且多呈对称性。

（7）眼底检查　眼底视网膜动脉可作为临床上判断高血压病病情的重要体征，是高血压病分期分级的依据之一。

眼底改变分级：Ⅰ级，视网膜动脉变细；Ⅱ级，视网膜动脉狭窄，动静脉交叉压迫；Ⅲ级，眼底出血或棉絮状渗出，视神经乳头水肿。

（8）血浆肾素活性测定　根据血管紧张素活性测定，将高血压分为三型：高肾素型（占16％）、低肾素型（占 27％）、正常肾素型（占 57％）。这种分型对临床治疗有一定意义。高肾素型需要用普萘洛尔（心得安）等 β-受体阻滞剂治疗，低肾素型需要用利尿剂治疗；正常肾素型可用一般降压药治疗。

三、 诊断要点

高血压是指体循环动脉收缩压和舒张压的持续升高。目前我国采用的高血压标准是国际上统一的标准，即收缩压≥140mmHg 和（或）舒张压≥90mmHg 即诊断为高血压，根据血压增高的水平，可进一步分为 1 级、2 级、3 级高血压（见表 9-1）。

表 9-1　中国高血压分类（2005 年）

分　　类	收缩压/mmHg	舒张压/mmHg
正常血压	＜120	＜80
高正常	120～139	80～89
高血压	≥140	≥90
1 级高血压（轻度）	140～159	90～99
2 级高血压（中度）	160～179	100～109
3 级高血压（重度）	≥180	≥110
单纯性高血压	≥140	＜90

本病需结合临床表现、辅助检查、眼底改变分级等方面进行诊断。需要指出的是，原发性高血压的严重程度并不单纯与血压升高水平有关，必须结合患者的心血管疾病危险因素及合并的靶器官损害作出全面的评价，治疗目标及预后判断也必须以此为基础。

1. 心血管疾病的危险因素

包括吸烟、高脂血症、糖尿病、年龄＞60岁、男性或绝经后女性、心血管病家族史（发病年龄女性＜65岁，男性＜55岁）。

2. 靶器官的损害及合并的临床疾病

包括心脏疾病（左心室肥大、心绞痛、心肌梗死、继往曾接受冠状动脉旁路手术、心力衰竭）、脑血管疾病（脑卒中或短暂性脑缺血发作）、肾脏疾病［蛋白尿或血肌酐升高，周围动脉疾病，高血压视网膜病变（大于等于Ⅲ级）］。

3. 危险度的分层

以血压水平结合危险因素及合并的靶器官受损情况将患者分为低度、中度、高度和极高危险组。

（1）低度危险组　高血压1级，不伴有危险因素，其治疗以改变生活方式为主，若6个月无效，再采用药物治疗。

（2）中度危险组　高血压1级伴1～2个危险因素或高血压2级不伴有或伴有不超过2个危险因素者。其治疗除改变生活方式外，给予药物治疗。

（3）高度危险组　高血压1～2级伴有至少3个危险因素者，必须进行药物治疗。

（4）极高危险组　高血压3级或高血压1～2级伴靶器官损害及相关的临床疾病者（包括糖尿病），必须尽快给予强化治疗。

高血压病的直接并发症有脑血管意外、肾功能衰竭、心力衰竭。大量证据表明，高血压患者容易并发冠心病。高血压人群平均寿命较正常人群缩短15～20年。恶性高血压，如不经治疗，可在1年内死亡。

> **知识链接**
>
> **血压高不一定是高血压病**
>
> 正常人在剧烈活动、情绪激动、大量吸烟或应用某些药物之后，血压（尤其是收缩压）都可能增高。因此，发现血压偶然增高不一定就是患了高血压病。一般是在几天或更长一些时间内，连续测量3次血压均高于正常，并达到高血压病的标准，才能确诊为高血压病。

四、 治疗原则和健康提示

（一） 治疗目标与健康提示

1. 高血压治疗目标

（1）将血压降至理想水平　①所有高血压患者：＜140/90mmHg。②老年高血压患者：＜(140～150)/90mmHg，如患者可以耐受，还可以降至更低。③糖尿病及极高危患者：＜130/80mmHg。

（2）逆转靶器官损害。

（3）减少心血管事件及降低死亡率。

（4）提高生活质量。

2. 高血压健康提示

（1）改善行为习惯　包括减轻体重、减少钠盐摄入、补充钙和钾盐、减少脂肪摄入和增加运动。

（2）降压药治疗对象　高血压 2 级或以上患者（＞160/100mmHg）；高血压合并糖尿病，或者已经有心、脑、肾靶器官损害和并发症患者；凡血压持续升高 6 个月以上，改善生活行为后血压仍未获得有效控制的患者。从心血管危险分层的角度，高危和极高危患者必须使用降压药物强化治疗。

（3）血压控制目标值　原则上应将血压降到患者最大耐受水平，目前主张血压控制目标值至少＜140/90mmHg。糖尿病或慢性肾脏病合并高血压患者，血压控制目标值＜130/80mmHg。根据临床试验已获得的证据，老年收缩期性高血压的降压目标水平，收缩压（SBP）140～150mmHg，舒张压（DBP）＜90mmHg 但不低于 65～70mmHg，舒张压降得过低可能抵消收缩压下降得到的益处。即便是持续将血压降至目标值可以减少并发症的危险，同时也应重视其他因素的控制（如高脂血症、糖尿病、肥胖等），还应逆转或延缓靶器官损害，以达到最大获益，改善预后。

（二）非药物治疗

非药物治疗包括改善生活方式，消除不利心理和身体健康的行为和习惯，达到减少高血压及其他心血管的发病危险（表 9-2），适用于各级高血压患者。

表 9-2　高血压的非药物治疗

措施	目标
减重	减少热量,膳食平衡,增加运动,保持体重指数(BMI)20～24
限盐	北方首先将每人每日平均食盐量降至 8g,以后再降至 6g;南方可直接降至 6g
低脂肪饮食	总脂肪＜总热量的 30%,饱和脂肪＜10%
保持适当体力运动	如运动后自我感觉良好,且保持理想体重,则表示运动量与运动方式合适
保持乐观心态,提高应激能力	选择适合个体的文体活动,增加老年人社交机会,提高生活质量
戒烟、限酒	不吸烟。男性每日饮酒精＜20～30g,女性＜15～20g

（三）药物治疗原则

1. 个体化

根据不同患者的病理生理特点、病程进展和并发症，而采用不同的药物、不同的剂量。

2. 联合用药及优化与强化（迟早达标）治疗。

3. 分级治疗

对一般高血压，先用副作用少的药物，如未取得满意疗效可逐步加用一种或多种作用机制不同的药物。可考虑分级治疗。

①一级：利尿剂、β受体阻滞剂、钙拮抗剂、血管紧张素转换酶抑制剂（ACEI），可选用一种药物，一种无效可改用另一种；②二级：联合用药，两种药物并用，自小量开始，有效为止，若无效转入三级；③三级：联合用药，三种药物并用；④四级：三级治疗效果不佳者，可换用胍乙啶或可乐宁。

4. 一般治疗

高血压发病与中枢神经功能紊乱有关，应注意劳逸结合。

（四）药物治疗要点

3 级高血压或伴发心脑血管病、糖尿病、肾脏病等高危患者，应立即开始并长期药物治疗。1～2 级高血压伴有不适症状的患者考虑小剂量药物治疗；如无症状但属高危的，立即药物治疗；属中危的，则随访 1 月内，两次测量血压，如平均血压≥140/90mmHg 者，则开始服药，如血压＜140/90mmHg 的继续监测血压；属低危的，则随访 3 个月内，多次测量血压，如平均血压≥140/90mmHg 者，考虑开始药物治疗，如血压＜140/90mmHg 的继续监测血压。

1. 钙拮抗剂

二氢吡啶类钙拮抗剂，无绝对禁忌证，降压作用强。适用于大多类型高血压，尤对老年高血压、稳定型心绞痛、冠状或颈动脉粥样硬化、周围血管病患者适用。代表药物有硝苯地平和尼群地平。

2. 血管紧张素转换酶抑制剂（ACEI）

所有合并糖尿病、心力衰竭、左心室收缩功能不全、心肌梗死后有左心室功能不全的患者，均应使用 ACEI。干咳不能耐受者可选用血管紧张素受体拮抗剂（ARB）治疗。代表药物有卡托普利和依那普利。

3. 血管紧张素受体拮抗剂（ARB）

降压作用明确，保护靶器官证据较多，对糖脂代谢无不良影响；适用于 1～2 级高血压，尤对高血压合并慢性心力衰竭、心肌梗死后、心功能不全、糖尿病肾病、非糖尿病肾病、代谢综合征、蛋白尿/微量白蛋白尿患者有益，也适用于 ACEI 引起的咳嗽。代表药物有氯沙坦、缬沙坦和替米沙坦。

4. 利尿剂（噻嗪类）

降压作用明确，小剂量噻嗪类利尿剂适用于 1～2 级高血压或脑卒中二级预防，也是难治性高血压的基础药物之一。利尿剂尤对老年高血压、心力衰竭患者有益。

首选噻嗪类利尿剂：氢氯噻嗪。

保钾利尿剂：螺内酯、氨苯蝶啶。

袢利尿剂：呋塞米。

吲达帕胺：兼有利尿和血管扩张作用，能有效降压而较少引起低血钾的副作用。

5. β 受体阻滞剂

降压作用明确，小剂量适用于伴心肌梗死后、冠心病心绞痛或心率偏快的 1～2 级高血压。对心血管高危患者的猝死有预防作用。可与二氢吡啶类钙拮抗剂合用。对哮喘、慢性阻塞性肺气肿、严重窦性心动过缓及房室传导阻滞患者禁用；慎用于糖耐量异常者或运动员。注意支气管痉挛、心动过缓等不良反应；长期使用注意对糖脂代谢的影响。代表药物有美托洛尔、阿替洛尔和普萘洛尔。

6. α 受体阻滞剂

适用于高血压伴前列腺增生患者，但体位性低血压者禁用，心力衰竭者慎用。开始用药应在入睡前，以防体位性低血压发生。使用中注意测量坐立位血压。代表药物哌唑嗪、多沙唑嗪和特拉唑嗪。

7. 固定复方制剂

为常用的一类高血压药物，其优点是使用方便，可改善治疗的依从性，但应用时注意其相应组成成分的禁忌证或不良反应。通过多种药物小剂量联合，达到有效降压和减少副作用的目的。代表药物有复方利血平片、复方利血平氨苯蝶啶片和珍菊降压片。

8. 联合治疗

适用于 2 级以上高血压以及高危的高血压患者，常见联合方案：CCB（钙离子拮抗剂降压药）联合 ACEI（例如：尼群地平或硝苯地平＋依那普利）；CCB＋β 受体阻滞剂（例如：尼群地平＋美托洛尔或阿替洛尔）；CCB＋利尿剂（例如：尼群地平＋吲达帕胺或氢氯噻嗪）；3 种以上的药物联合（CCB＋利尿剂＋ACEI）。

> **知识链接**
>
> 　　体位性低血压又叫直立性脱虚，是由于体位的改变，如从平卧位突然转为直立，或长时间站立发生的脑供血不足引起的低血压。通常认为站立后收缩压较平卧位时下降 20mmHg 或舒张压下降 10mmHg 即为体位性低血压。

五、 病例分析

　　病历摘要：男性，56 岁，干部，因间断头晕、头痛 1 年余来就诊。

　　患者于 1 年多以前发现劳累或生气后常有头晕、头痛，头晕非旋转性，不伴恶心和呕吐，休息后则完全恢复正常，不影响日常工作和生活，因此未到医院看过，半年前单位体检时测血压 140/90mmHg，嘱注意休息，未服药，一直上班。发病以来无心悸、气短和心前区痛，进食、睡眠好，二便正常，体重无明显变化。

　　既往体健，无高血压、糖尿病和心、肾、脑疾病史，无药物过敏史。吸烟 30 余年，不嗜酒，父亲死于高血压脑出血。

　　查体：体温（T）36℃，脉搏（P）80 次/min，呼吸（R）18 次/min，血压（BP）145/95mmHg。一般状况可，无皮疹，浅表淋巴结无肿大，巩膜无黄染，心肺（－），腹平软，肝脾肋下未触及，未闻及血管杂音，下肢不肿。

　　实验室检查：血红蛋白（Hb）135g/L，白细胞（WBC）6.0×10^9/L，中性粒细胞（N）70％，淋巴细胞（L）30％，血小板（PLT）205×10^9/L；尿常规（－），粪便常规（－）。

　　分析：

　　（1）诊断及诊断依据。

　　（2）进一步检查。

　　（3）治疗原则。

　　分析步骤如下：

1. 诊断及诊断依据

　　初步印象是：高血压病 Ⅰ 级，因为病例摘要中检查资料不全，故尚难确定危险度分层。

　　其诊断依据是：①中年男性，慢性病程；②间断头晕，头痛 1 年余；③既往吸烟 30 余年，父亲死于高血压脑出血；④查体血压 145/95mmHg，未闻及腹部血管杂音；⑤辅助检查，血尿便常规未见异常。

2. 进一步检查

　　（1）确定高血压危险度分层的检查：血脂、血糖、肾功能、X 射线胸片、心电图和眼底检查，必要时做超声心动图检查。

　　（2）除外继发性高血压的检查如血钾、肾脏 B 超等。

　　（3）动态血压监测有条件者可用仪器自动监测 24h 或更长时间的血压变化，有助于诊断和治疗。

3. 治疗原则

　　（1）非药物治疗包括戒烟、合理膳食、减轻体重、适当运动等。

（2）降压药物治疗需合理选药，终身用药，保持血压在理想水平。

第二节　高脂血症

血脂是血浆中的胆固醇、甘油三酯（TG）和类脂如磷脂等的总称。与临床密切相关的血脂主要是胆固醇和 TG，其他还有游离脂肪酸（FFA）和磷脂等。在人体内胆固醇主要以游离胆固醇及胆固醇酯的形式存在。TG 是甘油分子中的三个羟基被脂肪酸酯化而形成。循环血液中的胆固醇和 TG 必须与特殊的蛋白质即载脂蛋白（AP）结合形成脂蛋白，才能被运输到组织进行代谢。高脂血症是指血浆中总胆固醇（TC）、甘油三酯（TG）和/或低密度脂蛋白胆固醇（LDL-C）过高和/或高密度脂蛋白胆固醇（HDL-C）过低的一种全身脂代谢异常疾病，也称血脂异常。

一、高脂血症分型

世界卫生组织（WHO）建议将高脂血症分为六型：

Ⅰ型　家族性高乳糜血症，外源性甘油三酯明显升高。

Ⅱ型　家族性高胆固醇血症。

Ⅲ型　家族性异常β脂蛋白血症，胆固醇、甘油三酯均明显升高（CM 残粒及 VLDL 均增高）。

Ⅳ型　高前β脂蛋白血症（VLDL 增高），甘油三酯明显升高，胆固醇正常或偏高。

Ⅴ型　混合型高甘油三酯血症（CM 及 VLDL 增高），甘油三酯及胆固醇均升高，以甘油三酯明显升高为主。

Ⅱb 型和Ⅳ型易混淆，LDL-C＞3.65mmol/L（130mg/L）为Ⅱb 型，否则为Ⅳ型。Ⅱ型和Ⅳ型临床常见。

根据血清总胆固醇、甘油三酯和高密度脂蛋白胆固醇的测定结果，高脂血症分为以下四种类型，见表 9-3。

表 9-3　血脂异常的临床分型

分型	TC	TG	HDL-C	相当于 WHO 表型
高胆固醇血症	增高			Ⅱa
高甘油三酯血症		增高		Ⅳ、Ⅰ
混合型高脂血症	增高	增高		Ⅱb、Ⅲ、Ⅳ、Ⅴ
低高密度脂蛋白血症			降低	

根据病因，高脂血症的分类有：

（1）原发性高脂血症　包括家族性高甘油三酯血症，家族性Ⅲ型高脂蛋白血症，家族性高胆固醇血症；家族性脂蛋白酶缺乏症；多脂蛋白型高脂血症；原因未明的原发性高脂蛋白血症；多基因高胆固醇血症；散发性高甘油三酯血症；家族性高α脂蛋白血症。

（2）继发性高脂血症　包括糖尿病高脂血症；甲状腺功能减低；急、慢性肾功衰竭；肾病综合征；药物性高脂血症。

二、临床表现

高脂血症的临床表现主要包括两大方面：一方面是脂质在真皮内沉积所引起的黄色瘤；另一方面是脂质在血管内皮沉积所引起的动脉粥样硬化产生冠心病和外周血管病等。由于高脂血症时黄色瘤的发生率并不十分高，动脉粥样硬化的发生和发展则需要相当长的时间，所以多数高脂血症患者并无任何症状和异常体征发现。而患者的高脂血症则常常是在进行血液生化检验（测定血胆固醇和甘油三酯）时被发现的。

临床上可见到家族性高胆固醇血症，又称家族性高 β 脂蛋白血症。临床特点是高胆固醇血症、特征性黄色瘤、角膜弓、早发心血管疾病和阳性家族史。

三、 诊断要点

高脂血症的诊断标准见表 9-4。

表 9-4　高脂血症诊断标准

项目	TC*/(mmol/L)	LDL-C†/(mmol/L)	HDL-C‡/(mmol/L)	TG§/(mmol/L)
合适范围	<5.20	<3.12	>1.04	<1.70
边缘升高	5.23~5.69	3.15~3.61		
升高	>5.72	>3.64		>1.70
减低			<0.91	

注：* 表示胆固醇；† 表示低密度脂蛋白；‡ 表示高密度脂蛋白；§ 表示甘油三酯。

四、 治疗要点

应采取综合性措施进行治疗，包括饮食治疗、改变生活方式、服用降脂药物、血浆净化治疗、外科手术和基因治疗等。

> **知识链接**
>
> **基因治疗**
>
> 基因治疗是指将外源正常基因导入靶细胞，以纠正或补偿因基因缺陷和异常引起的疾病，从而达到治疗目的。也就是将外源基因通过基因转移技术将其插入患者的适当的受体细胞中，使外源基因制造的产物能治疗某种疾病。从广义说，基因治疗还可包括从 DNA 水平采取地治疗某些疾病的措施和新技术。

1. 饮食疗法

调节饮食结构有以下原则：①限制摄入富含脂肪、胆固醇的食物；②选用低脂食物（植物油、酸牛奶）；③增加维生素、纤维（水果、蔬菜、面包和谷类食物）的摄入。

2. 改善生活方式

改善生活方式有以下方法：①减肥；②戒烟；③控制酒精摄入；④有氧运动。

3. 药物治疗

通过采用饮食疗法和改善生活方式等治疗 6 个月后血脂仍不能降至正常时，需要考虑药物治疗。决定采用药物调脂治疗时，不仅要考虑血脂水平，还要分析患者的临床情况，即要了解患者是否存在冠心病和冠心病危险因素。结合血脂水平进行全面评价，以决定治疗措施及血脂的目标水平。

临床上可供选用以降低血浆胆固醇为主的调脂药物有：①胆汁酸螯合剂，如考来烯胺（消胆胺）、考来替泊（降胆宁）。②烟酸及其衍生物，如烟酸、烟酸肌醇酯、阿西莫司。③羟甲基戊二酸辅酶 A（HMG-CoA）还原酶抑制剂（他汀类），如洛伐他汀（美降之）、辛伐他汀（舒降之）、普伐他汀（普拉固）等。

可供选用的以降低血浆甘油三酯为主的调脂药物有：①苯氧芳酸类或称贝特类，如氯贝特、非诺贝特（立平脂）、吉非贝齐（诺衡）、苯扎贝特（必降脂）。②鱼油制剂，如多烯康胶囊。

知识链接

他汀类药物是目前临床治疗高血脂的主要药物，是胆固醇合成环节中一种关键酶的抑制剂，能显著降低血中胆固醇，被称为"血管清道夫"。但是近年来，随着临床关于他汀类药物横纹肌溶解症不良反应的报道不断增多，其整体治疗效应面临着重新评价。

降脂药物选用如下：

（1）高甘油三酯血症　主要选用贝特类药物。

（2）高胆固醇血症　主要选用他汀类药物。

（3）混合性高脂血症　当甘油三酯<500mg/dL时，首先降低LDL-C，待LDL-C达标后再考虑降甘油三酯；如甘油三酯>500mg/dL，首先降甘油三酯，以防发生急性胰腺炎。

（4）低高密度脂蛋白胆固醇血症　低高密度脂蛋白胆固醇血症往往合并高甘油三酯血症，首先按高甘油三酯血症的原则治疗。对单纯的低高密度脂蛋白胆固醇血症可选用贝特类或烟酸类药物。

知识链接

远离冠心病的"法宝"

合理饮食和规律运动是防治血脂异常的根本手段和基础。当饮食少油和适度运动达不到目的时，服用降胆固醇药物，可以降低血脂水平防治心脑血管疾病。因此"低脂饮食、适量运动、降脂药物"是远离冠心病的三大"法宝"。

降脂药物的联合应用如下。

由于他汀类药物作用肯定，不良反应少，联合降脂方案多由他汀类药物与另一种降脂药组成。

（1）他汀类+依折麦布　协同降低血LDL水平最佳选择，联合治疗不增加肝脏毒性、肌病和横纹肌溶解发生。

（2）他汀类+贝特类　治疗混合型高脂血症。合用增加肌病危险，应极慎重。

（3）他汀类+烟酸　显著升高HDL，可用，但应加强血糖和肌病发生的监测。

（4）他汀类+胆酸螯合剂　协同降低血LDL水平，仅用于其他降脂治疗无效或不能耐受者。

（5）他汀类+ω-3脂肪酸　治疗混合型高脂血症，有效而安全。

4. 非药物治疗

对少数基因遗传异常的顽固的高脂血症，经过药物治疗无效者，可采用外科治疗、血液净化疗法，甚至将来可能采用基因治疗。

第三节　冠状动脉粥样硬化性心脏病

冠状动脉粥样硬化性心脏病是指动脉粥样硬化使动脉管腔狭窄或阻塞，导致心肌缺血缺氧或坏死而引起的心脏病，它和冠状动脉功能性改变（痉挛）一起，统称为冠状动脉性心脏病，简称冠心病，亦称缺血性心脏病。动脉粥样硬化（AS）是与血脂异常及血管壁成分改变有关的动脉疾病，主要特征是血浆中脂质在动脉内膜内的沉积、平滑肌细胞和结缔组织的增生，引起内膜灶性纤维增厚及粥样斑块的形成，使动脉壁变硬，管腔狭窄，是冠心病、脑血管病等心脑血管疾病的病理基础。近年来，随着人们生活水平的提高，高脂高热饮食结构和生活方式的不合理，提高了动脉粥样硬化的发病风险。

冠心病一般分为以下五种临床类型：

（1）隐匿型冠心病 患者无症状，有心电图表现。

（2）心绞痛型冠心病 发作性胸骨后疼痛，为一时性心肌缺血所致，可无组织形态学改变。

（3）心肌梗死型冠心病 症状严重，由冠状动脉闭塞致心肌急性缺血性坏死所致。

（4）心肌硬化型冠心病 表现为心脏增大、心力衰竭和心律失常，长期心肌缺血致心肌纤维化引起。

（5）猝死型冠心病 因原发性心脏骤停而猝然死亡，多为缺血心肌局部发生电生理紊乱，引起严重的室性心律失常所致。

本节重点介绍心绞痛和心肌梗死。

一、心绞痛

（一）稳定型心绞痛

稳定型心绞痛是由于劳力引起心肌缺血，可伴心功能障碍，但没有心肌坏死。其特点为阵发性的前胸压榨性疼痛感觉，主要位于胸骨后部，可放射至心前区和左上肢尺侧，常发生于劳力负荷增加时，持续数分钟，休息或舌下含服硝酸甘油后消失。

本症患者男性多于女性，多数患者在 40 岁以上，劳累、情绪激动、饱食、受寒、急性循环衰竭等为常见诱因。

1. 病因和发病机制

引起心绞痛的病因包括：①冠状动脉粥样硬化致管腔固定性狭窄（常在 75％以上）；②冠状动脉痉挛，如变异型心绞痛；③冠状动脉其他病变，如炎症栓塞或先天畸形；④非冠状动脉病变，如主动脉瓣狭窄、主动脉关闭不全、梅毒性主动脉炎、严重贫血、甲亢、阵发性心动过速；⑤低血压、血液黏滞度增高或血流缓慢；⑥肥厚型心肌病二尖瓣脱垂等。其中最重要的是冠心病，即冠状动脉粥样硬化狭窄及（或）冠状动脉痉挛。

当心肌供氧与需氧之间暂时失衡，冠状动脉血流量不能满足心肌代谢的需要，引起心肌急剧的、暂时的缺血缺氧时，即可发生心绞痛。产生疼痛感觉的直接因素，可能是在缺血缺氧的情况下，心肌内积聚过多的代谢产物，如乳酸、丙酮酸等物质，刺激心脏内自主神经的传入纤维末梢，产生疼痛感觉。这种痛觉反映在与自主神经进入水平相同脊髓段的脊神经所分布的区域，即胸骨后及两臂的前内侧与小指，尤其是在左侧，而多不在心脏部位。

知识链接

脆弱的男人

临床统计表明，男人相对于女人而言出现冠心病、心梗、中风和动脉粥样硬化的风险更高。为什么男人更容易出现冠心病和动脉粥样硬化？体内高水平的雄性激素、高强度的体力劳动、吸烟、酗酒均会影响心脏和循环系统的机能，可增加心血管系统的工作负荷，使心脏和血管系统更容易发生损伤。

2. 临床表现和辅助检查

（1）症状 心绞痛以发作性胸痛为主要临床表现，疼痛特点如下。

① 部位 主要在胸骨体上段或中段之后，可波及心前区，范围手掌大小，甚至横贯前

胸，界限不很清楚。常放射至左肩、左臂内侧达无名指和小指，或至颈、咽或下颌部。

② 性质　胸痛常为压迫、发闷或紧缩性疼痛，也可有烧灼感，但不尖锐，不像针刺或刀扎样痛，偶伴濒死的恐惧感觉。发作时，患者往往不自觉地停止原来的活动，直至症状缓解。

③ 诱因　其发作常由体力劳动或情绪激动（如愤怒、焦急、过度兴奋等）所激发，饱食、寒冷、吸烟、心动过速、休克等亦可诱发本病。疼痛发生于劳力或激动的当时，而不是在一天劳累之后。典型的心绞痛常在相似的条件下发生，但有时同样的劳力只在早晨引起心绞痛而不在下午引起心绞痛，提示与晨间痛阈较低有关。

④ 持续时间　疼痛出现后常逐步加重，然后在 3～5min 内逐渐消失，一般在停止原来诱发症状的活动后即可缓解；舌下含用硝酸甘油也能在几分钟内使之缓解。可数天或数星期发作一次，亦可 1 日内多次发作。

（2）体征　平时一般无异常体征。心绞痛发作时常见心率增快、血压升高、表情焦虑、皮肤冷或出汗，有时出现第四或第三心音奔马律。可有暂时性心尖部收缩期杂音，是乳头肌缺血以致功能失调引起二尖瓣关闭不全所致，第二心音可有逆分裂或出现交替脉。

（3）辅助检查　因心绞痛发作时间短暂，以下大多数检查均应在发作间期进行，可直接或间接反映心肌缺血。

① 心电图检查　是发现心肌缺血、诊断心绞痛最常用的检查方法。

a. 静息时心电图　约半数患者在正常范围内，也可能有陈旧性心肌梗死改变或非特异性 ST 段和 T 波异常，有时出现房室或束支传导阻滞或室性、房性期前收缩等心律失常。

b. 心绞痛发作时心电图　绝大多数患者可出现暂时性心肌缺血引起的 ST 段移位。有时出现 T 波倒置。

c. 心电图负荷试验　最常用的是运动负荷试验，运动可增加心脏负荷以激发心肌缺血。

d. 心电图连续监测　可从中发现心电图 ST-T 改变和各种心律失常，其出现时间可与患者的活动和症状相对照。胸痛发作相应时间记录的心电图显示缺血性 ST-T 改变有助于心绞痛的诊断。

② 超声心动图　可探测到缺血区心室壁的运动异常，心肌超声造影可了解心肌血流灌注。

③ 放射性核素检查　包括^{201}Tl（铊）-静息和负荷心肌灌注显像、放射性核素心腔造影和正电子发射断层心肌显像（PET）。

④ 左心导管检查　包括冠状动脉造影术和左心室造影术，是有创性检查方法，前者是目前诊断冠心病的金标准。

知识链接

冠状动脉造影

这是诊断冠心病的一种有效方法。将导管经大腿股动脉或其他周围动脉插入，送至升主动脉，然后探寻左或右冠状动脉口插入，注入造影剂，使冠状动脉显影。该方法能较明确地揭示冠状动脉的解剖畸形及其阻塞性病变的位置、程度与范围。冠状动脉造影是目前唯一能直接观察冠状动脉形态的论断方法，医学界号称其为"金标准"。

3. 诊断要点

根据典型的发作特点和体征，休息或含用硝酸甘油后缓解，结合年龄和存在的冠心病危险因素，除外其他原因所致的心绞痛，即可建立诊断。发作时心电图检查可见以 R 波为主的导联中，ST 段压低，T 波平坦或倒置，发作过后数分钟内逐渐恢复。心电图无改变的患者可考虑做心电图负荷试验。发作不典型者，其诊断要根据硝酸甘油的疗效和发作时心电图的改变而定；如仍不能确诊，可多次复查心电图或心电图负荷试验，或做24h的动态心电图连续监测，如心电图出现阳性变化或负荷试验诱致心绞痛发作时亦可确诊。诊断有困难者可考虑行选择性冠状动脉造影。

4. 治疗要点

治疗有两个主要目的：一是预防心肌梗死和猝死，改善预后；二是减轻症状和缺血发作，提高生活质量。心绞痛的治疗原则是改善冠状动脉的血供和减轻心肌的耗氧，同时治疗动脉粥样硬化。长期服用阿司匹林75～300mg/日和给予有效的降血脂治疗，可促使粥样斑块稳定，减少血栓形成，降低不稳定型心绞痛和心肌梗死的发生。

（1）一般治疗　发作时立刻休息，一般患者在停止活动后症状即可消除。避免各种确知的诱发因素，如过度的体力活动、情绪激动、饱餐、受寒等；禁绝烟酒。调整日常生活与工作量；减轻精神负担；保持适当的体力活动，但以不致发生疼痛症状为度；一般不需卧床休息。

（2）药物治疗　药物治疗首先考虑预防心肌梗死和死亡，其次是缓解症状、减轻缺血。

① 抗心绞痛和抗缺血治疗

a. 硝酸甘油　0.3～0.6mg，置于舌下含化，迅速为唾液所溶解而吸收，1～2min见效，约半小时后作用消失。

b. 硝酸异山梨酯　5～10mg，舌下含化，2～5min见效，维持2～3h。现还有供喷雾吸入用的制剂。

c. 5-单硝酸异山梨酯　多为长效制剂，每日20～50mg，一日1～2次。

硝酸酯药物有扩张冠状动脉，降低阻力，增加冠状循环的血流量，并通过对周围血管的扩张作用，减少静脉回流心脏的血量，降低心室容量、心腔内压、心排血量和血压，减低心脏前后负荷和心肌的需氧，从而缓解心绞痛。

d. β受体阻滞剂　阻断拟交感胺类对心率和心收缩力受体的刺激作用，减慢心率，降低血压，减低心肌收缩力和氧耗量，从而缓解心绞痛的发作。此外，还可减低运动时的血流动力反应，使同一运动量水平上心肌氧耗量减少；使不缺血的心肌区小动脉（阻力血管）缩小，从而使更多的血液通过极度扩张的侧支循环（输送血管）流入缺血区。目前常用的制剂是美托洛尔、阿替洛尔、普萘洛尔、比索洛尔等。

使用本药要注意：a 本药与硝酸酯类合用有协同作用，因而用量应偏小，尤其要注意减小开始剂量，以免引起直立性低血压等副作用；b 停用本药时应逐步减量，如突然停用有诱发心肌梗死的可能；c 低血压、支气管哮喘，以及心动过缓、Ⅱ度或Ⅱ度以上房室传导阻滞者不宜应用。

e. 钙通道阻滞剂　本类药物可抑制钙离子进入心肌内，也可抑制心肌细胞兴奋-收缩耦联中钙离子的利用，因而本类药可抑制心肌收缩，减少心肌氧耗；扩张冠状动脉，解除冠状动脉痉挛，改善心内膜下心肌的供血；扩张周围血管，降低动脉压，减轻心脏负荷；降低血黏度，抗血小板聚集，改善心肌微循环。适用于同时伴有高血压的患者。常用制剂有维拉帕米、硝苯地平、地尔硫䓬（硫氮䓬酮）等。

② 预防心肌梗死和死亡的药物

a. 抗血小板治疗　包括阿司匹林、二磷酸腺苷受体拮抗剂氯吡格雷、磷酸二酯酶抑制剂西洛他唑。

b. 降脂药物　他汀类药物可以进一步改善内皮细胞的功能，抑制炎症，稳定斑块，显著延缓病变进展，减少不良心血管事件发生。

（3）经皮冠状动脉介入治疗　指采用经皮穿刺技术送入球囊导管或其他相关器械，解除冠状动脉狭窄或梗阻，重建冠状动脉血流的技术。经皮冠状动脉介入治疗包括经皮冠状动脉腔内成形术、冠脉内支架植入术和粥样斑块消蚀术及激光血管成形等。

其他治疗方法包括中医药治疗、在体外循环下施行主动脉-冠状动脉旁路移植手术和适度的运动锻炼疗法。

5. 健康提示

一直以来，基因风险和生活方式因素都被认为是冠心病的独立影响因素。而通过大样本研究，我们可以发现，长期保持健康的生活方式（包括不吸烟、不肥胖、规律体育锻炼、健康饮食），就能够降低高遗传风险人群50%的冠心病事件发生率。

（二）　不稳定型心绞痛

目前已趋向于将劳力性心绞痛以外的缺血性胸痛统称为不稳定型心绞痛（UA）。这不仅是基于对不稳定粥样斑块的深入认识，也表明这类心绞痛患者临床上的不稳定性，必须予以足够的重视。

1. 病因和发病机制

主要病因包括以下几点：

（1）冠状动脉粥样硬化病变进展，可引起进行性冠状动脉狭窄。

（2）血小板聚集，引起冠状动脉收缩，管腔狭窄加重乃至闭塞以及动力性冠状动脉阻力增加。

（3）血栓形成，导致进行性冠状动脉狭窄。

（4）冠状动脉痉挛，引起不稳定型心绞痛。

与稳定型劳力性心绞痛的主要差别在于冠脉内不稳定的粥样斑块继发病理改变，使局部心肌血流量明显下降，如斑块内出血、斑块纤维帽出现裂隙、表面上有血小板聚集及（或）刺激冠状动脉导致其痉挛，进而导致缺血性心绞痛，虽然也可因劳力负荷诱发但劳力负荷中止后胸痛症状并不能缓解。

2. 临床表现和辅助检查

（1）临床表现　胸痛的部位、性质与稳定型心绞痛相似，但具有以下特点之一：①原为稳定型心绞痛，在1个月内疼痛发作频率增加、程度加重、时限延长、诱发因素变化、硝酸类药物缓解作用减弱；②1个月之内新发生的心绞痛，并因较轻的负荷所诱发；③休息状态下发作心绞痛或较轻微活动即可诱发，发作时表现为ST段抬高的变异型心绞痛也属此列。此外，贫血、感染、甲亢、心律失常等原因诱发的心绞痛称之为继发性不稳定型心绞痛。

由于UA病人的严重程度不同，其处理和预后也有很大的差别，临床上分为低危组、中危组和高危组。低危组指新发的或是原有劳力性心绞痛恶化加重，发作时ST段下移＞1mm，持续时间＜20min；中危组指就诊前1个月内（但48h内未发）发作1次或数次，静息心绞痛及梗死后心绞痛发作时ST段下移＞1mm，持续时间＜20min；高危组指就诊前48h内反复发作，静息心绞痛ST段下移＞1mm，持续时间＞20min。

（2）辅助检查

① 心电图检查　症状发作时显示相应导联ST段压低。左束支阻滞可能掩盖缺血性改变。静息正常心电图并不能除外心肌缺血。注意"假性正常化"心肌缺血心电图。ST段压

低程度、导联数目和持续时间与预后相关。

② 实验室检查　一般患者的心肌损伤标志物（肌酸激酶及其同工酶，或肌钙蛋白 I 或肌钙蛋白 T）水平在正常范围，如有升高提示为高危患者。有不稳定型心绞痛患者肌酸激酶和心肌肌钙蛋白 T 浓度正常时，血清 C 反应蛋白和淀粉样 A 蛋白浓度已经升高，是预后较差的标志。

3. 诊断要点

根据患者典型症状与体征，含服硝酸甘油后多能缓解，结合存在冠心病危险因素，除外其他原因所致的心绞痛，一般可诊断。特别是原有稳定型心绞痛患者，近期胸痛症状程度加重、性质恶化、发作次数频繁、原有的缓解方式（药物或休息）难以奏效等特点，不稳定型心绞痛诊断多能成立。

4. 治疗要点

不稳定型心绞痛病情发展常难以预料，应使患者处于医生的监控之下，疼痛发作频繁或持续不缓解及高危组的患者应立即住院治疗。

（1）一般处理　卧床休息 1～3 天，床边 24h 心电监测。有呼吸困难、发绀者应给予吸氧，使血氧饱和度达到 90% 以上，烦躁不安、剧烈疼痛者可给以吗啡 5～10mg，皮下注射。如有必要应重复检测心肌坏死标记物。

（2）缓解疼痛　本型心绞痛患者单次含化或喷雾吸入硝酸酯类制剂往往不能缓解症状，一般建议每隔 5min 一次，共用 3 次，后再用硝酸甘油或硝酸异山梨酯持续静脉滴注或微泵输注，直至症状缓解或血压下降。治疗变异型心绞痛以钙通道阻滞剂疗效最好。本类药也可与硝酸酯类制剂同服，其中硝苯地平尚可与 β 受体阻滞剂同服。停用本类药时也宜逐渐减量，然后停服，以免诱发冠状动脉痉挛。

（3）抗栓（凝）　阿司匹林及肝素是 UA 的重要治疗措施。

（4）介入或手术治疗　对于个别病情极端严重者，保守治疗效果不佳，在有条件的医院应行急诊冠脉造影介入治疗或外科手术治疗，经治疗病情稳定出院后应继续强调抗凝及降脂治疗，以促使斑块稳定。缓解期的进一步检查及长期治疗方案与稳定型劳力性心绞痛相同。

5. 病例分析

（1）病历摘要

男性，60 岁，心前区痛 1 周，加重 2 天。

1 周前开始在骑车上坡时感心前区痛，并向左肩放射，经休息可缓解，2 天来走路快时亦有类似情况发作，每次持续 3～5min，含硝酸甘油迅速缓解，故来院诊治，发病以来进食好，二便正常，睡眠可，体重无明显变化。既往有高血压病史 5 年，血压（150～180）/（90～100）mmHg，无冠心病史，无药物过敏史，吸烟 10 余年，1 包/天，其父有高血压病史。

查体：T 36.5℃，P 84 次/min，R 18 次/min，BP180/100mmHg，一般情况好，无皮疹，浅表淋巴结未触及，巩膜不黄，心界不大，律齐，无杂音，肺叩清，无啰音，腹平软，肝脾未触及，下肢不肿。

（2）分析

① 诊断及诊断依据

a. 诊断

Ⅰ. 冠心病：不稳定型心绞痛（初发劳力性），心界不大，窦性心律，心功能Ⅰ级。

Ⅱ. 高血压病Ⅲ期（3 级，极高危险组）。

b. 诊断依据

Ⅰ. 冠心病：典型心绞痛发作，既往无心绞痛史，在 1 个月内新出现的由体力活动所诱发的心绞痛，休息和用药后能缓解。查体：心界不大，心律齐，无心力衰竭表现。

Ⅱ. 高血压病Ⅲ期（3 级，极高危险组）：血压达到 3 级，高血压标准（收缩压 ≥ 180mmHg），而未发现其他引起高血压的原因，有心绞痛。

② 进一步检查

a. 心绞痛时描记心电图或作 24h 动态监护和分析（Holter）。

b. 病情稳定后，病程大于 1 个月可作核素运动心肌显像。

c. 化验血脂、血糖、肾功能、心肌酶谱。

d. 眼底检查，超声心动图，必要时行冠状动脉造影。

③ 治疗原则

a. 休息，心电监护。

b. 药物治疗：硝酸甘油、硝酸异山梨酯（消心痛）、抗血小板聚集药。

c. 疼痛仍犯时行抗凝治疗，必要时经皮冠状动脉腔内血管成形术（PTCA）治疗。

6. 预防与预后

主要预防措施有抗血小板治疗（阿司匹林 75mg 和氯吡格雷 75mg，每日一次口服）；β 受体阻滞剂和控制血压；调脂治疗（他汀类药物）；控制饮食；运动及控制体重。近年来先进的治疗方法使患者的预后取得了重大改善。如在第一周内应用阿司匹林和肝素，死亡率将大大下降。

知识链接

世界卫生组织报告显示，全球 18% 的脑血管疾病和 58% 的缺血性心脏病归因于胆固醇异常。而我国的研究数据显示，中国人冠心病死亡率增加，77% 归因于胆固醇升高。目前，估计全国有心血管病患者 2.9 亿人，同时，心血管病已成为国人死因第一位，占比超过 40%。

二、 心肌梗死

心肌梗死（AMI）的特点是心肌缺血性坏死，为在冠状动脉病变的基础上，冠状动脉血供急剧减少或中断，使相应的心肌发生严重而持久的急性缺血，导致心肌坏死。临床表现为持久的胸骨后剧烈疼痛、发热、白细胞计数和血清心肌坏死标记物增高，以及心电图进行性改变；可发生心律失常、休克或心力衰竭，属冠心病的严重类型。

急性心肌梗死的疼痛部位、性质与心绞痛相同，但程度重、时间长。有或无诱因，休息或用硝酸甘油不能缓解，同时伴有烦躁、大汗、恐惧及濒死感。常伴有休克、心律失常、心力衰竭、发热及胃肠道症状等。心电图有特征性变化，有 Q 波心肌梗死，ST 抬高呈弓背向上型病理性 Q 波及 T 波倒置；无 Q 波心肌梗死者，有普遍性的 ST 段压低及对称性 T 波倒置。

实验室检查：白细胞增多，血沉增快，肌钙蛋白（Ⅰ、Ｔ）、血清肌酸激酶及其同工酶、乳酸脱氢酶及其同工酶、谷草转氨酶均增高，血清肌红蛋白亦可增高。

对 ST 段抬高的 AMI，强调及早发现，及早住院，并加强住院前的就地处理。治疗原则是尽快恢复心肌的血液灌注（到达医院后 30min 内开始溶栓或 90min 内开始介入治疗）以挽救濒死的心肌、防止梗死扩大或缩小心肌缺血范围，保护和维持心脏功能，及时处理严重心律失常、泵衰竭和各种并发症，防止猝死，使患者不但能度过急性期，且康复后还能保持尽可能多的有功能的心肌。

第四节　心力衰竭

心力衰竭是各种心脏疾病导致心功能不全的一种综合征，绝大多数情况下是指心肌收缩力下降使心排血量不能满足机体代谢需要，器官、组织血液灌注不足，同时出现肺循环和（或）体循环淤血的表现。少数情况下心肌收缩力尚可使心排血量维持正常，但由于异常增高的左心室充盈压，使肺静脉回流受阻，而导致肺循环淤血。后者常见于冠心病和高血压心脏病心功能不全的早期或原发性肥厚型心肌病，称之为舒张期心力衰竭。心力衰竭通常伴有肺循环和（或）体循环的被动性充血，故又称之为充血性心力衰竭。心功能不全或心功能障碍在理论上是一个更广泛的概念，伴有临床症状的心功能不全称之为心力衰竭，而有心功能不全者，不一定全是心力衰竭。目前临床上"心功能不全"一词常用于表明经器械检查如超声心动图等提示心脏收缩或舒张功能已不正常，而尚未出现临床症状的状态。

一、病因和发病机制

（一）基本病因

几乎所有类型的心脏、大血管疾病均可引起心力衰竭（心衰）。心力衰竭反映心脏的泵血功能障碍，也就是心肌的舒缩功能不全。从病理生理的角度来看，心肌舒缩功能障碍大致上可分为由原发性心肌损害及由于心脏长期容量和（或）压力负荷过重，导致心肌功能由代偿最终发展为失代偿两大类。

1. 原发性心肌损害

缺血性心肌损害是引起心力衰竭最常见的原因之一。心肌炎和心肌病、心肌代谢障碍性疾病也是常见原因。

2. 心脏负荷过重

（1）压力负荷（后负荷）过重。
（2）容量负荷（前负荷）过重。

（二）诱因

常见诱发心力衰竭的原因有感染、心律失常、血容量增加、过度体力劳累、情绪激动、治疗不当、原有心脏病变加重或并发其他疾病。

二、心力衰竭（简称心衰）的类型

1. 左心衰、右心衰和全心衰

左心衰指左心室代偿功能不全而发生的心力衰竭，临床上较为常见，以肺循环淤血为特征。单纯的右心衰主要见于肺源性心脏病及某些先天性心脏病，以体循环淤血为主要表现。左心衰后肺动脉压力增高，使右心负荷加重，长时间后，右心衰也相继出现，即为全心衰。心肌炎、心肌病患者左、右心同时受损，左、右心衰可同时出现。

2. 急性心衰和慢性心衰

急性心衰系因急性的严重心肌损害或突然加重的负荷，使心功能正常或处于代偿期的心脏在短时间内发生衰竭或使慢性心衰急剧恶化。临床上以急性左心衰常见，表现为急性肺水肿或心源性休克。

慢性心衰有一个缓慢的发展过程，一般均有代偿性心脏扩大或肥厚及其他代偿机制。

3. 收缩性心衰和舒张性心衰

心脏以其收缩射血为主要功能。收缩功能障碍，心排血量下降并有梗阻性充血的表现即为收缩性心力衰竭，也是临床上常见的心衰。心脏的正常舒张功能是为了保证收缩期的有效泵血。当心脏收缩功能不全时常同时存在舒张功能障碍。单纯的舒张性（舒张期）心衰可见于高血压、冠心病的某一阶段，当收缩期射血功能尚未明显降低，而因舒张功能障碍致左心室充盈压增高导致肺阻塞性充血。

4. 心功能的分级

目前通用的是美国纽约心脏病学会（NYHA）1928年提出的一项分级方案，主要是根据患者的自觉活动能力划分为四级。

① Ⅰ级：患者患有心脏病，但活动量不受限制，平时一般活动不引起疲乏、心悸、呼吸困难或心绞痛。

② Ⅱ级：心脏病患者体力活动受到轻度限制，休息时无自觉症状，但平时一般活动可出现疲乏、心悸、呼吸困难或心绞痛。

③ Ⅲ级：心脏病患者体力活动明显受限，小于平时一般活动即引起疲乏、心悸、呼吸困难或心绞痛。

④ Ⅳ级：心脏病患者不能从事任何体力活动，休息状态下也可出现心衰症状，体力活动后加重。

三、 慢性心力衰竭

（一） 临床表现

临床上左心衰竭最为常见，单纯右心衰竭较少见。左心衰竭后继发右心衰竭而致全心衰者，以及由于严重广泛心肌疾病同时波及左、右心而发生全心衰者临床上更为多见。

1. 左心衰竭

以肺淤血及心排血量降低表现为主。

（1）症状

① 程度不同的呼吸困难：劳力性呼吸困难，端坐呼吸，夜间阵发性呼吸困难和急性肺水肿。

② 咳嗽、咳痰、咯血。

③ 乏力、疲倦、头晕、心慌。

④ 少尿及肾功能损害症状。

（2）体征

① 肺部湿性啰音。

② 心脏体征：除基础心脏病的固有体征外，慢性左心衰病人一般均有心脏扩大（单纯舒张性心衰除外）、肺动脉瓣区第二心音亢进及舒张期奔马律。

2. 右心衰竭

以体静脉淤血表现为主。

（1）症状

① 消化道症状：胃肠道及肝脏淤血引起腹胀、食欲不振、恶心、呕吐等，是右心衰最常见的症状。

② 劳力性呼吸困难。

（2）体征

① 水肿：体静脉压力升高使皮肤等软组织出现水肿，其特征为水肿首先出现于身体最低垂的部位，常为对称性可压陷性。胸腔积液多见于全心衰。

② 颈静脉征：颈静脉搏动增强、充盈、怒张是右心衰的主要体征，肝颈静脉反流征阳性则更具特征性。

③ 肝脏肿大。

④ 心脏体征：除基础心脏病的相应体征之外，右心衰时可因右心室显著扩大而出现三尖瓣关闭不全的反流性杂音。

3. 全心衰竭

右心衰继发于左心衰，当右心衰出现之后，右心排血量减少，因此阵发性呼吸困难等肺淤血症状反而有所减轻。扩张型心肌病等表现为左、右心室同时衰竭者，肺淤血症状往往不很严重，左心衰的表现主要为心排血量减少的相关症状和体征。

（二）　辅助检查

1. X 射线检查

（1）心影大小及外形　可为心脏病的病因诊断提供重要的参考资料。根据心脏扩大的程度和动态改变也可间接反映心脏功能状态。

（2）肺淤血的有无及其程度　直接反映心功能状态。Kerley B 线是在肺野外侧清晰可见的水平线状影，是肺小叶间隔内积液的表现，是慢性肺淤血的特征性表现。

急性肺泡性肺水肿时肺门呈蝴蝶状，肺野可见大片融合阴影。

2. 超声心动图

（1）比 X 射线更准确地提供各心腔大小变化及心瓣膜结构和功能情况。

（2）估计心脏功能

① 收缩功能。

② 舒张功能。

3. 放射性核素检查

放射性核素心血池显影，除有助于判断心室腔大小外，以收缩末期和舒张末期的心室影像的差别计算 EF（射血分数）值，同时还可通过记录放射活性-时间曲线计算左心室最大充盈速率以反映心脏舒张功能。

4. 心-肺吸氧运动试验

在运动状态下测定患者对运动的耐受量，更能说明心脏的功能状态。本试验仅适用于慢性稳定性心衰患者。

> **知识链接**
>
> 心-肺吸氧运动试验，用于评价慢性心力衰竭患者的劳动耐量。
>
> 两个主要参数为：①最大耗氧量，心功能正常时 > 20ml/（min·kg）；②无氧阈值：心功能正常时此值 > 14ml/（min·kg）。

5. 有创性血流动力学检查

该检查能直接反映左心功能。

（三）　诊断要点

心力衰竭的诊断是综合病因、病史、症状、体征及客观检查而作出的。首先应有明确的器质性心脏病的诊断。心衰的症状、体征是诊断心衰的重要依据，疲乏、无力等由于心排血量减少的症状无特异性，诊断价值不大，而左心衰竭的肺淤血可引起不同程度的呼吸困难，右心衰竭的体循环淤血引起的颈静脉怒张、肝大、水肿等是诊断心衰的重要依据。

（四）　治疗要点

1. 治疗原则目的

心力衰竭的治疗不能仅限于缓解症状，必须从长计议，采取综合治疗措施，包括病因治疗、调节心力衰竭的代偿机制、减少其负面效应如拮抗神经体液因子的过分激活等。除缓解症状外，还应达到以下目的：①提高运动耐量，改善生活质量；②阻止或延缓心室重塑，防止心肌损害进一步加重；③降低死亡率。

2. 治疗要点

（1）病因治疗

① 基本病因的治疗。大多数心力衰竭都有针对病因的治疗方法，如控制高血压目前已不困难；药物、介入及手术治疗改善冠心病心肌缺血；风湿心瓣膜病之换瓣手术，以及先天畸形的纠治手术等。

② 消除诱因。常见的诱因为感染，特别是呼吸道感染，应积极选用适当的抗菌药物进行治疗。心律失常特别是心房颤动也是诱发心力衰竭的常见原因，对心室率很快的心房颤动，如不能及时复律应尽快控制心室率。潜在的甲状腺功能亢进、贫血等也可能是心力衰竭加重的原因，应注意检查并予以纠正。

（2）一般治疗

① 休息。控制体力活动，避免精神刺激，降低心脏负荷，有利于心功能的恢复。应鼓励心衰患者做动态运动，根据病情轻重不同，从床边小坐开始逐步增加症状限制性有氧运动，如散步等。

② 控制钠盐摄入。

（3）药物治疗

① 利尿剂的应用。利尿剂是心力衰竭治疗中最常用的药物，通过排钠排水减轻心脏的容量负荷，对缓解淤血症状、减轻水肿具有十分显著的效果。对慢性心衰患者原则上应长期维持服用利尿剂，水肿消失后，应以最小剂量无限期使用。但是不能将利尿剂作为单一治疗。常用的利尿剂有氢氯噻嗪、呋塞米、螺内酯和阿米洛利。

② 血管紧张素转换酶抑制剂（ACEI）。其主要作用机制为：a. 抑制肾素-血管紧张素系统（RAS）；b. 抑制缓激肽的降解。ACEI 抑制剂种类很多，有卡托普利、贝那普利、培哚普利、米达普利、赖诺普利等。因 ACEI 抑制剂引起的干咳不能耐受者可改用血管紧张素受体阻滞剂，如氯沙坦、缬沙坦等。ACEI 可改善心衰患者远期预后。

③ 正性肌力药

a. 洋地黄类药物：地高辛、洋地黄毒苷及毛花苷 C（西地兰）、毒毛花苷 K 等。

应用洋地黄的适应证：心力衰竭无疑是应用洋地黄的主要适应证，但对不同病因所致的心力衰竭对洋地黄的治疗反应不尽相同。对于心腔扩大舒张期容积明显增加的慢性充血性心力衰竭效果较好。该类患者如同时伴有心房颤动则为应用洋地黄的最好指征。对于代谢异常而发生的高排血量心衰如贫血性心脏病、甲状腺功能亢进、维生素 B_1 缺乏性心脏病，以及心肌炎、心肌病等病因所致心衰，洋地黄治疗效果欠佳。

肺源性心脏病导致右心衰，常伴低氧血症，洋地黄效果不好且易于中毒，应慎用。肥厚型心肌病主要是舒张不良，增加心肌收缩性可能使原有的血流动力学障碍更为严重，禁用洋地黄。

b. 非洋地黄类正性肌力药

Ⅰ. 肾上腺素能受体兴奋剂：多巴胺及多巴酚丁胺可用于心衰的治疗。

Ⅱ. 磷酸二酯酶抑制剂：此类药物仅限于重症心衰时短期应用。

④ β受体阻滞剂的应用。心力衰竭代偿机制中交感神经兴奋性增强是一重要组成部分，而β受体阻滞剂可对抗这一效应。β受体阻滞剂常用于心力衰竭的治疗，大规模临床试验结果也显示其可显著降低死亡率。

由于β受体阻滞剂确实具有负性肌力作用，临床应用仍应十分慎重。应待心衰情况稳定后，首先从小剂量开始，逐渐增加剂量，适量长期维持。

⑤ 醛固酮受体拮抗剂。螺内酯阻断醛固酮效应对抑制心血管的重构、改善慢性心力衰竭的远期预后有很好的作用。

⑥ 肼苯哒嗪和硝酸异山梨酯。各种扩血管药曾广泛用于心衰治疗。

按心功能 NYHA 分级对慢性收缩性心力衰竭的治疗如下。

Ⅰ级：控制危险因素；ACE 抑制剂。

Ⅱ级：ACE 抑制剂；利尿剂；β受体阻滞剂；用或不用地高辛。

Ⅲ级：ACE 抑制剂；利尿剂；β受体阻滞剂；地高辛。

Ⅳ级：ACE 抑制剂；利尿剂；地高辛；醛固酮受体拮抗剂；病情稳定后慎用β受体阻滞剂。

（4）舒张性心力衰竭的治疗　舒张性心功能不全由于心室舒张不良使左室舒张末压（LVEDP）升高，而致肺淤血，多见于高血压和冠心病患者，但这两类患者还可能同时存在收缩功能不全，亦使 LVEDP 增高，何者为主有时难以区别。如果客观检查 LVEDP 增高，而心室不大，EF 值正常则表明以舒张功能不全为主。最典型的舒张功能不全见于肥厚型心肌病变。治疗的原则与收缩功能不全有所差别，主要措施如下。

① 应用β受体阻滞剂，改善心肌顺应性，使心室的容量-压力曲线下移，表明舒张功能改善。

② 应用钙通道阻滞剂，降低心肌细胞内钙浓度，改善心肌主动舒张功能，主要用于肥厚型心肌病。

③ 应用 ACE 抑制剂有效控制高血压，从长远来看可改善心肌及小血管重构，有利于改善舒张功能，最适用于高血压心脏病及冠心病。

④ 尽量维持窦性心律，保持房室顺序传导，保证心室舒张期的充分容量。

⑤ 对肺淤血症状较明显者，可适量应用静脉扩张剂（硝酸盐制剂）或利尿剂以降低前负荷，但不宜过度，因为过度减少前负荷可使心排血量下降。

⑥ 在无收缩功能障碍的情况下，禁用正性肌力药物。

四、急性心力衰竭

急性心力衰竭是指由于急性心脏病变引起心排血量显著、急骤降低导致组织器官灌注不足和急性淤血综合征。急性右心衰即急性肺源性心脏病，主要为大块肺梗死引起。临床上急性左心衰较为常见，以肺水肿或心源性休克为主要表现者是严重的急危重症，抢救是否及时合理与其预后密切相关。

1. 病因和发病机制

心脏解剖或功能的突发异常，使心排血量急剧降低和肺静脉压突然升高均可发生急性左心衰竭。常见的病因有以下几种。

① 与冠心病有关的急性广泛前壁心肌梗死、乳头肌梗死断裂、室间隔破裂穿孔等。

② 感染性心内膜炎引起的瓣膜穿孔、腱索断裂所致的瓣膜性急性反流。

③ 其他高血压心脏病患者血压急剧升高、在原有心脏病的基础上快速心律失常或严重缓慢性心律失常，输液过多过快等。

2. 临床表现

突发严重呼吸困难，呼吸频率常达 $30 \sim 40$ 次/min，强迫坐位，面色灰白，发绀，大汗，烦躁，同时频繁咳嗽，咳粉红色泡沫状痰。极重者可因脑缺氧而致神志模糊。发病开始可有一过性血压升高，病情如不缓解，血压可持续下降直至休克。听诊时两肺满布湿性啰音和哮鸣音，心尖部第一心音减弱，频率快，同时有舒张早期第三心音而构成奔马律，肺动脉瓣第二心音亢进。

为明确判断病情，指导治疗用药，对重症患者应采用漂浮导管行床边血流动力学监测，参考动脉血压及肺毛细血管楔压（PCWP）的变化调整用药。

3. 辅助检查

超声心动图示左室增大；X 射线检查：肺瘀血征象及心影增大等。PCWP＞2.4kPa（18mmHg）。

知识链接

奔马律

奔马律为舒张期额外心音的一种，是出现在第二心音后的附加心音，与原有的第一、第二心音组合而成的韵律酷似马奔跑时马蹄触地发出的声音，故称奔马律。根据出现时间的不同分为舒张早期奔马律、舒张晚期奔马律和重复性奔马律。

---

4. 诊断要点

根据典型症状与体征，一般不难作出诊断。急性呼吸困难应与支气管哮喘相鉴别，与肺水肿并存的心源性休克与其他原因所致休克也不难鉴别。

5. 治疗要点

急性左心衰竭时的缺氧和高度呼吸困难是致命威胁，必须尽快使之缓解。

（1）患者取坐位，双腿下垂，以减少静脉回流。

（2）吸氧 立即高流量鼻管给氧，对病情特别严重者应采用面罩呼吸机持续加压给氧，使肺泡内压增加，一方面可使气体交换加强，另一方面可对抗组织液向肺泡内的渗透。在吸氧的同时使用抗泡沫剂使肺泡内的泡沫消失，增加气体交换面积，一般可将50％酒精置于氧气的滤瓶中，随氧气吸入。如病人不能耐受可降低酒精浓度或间断给予。

（3）吗啡 吗啡5～10mg静脉缓注不仅可使患者镇静，以减少躁动所带来的额外心脏负担，同时也具有小血管舒张功能以减轻心脏负荷。

（4）快速利尿 呋塞米除具利尿作用外，还有静脉扩张作用，有利于肺水肿缓解。

（5）血管扩张剂 以硝普钠、硝酸甘油或酚妥拉明静脉滴注。

（6）洋地黄类药物 可考虑用毛花苷C静脉给药，最适合于心房颤动伴有快速心室率并已知心室扩大伴左心室收缩功能不全者。

（7）氨茶碱 可解除支气管痉挛，并有一定的正性肌力及扩血管、利尿作用，可起辅助作用。

待急性症状缓解后，应着手对诱因及基本病因进行治疗。

知识链接

美国芝加哥大学的科学家发现，中药厚朴的重要成分和厚朴酚能够预防甚至治疗心脏肥大，有关这项研究的论文发表在《自然通讯》杂志上。心脏肥大是由衰老和慢性高血压等引起的心肌加厚，严重时会导致心力衰竭。研究指出，和厚朴酚注射给小鼠可抑制心肌细胞过度生长，减小心室壁厚度，阻止间质纤维化，缓解心肌细胞硬化，维持心肌收缩能力。和厚朴酚还能帮助心肌细胞抵御氧化应激的损伤。

第五节 心房颤动

心房颤动简称房颤，是指心肌丧失了正常有规律的舒缩活动，而代之以快速而不协调的微弱颤动。房颤按时间划分，分为急性房颤和慢性房颤，前者指初次发作且在24～48h内的房颤，慢性房颤又分为阵发性（可自行终止）、持续性（可经治疗后终止）和永久性房颤（经治疗后也不能终止）。

一、 病因和发病机制

房颤是较常见的心律失常，中国患病率大概为0.77％，随年龄增加而升高。它几乎见于所有的器质性心脏病，在非器质性心脏病也可发生。引起严重的并发症，如心力衰竭和动脉栓塞，严重威胁人类健康。

房颤的发病机制是由各种病因导致的心房肌细胞电生理异常。目前认为大部分的阵发性房颤及部分持续性或慢性（永久性）心房颤动皆属于自律性增高的局灶起源性房颤；而部分的阵发性及部分持续性和慢性心房颤动为心房内、肺静脉、腔静脉局部微折返机制所致。

二、 临床表现和辅助检查

房颤的症状与原发病、心功能基础、心室率快慢和发作形式相关。阵发性房颤和心室率不快时，可无明显症状。如心率快，会出现心悸、心慌、胸闷、气促、烦躁、乏力等心前区不适和病因相关症状。听诊发现第一心音强弱不均、间隔不一，心律不齐等。如心室率过快还可引起血压降低甚至晕厥。心电图表现 P 波消失，代之为小 f 波，未经治疗的心房颤动心室率一般在 80～150 次/min，很少超过 170 次/min。心率＞100 次/min，称快速性心房颤动；＞180 次/min 称极速性心房颤动。可诱发心力衰竭或使原有心力衰竭或基础心脏病加重，特别是当心室率超过 150 次/min 时，可加重心肌缺血症状或诱发心绞痛。通过原发心脏病病因和心电图可以做出诊断。

三、 治疗要点

治疗要点主要包括：

（1）病因治疗　病因治疗直接与能否复律和维持窦性心律相关。

（2）转复和维持窦性心律　适用于年纪较轻、病史短于 1 年、发作时症状较重、左房内径＜45mm 和无器质性心脏病等的患者。

（3）控制心室率　适用于年纪较大、病史长于 1 年、复律效果不满意和持续性房颤或永久性房颤伴器质性心脏病等患者。可选用洋地黄、β 受体阻滞剂和/或钙通道阻滞剂控制心室率。

（4）预防栓塞并发症　根据房颤的类型选用抗血小板药物阿司匹林、噻氯匹定等，以及抗凝药物华法林、肝素等。

>>> 本篇目标检测

一、选择题

（一）单项选择题

1. 心脏的位置（　　）。
　A. 位于胸腔后纵隔下部　　　　　　　　　B. 前方对胸骨体，后方平对 6～9 胸椎
　C. 后方与食管、胸主动脉和迷走神经相邻　D. 约 2/3 在正中线右侧

2. 冠状动脉（　　）。
　A. 是营养心的血管　　　　　　　　　　　B. 起自肺动脉起始部
　C. 前室间支来自右冠状动脉　　　　　　　D. 左冠状动脉发出后室间支

3. 房室延搁的生理意义是（　　）。
　A. 增强心肌收缩力　　　　　　　　　　　B. 使心室肌有效不应期延长
　C. 使心房、心室不会同时收缩　　　　　　D. 使心室肌动作电位幅度增加

4. 心肌不会产生强直收缩的原因是（　　）。
　A. 心脏是机能上的合胞体　　　　　　　　B. 心肌呈"全或无"收缩
　C. 心肌的有效不应期特别长　　　　　　　D. 心肌有自律性，会自动节律

5. 生成组织液的有效滤过压等于（　　）。
　A.（组织液胶体渗透压＋组织液静水压）－（毛细血管血压＋血浆胶体渗透压）
　B.（血浆胶体渗透压＋组织液静水压）－（毛细血管血压＋组织液胶体渗透压）
　C.（毛细血管血压＋血浆胶体渗透压）－（组织液胶体渗透压＋组织液静水压）
　D.（毛细血管血压＋组织液胶体渗透压）－（血浆胶体渗透压＋组织液静水压）

6. 心血管基本中枢位于（　　）。
　A. 脊髓　　　　　　B. 延髓　　　　　　C. 中脑　　　　　　D. 下丘脑

7. 下列有关颈动脉窦主动脉弓压力感受性反射的叙述，哪一项是错误的？（　　）
　A. 又称为降压反射　　　　　　　　　　　B. 是一种负反馈调节机制
　C. 可反射性使动脉血压下降　　　　　　　D. 通常动脉血压降低时该反射不发挥作用

8. 根据原发性高血压危险的分层，以下哪项属于高危险组？（　　）
　A. 高血压 1 级，不伴有危险因素者　　　　B. 高血压 1 级伴 1～2 个危险因素者
　C. 高血压 2 级不伴或伴有不超过 2 个危险因素者　D. 高血压 1～2 级伴至少 3 个危险因素者

9. 女，40 岁，发现高血压 4 年，头昏，心悸，乏力，多梦，急躁。查体：血压 175/95mmHg，心率 84 次/min，心界不大，眼底小动脉痉挛。尿沉渣镜检 WBC 0～2 个/HP。诊断应为（　　）。

    A. 高血压病 1 级　　　　　B. 高血压病 2 级　　　　C. 肾盂肾炎并高血压　　　D. 临界高血压

10. 常见高血压并发症有（　　）。

    A. 糖尿病　　　　　　　　B. 心脑肾和周围血管病　C. 夹层动脉瘤　　　　　　D. 眼底血管痉挛

11. 患者男性，70 岁，高血压病，心脏扩大，心功能 III 级，心电图示 I 度房室传导阻滞，伴有慢性阻塞性肺病，此时不宜选用下列哪种降压药物？（　　）

    A. 巯甲丙脯酸　　　　　　B. β-受体阻滞剂　　　　　C. 硝苯地平　　　　　　　D. 哌唑嗪

12. 下列哪一项符合典型心绞痛表现？（　　）

    A. 心前区压榨性疼痛，含硝酸甘油 5min 后消失

    B. 劳累后心尖部刺痛

    C. 胸骨后灼烧样疼痛

    D. 沿肋间神经处压痛

13. 关于高血压的降压治疗，下列原则哪一条是错误的？（　　）

    A. 根据病情选择合适的降压药物治疗　　　　B. 血压控制满意后，可立即停药

    C. 单个药物宜从小剂量开始　　　　　　　　D. 可以考虑联合用药

14. 左心衰竭最早出现的症状是（　　）。

    A. 夜间阵发性呼吸困难　　　　　　　　　　B. 端坐呼吸

    C. 劳力性呼吸困难　　　　　　　　　　　　D. 咳嗽咳痰、咯血

15. 右心衰最常见的症状为（　　）。

    A. 劳力性呼吸困难　　　　B. 消化道症状　　　　　　C. 水肿　　　　　　　　　D. 肝大

（二）多项选择题

1. 高血压的非药物治疗包括下列哪些？（　　）

    A. 每日食盐量不超过 2g　　B. 减少脂肪摄入，多吃蔬菜水果

    C. 限制饮酒　　　　　　　D. 减轻体重

    E. 合适的运动

2. 心血管疾病危险因素包括（　　）。

    A. 吸烟　　　　　　　　　B. 饮酒　　　　　　　　　C. 高血压

    D. 高脂血症　　　　　　　E. 糖尿病

3. 典型心绞痛的特点是（　　）。

    A. 疼痛部位常位于胸骨体中、上段之后　　　B. 疼痛常为压迫、发闷、紧缩感

    C. 疼痛常由体力劳动或情绪激动诱发　　　　D. 休息或含硝酸甘油疼痛可缓解

    E. 疼痛常持续 15～30min

4. 无收缩功能障碍的舒张性心力衰竭的治疗主要措施有（　　）。

    A. β 受体阻滞剂　　　　　　　　　　　　　B. 钙通道阻滞剂

    C. 正性肌力药　　　　　　　　　　　　　　D. ACEI 类药物

    E. 维持窦性心律

5. 以下哪些措施属于减轻心脏负荷？（　　）

    A. 利尿　　　　　　　　　B. 硝酸盐制剂　　　　　　C. 休息

    D. 控制钠盐摄入　　　　　E. 洋地黄制剂

二、简答题

1. 心绞痛的疼痛有何特点？

2. 简述高血压的分级及危险度分层。

3. 简述心力衰竭患者应该避免哪些可诱发心衰的因素？

三、实例分析

患者，男性，60 岁，高血压病已 10 年。因昨夜 12 点突然发生阵发性呼吸困难，端坐位，面色苍白，

口唇青紫，出汗多，咳嗽，咳粉红色泡沫样痰，急诊入院。体检：BP 210/120mmHg，心界向左下明显扩大，HR 120 次/min，律齐，两肺满布湿啰音及哮鸣音。

问题：

（1）该患者最可能的医疗诊断是什么？

（2）写出诊断依据与药物治疗方案。

第五篇

呼吸系统解剖生理与常见疾病

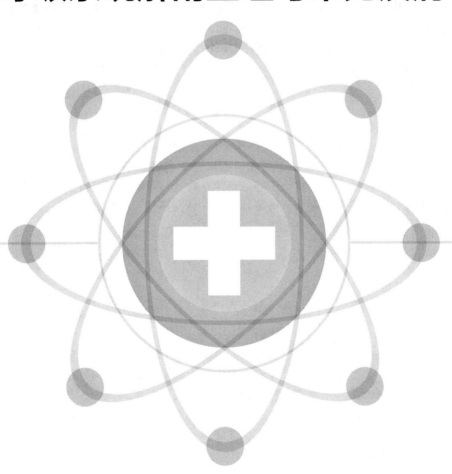

第十章 呼吸系统解剖生理

细胞的氧化为机体的生命活动提供了必要的能量。细胞在氧化过程中需要不断消耗 O_2，同时产生 CO_2。体内的 CO_2 对细胞有毒性作用，因此，机体必须不断从外界环境中摄取 O_2，并将 CO_2 及时排出体外，以确保机体的正常新陈代谢，并维持内外环境的相对稳定。呼吸系统和循环系统一样，有两套血液循环。呼吸系统进行气体交换，吸入 O_2，排出 CO_2，而循环系统则把含氧的血液运送到全身各处。除此之外，呼吸系统还具有嗅觉和发声、参与血液 pH 调节等功能。

第一节　呼吸系统解剖

呼吸系统由呼吸道和肺两部分组成。呼吸道是气体进出肺的通道，由鼻、咽、喉、气管、支气管及其分支组成，如图 10-1 所示。临床通常把鼻、咽、喉统称为上呼吸道，把气管、支气管及其在肺内的分支统称为下呼吸道。气体通过呼吸道的处理后，变得干净、温暖而湿润，从而减少了对肺部的刺激。肺是体内外气体交换的主要场所。

一、 呼吸道

（一）鼻

鼻是呼吸道的起始部分，也是直接与外界相通的器官。包括外鼻、鼻腔及鼻旁窦。

1. 外鼻

以骨与软骨为基础，覆以鼻翼肌及皮肤。鼻尖、鼻翼及鼻前庭皮肤较厚，且与皮下组织及软骨膜粘连紧密，并富有皮脂腺、汗腺，为粉刺、痤疮和酒渣鼻的好发部位，当疖肿炎症时，稍有肿胀，疼痛较剧。外鼻的静脉经内眦静脉及面静脉汇入颈内、颈外静脉，内眦静脉与眼上静脉、眼下静脉相通，最后汇入颅内海绵窦。面静脉无瓣膜，血液可上下流通，当鼻或上唇（称为危险三角区）患疖肿处理不当或随意挤压，则有可能引起海绵窦血栓性静脉炎等严重颅内并发症的危险。

2. 鼻腔

鼻腔是由骨和软骨覆以黏膜而成。鼻腔被鼻中隔分为左右两腔，通过鼻前孔通向外界，后止于后鼻孔，与鼻咽部相通。鼻腔分为鼻前庭和固有鼻腔。鼻前庭里面衬以皮肤，生有鼻毛，可以过滤较大颗粒的尘埃，起到净化空气的作用。鼻前庭皮肤与固有鼻腔黏膜交界处称为鼻阈。固有鼻腔内有丰富的血管和腺体，既可以调节吸入气体的温度和湿度，又可以分泌

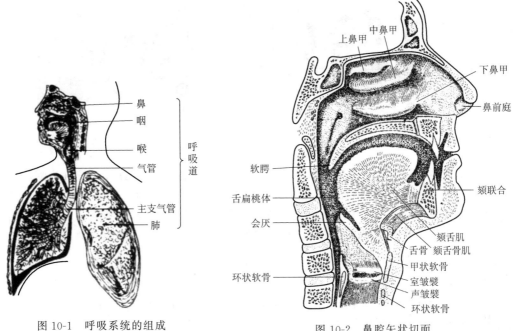

图 10-1　呼吸系统的组成

图 10-2　鼻腔矢状切面

黏液附着吸入体内的小颗粒灰尘。鼻腔外侧壁有三个卷曲的鼻甲突入鼻腔，自上而下分别称为上鼻甲、中鼻甲和下鼻甲。各鼻甲外下方被遮蔽的裂隙自上而下被称为上鼻道、中鼻道和下鼻道。下鼻道前部有鼻泪管的开口。鼻腔的上方黏膜为嗅部，含有嗅细胞。如图 10-2 所示。

鼻腔黏膜分为嗅区黏膜和呼吸区黏膜两部分。嗅区黏膜分布于上鼻甲及部分中鼻甲内侧面及相对应的鼻中隔部分。其固有层内含分泌浆液的嗅腺，以溶解有气味物质微粒，产生嗅觉。呼吸区黏膜在嗅区外各处均覆盖，该区黏膜属复层或假复层柱状纤毛上皮，其纤毛的运动主要由前向后朝鼻咽部。黏膜内含有丰富的浆液腺、黏液腺和杯状细胞，能产生大量分泌物，使黏膜表面覆有一层随纤毛运动不断向后移动的黏液毯。黏膜内有丰富的静脉丛，构成海绵状组织，具有灵活的舒缩性，能迅速改变其充血状态，为调节空气温度与湿度的主要部分。

3. 鼻旁窦

鼻旁窦是鼻腔周围颅骨内的含气空腔，内衬黏膜，外通鼻腔。共四对，分别是上颌窦、额窦、蝶窦和筛窦。鼻旁窦参与湿润和加温空气的工作，并对发音起共鸣作用。各鼻窦的发育进度不一致，初生儿只有上颌窦和筛窦，到三岁时额窦和蝶窦才开始出现，各鼻窦形状、大小随着年龄、性别和发育状况而有所不同。如图 10-3 所示。

（二）咽

咽是一个垂直的肌性管道，是食物和空气的共同通道，位于鼻腔、口腔和喉的后方。其上方的顶接颅底，下方与食管相连。咽自上而下分别与鼻腔、口腔、喉相通，故而可分为鼻咽部、口咽部和喉咽部。

1. 鼻咽部

在鼻腔的后方，由蝶骨体、枕骨底所构成。在顶壁与后壁交界处的淋巴组织称咽扁桃

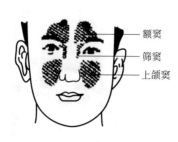
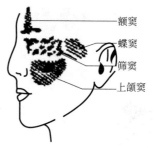

图 10-3　鼻旁窦面部的投影

体。鼻咽前方与后鼻孔及鼻中隔后缘相连。后壁与口咽部后壁相连续，统称为咽后壁。鼻咽的左右两侧下鼻甲后端约 1cm 处有一漏斗状开口为咽鼓管咽口，咽部有感染时，也可以通过此通路波及中耳，引发中耳炎。在咽鼓管隆突后上方有一深窝称咽陷窝，是鼻咽癌好发部位，其上距颅底破裂孔仅约 1cm，故鼻咽恶性肿瘤常可循此进入颅内。咽鼓管咽口周围有丰富的淋巴组织称咽鼓管扁桃体。

2. 口咽部

口咽部为软腭游离缘平面至会厌上缘部分，后壁相当于第三颈椎的前面，黏膜上有散在的淋巴滤泡，前方借咽峡与口腔相通，向下连通喉咽部。

咽峡系悬雍垂和软腭的游离缘，两侧由舌腭弓及咽腭弓、下由舌背构成。舌腭弓和咽腭弓间

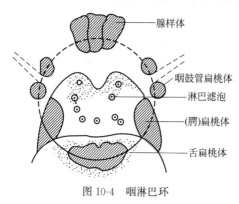

图 10-4　咽淋巴环

的深窝称扁桃体窝，内有腭扁桃体。咽峡的前下部为舌根，上有舌扁桃体。在咽腭弓的后方，有纵行束状淋巴组织称咽侧索。扁桃体无输出入淋巴管，其输出淋巴汇入下颌角下的颈深淋巴结，当扁桃体急性炎症时此淋巴结常肿大。

咽部有丰富的淋巴组织，主要有腺样体、咽鼓管扁桃体、咽侧索、咽后壁淋巴滤泡、腭扁桃体及舌扁桃体，这些淋巴组织在黏膜下有淋巴管相连系构成咽淋巴环的内环，此环输出之淋巴管与颈淋巴结又互相联系交通则称外环，内环和外环统称为咽淋巴环（如图 10-4 所示）。

3. 喉咽部

自会厌软骨上缘以下部分，下止于环状软骨下缘平面，连通食管，该处有环咽肌环绕，前方为喉，两侧杓会厌皱襞的外下方各有一深窝为梨状窝，此窝前壁黏膜下有喉上神经内支经此入喉。两梨状窝之间，环状软骨板后方有环后隙与食管入口相通，当吞咽时梨状窝呈漏斗形张开，食物经环后隙入食管。在舌根与会厌软骨之间的正中有舌会厌韧带相连系。韧带两侧为会厌谷，常为异物存留的部位。

（三）喉

喉不仅是呼吸道的组成部分，也是发音器官，位于颈前区的中部，上开于咽，下接气管。喉是由软骨作支架，以关节、韧带和肌肉联结。喉的软骨主要有甲状软骨、会厌软骨、环状软骨和杓状软骨。甲状软骨最大，中间向前方突出形成喉结。成年男子喉结特别显著。会厌软骨位于甲状软骨的后上方，形似树叶。吞咽时喉上提，会厌软

骨盖住喉入口处，防止食物进入气管。喉黏膜在喉腔形成两对皱襞，上方的一对称室襞，下方的一对称为声襞。声襞和声韧带、声带肌共同构成了声带。两侧声带之间的裂隙称为声门裂。气流振动声带和喉肌收缩就可以发出声音。

（四）气管和支气管

气管和支气管是连接喉与肺的管道部分，由软骨、黏膜等构成。气管和支气管均以"C"形软骨为支架，以保持其持续张开状态。"C"形软骨的缺口对向后方的食管，由平滑肌纤维和结缔组织的膜壁所封闭。气管上端起自喉的下缘，向下至胸骨角平面分为左、右主支气管为止。左主支气管细长而走向倾斜，右主支气管短粗而走向陡直，所以误吸入气管的异物多坠入右主支气管。两主支气管再分支为若干肺叶支气管。气管和支气管的黏膜上皮均为假复层纤毛柱状上皮，夹有可分泌蛋白质的杯状细胞，这是痰液的主要来源。纤毛细胞顶部上的纤毛平时向咽部颤动，以清除尘埃和异物，使吸入的空气保持清洁。

二、肺

肺是气体交换的器官，位于胸腔内，纵隔的两侧，左右各一，各自独立存在，这种结构保证一侧肺损伤后不会影响另一侧肺的功能。左肺有两叶，右肺有三叶。肺呈海绵状，富有弹性，内含空气，表面覆有浆膜。肺一般呈圆锥形，上部为肺尖，下部为肺底，面向纵隔的面为纵隔面，其中间有一凹陷，为肺门，是支气管、血管、淋巴管和神经出入肺之处。

肺由肺内导管部和无数肺泡所组成。

1. 肺的导管部

支气管进入肺内后反复分支，越分越细，越分越薄，形成支气管树，包括小支气管、细支气管和终末细支气管。每一支气管及其所分布的肺组织形成一个肺小叶。从细支气管的远端到终末细支气管的管腔大小，直接影响进入肺泡内气体的流量。而管腔的大小又受管壁平滑肌舒张、收缩的影响。这些平滑肌受迷走神经和交感神经的双重支配。迷走神经兴奋时，平滑肌收缩，管腔变小；交感神经兴奋时，平滑肌舒张，管腔变大。此外，体液因素对支气管平滑肌也起着调节作用，肾上腺素可以使支气管平滑肌舒张；乙酰胆碱、组胺、缓激肽等则使之收缩。

2. 肺泡

终末细支气管的分支为呼吸性细支气管，呼吸性细支气管进一步再分支为肺泡管、肺泡囊和肺泡。肺泡是气体交换的地方。呼吸性细支气管、肺泡管及肺泡囊各段均附有肺泡，所以也称之为肺的呼吸单位。成人肺泡为 3 亿～4 亿个，总面积可达 $90m^2$。

肺泡上皮及其基膜、组织间隙、毛细血管内皮细胞构成的膜称为呼吸膜，是外界和血液进行气体交换的场所。呼吸膜非常薄，总厚度不到 $1.0\mu m$，通透性好，非常利于气体扩散，如图10-5所示。

肺泡上皮细胞有两种，分别是 Ⅰ 型和 Ⅱ 型，其中 Ⅰ 型占大多数。Ⅰ 型细胞又称扁平细

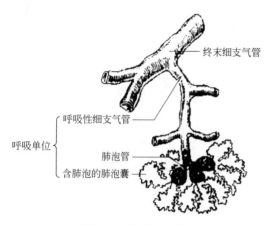

图 10-5　肺的呼吸单位

胞，肺泡表面大部分是该种上皮细胞，很薄。

肺泡壁上的 II 型细胞又称分泌细胞，可分泌一种表面活性物质，其主要成分为二软脂酰卵磷脂，这种表面活性物质可以疏松肺泡层液体的分子结构，减少肺泡液、气层间所造成的表面张力（这种表面张力使肺泡趋向萎缩，是肺泡缩小的一个重要因素）。相邻肺泡之间的组织称为肺泡隔，其中含有极丰富的毛细血管、弹性纤维、网状纤维等结缔组织。毛细血管保证了外界气体与血液间的交换；弹性纤维包绕肺泡，使肺泡具有较好的扩展性和弹性回缩力。

三、　胸膜和胸膜腔

覆盖在肺表面、胸廓内面及膈上面的浆膜称为胸膜。胸膜分为两层，覆盖在肺表面的叫胸膜脏层；覆盖在胸廓内面及膈上面的叫胸膜壁层。脏、壁两层在肺根部互相反折延续，围成完全封闭的两个胸膜腔。腔内含有少量浆液，起润滑作用，可减少呼吸时两层胸膜间的摩擦。腔内压一般低于大气压，称为胸腔负压。少量浆液和负压状态可使两层胸膜紧密相贴，不易分开，保证肺可以随胸腔的运动而运动。

四、　纵隔

纵隔是左、右纵隔胸膜间的全部器官的总称。纵隔位于胸腔内，其前界为胸骨，后界为脊柱胸段，上达胸廓上口，下至膈肌，主要含有胸腺、上腔静脉、主动脉弓及其分支、气管、食管、胸导管、迷走神经、心包、心脏等器官。

五、　肺的两套血液循环

肺有两套血管：一套是肺循环血管系统，由肺动脉、毛细血管网和肺静脉组成，起到气体交换作用，为肺的功能性血管。

肺动脉内为右心室射出的血液，含 CO_2 较多，含 O_2 较少，为静脉性血，经肺动脉进入肺门以后，其分支与支气管树伴行，然后形成毛细血管网包绕肺泡，其中静脉血与肺泡内空气进行交换，摄入 O_2，排出 CO_2，成为含 O_2 较多而 CO_2 较少的动脉性血，完成肺换气。毛细血管网静脉端再逐渐汇合成小静脉，最后汇合成肺静脉。血液流经它们进入左心房。

肺的另一套血液循环是体循环中的支气管循环分支，供给气管、支气管及肺的营养，是肺的营养血管。

六、　肺和支气管的神经支配

肺接受迷走神经和交感神经支配。

肺泡的牵张感受器和其他一些感受器通过肺丛经迷走神经传入中枢。而迷走神经和交感神经的传出纤维分布到支气管树的平滑肌、腺体和血管。

迷走神经兴奋时，平滑肌收缩，管腔变小，气流阻力加大；交感神经兴奋时，平滑肌舒张，管腔变大，气流阻力减小。另外，乙酰胆碱、组胺、缓激肽等体液因素或药物均可以使平滑肌收缩，而肾上腺素特别是异丙肾上腺素则使其舒张，为临床解除支气管痉挛常用药物。哮喘病人的呼吸困难就是由细支气管平滑肌的痉挛性收缩及黏膜水肿引起的。

第二节　呼吸系统生理

机体与外界环境之间的气体交换过程称为呼吸。呼吸是保证机体新陈代谢正常进行和内环境稳态所必需的，呼吸停止，生命也将死亡。人体的呼吸过程是通过下列三个环节来完成的：外呼吸、气体在血液内的运输、内呼吸。

外呼吸是指外界空气与肺气之间，以及肺泡与肺毛细血管之间的气体交换。气体在血液内运输，通过血液循环把 O_2 及时地由肺运送到组织细胞，又把组织细胞产生的 CO_2 运送到肺以排出体外。组织换气又称内呼吸，指血液或内环境与组织细胞之间的气体交换过程。

一、外呼吸

外呼吸又称肺呼吸，包括肺通气和肺换气，是指外界空气与肺气之间（肺通气），以及肺泡与肺毛细血管之间的气体交换（肺换气）。

（一）肺通气

1. 肺通气原理

肺是利用肺内外的压力差实现肺通气的。呼吸肌的舒缩运动所造成的胸廓的扩大和缩小是实现肺通气的原动力。

吸气时肺扩张，肺内压低于大气压，空气顺着压力差被吸入肺内；反之，肺缩小，肺内压高于大气压，体内气体顺着压力差被呼出体外，完成呼吸动作。所以实现呼吸的直接动力是压力差。但是肺本身不能主动地扩张和缩小，其张缩依靠胸廓运动。所以呼吸肌的舒缩运动是其原动力。

2. 肺通气的阻力

呼吸肌活动产生的动力必须克服两类阻力才可以改变肺的容积，包括弹性阻力和非弹性阻力。弹性阻力是指肺和胸廓弹性物体的阻力，而非弹性阻力指呼吸过程中气管对气流的阻力和惯性阻力等。平静呼吸时，弹性阻力为呼吸运动的主要阻力。

（1）弹性阻力　是胸廓和肺对抗自身发生变形的回缩力。临床上，人们用肺的顺应性来表示弹性阻力的大小。顺应性是指单位压力变化所引起肺或胸廓容积的变化，与弹性阻力呈反比。顺应性小者表示弹性阻力大；而顺应性大者表示弹性阻力小。

（2）非弹性阻力　气体在气道中流动还必须克服气道阻力和组织黏滞阻力，两者被称为非弹性阻力。在一般情况下以气道阻力为主，后者可忽略不计。气道口径和气流速度对气道阻力的影响甚大。

3. 肺容量和肺通气量

（1）肺容量　是指肺能容纳的气体量。在呼吸运动中，肺容量随呼吸运动而变化。其变化主要与呼吸深度有关。

（2）肺通气量　肺每分通气量等于潮气量乘以呼吸频率，即每分钟进肺或出肺的气体总量。平静呼吸时，呼吸频率可因年龄和性别而不同。新生儿每分钟可达 60～70 次，以后随着年龄增加而逐渐减慢；正常成年人平均每分钟在 12～18 次，女子比男子快 2～3 次。正常成年人平静呼吸时的每分通气量为 6～8L。随着呼吸频率的变化，或呼吸深度即潮气量的变化，每分通气量也相应增加或减少。

哮喘病人，由于支气管平滑肌痉挛，管道直径变小，使呼吸道阻力明显增加而造成了呼吸困难。

知识链接

腹式呼吸和胸式呼吸

呼吸运动主要依靠膈肌的活动，腹壁的起落动作比较明显，称为腹式呼吸。如果呼吸运动主要依靠肋间外肌的活动，则胸壁的起落动作比较明显，称为胸式呼吸。一般情况多为混合型。

（二）肺换气和组织换气

空气进入肺泡后，空气中的 O_2 由肺泡进入血液，而静脉血中的 CO_2 从血液进入肺泡，即肺换气。交换后，动脉血中的 O_2 被运到身体各部组织，在组织与血液之间再进行一次交换，最后进入组织细胞，组织细胞代谢产生的 CO_2 扩散到血液，称为组织换气。两种换气地点不一样，但是原理基本相同。

1. 气体交换原理

O_2 和 CO_2 的交换都是以扩散方式进行的。气体总是沿着分压差由高压处向低压处扩散。所以气体交换的动力是气体的分压差。分压差越大则气体扩散的速度越快。

2. 气体交换过程

肺泡、血液、组织液的 O_2 和 CO_2 的分压各不相同。肺泡气 p_{O_2} 高于静脉血的 p_{O_2}；肺泡气 p_{CO_2}（CO_2 分压）则低于静脉血的 p_{CO_2}。因此，O_2 由肺泡呼吸膜向静脉血扩散；而 CO_2 由静脉血向肺泡扩散。这样，静脉血变成了动脉血。当动脉血经毛细血管流向组织时，组织内 p_{O_2} 低于动脉血的 p_{O_2}；而其 p_{CO_2} 则高于动脉血的 p_{CO_2}，这里又进行了一次气体交换。动脉血经过这次气体交换后变成静脉血，组织由此而获得 O_2、排出 CO_2。

二、气体在血液中的运输

O_2 和 CO_2 在血液中的存在形式有两种，即物理溶解和化学结合，以化学结合形式为主。虽然物理溶解的量较少，如在静脉血中 CO_2 分压为 5.9kPa 时，每 100ml 血液中 CO_2 含量为 50～60ml，其中以物理溶解形式存在的约 3ml。但是必须先有物理溶解才能进行化学结合，同时结合状态的气体也必须解离为溶解状态后才可以逸出血液。

氧的化学结合：O_2 主要与血红蛋白（Hb）结合合成氧合血红蛋白（HbO_2），这是一种可逆性过程，即在 O_2 分压高时，合成 HbO_2；而在 O_2 分压降低时，则释放 O_2。

二氧化碳的化学结合有两种形式：结合成碳酸氢盐和氨基甲酸血红蛋白的形式进行运输。

三、内呼吸

组织换气又称内呼吸，指血液或内环境与组织细胞之间的气体交换过程。肺换气和组织换气这两种换气地点不一样，但是原理基本相同。

四、呼吸运动的调节

呼吸运动的特点一是节律性，二是其频率和深度随机体代谢水平而改变。呼吸肌属于骨骼肌，本身没有自动节律性。呼吸肌的节律性活动是来自中枢神经系统。呼吸运动的深度和频率随机体活动（运动、劳动）水平改变以适应机体代谢的需要。如运动时，肺通气量增加供给机体更多的 O_2，同时排出 CO_2，维持了内环境的相对稳定，即维持血液中 O_2 分压、CO_2 分压及 H^+ 浓度相对稳定。这些是通过神经和体液调节来实现的。

（一）呼吸中枢与呼吸节律

在中枢神经系统，产生和调节呼吸运动的神经细胞群称为呼吸中枢，它们分布在大脑皮层、间脑、脑桥、延髓、脊髓等部位。其中延髓是呼吸的基本中枢，脑桥对呼吸有调整作用，它促进切断机制的活动，使吸气转向呼气，而使呼吸具有较正常的节律。其他高位中枢如下丘脑、大脑皮层等脑组织对呼吸运动均有调节作用。

（二）呼吸的反射性调节

机体的多种感受器的传入冲动可以通过反射影响呼吸运动；血液中 CO_2、O_2 的分压以及 H^+ 浓度也能影响呼吸运动，以供应机体的需要。

1. 肺牵张反射

由肺扩张或缩小所引起的反射性呼吸变化，称为肺牵张反射，又称黑-伯反射。肺牵张反射的感受器主要分布在支气管和细支气管的平滑肌层中，称为肺牵张感受器。吸气时，当肺扩张到一定程度时，肺牵张感受器兴奋，发放冲动增加，经走行在迷走神经中的传入纤维到达延髓，使吸气切断机制兴奋，抑制吸气，从而抑制吸气肌的收缩而发生呼气。呼气时，肺缩小，对牵张感受器的刺激减弱，传入冲动减少，解除了抑制吸气中枢的活动，吸气中枢再次兴奋，通过吸气肌的收缩又产生吸气。这个反射起着负反馈作用，使吸气不至于过长，它和脑桥的调节中枢共同调节呼吸的频率和深度。动物切断迷走神经后呼吸变深变慢。肺牵张反射的敏感性有种系差异，正常人体平静呼吸时，这种反射不明显，要在潮气量增加至 800ml 以上时，才能引起肺牵张反射。在病理情况时，肺顺应性降低，也可以引起该反射，使呼吸变浅变快。

2. 化学性调节——在呼吸调节中较为重要

（1）动脉血液中 CO_2 分压及 H^+ 浓度对呼吸的影响　动脉血液中必须保持一定的 CO_2 分压，呼吸中枢才能保持正常的兴奋性。吸入气中 CO_2 浓度适量增加，使动脉血中 CO_2 分压增加，呼吸加深加快。但 CO_2 过度增加时则引起呼吸中枢麻痹，抑制呼吸。CO_2 对呼吸的刺激作用是通过两条途径实现的：一条是通过刺激外周化学感受器（颈动脉体和主动脉体），冲动由窦神经和迷走神经传入延髓呼吸神经元，使其兴奋，导致呼吸加深加快；另一条是刺激延髓的中枢化学感受区，再引起延髓呼吸神经元兴奋。两条途径中，后一条是主要的。

血液中 CO_2 分压升高时，CO_2 分子易透过血-脑屏障进入脑脊液，形成 H_2CO_3，解离出 H^+，使脑脊液 H^+ 浓度升高，刺激中枢化学感受器，H^+ 是化学感受器的刺激物。再通过神经联系到达呼吸中枢，使呼吸加强加快。血液中 H^+ 浓度增加促使呼吸加强加快的作用，主要是通过外周化学感受器，因为 H^+ 不能通过血-脑屏障。

（2）缺（低）O_2 对呼吸的影响　吸入气中 O_2 的分压下降到 10% 左右时，通过外周化学感受器反射性地加强呼吸运动，过低则抑制呼吸。总之，动脉血 CO_2 分压和 H^+ 浓度的升高，以及 O_2 分压降低，均能刺激呼吸。

3. 咳嗽反射

咳嗽是一种消除气道阻塞或异物的反射。咳嗽时，先深吸气，关闭声门，再作强而有力的吸气，使肺内压急剧上升，然后突然开放声门，呼出气在强大压力下急速冲出，呼吸道中的异物或分泌物也随之而排出。故咳嗽可起到清洁呼吸道的作用。

4. 喷嚏反射

喷嚏是一种消除鼻黏膜或鼻咽部异物或刺激的防御性反射。其反射动作与咳嗽类似，由深吸气开始，随后产生一个急速而有力的呼气动作。与咳嗽反射不同之处是悬门雍垂下降和舌压向软腭，而不是声门的关闭。喷嚏反射的生理意义在于排出上呼吸道中的异物或过多的分泌物，清洁和保护呼吸道。

第十一章 呼吸系统常见疾病

呼吸系统疾病对人类健康危害很大。由于生存环境变化、大气污染加重、吸烟等不良习惯滋长以及人口老龄化等因素，呼吸系统疾病的发病率呈逐年增加的趋势。由于呼吸道与外界相通，各种微生物及过敏物质容易侵入，故呼吸系统疾病以感染性炎症和变态反应居多。本章主要介绍急性上呼吸道感染、慢性阻塞性肺疾病、支气管哮喘以及肺炎等常见呼吸系统疾病。

第一节　急性上呼吸道感染

急性上呼吸道感染是指鼻腔、咽或喉部急性炎症的统称，是呼吸道最常见的一种传染病。常见病因为病毒，少数由细菌引起。患者不分年龄、性别、职业和地区。本病不仅具有较强的传染性，而且可引起严重并发症，应积极防治。

一、 病因和发病机制

1. 病原体

90％的病原体是病毒，除此以外多为细菌。

2. 诱发因素

（1）先天性疾病　常见的如兔唇、腭裂、先天性心脏病（先心病）及免疫缺陷病等。

（2）急性传染病　如麻疹、水痘、猩红热，以及流行性腮腺炎等。此外，肺结核变为常见诱因。

（3）营养性疾病　如营养不良、贫血、佝偻病，以及小儿腹泻等。

二、 临床表现

1. 普通感冒

俗称"伤风"，又称急性鼻炎或上呼吸道卡他，多数由鼻病毒引起，其次为冠状病毒、副流感病毒等。常发生于秋、冬、春季，起病较急。主要症状有咽痒或灼热感、喷嚏、鼻塞流涕。鼻涕开始为清水样，2～3天后变黏稠。可伴咽痛，有时炎症累及耳咽管使听力减退，也可出现流泪、味觉迟钝等。一般不发热或有低热，有轻度畏寒不适。检查可见鼻黏膜充血水肿，有较多分泌物，咽充血。如无并发症，一般经5～7日痊愈。

2. 病毒性咽炎、 喉炎

急性病毒性咽炎多由鼻病毒、腺病毒、流感病毒、副流感病毒及呼吸道合胞病毒等引起，临床表现为咽痒或灼热感，咽痛不突出，若有显著咽痛常提示细菌继发感染，咳嗽少见，可有咽充血。腺病毒咽炎常伴有结膜炎。急性喉炎表现为发热、咳嗽时咽喉部疼痛、声音嘶哑。检查可见喉部充血、水肿，局部淋巴结轻度肿大和触痛，可闻及喘息声。比较特殊的病毒感染有以下两种。

① 疱疹性咽炎　常由柯萨奇病毒A引起，好发于夏秋季。急性起病，表现为急起高热、咽痛、流涎、厌食、呕吐等。查体可发现咽部有多个2～4mm大小的疱疹，破溃后可形成小溃疡。病程1周左右。

② 咽结膜热　病原体为3型、7型腺病毒。常发生于春夏季。本病是一种以发热、咽痛、结膜炎为特征的急性传染病，可在集体儿童机构中流行。多呈高热、咽痛、眼部刺痛、一侧或两侧滤泡性眼结膜炎，颈部、耳后淋巴结肿大。

3. 细菌性咽-扁桃体炎

多由溶血性链球菌引起，其次为肺炎链球菌等。本病起病急，有畏寒高热、咽痛明显、头痛、全身不适等中毒症状。检查可见咽部明显充血，扁桃体肿大充血，表面有黄色点状渗出物，颌下淋巴结肿大，有压痛。

此外，上呼吸道感染可引起鼻窦炎、中耳炎、气管-支气管炎等并发症，部分病人可并发风湿性疾病、心肌炎、急性肾炎等。链球菌引起的儿童上呼吸道感染，常常并发急性肾小球肾炎、风湿热等变态反应性疾病。

三、　辅助检查

（1）血象　病毒感染时白细胞总数偏低或正常，分类以淋巴细胞比例增高为主；细菌感染时白细胞总数增高，白细胞分类以中性粒细胞比例增高为主，严重细菌感染时可出现核左移及中毒颗粒。

（2）病毒及病毒抗原测定　可用免疫荧光法、酶联免疫吸附检测法、血清学诊断法等。必要时做病毒分离和鉴定。

（3）细菌培养　必要时做细菌培养及药物敏感试验，据此判断细菌类型及选用抗生素。

四、　诊断要点

根据病史、流行情况、典型临床表现、结合辅助检查可初步做出临床诊断。

① 起病较急，但不同的临床类型有相应的特点。如普通感冒为急性鼻咽部炎症；病毒性咽炎、喉炎有咽痒、灼热感，声音嘶哑；疱疹性咽炎有咽痛、发热，局部有疱疹及溃疡；咽结膜热为咽及结膜明显充血；细菌性咽-扁桃体炎可见咽部明显充血、扁桃体肿大充血及表面脓性渗出物。

② 血象检查特点见辅助检查。

③ 肺部检查无异常。

知识链接　✚

流行性感冒是由流感病毒引起的急性呼吸道传染病，病原体为甲、乙、丙三型流行性感冒病毒，通过飞沫传播。流感发病有较明显的季节性，北方一般在冬季，南方多在冬夏两季。

流感的预防很重要，尤其是在冬季，如果发现流感患者，除了马上把患者送往医院外，还要及时做好隔离工作，加强环境消毒，减少公共活动及集体娱乐活动，以防止疫情进一步扩散。对易感人群及尚未发病者，应按照有关防疫部门的指导给予药物预防。

五、 治疗原则和药物治疗要点

（一） 治疗原则

（1）对症治疗　发热可用阿司匹林等解热镇痛药；咽痛可用溶菌酶含片；鼻塞流涕可用扑尔敏、新康泰克等。

（2）抗感染治疗　根据不同的病原微生物感染采取抗病毒治疗或抗菌治疗。

（二） 药物治疗要点

（1）抗病毒治疗　目前尚无特效抗病毒药物。常用的有盐酸金刚烷胺、盐酸吗啉胍、利巴韦林、干扰素等。

（2）抗菌治疗　根据病原菌选用敏感的抗生素治疗。如青霉素、头孢菌素类、大环内酯类等。

知识链接

急性气管-支气管炎

急性气管-支气管炎是生物性或非生物性因素引起的气管-支气管的急性炎症。 生物性病原体最主要的是病毒感染。 起病前往往有上呼吸道感染症状，如鼻塞、 流涕、 喷嚏、 咽痛、 声嘶等。 全身症状轻微，如轻度畏寒、 发热、 头痛及全身酸痛等。 咳嗽为主要症状，开始为干咳，1~2天后咳嗽加重，痰由黏液转为黏液脓性。 咳嗽剧烈时可伴恶心呕吐或胸腹肌痛。 急性气管-支气管炎一般为自限性疾病，发热和全身不适可在3~5天后消退，有时咳嗽可达数周。 胸部听诊可闻及呼吸音粗糙，并有干湿性啰音。 X射线胸片大多正常或仅有肺纹理增粗。 病毒感染者血淋巴细胞可增加，细菌感染时白细胞总数和中性粒细胞升高。

防治上呼吸道感染是预防急性气管-支气管炎的有效措施。 有全身症状者应适当休息，注意保暖，多饮水，并根据不同症状对症治疗。

第二节　肺　　炎

肺炎是指肺实质的炎症，有肺毛细血管充血、水肿、肺泡内纤维蛋白渗出和细胞浸润，乃至肺实变等病理改变。其最常见的病因是感染，如细菌、病毒、真菌、支原体、衣原体、军团菌等；物理、化学刺激和过敏等。日常所讲的肺炎主要是指细菌性感染引起的肺炎，此肺炎也是最常见的一种。细菌性肺炎最常见的病菌是肺炎链球菌。以下主要介绍肺炎链球菌肺炎。

一、 病因和发病机制

肺炎链球菌为革兰阳性球菌，常成双或成链排列。菌体外有荚膜，荚膜多糖具有特异抗原性。肺炎链球菌为上呼吸道的正常菌群，只有少数人免疫力降低时才会致病。发病多在冬季和初春，青壮年多见。患者常先有上呼吸道感染、受寒、醉酒、全身麻醉等诱因，使呼吸道防御机能减弱，细菌侵入下呼吸道，在肺泡内繁殖。其致病力是细菌荚膜多糖对组织的侵袭作用。肺炎链球菌肺炎是纤维素性炎症。病变可累及一个肺叶或多个肺段，偶有波及两个大叶者。按病程发展可分为充血期、红色肝样变期、灰色肝样变期、溶解消散期四期。在肝样变期，常累及胸膜，引起纤维素性胸膜炎，常随肺炎消散而被吸收。

二、 临床表现

1. 症状

（1）寒战高热　为本病的始发症状，大多数以寒战起病，数小时内体温升达 39～40℃，呈稽留热，伴有头痛、全身肌肉酸痛等中毒症状。

（2）胸痛　因炎症波及胸膜而致，呈尖锐的刺痛，因咳嗽和深呼吸而加重，少数累及膈胸膜者，可有下胸部和上腹部疼痛，类似急腹症表现。

（3）咳嗽咳痰　咳嗽频繁，早期呈刺激性干咳，或 1～2 天后咳出具有特征性的铁锈色痰。

（4）呼吸困难　由于病变部位的肺泡被大量渗出物所充满，肺泡通气不足，血液换气障碍，导致缺氧，从而引起呼吸困难。

（5）消化系统症状　部分患者可出现恶心呕吐、腹胀、腹泻，少数出现黄疸等。

（6）神经系统症状　少数严重感染性休克者可有烦躁不安、谵妄、意识模糊、昏睡等。

2. 体征

患者呈急性病容，面色潮红或轻度发绀，部分病人口唇常有单纯性疱疹，极少数引起败血症者可有肝大、黄疸，皮肤黏膜有出血点。

起病早期肺部体征可不明显。肺实变期呼吸运动减弱，语颤增强，叩诊浊音或实音，听诊主要为病理性支气管呼吸音或湿啰音；溶解消散期可听到较多的湿啰音。病变累及胸膜时，触诊可有摩擦感，听诊有胸膜摩擦音。

3. 并发症

（1）感染性休克　肺炎链球菌肺炎伴发严重毒血症时可引起感染中毒性休克，起病急，一般在发病 24～72h 特别是在前 24h 内，血压突然下降至 10.7/6.7kPa（80/50mmHg）以下，并出现休克状态，表现为体温骤降、面色苍白、发绀、出冷汗、表情淡漠、四肢厥冷、脉细速、心音减弱、少尿或无尿等。

（2）胸膜炎　病变累及胸膜时，触诊可有摩擦感，听诊有胸膜摩擦音。当胸膜腔积液增多时，则胸膜摩擦音不明显。

（3）心肌炎　并发心肌炎时，可出现心脏扩大、心动过速、早搏、房室传导阻滞及奔马律等，肺炎控制后多可逐渐恢复正常。

三、 辅助检查

1. 血白细胞计数

白细胞总数显著增加，可有核左移或胞浆内出现中毒颗粒及空泡，中性粒细胞多在 80% 以上。年老、体弱或有严重感染者，白细胞总数可不增高，或反而低于正常，但中性粒细胞仍增高。

2. 痰液检查

痰涂片可见革兰染色阳性链球菌成对或呈短链排列。痰培养加药物敏感试验不但可分离出致病菌，还可据此选用有效抗生素。

3. X 射线检查

肺炎充血期仅见受累部位肺纹理增粗，呈淡薄均匀阴影，并局限于一个肺段或肺叶；实变期可见大片均匀致密的阴影，按肺叶或肺段分布，有时在实变内部可见到充气的支气管影，一般为单叶性，同时累及两个或更多肺叶者较少见。近年来典型的大叶实变不多。溶解消散期阴影密度逐渐减小，3～4 周后可完全消散。

4. 休克型肺炎实验室检查

（1）尿　休克时肾血灌流量明显减少，因而少尿甚至无尿，并可因肾小球毛细血管通透性增高而出现血尿、蛋白尿，肾小管受损时出现管型尿。

（2）血尿素氮　肾功能不全时可增高。

（3）血清电解质　引发肾功能不全时血清钾增高。

（4）二氧化碳结合力　当出现代谢性酸中毒时，二氧化碳结合力降低。

四、 诊断要点

对具有典型症状和体征的病例，诊断并不困难。主要根据为：

① 突然起病，寒战高热，胸痛，咳嗽，咳铁锈色痰。

② 体检有典型的肺实变体征。

③ 胸部 X 射线显示呈肺叶或肺段分布的大片状均匀致密阴影。

④ 末梢血白细胞计数增高，中性粒细胞百分比增加，可有核左移。

⑤ 痰涂片及痰培养可见肺炎链球菌。

五、 治疗原则和药物治疗要点

（一） 治疗原则

（1）一般治疗　休息，保暖，供给高热量、高蛋白质及高维生素的易消化饮食，多饮水。对重病者观察呼吸、心率、血压及尿量，及时发现并发症及可能出现的休克。

（2）对症治疗　咳嗽可用棕色合剂（复方甘草合剂）、喷托维林（咳必清）等；发热、胸痛可用去痛片或复方阿司匹林等；发绀可吸氧；脱水者可静脉滴入 5% 葡萄糖液及适量生理盐水；对烦躁、谵妄者可给予地西泮（安定）肌内注射或水合氯醛口服或灌肠。

（3）抗菌药物治疗　首选青霉素 G。对青霉素过敏者可改用四环素类（强力霉素、盐酸米诺环素）或大环内酯类（红霉素、麦迪霉素、交沙霉素等）。有时头孢菌素与青霉素有交叉过敏反应，故用药时应慎重。

（二） 药物治疗要点

（1）首选青霉素 G，皮试阴性后使用。对青霉素过敏者可改用大环内酯类抗生素，轻者可用红霉素。头孢菌素类可采用如头孢他定、头孢曲松三嗪。待病原菌确定后选用有效抗生素。

（2）血管活性药物　休克早期有微循环痉挛，在补充血容量的同时，适当给予血管扩张剂，如 α 受体阻滞剂甲磺酸酚妥拉明（苄胺唑啉）；β 受体兴奋剂硫酸异丙肾上腺素、盐酸多巴胺等。如血压仍难以回升，可适当加用重酒石酸间羟胺等。

（3）纠正水电解质及酸碱紊乱　在补液的同时，监测和纠正钾、钠、氯化物含量。因缺氧而致代谢性酸中毒时，可用 5% 碳酸氢钠静脉滴入。

（4）心功能不全时减慢输液量，并用快速强心剂如去乙酰毛花苷（丙西地兰），或毒毛花苷 K。

六、 病例分析

（一） 病历摘要

患者，男性，20 岁。3 天前因淋雨受凉后，出现畏寒、发热，体温达 39～40℃，并有右侧胸痛，放射到上腹部痛，咳嗽或深呼吸时加剧。咳嗽，痰少，咳铁锈色痰，同时伴有气促，为明确诊断急诊入院。

（1）体格检查　T39℃，P 110 次/min，R 24 次/min，BP15.0/10.0kPa（110/75mmHg）。神志清楚，急性病容，呼吸略促，口唇轻度发绀，口角和鼻周可见单纯性疱疹。右侧胸部叩诊浊音，语颤增强和支气管呼吸音，心音纯，心律规整。腹软，上腹部轻度压痛，无肌紧张及反跳痛，双下肢无水肿。

（2）辅助检查　血常规 WBC $20.0×10^9/L$，N 85%，L 15%。胸片示：右肺下野可见大片状淡薄阴影，实变阴影中可见支气管气道征。

（二）分析

1. 诊断及诊断依据

（1）诊断　肺炎链球菌肺炎。

（2）诊断依据　患者有寒战、高热、胸痛、咳嗽、血痰等症状，有肺实变体征，X 射线检查有大片状淡薄阴影，其中可见支气管气道征。可诊断为肺炎链球菌肺炎。因为肺泡内浆液渗出和红、白细胞浸润，红细胞破坏后释放出含铁血黄素，所以咳铁锈色痰。

2. 治疗原则

首先应避免受寒，防止呼吸道感染。一旦发生肺炎，应根据药敏检查结果，予以有力的抗生素治疗，休息及加强营养。

（1）抗菌药物治疗　一经诊断应立即开始抗生素治疗，不必等待细菌培养结果。对肺炎链球菌肺炎，青霉素 G 为首选药物。用药剂量及途径视病情之轻重、有无不良征兆和并发症而定。抗菌药物疗程一般为 5～7 天，或在退热后 3 天停药。

（2）支持疗法　病人应卧床休息，注意足够蛋白质、热量和维生素等的摄入，观测呼吸、心率、血压及尿量，注意可能发生的休克。有明显胸痛，可给少量止痛剂。不用阿司匹林或其他退热剂，以免大量出汗、脱水，且干扰真实热型，引起临床判定错误。鼓励患者每日饮水 1～2L，轻症患者不需常规静脉输液，确有失水者可输液，保持尿比重在 1.020 以下，血清钠保持在 145mmol/L 以下。

第三节　支气管哮喘

支气管哮喘（简称哮喘）是由嗜酸性粒细胞、肥大细胞和 T 淋巴细胞等多种炎症细胞参与的气道慢性炎症。这种炎症使易感者对各种激发因子具有气道高反应性，并引起气道狭窄。临床表现为反复发作性伴有哮鸣音的呼气性呼吸困难，经治疗缓解或自行缓解。长期反复发作可并发慢性支气管炎和阻塞性肺气肿。儿童发病率比成人高。

一、　病因和发病机制

本病的病因和发病机制尚未完全明了。临床按病因与发病机制的不同将哮喘分为两大类，即外源性哮喘和内源性哮喘，两者在发病过程中可互相影响、混合存在。

（一）病因

哮喘病因还不太清楚，大多数认为本病是与多基因遗传有关的疾病，同时受遗传因素和环境因素的双重影响。环境因素主要包括某些激发因素，如尘螨、花粉、真菌、动物毛屑、某些有害气体等各种特异或非特异性吸入物。另外，微生物感染，某些食物如鱼、虾、蛋等，某些药物如普萘洛尔、阿司匹林等都可能是哮喘的激发因素。

（二）发病机制

1. 变态反应

当人体接触变应原（花粉、尘螨、真菌孢子等，或进食鱼虾、某些药物）后，可刺激机体通过 T 淋巴细胞的传递，由 B 淋巴细胞合成特异性 IgE，并结合于肥大细胞或嗜碱性粒细胞将其致敏。当过敏原再次侵入机体后，抗原和致敏的肥大细胞或嗜碱性粒细胞膜上的 IgE 结合，改变了细胞膜对钙离子的通透性，使细胞外的钙离子进入细胞内，激活一系列酶的活性，使肥大细胞或嗜碱性粒细胞脱颗粒，释放出生物活性物质如组胺、嗜酸性粒细胞趋化因子、过敏性慢反应物质、缓激肽、前列腺素等，这些物质作用于支气管，引起平滑肌痉挛、支气管黏膜充血、分泌物增多，使大面积小气道狭窄而发生哮喘。

2. 气道炎症

气道慢性炎症被认为是哮喘的本质。不管哪一种类型的哮喘，都表现为多种炎症细胞如肥大细胞、嗜酸性粒细胞和淋巴细胞等在气道的浸润和聚集。哮喘的炎症反应是由多种炎症细胞、炎症介质和细胞因子参与并相互作用的结果，关系非常复杂，有待进一步研究。

3. 气道高反应性

气道对各种刺激因子出现过强或过早的收缩反应，谓之气道高反应性，是哮喘患者发病的一个重要因素。目前普遍认为气道炎症是导致气道高反应性的重要机制之一，当气道受到变应原或其他刺激后，由于多种炎症细胞、炎症介质和细胞因子的参与，气道上皮和上皮内神经损害等而导致气道高反应性。

4. 神经机制

神经因素也被认为是哮喘发病的重要环节。支气管受复杂的自主神经支配，除胆碱能神经、肾上腺素能神经外，支气管哮喘与 β-肾上腺素受体功能低下和迷走神经张力亢进有关，并可能存在 α-肾上腺素神经反应性增加。

二、临床表现

1. 症状

多有明显的先兆症状如常有鼻痒、连续喷嚏、干咳等黏膜过敏先兆。继之出现伴有哮鸣音的呼气性呼吸困难，胸闷，被迫采取坐位，严重时出现发绀。持续数分钟至数小时或更长时间，两肺可闻及哮鸣音。可自行缓解或经治疗后缓解。发作即将停止时，咳出较多的痰液后，气促减轻，哮喘亦随之停止。严重哮喘发作持续在 24h 以上者称为哮喘持续状态。患者有严重的呼吸困难，吸气较浅，呼气长而费力，张口呼吸，发绀明显，大汗淋漓，面色苍白，四肢厥冷，脉率快或出现奇脉等。若病情不能控制，可出现呼吸、循环衰竭而死亡。

2. 体征

体征是呼气哮鸣音，与呼吸困难同时出现和消失。发作期可有肺过度充气和体征如桶状胸，叩诊过清音，呼吸音减弱等。严重时可有发绀，呼气时间明显延长及全肺哮鸣音。缓解期可无明显的体征。

三、　辅助检查

（1）血液检查　发作时嗜酸性粒细胞增多，合并感染时白细胞总数增多，中性粒细胞增多。

（2）痰液检查　痰涂片可见较多的嗜酸性粒细胞，可见嗜酸性粒细胞退化形成的尖棱结晶、黏液栓、透明哮喘珠。合并急性呼吸道感染时，痰涂片或痰培养及药物敏感试验，有助于病原菌的诊断及指导治疗。

（3）特异性变应原检测　用放射性变应原吸附试验，可测定特异性的 IgE（过敏性哮喘患者血清中的 IgE 比正常人高 2～6 倍）。

（4）动脉血气分析　严重哮喘发作时，由于气道阻塞，可有缺氧和二氧化碳潴留，表现为 p_{O_2} 降低和 p_{CO_2} 升高。血气分析还可监测水、电解质及酸碱失衡的情况。

（5）X 射线检查　早期哮喘发作时两肺透亮度增加，缓解时无明显异常；如合并肺部感染可有肺纹理粗乱或小片状炎性阴影。晚期合并肺气肿时有相应 X 射线表现。

（6）肺功能检查　哮喘发作时呈阻塞性通气功能障碍，表现为第 1 秒用力呼气量及第 1 秒用力呼气量占肺活量百分比均下降，功能残气量增加，残气量占肺总量百分比增高。待缓解后各项指标均可逐渐恢复正常。

四、　诊断要点

① 有反复发作的喘息、呼吸困难病史。发作多与接触变应原、冷空气及物理、化学性刺激，以及呼吸道感染有关。

② 哮喘发作时在双肺可闻及弥漫性哮鸣音，呼气相明显延长，并有胸部过度充气体征，发作缓解后相关体征可恢复正常。

③ 缓解期做皮肤过敏试验、特异性变应原的体外试验等，对诊断有一定价值。

④ 除外其他疾病引起的哮喘、胸闷、咳嗽等。

> **知识链接**
>
> **支气管哮喘发病状况**
>
> 支气管哮喘是呼吸系统常见疾病，全国有 1000 万～2000 万患者，以青壮年、儿童居多。近年来随着分子生物学的发展，哮喘的相关基因研究取得了一定进展。哮喘被认为是多基因遗传病，其多基因遗传特征为外显不全、遗传异质化、多基因遗传协同作用。

五、　治疗原则和药物治疗要点

目前尚无彻底的治疗方法。治疗目的是控制哮喘的症状、减少复发，尽量和正常人一样的生活。

（一）　去除病因和诱因

应避免或消除引起哮喘发作的各种诱发因素。如能找到引起哮喘发作的变应原或其他非特异性刺激因素，应立即使患者脱离变应原的接触，这是治疗支气管哮喘的有效方法。

（二）　急性发作期的治疗

1. 平喘药

（1）$β_2$ 受体激动剂　控制急性发作的首选药物。常用的有沙丁胺醇、特布他林、间羟异丙肾上腺素、克仑特罗等。

（2）茶碱类药　以氨茶碱最常用。

（3）抗胆碱药　吸入抗胆碱药异丙托溴铵可以阻断节后迷走神经通路，降低迷走神经兴奋性，阻断因吸入刺激物引起的支气管收缩而起舒张支气管作用。与 β_2 受体激动剂联合吸入治疗可使支气管舒张作用增强而持久。少数患者有口干的副作用。

2. 抗炎药

（1）糖皮质激素　是当前防治哮喘最有效的药物。其主要机制为抑制炎症细胞的迁移和活化，抑制细胞因子生成，抑制炎症介质的释放，增强平滑肌细胞 β_2 受体的反应性。哮喘发作时可用氢化可的松或地塞米松，待病情好转后改用泼尼松，以后递减直至停药。吸入剂有倍氯米松和布地奈德，后者作用比前者强 2 倍，副作用少。

（2）色甘酸钠　为非激素类抗炎药。其主要机制为稳定肥大细胞膜，抑制其释放介质，对其他炎症细胞释放介质亦有选择性抑制作用，能预防变应原引起的速发和迟发反应，以及运动和过度通气引起的气道收缩。

（3）白三烯调节剂　白三烯是哮喘发病过程中最重要的炎症介质，白三烯拮抗剂有扎鲁司特或孟鲁司特等。

3. 促进排痰药

可用祛痰药（溴己新、乙酰半胱氨酸等）、机械排痰（翻身拍背、体位引流等）、气雾吸入及多饮水使痰液稀释等。以上措施有利于保持呼吸道通畅及控制感染。

（三）哮喘持续状态的治疗

（1）氧疗　给予鼻导管或面罩低浓度给氧。

（2）联合应用氨茶碱及糖皮质激素静脉给药，同时应用 β_2 受体兴奋剂雾化吸入，迅速解除支气管痉挛。

（3）促进排痰　痰液黏稠不易咳出，可致气道阻塞，加重缺氧，使哮喘持续发作，故促进排痰非常必要。应补液纠正脱水，亦可用祛痰化痰药如溴己新、氯化铵或用超声雾化吸入，稀释痰液以利排痰。

（4）积极控制感染、纠正脱水、纠正酸中毒。

（四）哮喘非急性发作期的治疗

（1）脱敏疗法

① 特异性免疫疗法　从小剂量开始注射过敏原浸出液，根据病情做全年脱敏治疗或季节性脱敏治疗（哮喘易发季节前 2～3 个月开始注射）。

② 非特异性免疫疗法　如哮喘菌苗、灭活卡介苗、胎盘脂多糖、核酪注射液（酪蛋白）的接种。

（2）查找变应原　避免接触变应原并做脱敏治疗。戒烟，积极治疗呼吸道感染病灶，以及运动增加机体的免疫功能。

六、　病例分析

（一）病历摘要

患者女性，18 岁。因气急、不能平卧 30h 而急诊入院。患者于昨日上午先感鼻咽痒、打喷嚏和流清涕，随即胸闷、咳嗽、咳黏痰，而后发生呼吸困难，气急不能平卧。曾自服氨茶碱片，未见好转。今天上午起气急转剧，出现张口呼吸，严重喘鸣，以致口唇青紫、大汗淋漓、四肢厥冷，感到十分痛苦，心里十分害怕。虽去当地卫生室打针服药治疗（药名不详），仍未见好转，故连夜急诊就医。患者以往有类似发作史，但均比这次轻。

体检：T 37.℃，P124 次/min，R32 次/min，BP13.3/8kPa。急性病容，端坐位，表情痛苦，精神不佳。口唇发绀，颈静脉怒张。胸廓较膨隆，双侧语颤均减弱，叩诊呈过清音。心律齐，心脏无明显杂音。肝、脾未触及。

辅助检查：血液白细胞计数 8×10^9/L，其中中性粒细胞占 70%，淋巴细胞 22%，嗜酸性粒细胞 8%；X 射线透视见肺气肿征象，两肺纹理粗乱。

（二）分析

1. 诊断及诊断依据

（1）诊断　支气管哮喘；肺气肿。

（2）诊断依据

① 前驱症状：过敏性哮喘，有干咳、打喷嚏、流泪。

② 发作期典型表现：发作性呼气性呼吸困难为突出症状，伴咳嗽、哮鸣音。

③ 体征：端坐位，辅助呼吸肌活动明显增强，可有发绀、大汗、奇脉、颈静脉怒张，呼吸音显著减弱，胸廓胀满呈吸气状态。

④ X 射线视：见肺气肿征象，两肺纹理粗乱。

⑤ 体温与血常规检查：体温稍高，WBC 计数正常。

⑥ 氨茶碱是支气管舒张药，常用于哮喘的治疗，患者此次发病曾自服氨茶碱片，而且患者以往有类似发作史。

2. 治疗原则

（1）脱离变应原。

（2）药物　支气管舒张药（舒张支气管）：β_2 受体激动剂，是控制急性发作的首选药物，只控制症状，不降低气道高反应性，不逆转气道炎症。吸入：沙丁胺醇、特布他林、沙美特罗等。口服：特布他林、班布特罗（长效）；茶碱类；抗胆碱药（异丙托溴铵），多与 β_2 受体激动剂联合应用；抗炎药（阻止气道炎症，降低气道高反应性）；糖皮质激素，是防治哮喘最有效的抗炎药物；色甘酸钠，是非激素抗炎药，多用于运动性哮喘。

第四节　慢性阻塞性肺疾病

慢性阻塞性肺疾病（COPD）是指终末细支气管远端的气道弹性减退而过度充气膨胀、肺容积增大同时伴有气腔壁层破坏、气流受限的一种疾病。临床表现为逐渐加重的呼吸困难，呈现进行性的气流受限，气流受限不完全可逆的特征。COPD 是呼吸系统的常见病和多发病，患病人数多、病死率高、社会经济负担重，已经成为重要的公共社会问题。慢性阻塞性肺疾病与慢性支气管炎、肺气肿关系密切。当慢性支气管炎和肺气肿患者肺功能检查出现气流受限，并不能完全可逆时才可诊断为慢性阻塞性肺疾病。

一、病因和发病机制

慢性阻塞性肺疾病的发病机制目前尚未完全阐明，一般认为是多种因素综合作用的结果。

（一）病因

吸烟、尘肺、慢性支气管炎、大气污染等都可以成为病因，但以吸烟最为危险。吸烟时间越长、吸烟量越大则 COPD 的发病率越高。

（二）发病机制

1. 细支气管不完全阻塞

支气管的慢性炎症使支气管黏膜充血水肿，分泌物增多变稠，管壁软骨破坏，管腔狭窄，导致气道不完全阻塞，吸气时气体容易进入肺泡，呼气时由于胸膜腔内压增加使气管闭塞而呼出困难，致使肺泡内气体潴留，压力增高，过度膨胀。

2. 肺泡弹性减低

过度膨胀的肺泡压迫肺泡间隔，以及局部炎症的直接侵蚀，造成肺泡弹性降低，组织结构破坏，促成肺气肿发生，部分肺泡融合成肺大疱。

3. 蛋白酶-抗蛋白酶失衡

正常人体内蛋白酶和抗蛋白酶是保护肺组织结构免受破坏的重要环节。抗蛋白酶系统中 α_1-抗胰蛋白酶（α_1-AT）活性最强。1963 年在瑞典首先发现 α_1-AT 缺乏者极易发生肺气肿。但后来的研究表明，肺气肿患者因 α_1-AT 遗传性缺乏引起的所占比例很少，说明除弹性蛋白和 α_1-AT 以外，还有其他蛋白酶-抗蛋白酶系统参与发病。

二、临床表现

1. 一般表现

（1）症状 咳嗽、咳痰、喘息或气短。长期、反复的咳嗽和咳痰为主要表现。咳痰多在晨起时。在咳嗽、咳痰等症状基础上逐渐加重呼吸困难，出现喘息和气短。早期仅在劳动、上楼或登山爬坡时有气促症状，以后在轻微劳动、平地走路，甚至休息时也感到气促。当合并呼吸道感染急性发作时，支气管分泌物增多，进一步加重通气功能障碍，胸闷气促加剧，严重时可发生呼吸衰竭症状，如发绀、头痛、嗜睡、神志恍惚等。

（2）体征 典型肺气肿患者可见桶状胸，呼吸运动减弱，触觉语颤减弱；叩诊呈过清音，心浊音界缩小或不易叩出，肺下界和肝浊音界下移；听诊呼吸音减弱，呼气延长，心音遥远。并发感染时肺部可有湿啰音。如肺动脉瓣区第二心音亢进，剑突下出现心脏搏动及其心音较心尖部明显增强时，提示并发慢性肺源性心脏病。

2. 并发症

（1）自发性气胸 肺气肿易并发自发性气胸。如在剧烈咳嗽后突然呼吸困难加剧，并伴有明显的胸痛、发绀，患侧叩诊为鼓音，听诊呼吸音减弱或消失，应考虑发生气胸，X 射线检查可明确诊断。

（2）慢性肺源性心脏病 长期的缺氧、二氧化碳潴留，可使肺小动脉痉挛，引起肺动脉高压，最终并发慢性肺心病。

（3）肺部急性感染 慢性阻塞性肺疾病易并发肺部感染，此时常伴有畏寒、发热、呼吸困难、咳嗽、咳痰加重，血象中白细胞总数及中性粒细胞增多。老年体弱患者有时虽感染严重，但可无发热，常易引起呼吸衰竭，应提高警惕。

三、辅助检查

（1）血常规 部分患者红细胞增多，血红蛋白增高。并发感染时白细胞和中性粒细胞增高。

（2）动脉血气分析 如出现明显缺氧及二氧化碳潴留时，动脉血氧分压下降、二氧化碳分压升高，并可出现失代偿性呼吸性酸中毒，pH 值下降。

（3）呼吸功能检查　通气功能障碍，第 1 秒用力呼气量占用力肺活量的比值小于 60%，最大通气功能小于正常预计值的 80%，残气量超过 40%，说明肺过度充气，对诊断阻塞性肺气肿有重要意义。

（4）X 射线检查　胸廓扩张，肋间隙增宽，肋骨走向趋于平行，呼吸活动减弱，横膈下降，两肺透亮度增加，肺纹理稀疏、紊乱。

（5）心电图检查　一般无异常，有时可呈低电压。

知识链接

阻塞性肺气肿患者气道阻塞仍可能存在一定程度的可逆性，吸入支气管扩张剂有助于改善气急症状，常用的有 β_2 受体激动剂、抗胆碱能药及甲基黄嘌呤类。上述药物的联合使用比单用效果好。β_2 受体激动剂有沙丁胺醇和特布他林，长效 β_2 受体激动剂有沙美特罗和福莫特罗等；抗胆碱能药物有异丙托溴铵和噻哌溴铵等；甲基黄嘌呤类药物常用缓释或控释型茶碱。循证医学证据表明长效 β_2 受体激动剂和长效抗胆碱能药物较短效制剂更有效。

四、诊断要点

一般可根据慢性支气管炎病史、阻塞性肺气肿的临床特征、X 射线表现、呼吸功能检查及动脉血气分析等做出诊断。

五、治疗原则和药物治疗要点

阻塞性肺气肿的治疗目的在于改善呼吸功能，提高患者的生活质量及工作能力，具体方法如下。

1. 一般治疗

（1）加强膈的运动　做腹式呼吸，吸气时腹部尽量鼓起，呼气时腹部尽量内收，每次 10～15min，每日 2～3 次或更多。这种呼吸运动可增加肺泡通气量，有利于改善通气功能。

（2）缩唇呼吸　先用鼻腔吸气，然后缩唇缓慢呼气，以加强呼吸肌的活动功能。吸与呼的时间之比为 1:2 或 1:3，每次 10～20min，每日 2 次。缩唇呼吸可提高呼气时期肺泡内的压力，防止小气道过早萎闭，有利于气体交换。

（3）家庭氧疗　每天 10～15h（1～2L/min）持续给氧能延长寿命，改善生活质量。

（4）体育锻炼　根据患者不同体力情况，在医护人员指导下进行气功、太极拳、定量行走等训练，提高耐力，改善肺功能。

（5）解痉平喘　适当使用氨茶碱、二羟丙茶碱、沙丁胺醇等舒张支气管药，可缓解喘息症状。

（6）排痰　补液有助于稀释痰液，使用祛痰药物如溴己新，可以促进痰液的清除和改善症状。

2. 控制感染

反复呼吸道感染常导致病情恶化和呼吸功能减退，故并发呼吸道感染时应使用有效抗生素，如青霉素、庆大霉素、喹诺酮类、头孢菌素类等，积极控制感染。必要时可根据细菌药敏试验选择抗生素。也可采用激素治疗改善症状，但疗程不要超过两周。

3. 预防

戒烟，控制职业环境污染，避免高危因素。对高危人群，定期肺功能检查，早发现、早干预。

六、病例分析

（一）病历摘要

患者，男性，66 岁。慢性咳嗽、咳痰 30 多年，近 8 年来逐渐加重且伴有喘息和呼吸困难，以冬春寒冷季节更甚。3 天前因受凉感冒而致发热，咳嗽加剧，咳大量黄痰，气急发绀。自服"抗生素"、"止咳药"等无明显效果，故急送来医院就诊。

体检：T 39.5℃，P 122 次/min，R 30 次/min，BP 136/84mmHg。神清，半卧位，呼吸急促，表情痛苦，口唇发绀。胸廓呈桶状，双侧语颤音减弱，叩诊呈过清音，两肺可闻及哮鸣音及湿啰音。心尖搏动不明显，心律尚齐，心尖部闻及 2/6 级收缩期吹风样杂音。肝肋下触及 2cm，质软。脾未触及。

实验室检查：血 RBC $5.5 \times 10^{12}/L$，Hb 160g/L，WBC $20 \times 10^9/L$，N 90％，L 10％。

（二）分析

1. 诊断及诊断依据

（1）诊断

① 慢性喘息型支气管炎并发感染。

② 阻塞性肺气肿。

（2）诊断依据

① 慢性喘息型支气管炎并发感染　有三十多年的慢性咳嗽、咳痰病史，近 8 年来明显加重且伴有喘息，说明已发展为喘息型支气管炎。3 天前因受凉感冒而致发热，咳嗽加剧，咳大量黄痰，气急发绀，体温达 39.5℃，提示并发感染。

② 阻塞性肺气肿　近 8 年来有逐渐加重的喘息和呼吸困难，体格检查胸廓呈桶状，双侧语颤音减弱，叩诊呈过清音，已出现明显的肺气肿症状和体征。

2. 进一步检查

（1）胸部 X 射线检查　显示胸廓扩张，肋间隙增宽，两肺透亮度增加。

（2）呼吸功能检查　显示阻塞性通气障碍，如第 1 秒用力呼气量占用力肺活量的百分比值小于 60％；残气量增加，残气量占肺总量的比值增加大于 40％。

（3）动脉血气分析　了解缺氧的程度，以及是否有二氧化碳潴留。

3. 治疗原则

（1）控制感染　选用有效抗生素，同时做痰培养及药敏试验，以后再根据药敏结果选用抗生素。

（2）氧疗　以鼻导管低浓度低流量持续吸氧。

（3）解痉平喘　可使用氨茶碱、沙丁胺醇等药。

（4）祛痰化痰止咳　选用溴己新、羧甲司坦（化痰片）等。

第五节　肺　结　核

肺结核是由结核分枝杆菌引起的呼吸系统常见的慢性传染病，其病理特点主要是结核结节、干酪样坏死及空洞形成。临床上多呈慢性经过，表现为低热、盗汗、乏力、消瘦等全身结核中毒症状，以及咳嗽、咳痰、咯血、胸痛等呼吸系统症状。我国由于普查、防治措施不断加强，肺结核发病率与死亡率已显著降低。但 20 世纪 80 年代中期以来，结核病出现全球性恶化趋势，众多发展中国家结核病疫情出现明显回升。在我国，特别是农村和条件较差的地区，该病仍然是危害人民健康的常见病之一，应给予高度重视。

一、病原学及流行病学

（一）病原体

肺结核的病原菌为结核分枝杆菌，包括人型、牛型、非洲型和鼠型4类，其中引起人类结核病的90%以上为人型结核分枝杆菌，牛型感染者少见，其生物学特性如下。

1. 抗酸性

结核分枝杆菌涂片染色耐酸、呈红色，是与其他细菌相鉴别的方法。

2. 生长缓慢

即使在高营养成分的培养基中，增殖一代约需18h，培养眼可见的菌落需要4～6周。所以，细菌培养不能作为早期诊断手段。

3. 抵抗力强

结核分枝杆菌对干燥、寒冷、酸、碱等的抵抗力强，在阴湿处可生存5个月以上，干燥痰中可存活6～8个月，但是对热、紫外线及一般消毒剂较敏感，烈日暴晒2h或煮沸1min、70%乙醇2min、5%来苏儿（甲酚）12h可将其杀灭。

4. 易产生耐药性

结核分枝杆菌在繁殖过程中，可因基因突变而产生耐药性，此为较少见的天然耐药，为原发耐药，通常不至于引起严重后果。当结核分枝杆菌与药物接触后，有些细菌发生诱导变异，逐渐适应含药环境而继续生存，此为继发耐药。任何药物联合错误、剂量不足、过早停药或用药不规则，均可导致继发耐药，导致近期治疗失败或远期复发。

5. 菌体结构复杂

其主要成分是类脂质、蛋白质和多糖类。类脂质与结核结节形成和干酪样坏死的发生有关；蛋白质能诱发皮肤变态反应；多糖类与血清反应等免疫应答有关。

知识链接

结核分枝杆菌对外界干燥、寒冷环境适应力特别强。因此，肺结核患者的痰液要正确处理，或吐在纸上包裹焚烧，或用专用痰盂定期应用巴氏消毒液消毒；患者用过的餐具应煮沸5min后再洗涤；被褥、书籍在强烈日光下暴晒2h；患者的室内隔日用15W紫外线灯照射2h。

（二）流行特征

目前我国结核病疫情特征为：①高感染率。②高患病率。③高耐药性。④死亡人数多。⑤递降率低。⑥患病者以中青年居多。⑦地区患病率差异大，西部地区患病率明显高于全国平均水平，而东部地区低于平均水平。

二、传染源、传播途径及易患人群

1. 传染源

主要是排菌的肺结核患者的痰液，尤其是痰涂片阳性、未经治疗者。

2. 传播途径

主要通过呼吸道传染。排菌者通过咳嗽、喷嚏、大笑、大声谈话等方式把带菌的飞沫排到空气中；或患者随地吐痰，痰菌随尘土飞扬，使人吸入引起肺内感染。其次可经消化道传染。饮用含结核分枝杆菌的牛奶而致病者，在国内虽少见，但在我国牧区仍值得重视。

3. 易感人群

主要为生活贫困、居住拥挤、营养不良者；婴幼儿、老年人、艾滋病病毒（HIV）感染者、长期使用免疫抑制剂者、慢性疾病患者等。

三、 发病机制

人体感染结核分枝杆菌后是否发病及其演变过程，常取决于进入人体内的结核分枝杆菌的数量及机体的免疫状态，尤其受免疫力及变态反应两者之间关系的强弱对比影响。此外，患者的年龄、居住条件、营养状况及其他疾病等，对结核病的发生和发展也有一定的影响。

1. 免疫力

人体对结核分枝杆菌的免疫力有非特异性免疫力和特异性免疫力两种。

非特异性免疫力是先天具有的，免疫能力较弱；特异性免疫力是后天经接种卡介苗或感染结核分枝杆菌后获得的，免疫能力较强，主要是通过细胞免疫产生，由 T 淋巴细胞和巨噬细胞共同参与。

2. 变态反应

变态反应是结核分枝杆菌侵入人体后 4～8 周，身体组织对结核分枝杆菌及其代谢产物发生的敏感反应，属迟发型变态反应。机体处于变态反应时期若用结核分枝杆菌素做皮内试验，则 48～72h 后局部发生充血、水肿甚至坏死，称结核分枝杆菌素试验阳性。未受结核分枝杆菌感染或未接种卡介苗者则呈阴性反应。

3. 免疫力和变态反应的关系

免疫力和变态反应常同时存在，两者之间的关系影响疾病的发生、发展与转归。免疫力对人体起保护作用，剧烈的变态反应可使结核病变发生干酪样坏死和液化，形成空洞，但也可起到灭菌和使细菌局限化的作用。营养不良、患有严重慢性疾病或长期应用免疫抑制剂，可削弱机体的免疫力，抑制变态反应，使肺结核病情恶化。临床上接种卡介苗，就是为了增强获得性免疫力，预防结核病的发生。

四、 病理

其基本病理变化有渗出、增殖、变质三种类型。结核病的病理过程特点是破坏与修复同时进行，故上述三种病理变化多同时存在，但以某一种病变为主，而且也可以相互转化。

1. 渗出为主的病变

发生于变态反应占优势的患者。通常出现在病变的早期、病变恶化时及浆膜结核。若免疫力强，病变可完全吸收或演变为增殖性病变，反之可导致病变组织坏死，进而恶化。

2. 增殖为主的病变

发生于免疫力占优势的患者。单核细胞吞噬并消化结核分枝杆菌后，形态发生改变，外形大而扁平，成为类上皮细胞。类上皮细胞聚集成团，中央可出现朗格汉斯细胞，外周有较多的淋巴细胞聚集，形成典型的结核结节，是结核病的特征性病变，"结核"之名即由此而来。当机体免疫力进一步增强，结核结节可纤维化或钙化。

3. 变质为主的病变（干酪样坏死）

常发生在渗出性或增殖性病变的基础上。当机体免疫力低下或感染的结核分枝杆菌数量多、毒性强，而变态反应过于剧烈时，原有病变组织发生凝固性坏死。肉眼观察坏死区呈灰白略带黄色，质松脆，状似干酪，故名干酪样坏死。

五、 临床表现及临床类型

典型的肺结核起病缓慢，病程较长，临床表现多种多样。病程初期或病变轻微者常无症状或症状轻微，易被患者及临床医师忽视。但大多数活动性肺结核患者均有不同程度的全身症状和呼吸系统症状。

1. 全身症状

全身症状是由于变态反应和坏死组织被吸收引起，出现较早，常表现为低热（午后低热）、盗汗、乏力、食欲减退、消瘦等。当肺部病变急剧恶化或扩散时，可有高热。妇女可有月经失调或闭经。

2. 呼吸系统症状

呼吸系统症状主要由肺部病灶损害，痰液分泌增多引起。

（1）咳嗽、咳痰　一般为干咳或有少量黏液痰。若空洞形成或伴继发性感染时，痰量增多，呈脓性。若并发支气管内膜结核，则出现持续性、剧烈的刺激性干咳。

（2）咯血　约1/3的患者有不同程度的咯血。大咯血时可发生失血性休克，若血块阻塞大气道，可引起窒息。尤其是老年人，全身衰竭、咳嗽反射减弱或伴有慢性呼吸道疾病者，气道清除能力降低，最易出现窒息。此时患者表现烦躁、神色紧张、挣扎坐起、胸闷、气急、发绀，应立即抢救。

（3）胸痛　炎症波及壁层胸膜时，患侧常有固定性、针刺样疼痛，随呼吸、咳嗽而加重，患侧卧位可使之减轻。

（4）呼吸困难　当肺组织破坏严重、病变广泛，肺功能明显下降时，可出现渐进性呼吸困难，甚至可发展为肺心病和心肺功能不全。若并发气胸或大量胸腔积液，呼吸困难症状尤为显著。

3. 体征

取决于病变性质、部位、范围或程度。早期病灶小或位于肺组织深部，多无异常体征。若病变范围较大，以渗出性病变为主，可出现患侧呼吸运动减弱，叩诊呈浊音，听诊可闻及支气管呼吸音和细湿啰音。因肺结核好发于肺上叶尖后段及下叶背段，故咳嗽后若在锁骨上下闻及细湿啰音，则对诊断有参考意义。若病变发生广泛纤维化或胸膜粘连增厚时，则患侧胸廓下陷，肋间隙变窄，气管移向患侧，叩诊呈浊音，听诊呼吸音减弱或消失，而健侧出现代偿性肺气肿的体征。

六、 实验室及其他检查

1. 痰结核分枝杆菌检查

痰中查到结核分枝杆菌是诊断肺结核最可靠的依据，也是判断疗效的重要指标。检查方法有直接涂片法、集菌法和培养法。痰菌量多（＞10万个/ml），可用直接涂片法，痰菌量少（＜1万个/ml），可用集菌法，若菌量更少，则用培养法。不足之处可能出现假阳性或者假阴性。

2. X 射线检查

X 射线检查可早期发现肺结核，且能确定病变的性质、范围、部位，对诊断、治疗和疗效判定都有重要价值。其检查方法除胸部透视和摄片外，必要时可行 CT 及支气管造影。肺结核常见 X 射线表现有纤维钙化的硬结病灶、浸润性病灶、干酪性病灶和空洞。病灶一般在肺的上部，单侧或双侧，常有多种性质不同的病灶混合存在。X 射线检查是肺结核早期诊断及分型的依据。

3. 结核分枝杆菌素（简称结素）试验

结核分枝杆菌素是诊断结核分枝杆菌感染的常用指标。结素试验主要用于健康人群普查，测定是否有过结核分枝杆菌感染，或用于卡介苗接种前后，测定接种是否成功，其诊断价值很小。因此，应正确评估其在临床中的地位。结素试验阳性，仅表示曾有感染，并不一定患病。若呈强阳性，则提示体内有活动性结核灶。

4. 其他检查

（1）纤维支气管镜检查　可发现支气管内膜结核，并取其活体组织做病理检查。
（2）超声检查　可发现胸腔积液，对指导胸腔穿刺抽液有重要价值。
（3）胸腔穿刺抽液检查、血常规等。

七、诊断

诊断依据：①病史及临床表现，为诊断提供线索。②X 射线检查，是早期发现肺结核的主要方法，同时对分型及确定病灶活动性、部位、范围、性质等提供重要依据。③痰菌阳性，是确诊的重要依据。但因患者常间歇排菌，须多次反复查痰方能确诊。

八、治疗和预后

1. 抗结核化学药物治疗（简称化疗）

（1）适应证　有结核毒性症状，痰菌阳性的各型活动性肺结核。
（2）化疗原则　早期、联合、适量、规律、全程，其中以联合和规律用药最为重要。
（3）常用的化疗药物　目前临床上常用的抗结核药物有以下几种。
① 异烟肼　抑制结核分枝杆菌 DNA 合成，对细胞内、外结核分枝杆菌均有杀灭作用。其杀菌作用强，毒性小，易渗入组织，能透入胸腔积液和干酪性病灶中，较易通过血-脑脊液屏障进入脑脊液，临床上常为首选用药。
② 利福平　与菌体 RNA 聚合酶结合，干扰 DNA 和蛋白质合成，对细胞内外的结核分枝杆菌都有杀灭作用。常与异烟肼或乙胺丁醇合用。
③ 链霉素　干扰细菌蛋白质的合成。
④ 吡嗪酰胺　作用机制不明，能杀灭细胞内的结核分枝杆菌。
⑤ 乙胺丁醇　抑制 RNA 合成，与其他抗结核药物联用，能延缓耐药性的发生。
⑥ 对氨基水杨酸钠　其作用可能是在结核分枝杆菌叶酸的合成过程中与对氨基苯甲酸竞争，影响结核分枝杆菌的代谢。仅能抑制细胞外结核分枝杆菌，但不易引起耐药性，与链霉素、异烟肼联用可延缓耐药性，增强疗效。
（4）化疗方法
① 短程化疗　选择药物时必须选用具有较强杀菌作用的异烟肼及利福平，疗程 6～9 个月。
② 间歇用药、两个阶段用药　实验证明，结核分枝杆菌与药物接触数小时后，生长繁殖

可延缓数日，每周 2～3 次用药可达到与每天用药同样的效果，同时方便患者，节省开支，减少毒副作用。但须注意，间歇用药时，仍应联合用药，药物剂量可适当加大。其治疗过程分强化和巩固两个阶段，第一个阶段为强化治疗阶段，每天用药；第二个阶段为巩固治疗阶段，可间歇用药。

2. 对症治疗

（1）中毒症状的治疗　结核病的中毒症状一般经有效抗结核治疗，多在 1～2 周内自行消退，不需特殊处理。对于干酪性肺炎、急性血行播散型肺结核有高热等严重的毒血症状，或结核性胸膜炎伴大量胸腔积液者，均应卧床休息，必要时可在有效使用抗结核药物的同时，加用糖皮质激素。

（2）咯血的处理　对痰中带血或小量咯血患者，应安静休息，消除紧张情绪，咯血往往能自行停止，必要时可用小量镇静剂、止咳剂或止血药。

（3）胸腔穿刺抽液　渗出性胸膜炎胸腔积液量少时无须穿刺抽液，中等量以上的胸腔积液，则需及时穿刺抽液。

（4）脓胸的处理　单纯性结核性脓胸除全身应用抗结核药物外，应反复进行胸腔抽脓、冲洗和抗结核药局部注射，若结核性脓胸继发细菌感染，须加用敏感的抗生素和局部用药，如仍不能控制继发感染，则用肋间闭式引流。慢性脓胸或伴有支气管胸膜炎者应在病情稳定后行外科治疗。

3. 手术治疗

主要适应证是：经合理化疗后治疗无效，多重耐药的厚壁空洞、大块干酪灶、结核性脓胸、支气管胸膜炎和大咯血保守治疗无效者。

一般肺结核患者经合理化疗，可以治愈；重症肺结核患者预后较差，可死于呼吸衰竭、心力衰竭；肺结核患者若发生大咯血，常因窒息而死亡。

九、 病例分析

（一）病历摘要

患者女，28 岁。持续性高热 2 周，伴有寒战、气促、发绀及胸痛，为明确诊断而急诊入院。

体检：体温 39.5℃，脉搏 100 次/min，呼吸 24 次/min，血压 15.0/10.0kPa（112/75mmHg）。神志清楚，表情淡漠，热性病容，消瘦体质，呼吸略促，口唇轻度发绀，胸廓对称，双肺听诊呼吸音稍减弱，少许湿性啰音，心音纯，心律规整，心率 100 次/min。腹软，肝脾未触及。双下肢无水肿。周身皮肤未见黄染及出血点，未见皮疹。

辅助检查：X 射线胸片示肺内见细小如粟粒，等大、均匀地播散于两肺的弥漫性病变。血常规：WBC 8.2×10^9/L，N60%，L40%。血培养结果阴性。血沉（ESR）第 1 小时 81mm。肥达反应阴性。痰结核分枝杆菌素试验阴性。

（二）分析

1. 诊断及诊断依据

（1）诊断　肺结核。

（2）诊断依据

① 年轻女性，持续性高热 2 周，伴有寒战、大汗、衰弱等中毒症状，伴有干咳、气急、发

绀、胸痛。

② 血常规：白细胞计数正常，淋巴细胞增高。

③ 血沉（ESR）快。

④ 血培养阴性。

⑤ 肥达反应阴性。

⑥ X 射线胸片示肺内细小如粟粒，等大、均匀地播散于两肺的弥漫性病变。

2. 治疗原则

① 全身治疗　注意加强营养，合理给予维生素和蛋白质，体质较差并伴有贫血者输血治疗。

② 抗结核药物化疗　常用的药物有异烟肼、利福平、链霉素、吡嗪酰胺、乙胺丁醇和氨硫脲。应用化疗应遵照以下 5 条原则：早期，联用（联合应用 2 种或 2 种以上抗结核药物以保证疗效和防止产生耐药性，减少毒副作用），适量，规律（切忌遗漏和中断），全程。

③ 肾上腺皮质激素的应用　改善一般状况及减轻中毒症状，促进病变吸收。

>>> **本篇目标检测**

一、选择题

（一）单项选择题

1. 气体交换的部位在（　　）。

　　A. 鼻　　　　　　　　　　B. 喉　　　　　　　　C. 气管　　　　　　　D. 肺

2. 发音器官为（　　）。

　　A. 喉　　　　　　　　　　B. 口腔　　　　　　　C. 咽　　　　　　　　D. 气管

3. 呼吸的直接动力是（　　）。

　　A. 肺内压与大气压差　　B. 呼吸肌舒缩　　　　C. 胸廓的舒缩　　　　D. 肺回缩力

4. 临床上最常见的肺气肿类型是（　　）。

　　A. 阻塞性肺气肿　　　　　　　　　　　B. 老年性肺气肿

　　C. 灶性肺气肿　　　　　　　　　　　　D. α_1-抗胰蛋白酶缺乏性肺气肿

5. 阻塞性肺气肿最常见的病因是（　　）。

　　A. 慢性支气管炎　　　　B. 支气管扩张　　　　C. 肺间质纤维化　　　D. 支气管哮喘

6. 阻塞性肺气肿最主要的临床表现是（　　）。

　　A. 逐渐加重的活动后气急　B. 发作性气喘　　　C. 进行性咳喘　　　　D. 胸闷，心悸

7. 支气管哮喘特征性临床表现是（　　）。

　　A. 端坐呼吸　　　　　　　　　　　　　B. 发作性伴哮鸣音的呼气性呼吸困难

　　C. 两肺广泛哮鸣音　　　　　　　　　　D. 混合性呼吸困难

8. 外源性哮喘最常见的诱因是（　　）。

　　A. 剧烈运动　　　　　　B. 理化因素　　　　　C. 花粉、海鲜等致敏物D. 化工原料、油漆

9. 下列哪项不是支气管哮喘的并发症？（　　）

　　A. 肺结核　　　　　　　B. 支气管扩张　　　　C. 慢性支气管炎　　　D. 肺气肿

10. 引起大叶性肺炎最常见的致病菌是（　　）。

　　A. 溶血性链球菌　　　　B. 肺炎链球菌　　　　C. 肺炎克雷伯杆菌　　D. 厌氧菌

11. 肺炎链球菌肺炎应用抗生素的治疗原则不包括下列哪项？（　　）

　　A. 青霉素 G 为首选　　　　　　　　　　B. 退热后 3 天停药

　　C. 重症者抗生素需静脉大剂量联合用药　　D. 抗生素疗程一般为 5～7 天

12. 肺炎链球菌肺炎并发症哪项最少出现？（　　）

　　A. 肺脓肿　　　　　　　B. 中毒性休克　　　　C. 中毒性心肌炎　　　D. 脑膜炎

13. 成人结核病类型，哪项最多见？（　　）

　　A. 原发型肺结核　　　　B. 血行播散型肺结核　C. 继发型肺结核　　　D. 其他肺外结核

14. 判断肺结核有无传染性最主要的依据是（　　）。

    A. 痰中带血 　　　　　　　　　　　　　B. 痰中找到结核杆菌

    C. 血沉增快 　　　　　　　　　　　　　D. X 射线胸片有空洞

15. 判断肺结核治疗效果的主要指标是（　　）。

    A. 咯血停止 　　　　　　　　　　　　　B. 痰菌转阴

    C. 症状好转 　　　　　　　　　　　　　D. X 射线胸片病变吸收好转

（二）多项选择题

1. 属于肺炎病因学分类的有（　　）。

    A. 细菌性肺炎 　　　　B. 放射性肺炎 　　　　C. 间质性肺炎

    D. 大叶性肺炎 　　　　E. 小叶性肺炎

2. 支气管哮喘持续状态的临床表现有（　　）。

    A. 哮鸣音明显减弱或消失　　B. 奇脉 　　　　　　C. 三凹征

    D. 哮鸣音增强 　　　　E. 意识模糊

3. 支气管哮喘常用的临床分型是（　　）。

    A. 内源性 　　　　　　B. 哮喘持续状态 　　　C. 外源性

    D. 感染性 　　　　　　E. 混合性

4. 支气管哮喘发作期常用药物是（　　）。

    A. 拟肾上腺素类 　　　B. 茶碱类 　　　　　　C. 肾上腺皮质激素类

    D. 抗胆碱类 　　　　　E. 色甘酸钠

5. 呼吸过程是通过下列哪些环节来完成的？（　　）

    A. 外呼吸 　　　　　　B. 内呼吸 　　　　　　C. 气体运输

    D. 换气 　　　　　　　E. 呼吸运动

二、简答题

1. 简述支气管哮喘的临床表现及诊断要点。

2. 简述肺结核的诊断要点及治疗原则。

3. 简述呼吸的组成及其生理功能。

三、实例分析

1. 病例分析一

男，70 岁，慢性咳嗽、咳白色黏痰 10 余年。每年持续 3 个月以上，有时有气喘伴活动后气急，喘息 4 年，加重伴咳黄痰 2 周，治疗效果不佳。体检：桶状胸，两肺叩诊过清音，呼吸音低，呼气延长，散在干啰音，胸片示透亮度增加，肺纹理增加、增粗紊乱。

问题：

（1）该患者的初诊考虑为何种疾病，诊断依据是什么？

（2）后续检查是什么？

（3）如初诊正确则治疗原则是什么？

2. 病例分析二

女，50 岁，午后咳嗽伴痰中带血 1 周。体检：左肩胛间区有湿啰音，血沉 50mm/h，血白细胞 10.0×10^9/L，N 78%，胸片示右上肺斑片式阴影伴 1cm×1cm 透光区。

问题：

（1）该患者的初诊考虑为何种疾病，诊断依据是什么？

（2）后续检查是什么？

（3）如初诊正确则治疗原则是什么？

第六篇

消化系统解剖生理与常见疾病

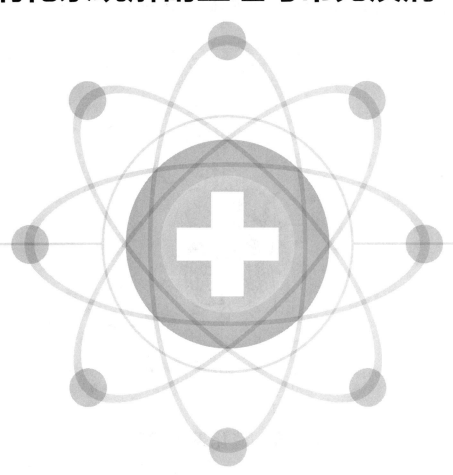

第十二章 消化系统解剖生理

　　消化系统由消化管和消化腺两部分组成。消化管包括口腔、咽、食管、胃、小肠、大肠和肛门。消化腺包括三大唾液腺（腮腺、颌下腺、舌下腺）、肝、胰及消化管壁内的小腺体（见图12-1），如胃腺、肠腺等，它们均借排出管道将分泌物排入消化管腔内，对食物进行化学性消化。

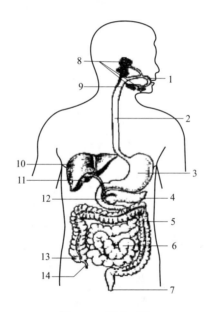

图 12-1　消化系统

1—口腔；2—食道；3—胃；4—胰；5—大肠；6—小肠；7—肛门；8—唾液腺；
9—咽；10—肝；11—胆；12—十二指肠；13—盲肠；14—阑尾

第一节　消化系统解剖

一、消化管

（一）消化管的一般组织结构

　　消化管（除口腔以外）各段的结构基本相同，由内向外一般可分为四层。

1. 黏膜层

黏膜层由上皮、固有层和黏膜肌层组成，具有保护、吸收和分泌功能。上皮衬于消化管壁内表面，其类型因各段功能不同而不同。口腔、食道和肛门等处为复层扁平上皮；胃、肠等处为单层柱状上皮。上皮下为结缔组织构成的固有层，内含腺体、腺体导管、血管、神经和淋巴组织等。黏膜肌层为平滑肌，其排列方式为内环、外纵，收缩时可改变黏膜形态，有利于吸收、血液运行和腺体分泌。

2. 黏膜下层

黏膜下层由疏松结缔组织构成，含有较大血管、淋巴管、神经丛及小消化腺。

3. 肌层

除咽、食管上段与肛门周围的肌层为横纹肌外，其余部分的肌层均为平滑肌。平滑肌的排列一般分为内环行、外纵行两层，环行肌和纵行肌彼此协调活动，产生运动以改变器官形态，推动腔内内容物的运转。在肌层内有肌间神经丛支配平滑肌的活动。

4. 外膜

外膜由薄层结缔组织构成，位于消化管最外层。胃、肠的外膜为浆膜，其表面系单层扁平上皮（又称间皮），光滑，有利于胃、肠蠕动；咽和食管的外膜为纤维膜，仅由一层结缔组织构成。

（二）消化管各段的解剖结构

1. 口腔

口腔是消化管的起始部。其前壁为唇，两侧壁为颊，下壁（底）为软组织和舌，上壁（顶）为腭（前 2/3 为硬腭，后 1/3 为软腭），软腭后缘正中有乳头状突起，称腭垂，其两侧各有两条弓形黏膜皱襞，前者称为腭舌弓，后者称为腭咽弓，前后两皱襞间的凹陷内有卵圆形的腭扁桃体，属淋巴组织。软腭后缘、两侧腭舌弓及舌根共同围成咽峡，此为口腔和咽连通处。整个口腔内表面由黏膜覆盖。口腔内还有牙，牙是人体最硬的器官，嵌于上、下颌骨的牙槽内。在人的一生中，先后有两组牙发生，第一组称为乳牙，一般在生后 6 个月开始萌出，3 岁初生全，共 20 个，6 岁开始先后自然脱落，并逐渐长出第二组牙（恒牙）替换全部乳牙，恒牙共 32 个，牙是对食物进行机械加工的器官，对语言、发音亦有辅助作用。舌位于口腔底，它是被覆黏膜的肌性器官，具有协助咀嚼、吞咽、辅助发音和感受味觉的功能。在舌背面及侧缘有不同形状的黏膜突起称为舌乳头。较大的轮廓乳头和呈红色钝圆形的菌状乳头上的黏膜上皮中含有味蕾，是味觉感受器，有感受各种味觉的功能。

2. 咽

咽是一个垂直的肌性管道，略呈漏斗形，前后略扁，位于鼻腔、口腔和喉的后方，向下与食管相连。咽自上而下分别与鼻腔、口腔、喉相通，因此可分为鼻咽部、口咽部和喉咽部。鼻咽部的侧壁上，左右各有一个咽鼓管口，鼻咽腔由此口经咽鼓管通达中耳的鼓室。咽部感染时，可以从此通道延及中耳，引起中耳炎。咽鼓管咽口的后上方有一深窝，称咽隐窝，是鼻咽癌的好发部位。

3. 食管

食管是一前后扁窄的肌性长管，是消化管最狭窄的部分。上端在第 6 颈椎下缘平面续咽，向下穿过膈肌进入腹腔，与胃的贲门连接，全长约 25cm。食管后贴脊柱，前与气管、支气管、心脏等器官相邻。

食管形态上最重要的特点是有 3 个生理性狭窄。第 1 个狭窄为食管的起始处，相当于第 6 颈椎体下缘水平；第 2 个狭窄为食管在左主支气管的后方与其交叉处，相当于第 4、第 5 胸椎体之间的水平；第 3 个狭窄为食管通过膈的食管裂孔处，相当于第 10 胸椎水平。三个狭窄是食管内异物容易滞留及食管癌的好发部位。

4. 胃

胃是消化管最膨大的部分，有前壁和后壁。其上缘为凹缘，较短，朝右上方，称胃小弯；下缘为凸缘，较长，朝左下方，称胃大弯。胃与食管连接处的入口，称贲门；胃下端与十二指肠连接处的出口，称幽门，幽门处的环形肌特别发达，形成幽门括约肌。胃可分为四部：近贲门的部分称为贲门部；自贲门向左上方突出的部分称为胃底；自胃体下界至幽门的部分称为幽门部；胃底和幽门部之间的部分称为胃体。

5. 小肠

小肠是消化管最长的一段，上端起自胃的幽门，下端与盲肠相连。成人小肠全长 5～7m，分为十二指肠、空肠和回肠三部分。十二指肠位于上腹部，紧贴腹后壁，长约 25cm，呈"C"形，包绕胰头。空肠和回肠迂曲盘旋于腹腔中下部，借肠系膜固定于腹后壁，二者间无明显界限。空肠比回肠的管径大，管壁较厚，黏膜环状皱襞和绒毛结构较多。

6. 大肠

大肠是消化管的末段，长约 1.5m，起自右髂窝，止于肛门，包括盲肠、阑尾、升结肠、横结肠、降结肠、乙状结肠和直肠。大肠在腹腔内围成一个半封闭的方框。空肠、回肠盘踞在框内。

盲肠是大肠的起始部，一般位于右髂窝内，上通升结肠，左接回肠，回肠末端突入盲肠处环形肌增厚，并覆有黏膜，一般形成上下两个半月形皱襞，叫回盲瓣。此瓣具有括约肌的作用，既可控制回肠内容物进入盲肠的速度，又可防止盲肠内容物的反流，在回盲瓣的下方约 2cm 处有阑尾腔的开口。

一般说来，大肠口径较粗，肠壁较薄。除直肠与阑尾外，结肠和盲肠表面有沿肠纵轴排列的三条彼此平行的结肠带，它是由纵行肌增厚形成的。由于结肠带较肠管短，因而使带间肠壁形成多数横沟隔开的囊状突起，称为结肠袋，在结肠袋附近，由于浆膜下脂肪聚集，形成许多大小不一、形状不同的突起，称为肠脂垂。这三个形态特点是辨别大肠和小肠的重要标志。

8. 直肠

直肠位于盆腔内，长 15～16cm，由第 3 骶椎前方起下行穿过盆腔终于肛门。

二、消化腺

消化腺是分泌消化液的器官，属外分泌腺，主要有唾液腺、胃腺、胰、肝和肠腺等。胃腺和肠腺存在于消化管的管壁内，属管内腺，而唾液腺、肝和胰则位于消化管之外，属管外腺，它们分泌的消化液均进入消化管。

1. 唾液腺

唾液腺有三对，分别为腮腺、下颌下腺、舌下腺。唾液腺分泌的唾液进入口腔。正常成人每日分泌唾液 1~1.5L，其中水分占 99%，还含有黏蛋白、唾液淀粉酶、溶菌酶、Na^+、K^+、Cl^- 等。唾液具有清洁口腔、湿润食物、促进食物消化的作用。

2. 肝

肝是人体最大的腺体，成人肝重约为 1500g，主要位于右季肋区和腹上部，大部为肋弓所覆蔽。肝上面隆凸，与膈肌毗邻，故称膈面。可由韧带分为左右两叶。肝下面凹凸不平，中间的横沟是肝门，肝管、肝动脉、门静脉、神经、淋巴管等由此出入。肝门的右前方有胆囊，右后方有下腔静脉。肝的表面包有一层浆膜，通常称为被膜，被膜的疏松结缔组织深入肝的实质，将整个肝脏分隔成几十万个结构基本相同的肝小叶。肝小叶是肝的基本结构和功能单位。

一个肝小叶大约有小米粒大，在肝小叶中央贯穿着一条小静脉称为中央静脉，肝细胞以中央静脉为中心，向四周呈放射状排列成一行行的肝细胞索，肝细胞索之间的空隙为肝血窦，即扩大的毛细血管，窦壁有枯否细胞，能吞噬异物。肝血窦互相吻合，并与中央静脉相通。相邻两肝细胞之间形成的小管道称胆小管。几个肝小叶相邻的区域，内含少量结缔组织，门静脉、肝动脉和肝管三者由肝门入肝后均分支伴行在肝小叶之间，分别称为小叶间静脉、小叶间动脉、小叶间胆管，它们所在的区域称汇管区。通过肝动脉流入肝脏的动脉血（富含氧气）以及通过门静脉流入肝脏的静脉血（富含营养物质），分别经小叶间动脉和小叶间静脉流入肝血窦，在此与肝细胞进行物质交换，然后汇入中央静脉，最后汇集成肝静脉，出肝后即入下腔静脉。

肝门静脉是介于胃、肠、胰、脾的毛细血管和肝血窦之间的静脉干。肝细胞不断分泌的胆汁进入胆小管，经小叶间胆管流到左右肝管，出肝后的左右肝管合成一条肝总管，肝总管与胆囊管合成胆总管，最后经十二指肠乳头开口流入十二指肠；或由肝总管转经胆囊管入胆囊储存。胆囊可吸收水分使胆汁浓缩。消化食物时，胆囊收缩，胆胰壶腹括约肌舒张，储存于胆囊的浓缩胆汁则排入十二指肠以助食物的消化和吸收。

3. 胰

胰呈长条形，位于胃的后方，横于腹后壁，分头、体、尾三部。胰有许多分泌胰液的腺泡，腺泡导管汇入一条横贯全腺体的胰管，胰管经胰头穿出，与胆总管汇合共同开口于十二指肠乳头顶端，分泌的胰液由此流入肠腔。十二指肠乳头处有平滑肌环绕，形成肝胰壶腹括约肌，平时此括约肌保持收缩状态。此外，胰又是一个分泌器官，在腺泡之间有散在的细胞团，称胰岛，能分泌胰岛素与胰高血糖素等激素。

三、腹膜

腹膜是一层薄而光滑的浆膜，由单层扁平上皮和结缔组织构成。衬覆于腹壁、盆壁内表面的腹膜，称为腹膜壁层；覆盖在脏器表面的部分，称为腹膜脏层。壁层和脏层互相延续移行，形成一个浆膜间隙，称为腹膜腔。在正常情况下，腹膜分泌少量浆液，可润湿脏器表面，保护脏器和减少脏器之间的摩擦。此外，腹膜还有吸收功能和对脏器的支持固定作用。

第二节　消化系统生理

消化系统的基本功能是消化从外界摄取的食物和吸收各种营养物质，供机体新陈代谢所需的物质和能量，并将未被消化和吸收的食物残渣经肛门送出体外。食物中的营养物质包括蛋白质、脂肪、糖类、维生素、水和无机盐。除维生素、水和无机盐可以被直接吸收利用外，蛋白质、脂肪和糖类等物质均属分子结构复杂的有机物，不能被机体直接吸收利用，需在消化管内被分解为结构简单的小分子物质，才能被吸收利用。食物在消化管内被分解成结构简单、可被吸收的小分子物质的过程，称为消化。这种小分子物质透过消化管黏膜上皮细胞进入血液和淋巴液的过程，称为吸收。消化和吸收两个过程紧密联系。

食物在消化管内被消化的方式有两种：一是通过消化管肌肉的运动来完成的机械性消化，其作用是磨碎食物，使食物与消化液充分混合，以及推送食物到消化管的远端。二是通过消化腺细胞分泌的消化液来完成的化学性消化。消化液由水、无机盐和有机物组成。有机物中最重要的成分是各种消化酶，分别将蛋白质、脂肪和糖类等物质分解为小分子物质。这两种消化方式是同时进行，互相配合的。

消化系统除具有消化和吸收功能外，还具有内分泌功能和免疫功能。

一、 机械性消化——消化管的运动

（一） 消化管平滑肌的一般生理特性

消化管平滑肌具有肌组织的共同特性，如兴奋性、传导性、收缩性和伸展性，但消化管平滑肌的这些特性又有其特点。

1. 兴奋性较低， 收缩缓慢

消化管平滑肌的兴奋性较骨骼肌低，完成一次收缩和舒张的时间比骨骼肌要长得多，且变异较大。

2. 自律性

将离体的消化管置于适宜的环境中，其平滑肌能呈现节律性收缩，但其节律不如心肌那样规则，且收缩缓慢。

3. 紧张性

消化管平滑肌在静息时仍保持在一种轻度的持续收缩状态，即紧张性。这种紧张性使消化管腔内经常保持着一定的基础压力，并使消化管各部分保持一定的形状和位置。消化管平滑肌的各种收缩都是在紧张性的基础上发生的。

4. 富有伸展性

在外力作用下，消化管平滑肌能做很大的伸展，以适应实际需要。例如，胃可以容纳几倍于自己原来体积的食物。

5. 对某些理化刺激较敏感

消化管平滑肌对一些生物组织产物的刺激特别敏感。例如，微量的乙酰胆碱可使其收缩，而肾上腺素则使其舒张。对化学、温度和牵张等刺激也具有较高的敏感性。这与它所处的环境有关，消化管内的食物和消化液是经常作用于平滑肌的机械性和化学性的自然刺激物。

（二） 消化管的运动

1. 咀嚼和吞咽

咀嚼是咀嚼肌群依次收缩所组成的复杂的反射性活动。再加上舌的搅拌，食物与唾液充分混合，形成食团，便于吞咽，且有利于化学性消化的进行。咀嚼肌是骨骼肌，咀嚼的强度和时间可由意志控制。在正常情况下，咀嚼运动不仅能反射性地完成口腔内食物的机械性和化学性加工过程，还能反射性地引起消化管下段的运动和消化腺的分泌，为食物的进一步消化准备有利条件。

吞咽也是一种复杂的反射动作，它使食团从口腔经咽进入食管。

蠕动是食管肌肉的顺序舒张和收缩形成的一种向前推进的波形运动。在食团的上端为一收缩波，下端为一舒张波，舒张波和收缩波不断向下移动，食团也逐渐被推送入胃。

2. 胃的运动

（1）胃的运动形式

① 紧张性收缩 胃壁平滑肌经常保持着一定程度的收缩状态，称紧张性收缩，其意义在于维持胃内一定的压力和胃的形状、位置。当胃内充满食物时，紧张性收缩加强，所产生的压力有助于胃液渗入食物和促进食糜向十二指肠移行。

② 容受性舒张 当咀嚼和吞咽食物时，食物刺激咽、食管等处的感受器，反射性地引起胃底和胃体部肌肉舒张，这种舒张使胃能适应大量食物的涌入，而胃内压上升不多，以完成储存食物的功能，故称容受性舒张。

③ 蠕动 食物进入胃后约 5min，胃即开始蠕动，蠕动波从胃体中部开始，逐渐推向幽门。胃反复蠕动可使胃液与食物充分混合，并推送胃内容物分批通过幽门进入十二指肠。

因此，胃的运动对食物消化起三种作用：①储存食物；②使食物和胃液充分混合，使其变成半流体的食糜；③将食糜分批排入十二指肠。

（2）胃的排空 指胃内容物被排放到十二指肠的过程。一般食物入胃后 5min 就有部分食物排入十二指肠。胃对不同食物的排空速度是不同的，这与食物的物理状态和化学组成有关。流体食物比固体食物排空快，颗粒小的食物比颗粒大的食物排空快。在三种主要食物成分中，糖类较蛋白质的排空快，蛋白质又比脂肪类排空快。人们日常的食物都是混合性的，一次用餐的食物由胃完全排空一般需 4~6h。

（3）呕吐 指胃和肠内容物被强力挤压，通过食管，从口腔驱出的动作。呕吐动作是复杂的反射活动。机械和化学刺激作用于舌根、咽、胃、大肠、小肠、胆总管等处的感受器可引起呕吐。胃肠道以外的器官，如泌尿生殖器官、视觉、味觉、嗅觉和内耳前庭位置觉等感受器受到异常刺激时也可引起呕吐。

呕吐可将胃内有害物质排出。因此，它是一种具有保护意义的防御反射，临床上常用催吐的方法抢救药物或食物中毒病人。但呕吐对人体也有不利的一面，若长期剧烈呕吐，不仅影响正常进食和消化活动，而且使大量消化液丢失，造成体内水、电解质和酸碱平衡紊乱。

3. 小肠的运动

（1）紧张性收缩 是小肠其他运动形式的基础，当小肠紧张性收缩降低时，肠壁给予小肠内容物的压力小，食糜与消化液混合不充分，食糜的推进速度也慢；反之，当小肠紧张性收缩升高时，食糜与消化液混合充分，食糜的推进速度也快。

（2）分节运动 分节运动是一种以环行肌为主的节律性收缩和舒张的运动，主要发生在食糜所在的一段肠管上。进食后，有食糜的肠管上若干处的环行肌同时收缩，将肠管内的食糜分割成若干节段。随后，原来收缩处舒张，原来舒张处收缩，使原来每个节段的食糜分为两半，相邻的两半又各自合拢形成若干新的节段，如此反复进行。分节运动的意义在于使食糜与消化液充分混合，并增加食糜与肠壁的接触，为消化和吸收创造有利条件。此外，分节运动还能挤压肠壁，有助于血液和淋巴的回流。

（3）蠕动 小肠的蠕动通常重叠在节律性分节运动之上，两者经常并存。蠕动的意义在于使分节运动作用后的食糜向前推进，到达一个新肠段，再开始分节运动。小肠蠕动速度很慢，1~2cm/s，每个蠕动波只把食糜推进一短距离后即消失。

4. 大肠的运动和排便

结肠具有类似小肠的分节运动和蠕动，但其频率较慢，这与大肠主要是吸收水分和暂时储存粪便的功能相适应。

排便是一种反射活动。粪便进入直肠时，刺激直肠壁内的感受器，冲动沿盆神经和腹下神经中的传入纤维传至脊髓腰骶部的初级排便中枢。同时传入冲动还上传至大脑皮层，引起便意。如条件许可，冲动通过盆神经的传出纤维（副交感纤维）传出，引起降结肠、乙状结肠和直肠收缩，肛门内括约肌舒张，与此同时，阴部神经的传出冲动减少，肛门外括约肌舒张，粪便则排出体外。

如果排便反射经常被抑制，就逐渐使直肠对粪便的压力刺激失去正常的敏感性。粪便在大肠中停留过久，会因过多的水分被吸收而变得干硬，不易排出，这是产生便秘最普通的原因之一。排便的另一种异常现象是，当直肠黏膜由于炎症而敏感性增高时，肠内只有少量粪便、黏液就可以引起便意和排便反射，排便后总有未尽的感觉，临床上称这种现象为"里急后重"，常见于痢疾或肠炎时。

二、 化学性消化——消化液的作用

消化腺是分泌消化液的器官，属外分泌腺。胃腺和肠腺存在于消化管壁内，为管内腺。唾液腺、肝和胰则移位于消化管之外，为管外腺，其分泌物均通过导管排入消化管腔内。此外，在大部分胃肠的黏膜表面，存在着相当多的杯状细胞，其分泌黏液。人每天由各种消化腺分泌的消化液总量达 6~8L。消化液主要由消化酶、电解质和水组成。消化液的主要功能是：①改变消化腔内的 pH，适应消化酶活性需要；②分解复杂的食物成分为结构简单、可被吸收的小分子物质；③稀释食物，使之与血浆渗透压相等，有利于吸收；④通过分泌黏液、抗体和大量液体，保护消化道黏膜，防止物理性和化学性损伤。

（一） 唾液

1. 唾液的性质、 成分和作用

唾液是由大小唾液腺分泌的混合液体，无色，无味，近于中性（pH6.6~7.1），正常成人每日分泌量 1.0~1.5L，其中水分约占 99％，其余成分主要是黏蛋白、尿素、尿酸、唾液淀粉酶、溶菌酶等有机物和少量无机盐。

唾液的主要作用有：①湿润和溶解食物，以引起味觉，并使食物易于被吞咽；②清洁和保护口腔，唾液可清除口腔中的残余食物，冲淡、中和进入口腔的有害物质，唾液中的溶菌酶还有杀菌作用；③唾液淀粉酶可使淀粉分解为麦芽糖。唾液淀粉酶发挥作用的最适 pH 是在中性范围内。食物在口腔内停留的时间较短，食物进入胃后，唾液淀粉酶还可继续作用直到胃内容物的 pH 变为 4.5 使唾液淀粉酶失去活性为止。

2. 唾液分泌的调节

唾液分泌的调节完全是神经反射性的，包括非条件反射和条件反射。支配唾液腺的传出神经有交感神经和副交感神经。此两种神经兴奋时，均引起唾液分泌增加，但以副交感神经作用为主。当副交感神经兴奋时，其末梢释放乙酰胆碱并作用于唾液腺使之分泌大量稀薄、含酶多、消化力强的唾液。如用乙酰胆碱或类似药时，可引起大量唾液分泌，而用抗乙酰胆碱药（如阿托品）时，则能抑制唾液分泌。

当口腔内的机械、化学、温度感受器受到刺激时，兴奋沿 Ⅴ、Ⅶ、Ⅸ、Ⅹ 对脑神经中的传入纤维传至唾液分泌中枢（初级中枢在延脑，高级中枢在下丘脑和大脑皮层等处），然后兴奋沿传出神经到达各唾液腺，引起唾液分泌，此即非条件反射性唾液分泌。

在上述非条件反射基础上，进食的环境及食物的形状、颜色、香味等都可成为条件刺激形成条件反射，引起唾液分泌，"望梅止渴"即是一个很好的例子。人进食时的唾液分泌，既有非条件反射调节又有条件反射调节。

（二）胃液

胃液是胃腺各种细胞分泌的混合物。幽门部的胃腺由黏液细胞组成，能分泌碱性黏液，其中不含消化酶。胃底和胃体部又称泌酸腺区，其面积占全胃的 2/3 或 4/5，此区胃腺主要由三种细胞组成：主细胞，又称胃酶细胞，能分泌胃蛋白酶原；壁细胞，又称盐酸细胞，主要分泌盐酸，还能产生内因子（一种与维生素 B_{12} 吸收有关的物质）；颈黏液细胞，能分泌黏液。

1. 胃液的性质、成分和作用

纯净的胃液是一种无色透明的酸性液体，pH 为 0.9～1.5。正常成人每日胃液分泌量为 1.5～2.5L。胃液所含的固体物中其重要成分有盐酸、胃蛋白酶原、黏液和内因子。

（1）盐酸　由胃腺壁细胞分泌的盐酸又称胃酸。胃酸有两种存在形式：一种为游离酸；另一种为结合酸，即与蛋白质结合的盐酸蛋白质。二者的浓度合称为总酸度，其中游离酸占绝大部分。

盐酸的作用有：①激活胃蛋白酶原，并提供胃蛋白酶发挥作用所需的酸性环境；②可抑制和杀死随食物进入胃内的细菌；③盐酸进入小肠后能促进胰液、胆汁和小肠液的分泌；④盐酸所造成的酸性环境，有助于小肠对铁和钙的吸收；⑤盐酸可使食物中的蛋白质变性，易于消化。若盐酸分泌过少，会引起消化不良；若分泌过多，对胃和十二指肠黏膜有损害，这可能是引起溃疡的原因之一。

（2）胃蛋白酶　胃腺主细胞分泌入胃腔的胃蛋白酶原是无活性的，在胃酸作用下，转变为具有活性的胃蛋白酶。已激活的胃蛋白酶对胃蛋白酶原也有激活作用。胃蛋白酶能水解蛋白质，主要产物是䏡和䏥，以及少量多肽和氨基酸。但胃蛋白酶必须在酸性较强的环境中才起作用，其最适 pH 为 2.0，随着 pH 的增高，其活性降低。

（3）黏液　胃内的黏液是由黏膜表面的上皮细胞、胃底泌酸腺的黏液细胞，以及贲门腺和幽门腺分泌的，其主要成分为糖蛋白。黏液覆盖于胃黏膜的表面，具有润滑作用，可减少粗糙食物对胃黏膜的机械损伤。有人还认为胃黏膜表面的黏液细胞既分泌很稠的黏液覆盖于黏膜上，又能分泌 HCO_3^-，黏液和 HCO_3^- 构成"黏液-碳酸氢盐"屏障，此屏障可使黏膜免受胃酸、胃蛋白酶及其他物质的损伤。但如果饮酒过多或服用乙酰水杨酸一类药物过多时，就可能破坏这种保护因素。

（4）内因子　在人体，内因子是由壁细胞分泌的一种糖蛋白。内因子与食入的维生素 B_{12} 结合，形成一种复合物，可使维生素 B_{12} 不被小肠内水解酶破坏。当复合物移行至回肠，便与回肠黏膜的特殊受体结合，从而促进回肠上皮吸收维生素 B_{12}。若机体缺乏内因子，维生素 B_{12} 吸收不良，影响红细胞生成，可造成巨幼红细胞性贫血。

2. 胃液分泌的调节

胃液分泌的调节包括刺激胃液分泌的因素和抑制胃液分泌的因素。正常胃液分泌是兴奋和抑制两方面因素相互作用的结果。

食物是引起胃液分泌的生理性刺激物，一般按感受食物刺激的部位，分为三个时期：头期、胃期和肠期。各期的胃液分泌在质和量上有一些差异，但在时间上各期分泌是重叠的，在调节机制上，都包括神经和体液两方面的因素。精神、情绪，以及与进食有关的条件的恶劣刺激，都可通过中枢神经系统反射性减少胃酸的分泌。盐酸、脂肪和高渗溶液则是胃肠道内抑制胃液分泌的三个重要因素。

盐酸是胃腺分泌的，但当胃肠内的盐酸达到一定浓度（如胃幽门部的 pH 为 1.2～1.5，十二指肠内的 pH 为 2.5）时，胃腺的分泌活动受到抑制，这是胃腺分泌的一种负反馈调节机制，对调节胃酸水平有重要意义。

某些药物如组胺是一种很强的胃酸分泌刺激物。正常情况下，胃黏膜恒定释放少量组胺，通过局部弥散到达邻近的壁细胞发挥作用。临床上常用以检查胃腺的分泌机能。近年来认为，组胺本身不仅具有刺激胃酸分泌的作用，还可以提高壁细胞对胃泌素和乙酰胆碱的敏感性。拟副交感神经药物如乙酰胆碱、乙酰甲胆碱和毛果芸香碱，都是促进胃液分泌的药物。阿托品类胆碱能神经阻断药，则抑制胃液分泌。肾上腺皮质激素可增强胃腺对迷走神经冲动和胃泌素等刺激的反应，但它也有抑制胃黏液分泌的作用。因此，消化性溃疡患者使用该类激素时要慎重。

（三）胰液

胰腺包括内分泌和外分泌两部分。内分泌部分将在内分泌章叙述。胰液是胰腺的外分泌物，是由胰腺的腺泡细胞及小导管管壁细胞所分泌的无色无臭的碱性液体，pH 为 7.8～8.4。成人每日分泌 1～2L 胰液。

胰液由无机物和有机物组成。无机成分中最重要的是胰腺小导管上皮细胞分泌的碳酸氢盐，其浓度随胰液分泌率增加而增加。碳酸氢盐的主要作用是中和进入十二指肠的胃酸，使肠黏膜免受胃酸的侵蚀，并为小肠内多种消化酶的活动提供最适宜的 pH 环境（pH7～8）。此外，胰液中还有 Cl^-、Na^+、K^+、少量的 Ca^{2+} 和微量的 Mg^{2+}、Zn^{2+} 等。胰液中的有机物主要是消化三种营养物质的消化酶，它们是由腺泡细胞分泌的，主要有胰淀粉酶、胰脂肪酶、胰蛋白酶原和糜蛋白酶原，前两种酶具有活性，胰淀粉酶可将淀粉水解为麦芽糖及葡萄糖，胰脂肪酶可分解甘油三酯为脂肪酸、甘油一酯和甘油，后两种酶原均不具活性。当胰液进入十二指肠后，胰蛋白酶原被肠液中的肠激酶激活成为具有活性的胰蛋白酶。此外，酸和胰蛋白酶也能使胰蛋白酶原活化。糜蛋白酶原由胰蛋白酶激活为糜蛋白酶。胰蛋白酶和糜蛋白酶都能分解蛋白质为脲和胨，二者共同作用时，可使蛋白质分解为小分子的多肽和氨基酸。糜蛋白酶还有较强的凝乳作用。

胰液含有的消化酶种类最多，是消化能力最强的消化液，是消化脂肪和蛋白质的主力。当胰液分泌障碍时，即使其他消化液分泌正常，食物中的脂肪和蛋白质仍不能完全消化，从而影响它们的吸收，但糖的消化和吸收一般不受影响。

（四）胆汁

胆汁是由肝细胞不断生成的具有苦味的有色液汁，成人每日分泌量 800～1000ml。胆汁的颜色由所含胆色素的种类和浓度决定，由肝脏直接分泌的肝胆汁呈金黄色或橘棕色，而在胆囊储存过的胆囊胆汁则因浓缩使颜色变深。肝胆汁呈弱碱性（pH7.4），胆囊胆汁因碳酸氢盐被吸收而呈弱酸性（pH6.8）。

胆汁除含水分外，还含有胆色素、胆盐、胆固醇、卵磷脂、脂肪酸、无机盐等成分。胆汁中没有消化酶，但胆汁对脂肪的消化和吸收具有重要作用。胆汁中的胆色素是血红蛋白的分解产物，主要为胆红素，其氧化物为胆绿素。胆汁中的胆盐为肝脏所分泌的胆汁酸与甘氨酸或牛磺酸结合的钠盐或钾盐。

胆汁中起作用的主要是胆盐。胆盐、胆固醇和卵磷脂等均可降低脂肪的表面张力，使脂肪乳化成许多微滴，从而增加胰脂肪酶的作用面积，有利于脂肪的消化；胆盐可与脂肪酸、甘油一酯等结合，形成水溶性复合物，促进脂肪消化产物的吸收，同时能促进脂溶性维生素（维生素 A、维生素 D、维生素 E、维生素 K）的吸收。

肝细胞不断分泌胆汁，但在非消化期间，肝细胞所分泌的胆汁储存于胆囊中。消化期间，胆汁则直接由肝脏及胆囊大量排至十二指肠内，尤以食物进入小肠后的作用最明显。胆汁的分泌和排除也受神经和体液因素的调节。

（五）小肠液

小肠液是由小肠黏膜中的小肠腺所分泌的，呈弱碱性，pH 约为 7.6，成人每日分泌量 1～3L。小肠液边分泌边吸收，这种液体的交流为小肠内营养物质的吸收提供了媒介。

小肠液中除水和电解质外，还含有黏液、免疫蛋白和两种酶〔肠激酶（能激活胰蛋白酶原）和小肠淀粉酶〕。过去认为小肠液中还含有其他消化酶，但现已证明，其他消化酶并非小肠腺的分泌物，而是存在于小肠黏膜上皮细胞内，它们是分解多肽为氨基酸的几种肽酶，以及分解双糖为单糖的几种单糖酶。当营养物质被吸收入上皮细胞内以后，这些消化酶继续对营养物质进行消化。随着绒毛顶端上皮细胞的脱落，这些消化酶则进入小肠液中。小肠液的作用主要有两方面：①消化食物，即肠激酶和肠淀粉酶的作用；②保护作用，即弱碱性的黏液能保护肠黏膜，使其免受机械性损伤和胃酸的侵蚀，而且免疫蛋白可抵抗进入肠腔的有害抗原。

（六）大肠液

大肠黏膜的上皮和大肠腺均含有许多分泌黏液的杯状细胞。因此，大肠液富含黏液，黏液能保护肠黏膜和润滑粪便。结肠还分泌碳酸氢盐，故大肠液呈碱性（pH8.3～8.4）。大肠液的分泌主要是由食物残渣刺激肠壁引起的，可能通过局部反射完成。副交感神经兴奋可使分泌增加，交感神经兴奋则使分泌减少。

三、吸收

（一）吸收的部位

消化管部位不同其吸收能力有很大差异，这主要与消化管各部位的组织结构、食物在该部位停留时间的长短和食物被分解的程度等因素有关。在正常情况下，口腔和食管基本上没有吸收功能，胃仅能吸收少量的水和酒精。

小肠是吸收的主要部位，大部分营养成分在小肠内已吸收完毕。大肠主要吸收水分和盐类。

小肠之所以成为三大营养物质吸收的主要部位，主要因为它具备了许多有利条件：①食物在小肠内已被分解成可被吸收的小分子物质，利于吸收。②食物在小肠内停留的时间较长，一般是 3～8h，提供了充分的吸收时间。③小肠是消化管中最长的部分，人的小肠长约 4m，小肠黏膜形成许多环形皱襞和大量绒毛突入肠腔，每条绒毛的表面是一层柱状上皮细胞，柱状上皮细胞顶端的细胞膜又形成许多细小的突起，称微绒毛。环状皱襞、绒毛和微绒毛的存在，使小肠黏膜的表面积增加 600 倍，达到 200m² 左右，这就使小肠具有广大的吸收面积。④绒毛内部有毛细血管网、毛细淋巴管、平滑肌纤维和神经网等组织。平滑肌纤维的舒张和收缩可使绒毛做伸缩运动和摆动，绒毛的运动可加速血液和淋巴的流动，有助于吸收。

（二）小肠对三种营养物质和水分的吸收

小肠内的营养物质和水通过肠黏膜上皮细胞，最后进入血液和淋巴的过程中，必须通过肠上皮细胞的腔面膜和底膜（或侧膜）。物质通过这些膜的机制，即吸收机制，包括简单扩散、易化扩散、主动转运、入胞和出胞转运等。

1. 单糖的吸收

糖类在小肠内已被消化成单糖，故能被小肠上皮细胞吸收入血。按照吸收的速率可将单糖分为两类：半乳糖和葡萄糖属于吸收快的一类；果糖则属于吸收慢的一类。

葡萄糖（或半乳糖）的吸收是与 Na^+ 耦联的，二者共同作用于位于肠黏膜上皮纹状缘上的一种载体蛋白。由于肠腔中 Na^+ 浓度高于细胞内，Na^+ 可与载体蛋白结合顺浓度差而进入细胞，只要肠腔中保持高浓度的 Na^+，就可携带葡萄糖主动地转运入细胞，直到肠腔中的葡萄糖全部运完。当 Na^+ 和葡萄糖进入细胞后，就与载体脱离，Na^+ 可借细胞侧膜上的钠泵主动转运于细胞间隙，葡萄糖分子则以扩散方式通过侧膜和底膜离开细胞。肠腔中的果糖可能是通过易化扩散转运入绒毛上皮。

2. 肽和氨基酸的吸收

目前认为，氨基酸以及各种氨基酸组成的二肽和三肽的吸收与单糖相似，是主动转运，且都是同 Na^+ 转运耦联的。当肽进入肠黏膜上皮细胞后，立即被存于细胞内的肽酶水解为氨基酸。因此，吸收入门静脉血中的几乎全部是氨基酸。

3. 脂类水解产物的吸收

脂类的水解产物，如脂肪酸、甘油一酯和胆固醇等，都不溶解于水。它们与胆汁中的胆盐形成水溶性微胶粒后，才能通过小肠黏膜表面的静水层而到达微绒毛上，在此，脂肪酸、甘油一酯等从微胶粒中释出，通过脂质膜进入肠上皮细胞内，胆盐则回到肠腔。进入上皮细胞内的长链脂肪酸和甘油一酯，大部分重新合成甘油三酯，并与细胞中的载脂蛋白合成乳糜微粒，若干乳糜微粒包裹在一个囊泡内，当囊泡移行到细胞侧膜时，便以出胞作用的方式离开上皮细胞，进入淋巴循环，然后归入血液。中链、短链甘油三酯水解产生的脂肪酸和甘油一酯是水溶性的，可直接进入门静脉而不进入淋巴循环。

4. 水的吸收

成人每日摄取水分约 1.5L，分泌各种消化液约 6.5L，即每日经过消化道的液体总量有 8L 之多。其中绝大部分在小肠内吸收，仅 $0.5\sim1.0$L 进入结肠，最后随粪便排出的约为 150ml。

肠道内的水分都是被动吸收的。各种溶质，尤其是 NaCl 的主动吸收所产生的渗透压梯度是水吸收的主要动力。由于渗透压的作用，水通过上皮细胞和细胞间紧密连接进入细胞间隙，使间隙内静水压增高，然后进入毛细血管。

第三节　消化器官活动的调节

消化系统各器官的活动在神经和体液两方面的共同调节下，互相配合，成为一个完整的统一体，使消化器官的活动适应人体需要。

一、 神经调节

（一） 消化器官的神经支配及其作用

消化器官除口腔、咽、食管上段及肛门外括约肌为骨骼肌，受躯体神经支配外，其余均为平滑肌，受植物性神经支配，包括交感神经和副交感神经。另外，食管中段至结肠的绝大部分管壁内，还有壁内神经丛分布。

1. 交感神经

支配胃肠道的交感神经节前纤维从胸腰段脊髓侧角发出，经过交感神经节更换神经元，节后纤维分布到胃肠壁内神经丛、平滑肌、血管和外分泌细胞。节后纤维末梢释放去甲肾上腺素，属肾上腺素能纤维。

2. 副交感神经

支配胃肠道的副交感神经，主要来自脑干发出的迷走神经，支配远端结肠的副交感神经则来自脊髓骶部发出的盆神经。它们的节前纤维进入胃肠壁后，在壁内神经丛更换神经元，更换神经元后的节后纤维分布到胃肠壁平滑肌和腺细胞。在节后纤维中，多数是兴奋性胆碱能纤维，即纤维末梢释放乙酰胆碱，对效应器官起兴奋作用。在支配胃肠道的交感神经和副交感神经内还有许多内脏传入神经，它们参与消化的反射活动。

3. 壁内神经丛

壁内神经丛包括分布于胃肠壁内的两组神经丛：①位于纵行肌和环行肌之间的肌间神经丛；②位于黏膜下层的黏膜下神经丛。

这些神经丛包括许多神经节细胞、感觉细胞和神经纤维，它们连接在一起，形成一个完整的胃肠局部反射系统。其感觉纤维分布于胃肠壁内和黏膜上的感受器，其有效刺激是牵拉或充胀胃肠、pH 变化或食物的特殊化学成分，感觉细胞的传出纤维与神经丛内的其他细胞发生突触联系，其效应细胞有平滑肌细胞、外分泌细胞和内分泌细胞。这样一个局部反射系统调节着胃肠的活动。例如，胃肠蠕动就是通过肌间神经丛的局部反射而产生的。在切断胃肠道外来的迷走神经和交感神经后，蠕动仍然可以产生，但局部神经丛被麻痹后，蠕动消失。

4. 胃肠道神经对胃肠活动的作用

在正常情况下，各级神经中枢通过支配胃肠的交感神经和副交感神经，对壁内神经丛的活动进行调节。一般来说，副交感神经兴奋时，可引起胃肠运动加强，腺细胞分泌增加；交感神经兴奋时，则上述活动受到抑制。在特殊情况下，如肠肌紧张性高，则无论交感神经兴奋或副交感神经兴奋，均抑制肠运动；反之，如肠肌紧张性低，则两种神经兴奋均可增强肠运动。

（二） 消化器官活动的反射性调节

调节消化器官的神经中枢位于延髓、下丘脑、大脑皮层等处。消化活动的反射性调节包括非条件反射和条件反射。

1. 非条件反射

食物在口腔内被咀嚼和吞咽时，刺激口腔和咽部等处的感受器，反射性地引起唾液分泌、胃肠道运动增强和各种消化液分泌，为食物进一步消化做好准备。

食物入胃后，刺激胃内的机械和化学感受器，使胃肠运动增强、胆汁排放、各种消化液分泌增多。

2. 条件反射

食物的形状、颜色、气味，以及有关食物的语言、文字等均可成为条件刺激，反射性地引起胃肠运动增强和消化液的分泌，为食物的消化做好充分准备。但食物质量低劣或情绪抑郁则可引起食欲减退、消化管运动减弱和消化腺分泌减少，进而影响消化和吸收。

二、 体液调节

消化器官的体液调节主要是指胃肠道激素的作用。从胃至结肠的黏膜层中含有多种内分泌细胞，它们散在于胃肠道黏膜上皮细胞之间。由于胃肠道黏膜的面积特别大，胃肠内分泌细胞总数超过其他内分泌腺的所有细胞总和，因此，消化管也是身体内最大、最复杂的内分泌器官。胃肠内分泌细胞分泌的激素，统称为胃肠激素，其化学结构属于肽类。调节消化活动的几种主要胃肠激素的分泌细胞、产生部位及主要生理作用见表 12-1。

表 12-1　几种胃肠激素的产生部位及主要生理作用

激素名称	分泌细胞	产生部位	主要生理作用
胃泌素	G 细胞	胃窦和十二指肠	促进胃液分泌和胃运动；刺激消化管黏膜的生长
胆囊收缩素	I 细胞	十二指肠、空肠	引起胆囊收缩、肝胰壶腹括约肌舒张；促进胰酶的分泌
促胰液素	S 细胞	十二指肠、空肠	促进胰液和胆汁的分泌；加强胆囊收缩素引起的胰酶分泌
抑胃肽	K 细胞	胃、十二指肠、胰	抑制胃液分泌和胃运动；引起胰岛素释放

胃肠激素由内分泌细胞释放后，有些通过血液循环到达靶细胞，有些通过细胞间液弥散至邻近的靶细胞，有些可能沿着细胞间隙弥散入胃肠腔内起作用。此外，有些胃肠激素作为支配胃肠的肽能神经元递质而发挥作用。胃肠激素的生理作用主要有以下三方面。

1. 调节消化腺的分泌和消化管的运动

例如，胃泌素促进胃液分泌和胃运动，抑胃肽则抑制胃液分泌和胃运动；胆囊收缩素引起胆囊收缩、增加胰酶的分泌等。

2. 调节其他激素的释放

例如，从小肠释放的抑胃肽不仅抑制胃液分泌和胃运动，而且有很强的刺激胰岛素分泌的作用。又如，生长抑素、血管活性肠肽等，对胃泌素的释放起抑制作用。

3. 营养作用

营养作用是指一些胃肠激素具有刺激消化道组织代谢和促进生长的作用。例如，胃泌素能促进胃和十二指肠黏膜的蛋白质合成，从而促进其生长。又如胆囊收缩素（CCK）能促进胰腺外分泌组织的生长等。有些胃肠激素，除了存在于胃肠道外，还存在于脑组织内，而原来认为只存在于脑内的肽，也在胃肠、胰等消化器官中发现，这种双重分布的肽类物质被称为脑-肠肽。胃泌素、胆囊收缩素、P 物质、生长抑素、神经降压素等均属脑-肠肽。这种双重分布的生理意义正在进行广泛而深入的研究。

第十三章 消化系统常见疾病

消化系统疾病属临床上的常见病、多发病，总发病率达到我国人口的 30%。

临床上，消化系统如食管、胃、肠、肝、胆、胰腺、腹膜及网膜等脏器都可以发生病变，但小肠疾病较为少见。常见的消化系统症状有食欲不振或厌食、嗳气、反酸、恶心与呕吐、胸骨后灼热感（烧心）、腹胀、腹痛、腹泻、黄疸等。典型的消化系统疾病，多有消化系统症状，但消化系统症状也可见于其他系统疾病，因此消化系统疾病的诊断和治疗，应注意局部器官与整体的关系。

第一节 消化性溃疡

消化性溃疡简称溃疡病，主要是指发生在胃和十二指肠的慢性溃疡，也可发生于食管下段、胃-空肠吻合口附近及 Meckel 憩室。95%～99% 的消化溃疡发生在胃或十二指肠，故又分别称为胃溃疡（GU）或十二指肠溃疡

消化性溃疡

（DU）。溃疡的形成与胃酸和胃蛋白酶对黏膜的消化作用有密切的关系，溃疡的黏膜缺损超过黏膜肌层。多数病人有周期性、节律性上腹部疼痛的临床表现，X 射线钡餐和（或）胃镜检查可确诊本病。

消化性溃疡多见于青壮年，男性多于女性，男女之比大约为 3:1。一般认为人群发病率为 10% 左右，十二指肠溃疡较胃溃疡多见，好发于秋冬和冬春之交。

一、 病因和发病机理

目前认为消化性溃疡是一种多病因疾病。本病的病因和发病机理十分复杂。概括起来，溃疡的形成是由于胃、十二指肠黏膜的自身防御-修复（保护）因素和侵袭（损害）因素平衡失调所致，主要与胃酸分泌过多、幽门螺杆菌感染、胃黏膜保护作用减弱、胃排空延缓和胆汁反流、胃肠肽的作用、遗传因素、药物因素、环境因素和精神因素等有关。

以下介绍胃酸和胃蛋白酶。

胃十二指肠局部溃疡的最终形成是由于胃酸、胃蛋白酶自身消化所致，胃酸作用占主导地位。胃壁主细胞分泌胃蛋白酶原，在胃酸的作用下，转变为胃蛋白酶，降解蛋白质分子，而它的活性取决于 pH，当 pH>4 时，其失去活性，所以胃酸起到决定性的作用。

十二指肠溃疡患者胃酸分泌增多更为显著，其主要因素有以下几点。

1. 胃酸增加

（1）壁细胞总数增多 胃酸分泌量与壁细胞总数相平行，壁细胞总数的增多可能为体质因素或（和）长期刺激后的继发现象。

（2）壁细胞对刺激物的敏感性增强　如食物、五肽促胃液素刺激壁细胞后胃酸分泌反应大于正常人。

（3）胃酸分泌的正常反馈抑制机制发生缺陷　正常情况下，当胃液 pH＜2.5 时，肠黏膜分泌胰泌素、胆囊收缩素、肠抑胃肽和血管活性肠肽，这些物质具有抑酸作用。这一反馈抑制机制可发生缺陷，遗传、Hp 感染等是可能的影响因素。

（4）迷走神经张力增高　迷走神经释放乙酰胆碱，直接刺激壁细胞分泌盐酸并刺激 G 细胞分泌促胃液素。

2. 幽门螺杆菌（Hp）感染

近十多年来的大量研究充分证明，Hp 感染是胃溃疡的主要病因，消化性溃疡患者黏膜 Hp 检出率很高。十二指肠溃疡患者 Hp 感染率为 90%～100%，胃溃疡患者为 80%～90%。而在 Hp 感染的人群中 15%～20% 发生消化性溃疡。根除 Hp 可促进溃疡愈合和显著降低溃疡复发率。常规用抑酸药治疗消化性溃疡，不根除 Hp，愈合率低，加用抗 Hp 治疗则愈合率高。常规应用抑酸药后愈合溃疡的年复发率为 50%～70%，根除 Hp 后复发率为 5%。可见 Hp 感染改变了黏膜侵袭因素与防御因素间的平衡。

3. 非甾体抗炎药

吲哚美辛（消炎痛）、布洛芬、阿司匹林等非甾体抗炎药可以直接损伤胃黏膜，抑制前列腺素的合成，减少黏膜血流，削弱前列腺素对胃黏膜的保护作用，从而使胃黏膜受损。

4. 胃、十二指肠运动功能异常

十二指肠溃疡患者胃排空比正常人快，增加了十二指肠的酸负荷，使黏膜容易受到损伤。胃溃疡患者胃排空延缓，使得胃窦部张力增加，刺激 G 细胞分泌促胃液素，从而使得胃酸分泌增高。由于同时存在十二指肠胃反流，反流液中的胆汁、胰液和卵磷脂可损伤胃黏膜。

5. 应激与心理因素

如紧张、忧伤、焦虑、强烈的精神刺激，可影响胃酸分泌、胃肠运动和黏膜血流调控等，引起溃疡形成。临床上消化性溃疡患者多见于脑力劳动者，体力劳动者发病相对较少，城市多于农村，战争时期多于和平时期。

6. 其他危险因素

（1）吸烟　吸烟可增加胃酸、胃蛋白酶的分泌，抑制胰腺内碳酸氢盐的分泌，降低幽门括约肌的张力和影响胃黏膜前列腺素的合成等。

（2）饮食因素　食物和饮料可引起物理性或化学性的黏膜损伤，使胃酸分泌增多。如浓茶、咖啡、烈性酒、过冷或过热饮食、辛辣调料等。

（3）病毒感染　极少部分患者胃窦溃疡或幽门前区溃疡边缘可检出 I 型单纯疱疹病毒，而远离溃疡区域则为阴性，而这些患者无全身病毒感染或免疫系统缺陷证据。

二、临床表现

消化性溃疡的临床表现个体差异大，部分患者可无症状。其临床表现主要有以下特点：①慢性过程，病史长达几年至几十年；②发作呈周期性，与缓解期相交替，而且其发作有季节性，多在秋冬和冬春之交发病，也可以因情绪波动等诱因诱发；③发作时上腹痛呈节律性，这是本病典型症状，是诊断本病的重要依据。

（一）症状

1. 上腹疼痛

上腹疼痛为本病最常见、最主要的症状。其主要症状是胃部（心窝部、上腹部）疼痛，胃溃疡疼痛多偏于左侧，十二指肠溃疡疼痛多偏于右侧；疼痛性质可为钝痛、灼痛、胀痛或饥饿样痛。典型病人有明显节律性疼痛。胃溃疡患者多在餐后 $0.5\sim1h$ 后出现疼痛，持续 $1\sim3h$ 后缓解，下次餐前消失，进食后又出现疼痛，呈现"进食→疼痛→缓解"的特征。十二指肠溃疡多为空腹痛、夜间痛（疼痛在睡前或午夜或晨起时出现）。疼痛在进食后 $2\sim3h$ 后出现，下次进食后缓解，即呈现"进食→舒适→疼痛"的规律。

2. 其他症状

消化性溃疡还表现为上腹饱胀、嗳气、反酸、恶心、呕吐等胃肠道症状和失眠、多汗、脉缓等自主神经功能紊乱的表现，部分病人有营养不良，如消瘦、贫血等。

（二）体征

溃疡活动时剑突下有局限性压痛点，缓解期无明显体征。并发症如下。

（1）上消化道出血　是消化道溃疡最常见的一种并发症，估计发生率为 $15\%\sim25\%$，占上消化道出血病因的 50%，表现为呕血、黑便、周围循环衰竭、心悸、头昏、软弱无力。呕血和便血的颜色取决于出血量和出血速度。少量缓慢出血，呕出的血液呈咖啡色或暗褐色，大量快速出血则可呕出暗红色甚至鲜红色血液。呕血提示胃内积血量至少达到 $250\sim300ml$，出现黑便说明出血量在 $60ml$ 以上，出血量较多时粪便呈黑而亮且不成形的柏油样大便。出血量大时可发生休克，休克的表现与出血量、出血速度及患者的体质有关。出血量少于 $500ml$，无临床症状或仅有眩晕、乏力或眼前发黑的现象；出血量在 $500\sim1000ml$ 时，表现为精神紧张、口渴、头晕乏力、心悸、面色苍白、四肢皮肤开始发凉，脉搏在 100 次/min 左右，搏动增强，收缩压正常或稍高，而舒张压增高，脉压偏小；失血量大于 $1000ml$ 以上时，表情淡漠，明显口渴，皮肤苍白，四肢厥冷，血压 $<80/50mmHg$，脉搏增快、细弱，尿量减少，昏迷。

出血前常有上腹疼痛加重，出血后因血液对胃酸的稀释、中和作用使原有的溃疡症状随之减轻或缓解。大出血后多数病人在 $24h$ 内出现低热，一般不超过 $38.5℃$，可持续 $3\sim5$ 天。

上消化道出血后，血中尿素氮升高，称为肠性氮质血症，一般在出血后数小时内开始上升，$24\sim48h$ 达高峰，但大多数不超过 $6.7mmol/L$，$3\sim4$ 天降至正常。肠性氮质血症主要由于大量血液进入肠内，其蛋白代谢产物被吸收所致。此外，出血致周围循环衰竭，肾血流量与肾小球滤过率下降，也与血尿素氮升高有关。

其中有 $10\%\sim15\%$ 的消化性溃疡患者可无消化性溃疡的临床症状，而是以出血为首发症状，急诊内镜检查可明确出血原因和部位。

（2）穿孔　是消化道溃疡最严重的并发症，也是主要的死因之一。溃疡穿孔可引起三种后果：①溃破入腹腔引起弥漫性腹膜炎及休克；②溃疡穿孔并受阻于毗邻实质性器官如肝、胰、脾等形成穿透性溃疡；③溃疡穿孔入空腔器官形成瘘管。

（3）幽门梗阻　发生率为 $2\%\sim4\%$，主要由十二指肠溃疡或幽门管溃疡引起，可分为功能性梗阻和器质性梗阻。功能性梗阻是由于溃疡活动、炎症水肿或幽门痉挛，使得幽门狭窄所致的暂时梗阻，可随炎症好转而缓解。器质性梗阻是溃疡反复发作形成瘢痕收缩或与周围组织粘连所致的梗阻，多为永久性狭窄，需外科手术治疗方能解除。幽门梗阻使胃排空延迟，上腹胀满不适，餐后疼痛加重，恶心、呕吐，呕吐物为酸臭的隔夜食物，严重者可致失水和低氯低钾性碱中毒。常发生营养不良和体重减轻。幽门梗阻的特征性体征为：空腹时上腹饱胀，有振水音，呕吐后腹胀减轻，X 射线钡餐和胃镜检查可确诊。

（4）癌变　十二指肠溃疡不发生癌变，少数胃溃疡可以发生癌变，癌变率在 1% 以下。下列情况应注意癌变可能：①长期慢性胃溃疡病史、年龄 45 岁以上；②无并发症而疼痛的节律性丧失，疗效差；③X 射线检查提示胃癌；④大便隐血试验持续阳性；⑤经 1 疗程（6～8周）的严格内科治疗，症状无好转者。

三、 辅助检查

（一） 幽门螺杆菌（Hp）**检测**

幽门螺杆菌（Hp）检测已成为消化性溃疡的常规检查项目，包括侵入性试验和非侵入性试验。

（1）侵入性试验　快速尿素酶试验（首选）、黏膜涂片染色、组织学检查、微需氧培养、PCR。

（2）非侵入性试验　^{13}C、^{14}C 尿素呼气试验（^{13}C-UBT、^{14}C-UBT，根除治疗后复查的首选方法）、血清学试验。

快速尿素酶试验操作简单、费用较低，是侵入性实验中诊断幽门螺杆菌的首选方法，组织学检查方法可直接观察到幽门螺杆菌，因此已成为消化性溃疡的常规检查项目。^{13}C-UBT、^{14}C-UBT 检验幽门螺杆菌感染的敏感性和特异性高，是根除治疗后复查的首选方法。

（二） 胃液分析

胃溃疡患者胃酸分泌正常或低于正常，多数十二指肠溃疡患者胃酸分泌增高。胃酸幅度与正常人有重叠，故而胃液分析对消化性溃疡的诊断和鉴别诊断价值不大，目前主要用于胃液素瘤的辅助诊断。当 BAO（基础酸排出量）>15mmol/h，MAO（最大酸排出量）>60mmol/h，BAO/MAO>60%，常提示胃泌素瘤的可能。

（三） 大便隐血试验

素食 3 天后查大便隐血，阳性提示有活动性溃疡，经积极治疗多在 1～2 周内转阴。胃溃疡患者如果大便隐血试验持续阳性，提示癌变可能。

（四） X 射线钡餐检查

X 射线钡餐检查是常用的溃疡诊断方法。溃疡的 X 射线征象有直接征象和间接征象两种：直接征象是壁龛或龛影，正面观，龛影呈圆形或椭圆形，边缘整齐，因溃疡周围的炎性水肿而形成环形透亮区。溃疡龛影是诊断本病的可靠依据和直接征象。间接征象包括局部压痛、胃大弯侧痉挛性切迹、十二指肠球部激惹及球部变形等。

（五） 内镜检查和黏膜活检

内镜检查和黏膜活检对消化性溃疡有确诊价值。在内镜下消化性溃疡通常呈圆形、椭圆形或线形，边缘锐利，基本光滑，底部为灰白色或灰黄色苔膜所覆盖，周围黏膜充血、水肿，略隆起。胃镜可对胃十二指肠进行直接观察、摄影，直接取活检做病理检查和幽门螺杆菌检查，还可对良性、恶性溃疡进行鉴别，是发现早期胃癌的重要手段。

四、 诊断要点

根据本病慢性病程及典型的周期性、节律性上腹部疼痛的临床特点一般可作出初步诊断。其确诊依靠胃镜（非常具有诊断价值）或者 X 射线钡餐。消化性溃疡应注意与功能性消化不良、慢性胃炎、十二指肠肠炎、胃癌、胃黏膜脱垂等消化道疾病相鉴别，依靠胃镜检查及活检即可明确诊断。另外，也要与慢性胆囊炎、胆石症、促胃液素瘤相鉴别，通过 B 超检查和促胃液素测定可辅助检测。

五、 治疗原则

消化性溃疡主要采用内科治疗，治疗的目的在于消除病因，解除症状，促进溃疡愈合，防止复发，避免并发症。治疗时应采用综合性措施，强调有计划、有疗程地进行治疗，对不同病人应予以针对性处理。

（一） 一般治疗

一般治疗包括生活规律，劳逸结合，避免过劳和精神紧张，改变不良生活习惯，合理饮食，定时进餐，进食不宜太快，避免过饱过饥，一般不必严格食谱，但应避免粗糙、过冷过热和刺激性大的食物，如香料、浓茶、咖啡等。避免对胃有刺激的非甾体抗炎药如阿司匹林、吲哚美辛（消炎痛）、保泰松等，戒烟酒。本病患者的饮食是内科治疗的重要组成部分，原则上强调饮食的规律性，同时患者应该自我总结，形成一套适合自己的饮食。

（二） 药物治疗

1. 根除幽门螺杆菌（Hp） 的药物

Hp 是消化性溃疡的主要原因，因此对 Hp 感染的消化性溃疡均应行抗 Hp 治疗。目前主要采用一种质子泵抑制剂（PPI）或者铋剂（如枸橼酸铋钾、果胶铋）加上两种抗生素（如阿莫西林、甲硝唑、替硝唑、克拉霉素、呋喃唑酮）组成的三联疗法，即质子泵抑制剂＋两种抗生素或者铋剂＋两种抗生素，疗程为 1 周或 2 周。对于初次治疗失败者，可采用 PPI、铋剂合并两种抗生素的四联疗法，即 PPI＋铋剂＋两种抗生素。维持治疗目前尚无统一意见，一般抗 Hp 治疗 1 个月后复查。

2. 降低损害因子的药物

（1）抗酸剂　抗酸剂能结合或中和胃酸，减少氢离子逆向弥散并降低胃蛋白酶的活性，缓解疼痛，促进溃疡愈合。常用的抗酸剂有碳酸氢钠、碳酸钙、氧化镁、氢氧化镁、氢氧化铝、次碳酸铋等。上述抗酸剂，一些可致便秘（如铋剂），一些可致腹泻（如镁剂），故常将两种或多种药物联合或制成复方制剂使用，以增加治疗效果，减少副作用。常用复方制剂有胃舒平、铝镁合剂、胃得乐、胃舒散、复方钙铋镁等。

（2）组胺 H_2 受体拮抗剂　其能与壁细胞 H_2 受体竞争结合，阻断组胺兴奋壁细胞的泌酸作用，是强有力的胃酸分泌抑制剂。目前常用的有西咪替丁、法莫替丁、雷尼替丁。抑制酸作用最强的是法莫替丁，雷尼替丁次之，西咪替丁最弱。其副作用较少见，主要有乏力、头痛、嗜睡、腹泻、白细胞减少、转氨酶增高等，其中西咪替丁副作用最大，雷尼替丁较少，法莫替丁几乎无此作用。

（3）质子泵抑制剂（PPI）　质子泵即 H^+，K^+-ATP 酶。质子泵抑制剂可明显抑制壁细胞分泌膜内质子泵驱动细胞内 H^+ 与小管内 K^+ 的交换，从而阻断胃酸的分泌。其制酸作用强、持续时间长。常用药物有奥美拉唑、兰索拉唑等。本药副作用少，主要有腹泻、头痛、恶心、皮疹等。

（4）硫糖铝　是一种八硫酸蔗糖的氢氧化铝盐，在酸性环境下有些分子的氢氧化铝根可离子化而与硫酸蔗糖复合离子分离，后者可聚合成不溶性带负电的胶体，能与溃疡面带正电的蛋白渗出物相结合，形成一层抗酸、抗蛋白酶的保护膜覆盖溃疡面，促进溃疡愈合。最近还发现其可促进内生前列腺素的合成，并能吸附表皮生长因子（EGF）使之在溃疡处浓集。本药对十二指肠溃疡和胃溃疡均有较好的疗效。便秘是其主要副作用。

（5）枸橼酸铋钾（TDB）　在酸性环境下，可络合蛋白质形成一层保护膜覆盖溃疡面而促进其愈合。近年发现其具有较强地抑制幽门螺杆菌的作用。此药不吸收，铋可使粪便呈黑色，副作用少。

（6）前列腺素类　如米索前列醇，具有抑制胃酸分泌、刺激胃黏膜形成和调节胃液酸度的功能，对胃黏膜起保护作用。其主要不良反应有腹痛和腹泻，因此可引起子宫收缩，孕妇忌用。

知识链接

　　埃索美拉唑是质子泵抑制剂的新成员，2001 年批准在美国和欧洲国家上市。埃索美拉唑是奥美拉唑的 S 异构体，是第一个纯左旋的光学异构体质子泵抑制剂。

　　在临床本药主要用于胃食管反流病、糜烂性反流性食管炎、已治愈的食管炎患者的长期维持治疗及十二指肠溃疡、根除幽门螺杆菌的联合治疗，还可用于防治非甾体抗炎药的不良反应。

　　埃索美拉唑不良反应较小，主要反应有头痛、腹痛、腹泻、腹胀、恶心/呕吐、便秘，少见反应有皮炎、瘙痒、荨麻疹、头昏、口干。这些反应均没有剂量相关性。无妊娠期和儿童使用埃索美拉唑的临床资料可供参考，老年患者无需调整剂量。

3. 外科手术

本病绝大多数患者采用内科治疗，手术治疗应持慎重态度，严格掌握适应证。手术治疗的指征为：①上消化道大出血经内科紧急处理无效者；②急性穿孔；③瘢痕性幽门梗阻；④内科治疗无效的顽固性溃疡；⑤胃溃疡疑有癌变。

六、　病例分析

患者 56 岁，男性，反复中上腹闷痛 20 余年，餐后明显，曾行 X 射线胃肠钡餐透视发现"胃窦部龛影"，服用雷尼替丁可缓解，近 1 年来疼痛发作频繁，无规律，经常排黑便，服用雷尼替丁效果不明显。查体：贫血，消瘦外观，中上腹部压痛，大便隐血试验阳性。请问：最可能的诊断是什么？选择行何种检查最有可能获得确诊？确诊后该患者的治疗措施是什么？

病例分析：

诊断为胃溃疡癌变，诊断依据如下。

① X 射线胃肠钡透发现"胃窦部龛影"；

② 慢性病程，反复上腹痛 20 余年，加重 1 年，疼痛加重，规律消失；

③ 黑便；

④ 查体：贫血；

⑤ 辅助检查：大便隐血试验阳性。

进一步确诊需进行：胃镜检查及黏膜活检，明确诊断。确诊后的治疗措施以手术治疗为主。

第二节　胃　　炎

胃炎为内科常见病之一，是由多种原因引起的胃黏膜炎症。按发病的缓急分为急性和慢性两大类。

一、急性胃炎

急性胃炎按病因和病理变化不同，分为急性单纯性胃炎、急性糜烂出血性胃炎、急性腐蚀性胃炎和急性化脓性胃炎。其中急性单纯性胃炎最为常见。

（一）病因和发病机制

（1）感染或细菌毒素　食入带有病原菌或毒素的食物，如变质、腐败、受污染的主副食品等可引起急性胃炎，这种急性胃炎多伴有肠炎，故称急性胃肠炎，又称食物中毒。沙门菌属是引起急性胃肠炎的主要病原菌，此外，副溶血弧菌（嗜盐杆菌）也是较常见的致病菌。细菌毒素以金黄色葡萄球菌毒素最为常见，以肉毒杆菌毒素最为严重。病毒感染也可引起本病。

（2）理化因素刺激　食物过烫、过冷或粗糙及暴饮暴食、烈酒、浓茶、咖啡和某些药物如非甾体类抗炎药、肾上腺糖皮质激素和抗肿瘤药物等化学刺激均会损伤胃黏膜，引起炎症性改变。吞服强酸、强碱或其他腐蚀性化学物质，也会引起本病。

（3）急性应激　在颅脑损伤、脑血管意外、大面积烧伤、严重创伤、大手术、败血症、休克或严重的脏器疾病时，机体处于应激状态，常可引起本病。

（二）临床表现

本病的临床表现因病因不同而有所不同。

感染导致的急性胃肠炎多见于夏秋季，起病较急，一般在进食不洁食物后的数小时至24h发病，同食者往往一起发病。其临床表现为腹痛、腹泻、恶心和呕吐。腹痛多位于脐周，呈阵发性钝痛或绞痛。粪便一般为糊状或黄色水样，次数较多，粪中可出现泡沫或少量黏液。个别病人可出现发热、全身不适、过敏等症状。腹泻严重者可有脱水、酸中毒，甚至休克。触诊腹部有压痛，脐周较明显，肠鸣音多亢进。

由刺激性食物或药物、酗酒等所致的急性单纯性胃炎，多有上腹部不适、疼痛、厌食、恶心和呕吐等症状，但不太严重。非甾体类抗炎药物、肾上腺糖皮质激素或者应激状态所致的急性糜烂性胃炎常以上消化道出血为主要表现，多有黑便或伴有呕血，出血量多少不一，病因除去后可自愈。

（三）辅助检查

（1）血象检查　感染因素引起者末梢血白细胞轻度增高。

（2）胃镜检查　由于胃黏膜出血和糜烂性病变愈合较快，胃镜检查应在出血后24～48h内进行，镜下可见以多发性糜烂、出血灶和充血水肿为特征的急性胃黏膜损害。

（四）　诊断要点

急性胃炎的诊断主要依据病史和临床表现。根据病前饮食史、服药史、酗酒或急性应激状态等明确致病因素，以及本病临床表现即可确诊。出现腹部剧痛时，应与急性胰腺炎、急性胆囊炎、急性阑尾炎和消化性溃疡穿孔等疾病相鉴别。

（五）　治疗原则

1. 一般治疗

祛除病因，卧床休息。禁食对胃有刺激的食物、药物，给予清淡流质饮食，少食多餐，病情重者可酌情禁食。

2. 对症处理

腹痛可局部热敷或用解痉药物止痛，如阿托品、颠茄片、山莨菪碱等。呕吐者可口服多潘立酮（吗丁啉）或甲氧氯普胺；有时可给予西咪替丁等药物以减少胃酸分泌，减轻黏膜炎症，也可用制酸剂；如果胃糜烂患者出现上消化道出血，可针对性地给予冰水洗胃、输血止血、静脉滴注 H_2 受体拮抗剂，以及输液扩容纠正休克等处理。因呕吐、腹泻导致失水及电解质紊乱时，可采取口服补液法，重者则需静脉输液。

急性胃炎一般不用抗生素，但由细菌引起，特别是伴有腹泻者，可用抗生素如土霉素、诺氟沙星（氟哌酸）、庆大霉素、呋喃唑酮等。

二、　慢性胃炎

慢性胃炎是指各种病因引起的胃黏膜慢性炎症，分为浅表性胃炎和萎缩性胃炎，两者可单独存在，也可同时存在，病变范围可呈局限性，也可呈弥漫性。萎缩性胃炎又分为 A、B 两型，A 型为慢性胃体炎，临床少见，B 型为慢性胃窦炎。

（一）　病因和发病机制

其病因尚未完全阐明，有关因素有以下几种。

（1）急性胃炎迁延不愈演变成慢性胃炎。

（2）感染因素　目前认为幽门螺杆菌（Hp）感染是慢性胃炎最主要的病因。幽门螺杆菌可能由人与人接触传播，其感染力极强，据流行病学调查，发现其感染率随年龄的增大而增大，50 岁以上人群的感染率高达 $50\%\sim60\%$。此外，鼻、咽、喉、口腔等部位的慢性感染病灶的细菌和毒素经常吞入胃内，刺激胃黏膜，也可引起慢性胃炎。

（3）免疫因素　目前认为慢性胃体炎与免疫有关。

（4）十二指肠液反流　十二指肠液中含胆汁、胰液和肠液，若经常反流入胃可引起慢性炎症。

此外，长期或反复的理化因素刺激、精神因素、吸烟、烈酒，食物过冷、过热或粗糙，非甾体类抗炎药如长期服食阿司匹林、消炎止痛药等也可损伤胃黏膜而发生慢性炎症变化。

（二）　组织临床表现

本病病程迁延，大多数患者无明显症状，部分患者有消化不良的表现，出现上腹部饱胀不适（特别是在餐后较重）及无规律性的腹痛、嗳气、反酸、恶心、呕吐等症状。因胆汁反流引起的胃炎常有明显而持久的上腹疼痛、不适，餐后加重，可伴有恶心和胆汁性呕吐、胸骨后烧灼感等表现。少数人有上消化道出血，一般为少量出血。查体时上腹部有轻微压痛或无体征。

（三）　辅助检查

（1）胃镜及活组织检查　胃镜及活组织检查是目前诊断慢性胃炎最可靠的方法。

① 慢性浅表性胃炎镜下可见黏膜充血、水肿，呈红白相间的花斑状改变；黏液分泌增多，有时见少量出血点和糜烂。

② 慢性萎缩性胃炎镜下可见黏膜呈苍白或灰白色，皱襞变细、平坦，黏膜层变薄，萎缩黏膜易发生糜烂和出血。活检显示腺体减少，伴有不同程度的炎细胞浸润，还可见胃黏膜细胞不典型增生。中度以上不典型增生可能是癌前病变，必须定期进行胃镜检查或活检随访。

（2）X 射线钡餐检查　气钡双重对比造影能较好地显示胃黏膜像，胃黏膜萎缩时可见皱襞相对平坦、减少。胃窦炎可见胃窦部黏膜皱襞结节状增粗、迂曲，窦壁持久收缩，腔体狭小。但由于胃镜钡餐检查的广泛应用，临床上已很少使用 X 射线检查来诊断胃炎。

（3）胃液分析　A 型胃炎均有胃酸缺乏，病变弥漫而严重者，用五肽促胃液素试验测定也没有胃酸分泌。B 型胃炎胃酸正常或偏低，偶有增多。

（四）　诊断要点

慢性胃炎临床表现无特征性，仅供诊断参考。其确诊主要依赖胃镜检查和胃黏膜活检。本病应与功能性消化不良、消化性溃疡、慢性胆道疾病和胃癌相鉴别。

（五）　治疗原则

（1）消除病因　戒烟酒，避免食用对胃有刺激的食物和药物。多吃新鲜蔬菜、水果，尽可能少吃或不吃烟熏、腌制的食物，减少食盐摄取量。对 B 型萎缩性胃炎患者不宜摄入酸性食物。

（2）药物治疗　幽门螺杆菌（Hp）阳性，特别是有活动性胃炎者，应予以根除。治疗方案有多种，常采用以胶体铋剂为基础和以质子泵抑制剂为基础的两大类药物，即一种胶体铋剂或一种质子泵抑制剂加若干抗生素的联合疗法，如胶体铋或奥美拉唑，加上阿莫西林和甲硝唑三联方案。胃动力改变者，选用甲氧氯普胺（胃复安）、多潘立酮（吗丁啉）、西沙必利等药物以促进胃部蠕动。上腹疼痛时可用阿托品、溴丙胺太林（普鲁本辛）、颠茄合剂。胆汁反流明显者可用考来烯胺（消胆胺）、硫糖铝，以减轻症状。缺铁性贫血时应补充铁剂，可口服硫酸亚铁或肌注右旋糖酐铁。

（3）手术　慢性萎缩性胃炎伴重度异型增生目前多认为系癌前病变，应考虑手

> **课堂互动** ✚
>
> 病例：女，47岁，反复中上腹闷痛不适9年，餐后明显，无反酸、消瘦。体检：左锁骨上浅表淋巴结不大，中上腹部轻度压痛。实验室检查：Hb 115g/L，大便隐血试验阴性。
>
> 对本病例的初步判断是什么？（临床症状反复中上腹闷痛不适9年，餐后明显，考虑是慢性胃炎）
>
> 为确诊需首选哪种检查方法？（为明确诊断，首选的检查方式是：胃镜和病理学检查。胃镜及病理学检查是目前诊断慢性胃炎最可靠的方法）
>
> 如果病理检查提示为中度慢性萎缩性胃炎，即可确诊为慢性胃炎。确诊后采用的治疗措施主要是什么？（包括一般治疗，除祛除病因、合理饮食、避免烟酒外，可以加叶酸、β-胡萝卜素治疗。如果幽门螺杆菌阳性，可采用以胶体铋剂为中心的含有阿莫西林和甲硝唑的三联治疗方案，疗程7天）

术治疗。

第三节　急性阑尾炎

急性阑尾炎为最常见的外科急腹症之一，好发于青壮年，男性多于女性。本病以转移性右下腹痛和右下腹有固定压痛点为特征。多数早期诊治，恢复顺利，少数因临床表现多变而误诊，出现阑尾穿孔、化脓、弥漫性腹膜炎等严重并发症。

一、 病因

急性阑尾炎发病原因常见于以下几种。

（1）阑尾管腔阻塞　阑尾管腔狭小而细长，远端又封闭呈一首端，易为粪石、食物残渣、肠道寄生虫等阻塞；阑尾管腔阻塞后阑尾黏膜仍继续分泌黏液，可造成腔内高压和血运障碍，使阑尾炎加重。管腔发生阻塞是诱发急性阑尾炎的基础。

（2）细菌感染　阑尾腔内存在大量细菌，阑尾管腔阻塞等各种原因导致阑尾黏膜缺血坏死，容易感染细菌。常见的致病菌有大肠杆菌、厌氧菌。

（3）胃肠道疾病影响　急性肠炎、血吸虫病、盆腔炎等胃肠道疾病都可蔓延到阑尾，引发阑尾壁肌肉痉挛，导致血运障碍引发阑尾炎。

二、 临床表现

1. 症状

（1）腹痛　腹痛是急性阑尾炎最重要的症状。起病常为阵发性脐周或上腹隐痛并逐渐加重，数小时后疼痛转移至右下腹，呈持续性。约80%患者有转移性腹痛，这种转移性右下腹疼痛是急性阑尾炎的特征。但部分患者无此典型病史，可表现为全腹痛，或一开始疼痛就局限在右下腹。

（2）胃肠道症状　胃肠道症状可表现为食欲减退、恶心、呕吐，少数病人可出现腹泻（青年人多见）或便秘（老年人多见）等。

（3）全身反应　单纯性阑尾炎，体温仅轻度升高；明显发热，中毒症状较重，多提示阑尾已化脓、坏死；发生寒战、高热、黄疸，应考虑化脓性门静脉炎。

2. 体征

（1）右下腹压痛　是急性阑尾炎常见的重要体征，压痛点通常在麦氏点，可随阑尾位置变异而改变，但压痛点始终在一个固定的位置上。病变早期腹痛尚未转移至右下腹时，压痛已固定于右下腹部。当炎症扩散到阑尾以外时，压痛范围也随之扩大，但仍以阑尾部位压痛最为明显。

（2）腹膜刺激征象　有腹肌紧张、反跳痛（Blumberg征）和肠鸣音减弱或消失等症状，提示阑尾炎已发展到化脓、坏疽或穿孔阶段。但小儿、老人、孕妇、肥胖者、虚弱病人或盲肠后位阑尾炎，腹膜刺激征象可不明显。

（3）腹部包块　阑尾周围脓肿形成时，右下腹可触及伴有触痛的包块。

三、 辅助检查

实验室检查：血常规检查白细胞总数和中性粒细胞数可轻度或中度增加；大便和尿常规可基本正常，但盲肠后位阑尾炎可刺激邻近的右输尿管，尿中可出现少量红细胞和白细胞；

腹腔镜检查为急性阑尾炎诊断的一条新途径，B超检查可了解有无炎性包块，对提高诊断及鉴别诊断具有一定意义。

四、诊断要点

根据转移性右下腹疼痛、右下腹固定压痛点和实验室检查结果一般可做出诊断，但仍有20%～30%的病例表现不明显。

五、治疗原则

（1）非手术治疗　主要适应于单纯性阑尾炎、阑尾脓肿。其治疗包括基础治疗，如卧床休息、控制饮食、适当补液和对症处理；抗菌治疗如选用广谱抗生素（如氨苄西林）和抗厌氧菌的药物（如甲硝唑）；此外，还可以采用中药和针灸治疗。

（2）手术治疗　急性阑尾炎诊断明确后，应早期外科手术治疗，既安全，又可防止并发症的发生。可采用阑尾切除术。

第四节　胆　囊　炎

一、急性胆囊炎

急性胆囊炎是胆囊发生的急性化学性和（或）细菌性炎症，其中大多合并胆结石。

（一）病因

（1）胆汁淤滞　胆囊结石、胆道蛔虫、胆囊管扭转等所致的胆囊管突然阻塞或嵌顿，严重的创伤，以及大手术后胆囊收缩功能降低，均可造成胆囊内胆汁滞留和胆囊黏膜抵抗力下降继发细菌感染而引起急性炎症，最后造成胆囊急性炎症。

（2）细菌感染　多为继发性感染，致病菌可通过胆道逆行侵入胆囊，或经血循环或淋巴循环途径进入胆囊。其致病菌主要为革兰阴性杆菌，其中以大肠杆菌最常见。厌氧菌感染亦较常见。

（3）其他因素　胰液、胃液的反流或浓缩的胆汁则可引起急性炎症。

（二）临床表现

（1）症状　其主要症状有中上腹和右上腹阵发性绞痛，并有右肩胛下区放射痛，且持续时间较长，呼吸和改变体位常常使疼痛加重，故病人多喜向右侧静卧，以减轻腹痛。常伴恶心、呕吐等消化道症状。大多数病人还伴有发热，体温通常为38.0～38.5℃，高热和寒战并不多见。少数病人还有双眼巩膜黄染和皮肤轻度发黄。

（2）体征　体格检查右上腹压痛和肌紧张，莫菲（Murphy）征阳性。约40%的病人中、右上腹可摸及肿大和触痛的胆囊。

（三）辅助检查

白细胞计数及中性粒细胞增多。B超检查可发现胆囊肿大、囊壁增厚，大部分人还可见胆囊结石影像。

（四）诊断要点

（1）有典型的阵发性腹绞痛发作及右上腹压痛、肌紧张征象。

（2）血白细胞总数剧增，中性粒细胞比例增高。

（3）B超检查示胆囊增大，囊壁增厚，可能看到结石影像。

（五）　治疗原则和药物治疗要点

（1）**非手术疗法**　对大多数早期急性胆囊炎病人有效。包括卧床休息，禁食，胃肠减压，补充营养及维生素、解痉镇痛药、抗生素的应用，纠正水、电解质和酸碱平衡失调，以及全身的支持疗法。抗生素选用对革兰阴性杆菌、革兰阳性杆菌及厌氧菌均有作用的广谱抗生素或联合用药，如氨苄西林、庆大霉素、氯林霉素等药物。

（2）**手术治疗**　手术方法有两种：一种为胆囊切除术，可以彻底去除病灶和结石，是根治性手术。另一种手术为胆囊造口术，主要应用于一些老年病人，一般情况较差或伴有严重的心肺疾病，估计不能耐受胆囊切除手术者。术后可出现胆汁性腹膜炎或胆瘘、术后出血、胆管狭窄等并发症，应给予积极治疗。

二、慢性胆囊炎

慢性胆囊炎系胆囊慢性病变，大多数合并胆囊结石，少数为非胆石性慢性胆囊炎。本病大多为慢性起病，亦可由急性胆囊炎反复发作而来。临床上可无特殊症状。

（一）　病因

（1）**感染性胆囊炎**　是最常见的一种。

（2）**梗阻性胆囊炎**　当胆囊管阻塞（结石等）时，胆汁潴留，胆色素被吸收，引起胆汁成分的改变，刺激胆囊发生炎症。

（3）**代谢性胆囊炎**　由于胆固醇的代谢发生紊乱，而致胆固醇沉积于胆囊的内壁上，引起慢性炎症。

（二）　临床症状

反复发作性上腹部疼痛，多发生在右上腹或中上腹部，并向右肩胛下区放射。腹痛常发生于餐后，但亦可与饮食无关，疼痛常呈持续性。可伴有反射性恶心，少有呕吐及发热、黄疸等症状。可伴有反酸、嗳气等消化不良症状，并于进油腻食物后加重。在急性发作或结石嵌顿在胆管时可有急性胆囊炎或胆绞痛的典型症状。体检可见右上腹部压痛，急性发作时与急性胆囊炎的表现相同。部分病人可无阳性体征。

（三）　辅助检查

急性发作时与急性胆囊炎的实验室检查相同，无急性发作时可无异常改变。B超检查可探知胆囊的大小、壁厚薄、有无结石等。口服胆囊造影检查可观察胆囊收缩功能是否存在、胆囊内有无结石等。

（四）　诊断要点

慢性胆囊炎的诊断依据为胆石症病史和胆绞痛及消化不良症状。十二指肠引流及胆囊造影对本病诊断有帮助。

（五）　治疗原则

现代医学对本病主要采用低脂饮食、口服利胆药物等方法进行治疗，常用药物有熊去氧胆酸等；急性发作时，应用抗菌药物，对反复发作的胆绞痛，一般行胆囊切除术疗效较好。

第五节　病毒性肝炎

病毒性肝炎是由多种肝炎病毒引起的，以肝脏炎症和坏死病变为主的一组传染性疾病。临床上以乏力、食欲下降、肝脏肿大、肝功能异常为主要表现，部分病人可出现黄疸。

病毒性肝炎传染性强、传播途径复杂、传播范围广泛，目前可分为甲型肝炎、乙型肝炎、丙型肝炎、丁型肝炎和戊型肝炎，其中以甲、乙型肝炎感染率较高。5 型肝炎在流行病学、临床经过和预后等方面不完全相同，基本可分为两类：一类包括甲型肝炎和戊型肝炎，多为急性，主要经肠道传播，有季节性，可爆发流行，多可自限，不变成慢性；另一类包括乙型肝炎、丙型肝炎、丁型肝炎，大多呈慢性感染，主要经肠道外传播，无季节性，多为散发，常变成慢性。少数病例可发展为肝硬化或肝细胞癌。目前对病毒性肝炎尚缺乏特效治疗方法。甲型肝炎和乙型肝炎可通过疫苗预防。

一、　流行病学

1. 传染源

患者和亚临床感染者可成为传染源。

2. 传播途径

（1）甲型肝炎和戊型肝炎是通过胃肠道传播的。人感染了甲型肝炎病毒或戊型肝炎病毒后，病毒进入肝脏破坏肝细胞，通过微胆管、胆道进入肠道，随粪便排出体外。一名甲、戊型肝炎病人平均可排毒 4 个星期，粪便中的病毒进入饮用水源或污染蔬菜、食物，健康人饮用了该粪便污染的水，食用了污染的蔬菜水果及河、海里的贝类，可引起甲、戊型肝炎的大爆发流行。病人粪便污染了的日用工具，又间接通过手及日常用具在生活中传播给其他人，可以造成接触性小规模流行。甲型肝炎病死率不高，多在儿童及青少年中流行，黄疸型较多，病程 3~4 个月，休息后自愈，不发展成慢性肝炎。戊型肝炎发病多见于成年人和老年人，病死率比甲型肝炎高。

（2）乙、丙型肝炎主要是经血液传播的，其次是体液传播。

① 血制品、体液传播　血液中乙肝病毒含量很高，微量污染的血进入人体后即可造成感染，如输血、血制品，不消毒注射器针头、针灸针，共用剃须刀、牙刷、毛巾等。乙肝病毒通过密切生活接触、性生活也可以获得。输血和血制品是丙型肝炎的主要传播方式。

② 母婴围产期传播　患病母亲在分娩的过程中很容易把乙肝病毒传给新生婴儿。

此外，握手、共餐、共同工作等，大量流行病学证明无传染危险。大学新生入学普种乙肝疫苗更可保证无传播危险。

3. 易感人群

甲型肝炎感染随年龄增长而下降，病后免疫一般为终身持续。乙型肝炎感染多发生于婴幼儿和青少年。凡未感染过丙型肝炎病毒的人均对丙型肝炎病毒敏感。对丁型肝炎病毒了解不多。戊型肝炎病毒对任何年龄段的人群均敏感。

二、　临床表现

不同类型肝炎病毒引起的肝炎在临床上具有共同性，按临床表现将病毒性肝炎分为急性肝炎（包括急性黄疸型肝炎和急性无黄疸型肝炎）、慢性肝炎（分为轻度、中度、重度）、重型肝炎（分为急性、亚急性、慢性三型）、淤胆型肝炎。

（一） 急性肝炎

1. 急性黄疸型肝炎

症状和体征：①黄疸前期。起病急、畏寒发热、全身乏力、食欲不振、厌油腻食物、恶心呕吐、尿色加深等症状。少数患者以发热、头痛、上呼吸道感染为主要表现。本期持续1～21天，平均5～7天。②黄疸期。自觉症状好转，发热减退，但尿色继续加深，巩膜、皮肤出现黄染，约2周内达到高峰。可有大便变浅、皮肤瘙痒、心动徐缓等梗阻性黄疸表现。本期持续2～6周。③恢复期。黄疸逐渐减轻，症状减轻。本期持续2周～4个月，平均1个月。巩膜、皮肤黄染，肝大，肝区有压痛和叩击痛，部分患者有轻度脾肿大。

2. 急性无黄疸型肝炎

急性无黄疸型肝炎的临床表现同急性黄疸型肝炎基本相似，但不出现黄疸症状及黄疸体征，血清胆红素低于17.1μmol/L，尿胆红素阴性。

（二） 慢性肝炎

症状和体征：①轻度。反复出现四肢乏力、食欲不振、腹胀、肝区疼痛、肝大等。②中度。各种症状明显，肝脏肿大、质地较坚韧，可伴有皮肤蜘蛛痣、毛细血管扩张、肝掌、进行性肝大等。③重度。除了轻度、中度表现外，还有早期肝硬化的症状和体征。

（三） 重型肝炎

症状和体征：①急性重型肝炎。起病10日内出现极度乏力、食欲不振、频繁呕吐、黄疸迅速加深、肝脏迅速缩小、有出血倾向、腹胀、腹水迅速增多，可有行为反常、性格改变、意识障碍、谵妄，后期出现昏迷、脑水肿等。病程不超过3周。②亚急性重型肝炎。急性黄疸型肝炎起病10日以上出现上述症状者，此类型可达数月。③慢性重型肝炎。临床表现与亚急性重型肝炎的症状相似，但有慢性活动性肝炎病史，或有肝硬化病史、体征及其肝功能损害。

（四） 淤胆型肝炎

类似急性黄疸型肝炎。

三、 辅助检查

1. 血常规

急性肝炎早期白细胞总数正常或略高，黄疸期白细胞总数正常或略低，淋巴细胞相对增多，偶见异型淋巴细胞；重型肝炎时白细胞可升高；肝炎后肝硬化伴有脾功能亢进者可有红细胞、白细胞、血小板下降。

2. 肝功能检查

包括丙氨酸氨基转移酶、门冬氨酸氨基转移酶、总蛋白、白蛋白、球蛋白、白蛋白/球蛋白以及总胆红素的检查。

① 血清酶，主要包括丙氨酸氨基转移酶（ALT）、门冬氨酸氨基转移酶（AST）等，其

中 ALT 是最常用的敏感指标，1％的肝细胞发生坏死时，血清 ALT 水平即可升高 1 倍。AST 持续升高，数值超过 ALT 往往提示肝实质损害严重，是慢性化程度加重的标志。②血清蛋白，白蛋白、胆碱酯酶降低，凝血酶原活动度下降，补充维生素 K 不能纠正时，说明正常肝细胞逐渐减少，肝细胞合成蛋白质、凝血因子功能差，肝脏储备功能减退，预后不良。③胆红素，肝细胞变性坏死，胆红素代谢障碍或者肝内胆汁淤积时，可以出现上述指标升高。溶血性黄疸时，可以出现间接胆红素升高。④其他，凝血酶原活动度是诊断重型肝炎的重要依据。

3. 病原学检查

肝炎病毒抗原或抗体检出有助于确诊本病。

4. 尿液检查

尿胆红素和尿胆原的检测是早期发现黄疸型肝炎的简易有效方法，同时有助于黄疸的鉴别诊断。

四、 诊断要点

1. 急性肝炎

（1）急性无黄疸型肝炎　应根据以下几点进行诊断。

① 流行病学资料　密切接触史，指与确诊病毒性肝炎患者（特别是急性期）同吃、同住、同生活或经常接触肝炎病毒污染物（如血液、粪便）或有性接触，而未采取防护措施者。

② 症状　指近期内出现的持续几天以上的，无其他原因可解释的症状，如乏力、纳差、恶心、厌油、腹胀、便溏、肝区痛等。

③ 体征　指肝大且有压痛及（或）叩痛。部分患者可有轻度脾肿大。

④ 检验　主要指血清 ALT 活力增高。

⑤ 病原学检查阳性即可确诊。

（2）急性黄疸型肝炎　凡急性发病，具有不同程度的肝炎症状、体征及检验异常，血清胆红素在 $17.1\mu mol/L$ 以上，或尿胆红素阳性，并排除其他原因引起的黄疸，可诊断为急性黄疸型肝炎。

2. 慢性肝炎

既往有乙型、丙型、丁型肝炎或 HBsAg 携带史或急性肝炎病程超过半年，而目前仍有肝炎症状、体征及肝功异常者可诊断为慢性肝炎。发病日期不明或虽无肝炎病史，但影像学、腹腔镜或肝活体组织病理检查符合慢性肝炎改变，或根据症状、体征、检验综合分析亦可做出相应诊断。

3. 重型肝炎

（1）急性重型肝炎　急性黄疸型肝炎起病后 10 天以内迅速出现神经、精神症状，凝血酶原活动度低于 40％，而排除其他原因者，患者常有肝浊音区进行性缩小，黄疸迅速加深，肝功能异常（特别是胆红素大于 $17.1\mu mol/L$）。应重视昏迷前驱症状（行为反常、性格改变、意识障碍、精神异常），以便做出早期诊断。因此，急性黄疸型肝炎患者如有高热、严重的消化道症状，如食欲缺乏、频繁呕吐、腹胀或有呃逆、极度乏力，同时出现昏迷前驱症状者，即应考虑本病。即使黄疸很轻，甚至尚未出现黄疸，但肝功能明显异常，又有上述症状者，亦应考虑本病。

（2）亚急性重型肝炎　急性黄疸型肝炎起病后 10 天以上，同时凝血酶原时间延长（凝血酶原活动度低于 40％），具备以下指征之一者即可诊断为本病：①出现Ⅱ度以上肝性脑病症状；②黄疸迅速上升，肝功损害严重；③高度乏力及明显食欲减退或恶心呕吐，重度腹胀或腹水，可有明显出血现象。对无腹水及明显出血现象者，应注意是否为本型的早期。

（3）慢性重型肝炎　其临床表现同亚急性重型肝炎，但有慢性肝炎、肝硬化或 HBsAg 携带史、体征、严重肝功能损害，或虽无上述病史，但影像学、腹腔镜检查或肝穿检查支持慢性肝炎表现者。

4. 淤胆型肝炎

类似急性黄疸型肝炎，但自觉症状较轻，常有皮肤瘙痒、明显肝大、大便发白。肝功能检查示血清胆红素明显升高，以直接胆红素为主，表现为梗阻性黄疸，如碱性磷酸酶、γ-谷氨酰转肽酶、胆固醇均明显增高。梗阻性黄疸持续 3 周以上，并除外其他肝内、肝外梗阻性黄疸（包括药源性黄疸等）者，可诊断为本病。

五、　治疗原则和药物治疗要点

病毒性肝炎目前尚缺乏可靠的特效治疗方法。治疗时应根据不同病原、不同临床类型及组织学损害区别对待。各型肝炎的治疗原则均以足够的休息、加强营养为主，并进行对症治疗和抗病毒治疗，避免饮酒、过劳和损害肝脏的药物。

1. 急性肝炎

急性肝炎一般为自限性疾病，多可完全康复。以一般治疗、对症支持治疗为主，急性期应进行隔离，症状明显及有黄疸者应卧床休息，恢复期可逐渐增加活动量，但要避免过劳。肝功能正常 1～3 个月后可恢复工作。给予清淡易消化食物，适当补充维生素，充分摄入蛋白质，热量不足者应静脉补充葡萄糖。辅以药物对症治疗，药物不宜太多，以免加重肝脏负担。一般不采用抗病毒治疗，急性丙型肝炎则例外，因急性丙型肝炎容易转为慢性疾病，早期应用抗病毒药可减少转慢率。可选用干扰素或长效干扰素，疗程 24 周，可同时加用利巴韦林治疗。

2. 慢性肝炎

根据病人具体情况采用综合性治疗方案，包括合理的休息和营养、心理平衡、改善和恢复肝功能、调节机体免疫、抗病毒、抗纤维化等治疗。药物治疗主要有以下几种。

（1）改善和恢复肝功能

① 非特异性护肝药　维生素类（B 族维生素、维生素 C 等）、细胞色素 c、谷胱甘肽、葡醛内酯（肝泰乐）、肌苷、ATP、泛癸利酮（辅酶 Q_{10}）、氨基酸、1,6-二磷酸果糖、马洛替酯等。

② 降酶药　五味子类（联苯双酯等）、山豆根类（苦参碱等）、甘草提取物（甘草甜素、甘草酸苷等）、垂盆草、齐墩果酸等。部分病人停药后有 ALT 反跳现象，显效后逐渐减量至停药为宜。

③ 退黄药物　临床上认为具有退黄作用的药物包括丹参、前列地尔、腺苷蛋氨酸、低分子右旋糖酐、苯巴比妥、山莨菪碱、皮质激素等。其作用机制各有不同，如改善微循环、扩张外周血管、疏通肝内微小胆管、诱导转移酶、促进胆红素运输等。应用皮质激素须慎重，肝内淤胆严重、症状较轻、其他退黄药物无效、无禁忌证时可选用。

（2）免疫调节　如肽或胸腺素、转移因子、特异性免疫核糖核酸等。某些中草药提取物如猪苓多糖、香菇多糖、肝炎灵注射液等亦有免疫调节功效。

（3）抗肝纤维化　主要有丹参、冬虫夏草、核仁提取物、γ-干扰素、秋水仙碱等。γ-干扰素体外试验抗纤维化作用明显。

（4）抗病毒治疗　其目的是抑制病毒复制，减少传染性；改善肝功能；减轻肝组织病变；提高生活质量；减少或延缓肝硬化和 HCC 的发生。常用药物有 α-干扰素、拉米夫定、阿德福韦等。

3. 重型肝炎

其原则是以支持疗法和对症疗法为基础的综合性治疗，促进肝细胞再生，预防和治疗各种并发症。对于难以保守恢复的病例，有条件时可采用人工肝支持系统，争取行肝移植。

（1）一般支持疗法　患者卧床休息，实施重病监护，密切观察病情，防止院内感染。尽可能减少饮食中的蛋白质，以控制肠氨的来源。补充足量 B 族维生素、维生素 C 及维生素 K。输注新鲜血浆、白蛋白或免疫球蛋白以加强支持治疗。注意维持电解质及酸碱平衡。禁用对肝、肾有损害的药物。

（2）促进肝细胞再生　如胰高血糖素-胰岛素（G-I）疗法和肝细胞生长因子。

六、　预后及预防

1. 控制传染源

肝炎患者和病毒携带者是本病传染源，急性患者应隔离治疗至病毒消失。慢性患者和携带者可根据病毒复制指标评估传染性大小。复制活跃者尽可能予以抗病毒治疗。凡现症感染者不能从事食品加工、饮食服务、托幼保育等工作。对献血员进行严格筛选，不合格者不得献血。

2. 切断传播途径

（1）甲型肝炎和戊型肝炎　搞好环境卫生和个人卫生，加强粪便、水源管理，做好食品、食具消毒等工作，防止"病从口入"。

（2）乙型、丙型、丁型肝炎　加强托幼保育单位及其他服务行业的监督管理，严格执行餐具、食具消毒。理发、美容、洗浴等用具应按规定进行消毒处理。养成良好的个人卫生习惯。接触病人后用肥皂和流动水洗手。提倡使用一次性注射用具，各种医疗器械及用具实行一用一消毒措施。对带血及体液污染物应严格消毒处理。加强血制品管理，每一个献血员和每单元血液都要经过最敏感的检测 HBsAg 和抗 HCV，有条件时应同时检测 HBV DNA 和 HCV RNA。阳性者不得献血，阳性血液不得使用。采取主动和被动免疫阻断母婴传播。

3. 保护易感人群

（1）主动免疫　接种甲型肝炎减毒疫苗、乙型肝炎疫苗。

（2）被动免疫　甲型肝炎患者的接触者可接种人血清或胎盘球蛋白，以防止发病；新生儿接种乙肝疫苗，同时可联合使用高效价 HBV IgG，提高保护率。

第六节　痔　疮

痔疮是直肠下端黏膜下和肛管皮肤下静脉丛淤血、扩张和屈曲所形成的静脉团块。痔疮是常见病，男女皆有，多见于成年人。

一、 病因

痔疮的病因尚未完全阐明，可由多种因素引起，目前有下列几种学说。

1. 静脉曲张学说

从解剖上看，门静脉系统及其分支直肠静脉都无静脉瓣，血液易于淤积而使静脉扩张，加之直肠上、下静脉丛壁薄、位浅、抵抗力低，末端直肠黏膜下组织松弛，都有利于静脉扩张，若加上各种静脉回流受阻因素，如经常便秘、妊娠、前列腺肥大及盆腔内巨大肿瘤等，都可发生直肠静脉回流障碍而扩张弯曲成痔。肛腺及肛周感染也可引起静脉周围炎，致使静脉失去弹性而扩张。

2. 肛垫下移学说

肛管血管垫是位于肛管和直肠的一种组织垫，简称"肛垫"，由静脉、结缔组织、平滑肌和弹性组织组成。当肛垫松弛、肥大、出血或脱垂时，即产生痔的症状。

3. 遗传、 地理及食物因素

遗传是否可致痔的发生，目前无确切证据，但痔疮患者常有家族史，可能与食物、排便习惯及环境有关。多数人相信发展中国家痔疮发病率低，如在非洲农村患痔者少见，可能与高纤维食物饮食有关。目前，在发达国家多食高纤维食物，除可预防大肠癌的发生，也可减低痔的发病率。

二、 分类

痔根据其所在部位不同分为以下 3 类。

1. 内痔

表面由黏膜覆盖，位于齿线上方，由痔内静脉丛形成。常见于左侧正中、右前及右后 3 处。常有便血及脱垂史。

2. 外痔

表面由皮肤覆盖，位于齿线下方，由痔外静脉丛形成。常见的有血栓性外痔、结缔组织外痔（皮垂）、静脉曲张性外痔及炎性外痔。

3. 混合痔

在齿线附近，为皮肤黏膜交界组织覆盖，由痔内静脉丛和痔外静脉丛之间彼此吻合相通的静脉形成。有内痔和外痔两种特性。

三、 症状

1. 内痔

以便血和痔块脱出为主要表现。内痔出血多发生于排便中或便后，色鲜红，有时大便表面附有少量血液，或将手纸染红，有时为滴血或射血。由于粪便擦破黏膜，或因排便时过于用力，血管内压力增高，以致曲张静脉血管破裂，便时则有喷射状出血。如长期反复出血，或多次大量出血者，还可引起贫血。此外，由于痔核体积增大，排便时受到粪便挤压而脱出肛外。痔核最初仅在排便时脱出，便后能自行复位。症状较重者，脱出后需用手推回，或卧床休息，方能复位。症状严重者，除排便时脱出外，凡用力、行走、咳嗽、喷嚏、下蹲等，都可能使其脱出。脱出的痔核极易感染，每因发炎、水肿、疼痛而发生嵌顿，以致复位困难。

2. 外痔

单纯外痔一般没有症状，仅见肛门处皮赘。如感染细菌而见水肿、疼痛、肿胀、发红、发热等症状，称为炎性外痔。如用力排便、大便干结、咳嗽等剧烈活动，使肛门缘静脉破裂，血液外渗到结缔组织内，成为血肿者，称为血栓性外痔，可在肛门部皮下淤积形成一个隆起的小血肿，疼痛剧烈，坠胀不适，肛门缘皮下可能摸到硬而滑的淤血块。未感染者可在4～5周内自愈，感染者可形成肛门周围脓肿。

四、 诊断要点

依据病史和局部视诊、直肠指诊做出诊断即可。注意内痔、外痔或混合痔的部位、数目，有无血栓形成，有无其他肛门直肠疾病。必要时行乙状结肠镜检查。

五、 治疗和预防

痔疮的治疗主要是对症治疗，消除症状。无症状静止期的痔疮只需要保持良好的饮食和卫生习惯，预防并发症。当痔疮症状严重或非手术治疗失败时，应考虑手术治疗。

1. 一般治疗

① 改善饮食，保持大便通畅，便秘时可用开塞露或口服液体石蜡。

② 长期从事久坐、久立的工作，要注意经常变换体位，做到劳逸结合。

③ 出现痔核脱出，应及时用温水或高锰酸钾热水坐浴，洗净后送回肛门内，防止嵌顿。

④ 及时治疗肠道慢性疾病，如腹泻、痢疾、肠炎等。可注入消炎止痛的油膏或栓剂。如痔疮栓、九华膏、如意金黄膏或黄连膏。全身应用抗生素治疗。

2. 预防

① 养成每日定时排便的习惯，防止便秘和排便时间过长。

② 注意饮食卫生，多吃蔬菜、水果，少吃辣椒等刺激性大的食物，避免大量饮酒。

③ 经常锻炼身体，坚持体育活动，对久站、久坐或年老体弱的人要坚持工间操。

④ 保持肛门部清洁，勤换内裤，及时治疗肛管直肠炎性疾患。

>>> 本篇目标检测

一、选择题

（一）单项选择题

1. 乙肝病人的主要传播途径是（　　）。

　　A. 唾液　　　　　　　　B. 消化道　　　　　　C. 血液　　　　　　D. 蚊子

2. 目前认为，消化性溃疡最主要的病因是（　　）。

　　A. 幽门螺杆菌　　　　　　　　　　　　B. 胃动力异常

　　C. 十二指肠液反流　　　　　　　　　　D. 非甾体类消炎药物

3. 下列哪项不是消化性溃疡的并发症？（　　）

　　A. 出血　　　　　　　B. 穿孔　　　　　　C. 腹泻　　　　　　D. 癌变

4. 消化性溃疡在病理上组织损害深达哪一层？（　　）

　　A. 黏膜层　　　　　　B. 黏膜下层　　　　C. 黏膜肌层　　　　D. 肌层

5. 预防乙肝最主要的方法是（　　）。

　　A. 服用抗生素　　　　　　　　　　　　B. 接种乙肝疫苗

　　C. 服用抗病毒药物　　　　　　　　　　D. 吃煮熟的食物

6. 下列哪个是急性阑尾炎的症状特征？（   ）

    A. 转移性右下腹疼痛   B. 呕吐   C. 发烧   D. 右肩疼痛

7. 质子泵的抑酸机制是（   ）。

    A. 抗胆碱药   B. 拮抗胃泌素受体

    C. 抑制 H^+，K^+-ATP 酶   D. 拮抗 H_2 受体

8. 痔疮的基本诊断方法是（   ）。

    A. 病史结合肛门物理检查   B. 血常规检查   C. 内镜检查   D. 超声检查

9. 病毒性肝炎患者的治疗原则是（   ）。

    A. 以休息、合理营养为主，辅助药物治疗   B. 消除病因

    C. 截断传播途径   D. 大量使用抗生素

10. 男，34 岁，餐后上腹疼痛 10 年，反复发作，近 2 周加重，查体上腹部轻压痛。餐后上腹部疼痛。钡餐检查发现胃小弯侧龛影。最可能的诊断是（   ）。

    A. 慢性胃炎   B. 急性胃炎   C. 消化性溃疡   D. 胃食管反流病

11. 诊断慢性胃炎目前最好的方法是（   ）。

    A. X 射线钡餐检查   B. 胃液分析

    C. 胃镜加活检   D. 血清促胃液素测定

12. 对幽门螺杆菌阳性的消化性溃疡治疗策略中，下列哪项不正确？（   ）

    A. 制酸剂加手术治疗   B. 给予黏膜保护剂同时加抗菌药物治疗

    C. 质子泵抑制剂同时加抗菌药物治疗   D. 制酸剂同时加抗菌药物治疗

（二）多项选择题

1. 关于消化性溃疡叙述正确的是（   ）。

    A. 临床特点是腹上区反复发作性、节律性疼痛   B. 男性病人比女性病人多

    C. 人群中发病率约 10%   D. 40 岁以上人群多见

    E. 十二指肠溃疡明显多于胃溃疡

2. 消化性溃疡的治疗目的是（   ）。

    A. 消除病因   B. 解除症状   C. 促进溃疡愈合

    D. 防止复发   E. 避免并发症

3. 女，46 岁，反复发作的上腹疼痛，早饱、嗳气半年，伴失眠、抑郁。经检查排除了食管、胃肠、肝胆胰器质性病变和糖尿病、肾脏病、结缔组织病。经放射性核素检查胃排空时间延迟，诊断为动力障碍型功能性消化不良，关于其治疗以下哪项适用？（   ）

    A. 避免高脂肪饮食   B. 促胃动力药物

    C. 抗抑郁药物   D. 抑酸药物

    E. 避免并发症

4. 慢性胃炎胃动力不足可采用以下哪些药物？（   ）

    A. 胃复安   B. 吗叮啉   C. 西沙必利

    D. 雷尼替丁   E. 胶体铋剂

5. 病毒性肝炎可用下列哪些药物治疗？（   ）

    A. 干扰素   B. 维生素 C   C. 阿糖腺苷

    D. 肝素乐   E. 咖啡因

二、简答题

1. 简述消化性溃疡的主要临床特征。

2. 简述病毒性肝炎的治疗原则。

3. 简述急性胆囊炎的诊断要点。

三、实例分析

1. 病例分析一

男，38 岁，上腹部持续饱胀不适感半年，餐后症状加重，但食欲及体重无明显变化，近 3 天出现黑

便，每天1次，大便成形有光泽。

查体：上腹部轻压痛，剑突下明显，肝脾肋下未及，无明显贫血面容。

问题：

（1）该患者最可能的诊断是什么？

（2）诊断依据是什么？

（3）为进一步明确诊断首选检查措施是什么？

2.病例分析二

56岁，男性，反复中上腹闷痛20余年，餐后明显，曾行X射线胃肠钡透发现"胃窦部龛影"，服用雷尼替丁可缓解，近1年来疼痛发作频繁，无规律，经常排黑便，服用雷尼替丁效果不明显。

查体：贫血，消瘦外观，中上腹部压痛。大便隐血试验阳性。

问题：

（1）最可能的诊断是什么？

（2）何种检查最有可能确诊？

（3）该患者的治疗措施是什么？

第七篇

泌尿系统解剖生理与常见疾病

泌尿系统由肾脏、输尿管、膀胱、尿道及其血管神经构成，主要功能是生成和排出尿液。肾脏对维持机体内环境稳定起着重要作用，如排泄机体的代谢废物，维持水、电解质和酸碱平衡并分泌多种激素。

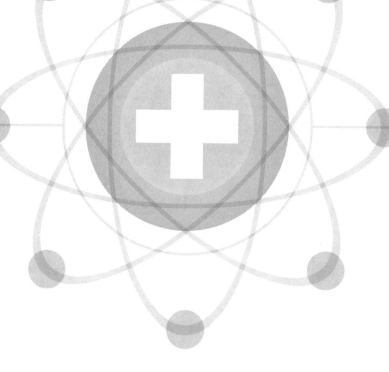

第十四章 泌尿系统解剖生理

第一节 泌尿系统解剖

泌尿系统包括肾、输尿管、膀胱和尿道四部分，是人体代谢产物的主要排泄器官，其主要功能是将人体内代谢过程中产生的废物（如尿酸、尿素、无机盐等）排出体外。

一、 肾的解剖

（一） 肾的位置、 形态和构造

肾位于腹后壁、脊柱两侧，左肾上端平第 11 胸椎下缘，下端平第 2 腰椎下缘，右肾由于肝脏挤压比左肾略低半个椎体。肾的正常位置依靠肾被膜、肾血管、肾的邻近器官、腹内压等的维持。

肾是成对的实质性器官，左右各一，呈蚕豆形，红褐色，重 120～150g。肾可分为内、外侧两缘，前、后两面和上、下两端。肾的外侧缘隆凸，内侧缘中部凹陷，称肾门，是肾盂、血管、神经、淋巴管出入的门户。这些出入肾门的结构，被结缔组织包裹，合称肾蒂。肾门凹向肾内，有一个较大的腔，称肾窦。肾窦由肾实质围成，窦内含有肾动脉、肾静脉、淋巴管、肾小盏、肾大盏、肾盂和脂肪组织等。肾的表面自内向外有三层被膜包绕，即纤维膜、脂肪囊和肾筋膜。

肾脏内部结构，可分为肾实质和肾盂两部分。在肾的冠状面可以看到，肾实质分内外两层：外层为皮质，内层为髓质。肾皮质含有丰富的血管，呈红褐色，由肾小体和肾小管所构成。部分皮质伸展至髓质锥体间，成为肾柱。肾髓质呈淡红色，由 15～20 个锥体组成。每个肾锥体在额状切面上呈三角形，锥体底部朝向肾皮质，尖端圆钝朝向肾门，称为肾乳头。肾乳头顶端有许多乳头状小孔，为肾集合管的开口，肾形成的尿液由此孔流入肾小盏。肾小盏为漏斗形的膜状小管，围绕肾乳头。肾锥体与肾小盏相连接。每个肾有 7～8 个肾小盏，相邻 2～3 个肾小盏合成一个肾大盏。每个肾有 2～3 个肾大盏，肾大盏汇合成一个前后扁平、呈漏斗状的肾盂。肾盂出肾门后，向下弯行，逐渐缩窄变细移行为输尿管（见图 14-1）。

（二） 肾的微细结构

肾实质由泌尿小管和肾间质组成。泌尿小管是生成尿液的上皮性管道，包括肾单位和集合管。

1. 肾单位

肾单位是肾的结构和功能单位。每个肾有 100 万～150 万个肾单位。每个肾单位由肾小体和肾小管组成（见图 14-2）。肾小体为圆球形，由肾小球和肾小囊组成。肾小球为毛细血管盘曲而成，其由肾动脉分支形成。肾小球外有肾小囊包绕。肾小囊分两层，两层之间有囊腔与肾小管的管腔相通。肾小管由单层上皮构成，各段形态特点与其功能相适应。肾小管全长分为 3 段：第一段为近端小管，包括近曲小管和髓袢降支粗段；第二段为髓袢细段，包括髓袢降支细段和髓袢升支细段；第三段为远端小管，包括髓袢升支粗段和远曲小管。肾小管汇成集合管，若干集合管汇合成乳头管，尿液由此流入肾小盏。

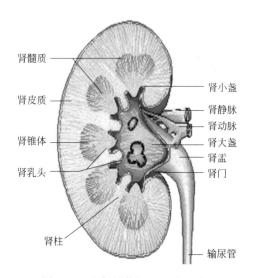

图 14-1　左肾冠状切面（后面观）

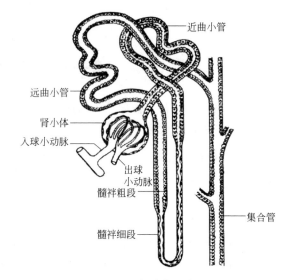

图 14-2　肾单位示意图

2. 集合管

肾小盏与肾单位远曲小管末端相连，管腔较大。集合管具有重吸收和分泌功能。

3. 球旁复合体

球旁复合体也称近球小体，位于血管球周围，由球旁细胞（可分泌肾素，调节血压）、致密斑和球外系膜细胞组成。

（三）肾的血液循环

1. 肾的血液供应特点

肾的血液循环与尿的生成过程密切相关，其主要特点是：①肾动脉直接来自腹主动脉，故肾血流量大，大部分流入肾皮质，流经血管球生成滤液；②肾动脉在肾内形成两次毛细血管网，即肾小球毛细血管网和球后毛细血管网。肾脏的血液先经过肾小球滤过，然后再流经肾小管周围的球后毛细血管网。肾小管周围的球后毛细血管网的血液胶体渗透压较高，使肾小管重吸收的水分和其他物质易迅速涌入毛细血管，返回血液循环。

2. 肾血流量的自身调节

当动脉血压在 80～180mmHg 范围内变动时，肾血流量保持不变，在神经支配的肾脏或离体灌注的肾脏中，这种现象依然存在，称为肾血流量的自身调节。

二、 输尿管

输尿管是一对细长的肌性管道，左右各一条，位于腹膜后，上端起于肾盂，下端终于膀胱，全长 20～30cm。输尿管的功能是输送尿液。

输尿管有三个狭窄，当肾结石随尿液下行时，容易嵌顿在输尿管狭窄处，并产生输尿管绞痛和排尿障碍。输尿管按其走行位置，可分为三部：①输尿管腹部；②输尿管盆部；③输尿管壁内部（见图 14-3）。

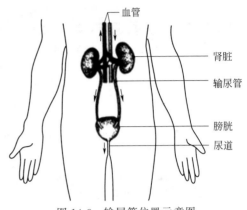

图 14-3　输尿管位置示意图

三、 膀胱

膀胱位于小骨盆的前部，前方为耻骨联合，后方在男性为精囊腺、输精管壶腹和直肠，女性后方为子宫和阴道。膀胱颈在男性下邻前列腺，在女性下方直接邻接尿生殖膈。膀胱上面有腹膜覆盖，男性邻小肠，女性则有子宫伏于其上。

膀胱空虚时近似锥体形，全部位于盆腔内。充盈时膀胱呈卵圆形，超过盆腔上缘。膀胱的下部有尿道内口，与前列腺（男性）或盆膈（女性）相接触。

膀胱是一个中空性肌囊，可分为底、体及颈三部分。膀胱壁由内向外由黏膜、肌层和外膜构成。黏膜层在膀胱空虚时，形成许多皱襞，而在膀胱充盈时，黏膜皱襞减少或消失。但在两个输尿管口与尿道内口之间的三角形区，无论膀胱充盈或空虚，其黏膜均保持平滑状态，不形成皱襞，称为膀胱三角。此三角区是炎症、结核及肿瘤的好发部位。

四、 尿道

尿道是引流尿液自膀胱通向体外的管道，起自膀胱的尿道内口。女性尿道向前下行，穿过尿生殖膈，开口于阴道前庭的尿道外口。男性尿道则穿过前列腺、尿生殖膈和尿道海绵体，开口于阴茎的尿道外口。穿过尿生殖膈时，女性在尿道和阴道周围有尿道括约肌环绕，男性则有尿道膜部括约肌环绕。该括约肌为骨骼肌，受意识控制。女性尿道较短、宽、直，长约 5cm，易受感染。男性尿道细长，长约 18cm，兼有排精功能。

第二节　泌尿系统生理

肾脏是机体的主要排泄器官，其主要功能是通过尿液的生成和排出，排出机体的大部分代谢终产物，此外肾脏还有调节体内电解质和酸碱平衡，调节细胞外液和渗透压，以维持机体内环境相对稳定的功能。以下主要介绍肾脏的排泄功能和尿液的排出，即尿的生成和尿的排出。

一、 尿的生成过程

尿液生成包括三个过程：①通过肾小球的滤过作用生成原尿；②通过肾小管和集合管对小管液的重吸收；③肾小管和集合管的分泌与排泄，最后形成终尿。

1. 肾小球的滤过功能

肾小球的滤过是指当循环血液经过肾小球毛细血管时，血浆中的水和小分子溶质，包括少量分子量较小的血浆蛋白，可以滤入肾小囊的囊腔而形成滤过液。单位时间内（每分钟）两肾生成的超滤液量（原尿量），称为肾小球滤过率。据测定，正常人的肾小球滤过率平均为 125ml/min。肾小球滤过率和肾血浆流量的比值，称为滤过分数。

（1）肾小球滤过膜　由肾小球毛细血管内皮细胞、基膜和肾小囊脏层上皮细胞三层构成。除大分子蛋白质外，其余血浆成分都可通过滤过膜形成原尿。原尿是血浆的超滤液。基膜空隙较小，是滤过膜的主要滤过屏障。滤过膜通透性的高低决定于被滤过物质分子的大小。

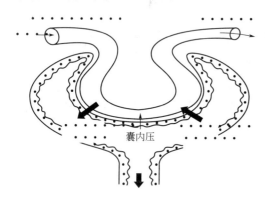

图 14-4　有效滤过示意图

（2）肾小球滤过作用的动力　肾小球滤过作用的动力是有效滤过压。有效滤过压是指促进超滤的动力与对抗超滤的阻力的差值。超滤动力等于肾小球毛细血管压加上囊内液胶体渗透压（见图 14-4）。由于正常状态下，囊内液蛋白浓度极低，其囊内液胶体渗透压可忽略不计，肾小球毛细血管压成为滤过的唯一动力。超滤阻力等于血浆胶体渗透压与肾小囊内压之和。因此有效滤过压＝肾小球毛细血管血压－（血浆胶体渗透压＋肾小囊内压）。血液在肾小球毛细血管中流动时，随着血浆的滤出，血浆胶体渗透压逐渐上升，有效滤过压逐渐降低到零，从而达到滤过平衡。

（3）影响肾小球滤过的因素　影响肾小球滤过功能的主要因素有肾小球滤过膜的通透性、滤过面积、有效滤过压、肾血浆流量等。急性肾小球肾炎时，肾小球毛细血管腔变窄或完全阻塞，使有效滤过面积减小，肾小球滤过率降低，导致少尿。若滤过膜通透性增大，则血浆蛋白容易滤过，而出现蛋白尿。

有效滤过压对肾小球滤过的影响：凡影响肾小球毛细血管血压、肾小囊内压和血浆胶体渗透压的因素都可影响有效滤过压。

①动脉血压降至肾血流自身调节下限（80mmHg）以下时，肾小球毛细血管血压降低，肾小球滤过率减少；反之亦然。如高血压病晚期，入球小动脉硬化，口径缩小，肾小球毛细血管血压明显降低，有效滤过压降低引起少尿。

②输尿管受压或阻塞时，肾小囊内压升高，有效滤过压降低。

③静脉滴注大量生理盐水时，由于血浆胶体渗透压降低而有效滤过压增大。

肾血浆流量主要影响肾小球毛细血管中血浆胶体渗透压上升的速率。肾血浆流量多，肾小球滤过率大。交感神经兴奋可使肾血流量、肾血浆流量显著减少，肾小球滤过率降低，尿量减少。

2. 肾小管、集合管的重吸收功能

肾小管与集合管的重吸收作用是指小管液中的一些物质被小管上皮细胞重新转运回血液的过程，如图 14-5 所示。

（1）近曲小管　小管液中约 67% 的 Na^+、Cl^- 与水在近曲小管被重吸收。其中 Na^+ 主要为主动重吸收，Cl^- 为被动吸收。水随小管液中 NaCl 等溶质吸收后所形成的管内外渗透压差而被动重吸收，其吸收量不受神经、激素调节，与体内是否缺水有关。HCO_3^- 是以 CO_2 形式重吸收。HCO_3^- 先与肾小管分泌的 H^+ 结合，生成 H_2CO_3，离解为 CO_2 和水。

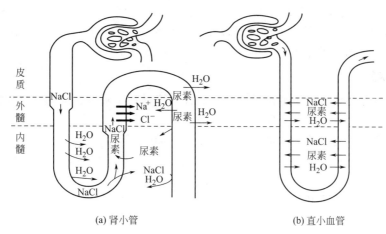

图 14-5　肾小管和集合管的重吸收和分泌功能

CO_2 扩散入细胞，在碳酸酐酶作用下，再与水生成 H_2CO_3，又离解为 H^+ 和 HCO_3^-，HCO_3^- 与 Na^+ 一起转运入血。葡萄糖和氨基酸的重吸收机制为与 Na^+ 同向的继发性主动转运。葡萄糖的重吸收部位限于近球小管。肾小管对葡萄糖的重吸收能力有限，尿中开始出现葡萄糖时的血糖浓度，称为肾糖阈。

（2）髓袢　近球小管液流经髓袢过程中，约20％的 Na^+、Cl^- 和 K^+ 等物质被进一步重吸收。

（3）远曲小管和集合管　在远曲小管和集合管，重吸收大约12％滤过的 Na^+ 和 Cl^-，同时分泌不同量的 K^+ 和 H^+，重吸收不同量的水。水、NaCl的重吸收，以及 K^+ 和 H^+ 的分泌可根据机体的水、盐平衡状况进行调节。如机体缺水或缺盐时，远曲小管和集合管可增加水、盐的重吸收；当机体水、盐过剩时，则水、盐重吸收明显减少。因此，远曲小管和集合管对水和盐的转运是可被调节的。水的重吸收主要受抗利尿激素调节，而 Na^+ 和 K^+ 的转运主要受醛固酮调节。

3. 肾小管和集合管的分泌与排泄

（1）分泌 H^+　主要以 H^+-Na^+ 交换方式进行。近曲小管细胞除通过 Na^+-H^+ 交换分泌 H^+，促进 $NaHCO_3$ 重吸收外，远曲小管和集合管的闰细胞也可分泌 H^+。细胞内的 CO_2 和 H_2O 在碳酸酐酶催化作用下生成的 H^+ 和 HCO_3^-，H^+ 由 H^+ 泵泵至小管液，HCO_3^- 则通过基侧膜回到血液中，因而 H^+ 的分泌和 HCO_3^- 的重吸收与酸碱平衡的调节有关。

（2）分泌 K^+　主要是以 K^+-Na^+ 交换方式进行。尿中的 K^+ 排泄量随 K^+ 的摄入量而异，从而维持机体血 K^+ 浓度相对稳定。Na^+-K^+ 交换和 H^+-Na^+ 交换之间有竞争性抑制。酸中毒时由于 H^+-Na^+ 交换增强、Na^+-K^+ 交换减弱，K^+ 的分泌排出减少而出现高血钾。高血钾时由于 Na^+-K^+ 交换增强、H^+-Na^+ 交换减弱而 H^+ 分泌排出减少，出现酸中毒。

（3）分泌 NH_3　NH_3 在小管液中与 H^+ 结合生成 NH_4^+，使小管液中的 H^+ 浓度降低，有利于肾小管进一步分泌 H^+。NH_4^+ 与 Cl^- 形成 NH_4Cl 随尿排出。NH_3 的分泌还能促进 Na^+ 和 HCO_3^- 的重吸收。酸中毒时 NH_3 分泌增加。

二、 尿液的浓缩和稀释

尿的渗透浓度可由于体内缺水或水过剩等不同情况而出现大幅度变动。体内缺水时，机体将排出渗透浓度明显高于血浆渗透浓度的高渗尿，即尿被浓缩。而体内水过剩时，将排出渗透浓度低于血浆渗透浓度的低渗尿。正常人尿液渗透浓度可为 50 ~ 1200mOsm/(kgH$_2$O)。所以，根据尿的渗透浓度可以了解肾的渗透浓度和稀释能力。肾的浓缩和稀释能力在维持体液平衡和渗透压恒定中具有极为重要的作用。

1. 尿液的稀释

尿液的稀释是由于小管液的溶质被重吸收而水不易被重吸收造成的。这种情况主要发生在髓袢升支粗段。髓袢升支粗段能主动重吸收 Na$^+$ 和 Cl$^-$，而对水不通透，故水不被重吸收，造成髓袢升支粗段小管液为低渗液。在体内水过剩而抗利尿激素释放被抑制时，集合管对水的通透性非常低。因此，髓袢升支的小管液流经远曲小管和集合管时，NaCl 继续重吸收，使小管液渗透浓度进一步下降，可降低至 50mOsm/(kgH$_2$O)，形成低渗尿，造成尿液稀释。如果抗利尿激素完全缺乏，如严重尿崩症患者，每天可排出高达 20L 的低渗尿。

2. 尿液的浓缩

尿液的浓缩是由于小管液中的水被重吸收而溶质仍留在小管液中造成的。水重吸收的动力来自肾髓质渗透梯度的建立，即髓质渗透浓度从髓质外层向乳头部深入而不断升高。在抗利尿激素存在时，远曲小管和集合管对水通透性增加，小管液从外髓集合管向内髓集合管流动时，由于渗透作用，水不断进入高渗的组织间液，使小管液不断被浓缩而变成高渗液，最后尿液的渗透浓度可高达 1200mOsm/(kgH$_2$O)，形成浓缩尿。髓袢是形成髓质渗透梯度的重要结构，只有具有髓袢的肾才能形成浓缩尿，髓袢愈长，浓缩能力就愈强（见图 14-6）。

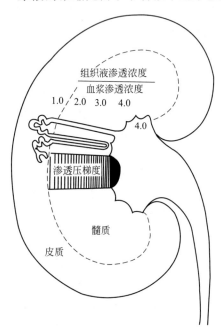

图 14-6　肾髓质渗透压梯度示意图
线条越密，表示渗透压越高

三、　尿的排放

尿的生成是个连续不断的过程。持续不断进入肾盂的尿液，由于压力差及肾盂的收缩而被送入输尿管。输尿管中的尿液则通过输尿管的周期性蠕动而被送入到膀胱。但是，膀胱的排尿是间歇进行的。尿液在膀胱内储存并达到一定量时，才能引起反射性排尿动作，将尿液经尿道排放于体外。

1. 膀胱与尿道的神经支配

膀胱逼尿肌和膀胱内括约肌受交感神经和副交感神经支配。由第 2 ~ 4 骶髓发出的盆神经中含副交感神经纤维，其兴奋可使逼尿肌收缩、膀胱内括约肌松弛，促进排尿。交感神经纤维是由腰髓发出，经腹下神经到达膀胱。其兴奋则使逼尿肌松弛、膀胱内括约肌收缩，阻抑尿的排放。但在排尿活动中交感神经的作用比较次要。膀胱外括约肌受阴部神经（由骶髓发出的躯体神经）支配，其兴奋可使膀胱外括约肌收缩。这一作用受意识控制。至于膀胱外括约肌的松弛，则是阴部神经活动的反射性抑制所造成的。上述三种神经也含有传入纤维。膀胱充胀感觉的传入纤维存在于盆神经中；传导膀胱痛觉的传入纤维存在于腹下神经中；而传导尿道感觉的传入纤维存在于阴部神经中（见图 14-7）。

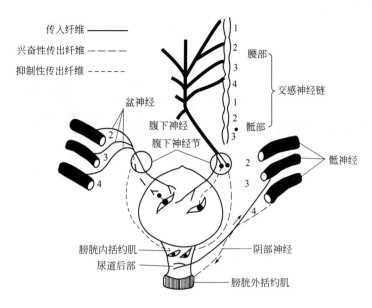

传入纤维 ————
兴奋性传出纤维 ————
抑制性传出纤维 ------

盆神经
腹下神经
腹下神经节
腰部
骶部
交感神经链
骶神经
膀胱内括约肌
尿道后部
阴部神经
膀胱外括约肌

图 14-7　膀胱和尿道的神经支配

2. 排尿反射

　　排尿活动是一种反射活动。当膀胱尿量充盈到一定程度时（400～500ml），膀胱壁的牵张感受器受到刺激而兴奋。冲动沿盆神经传入，到达骶髓的排尿反射初级中枢；同时，冲动也到达脑干和大脑皮层的排尿反射高位中枢，并产生排尿欲。排尿反射进行时，冲动沿盆神经传出，引起逼尿肌收缩、膀胱内括约肌松弛，于是尿液进入后尿道。这时尿液还可以刺激尿道感受器，冲动沿阴部神经再次传到脊髓排尿中枢，进一步加强其活动，使膀胱外括约肌开放，于是尿液被强大的膀胱内压驱出。尿液对尿道的刺激可进一步反射性地加强排尿中枢活动。这是一种正反馈，可使排尿反射加强，直至尿液排完为止。在排尿末期，由于尿道海绵体肌肉收缩，可将残留于尿道的尿液排出体外。大脑皮层等排尿反射高位中枢能对脊髓初级中枢施加易化或抑制性影响，以控制排尿反射活动。小儿大脑发育不完善，对初级中枢的控制能力较弱，所以小儿排尿次数多，且易发生夜间遗尿现象。排尿或储尿任何一方发生障碍，均可出现排尿异常，临床上常见排尿异常有尿频、尿潴留和尿失禁。排放次数过多者称为尿频，常常是由于膀胱炎症或机械性刺激（如膀胱结石）而引起的。膀胱中的尿液过多而不能排出者称为尿潴留。当脊髓受损，以致初级中枢与大脑皮层功能联系中断，排尿便失去意识控制，可出现尿失禁。

第十五章 泌尿系统常见疾病

Chapter

15

第一节 肾小球肾炎

肾小球肾炎是一组病因、发病机制、病理改变、病程和预后不尽相同，但有相似的临床表现（血尿、蛋白尿、高血压等），病变主要累及双侧肾小球的疾病。根据其发病的急缓可分为急性肾小球肾炎和慢性肾小球肾炎。

一、急性肾小球肾炎

急性肾小球肾炎（简称急性肾炎）是由免疫反应而引起的弥漫性肾小球损害，多数属于急性链球菌感染后肾炎。它是以急性发作的血尿、蛋白尿、水肿、高血压或伴短暂氮质血症为主要特征的一组综合征。

（一）病因和发病机制

其病因尚未完全清楚。已知某些因素可能导致急性肾小球肾炎，其中最常见的是 β 型溶血性链球菌，其次是其他致病菌，如葡萄球菌、肺炎双球菌、伤寒杆菌、白喉杆菌及病毒、疟原虫。但有的急性肾炎患者可找不到致病因素。其发病机理目前并不完全清楚，一般认为急性肾小球肾炎并不是病因直接导致肾小球损害，而是病因作为抗原所导致的一种免疫性疾病。

（二）临床表现

（1）前驱症状　病前 1~3 周多有呼吸道或皮肤感染史，如急性咽炎、扁桃体炎、齿龈脓肿、猩红热、水痘、麻疹、皮肤脓疱疹等，部分患者可无前驱症状。

（2）血尿　肉眼血尿常为首发症状之一，尿色深呈浑浊棕红色或洗肉水样，一般在数天内消失，也可持续 1~2 周才转为镜下血尿，镜下血尿多在 6 个月内消失，也可持续 1~3 年才消失。

（3）水肿及少尿　以水肿作为首发症状者约占 70%，多出现于面部、眼睑。眼睑、面部水肿及苍白，呈现所谓肾炎面容。水肿也可波及下肢，严重时有胸、腹水及心包积液。

（4）高血压　血压可轻度至中度增高，随尿量增多，血压逐渐趋于正常，一般持续 2~4 周。少数患者可因血压急剧升高而致高血压脑病或左心衰竭。血压升高主要与水、钠潴留，肾素分泌增加，前列腺素分泌减少有关。

（5）神经系统症状　主要为头痛、恶心、呕吐、失眠、思维迟钝；重者可有视力障碍，甚至出现黑蒙、昏迷、抽搐，多与血压升高及水、钠潴留有关。

（三） 辅助检查

1. 尿常规

① 蛋白尿为本病特点，尿蛋白含量不一，一般为（1～3）g/24h，尿蛋白定性（±）～（＋＋＋），数周后尿蛋白逐渐减少，维持在少量至（＋），多在1年转阴或为极微量。

② 镜下血尿红细胞形态多皱缩，边缘不整或呈多形性，红细胞管型存在更有助于急性肾炎的诊断。

③ 尿比重高，多在1.020以上。

2. 血常规

血红蛋白可有短暂轻度下降，与血液稀释有关，在无感染灶情况下白细胞计数及分类正常。血沉常加快。血清抗链球菌溶血素"O"滴度增高。80%～95%患者在起病后2周内可有血清总补体及C3降低，4周后开始复升，6～8周恢复到正常水平，对提示本病有重要意义。

3. 肾功能

大多数患者肾功能无异常，但可有一过性肾小球滤过功能降低，出现短暂氮质血症。个别病例因病情严重，可出现肾功能衰竭而危及生命。

4. 水电解质

电解质紊乱少见，少尿时，二氧化碳结合力可轻度降低，血钾浓度轻度增加，并有稀释性低血钠，此现象随利尿开始迅速恢复正常。

5. 尿纤维蛋白降解产物（FDP）

尿中FDP测定反映肾小血管内凝血及纤溶作用。正常尿内FDP＜2mg/L(2μg/ml)，肾炎时尿FDP值增高。

（四） 诊断要点

急性肾小球肾炎根据先驱感染史、水肿、血尿，同时伴高血压和蛋白尿，诊断并不困难。急性期多有抗链球菌溶血素"O"效价增高，血清补体浓度下降，尿中FDP含量增高等更有助于本病的诊断。

知识链接

所谓氮质血症是指血中尿素、肌酐、尿酸等非蛋白氮（NPN）含量显著升高，称氮质血症。

（五） 治疗原则和药物治疗要点

本病治疗旨在改善肾功能，预防和控制并发症，促进机体自然恢复。

（1）一般治疗

急性肾炎患者卧床休息十分重要。卧床能增加肾血流量，可改善尿异常改变。当水肿消退，血压下降，尿异常减轻，可作适量散步，逐渐增加轻度活动，防止骤然增加活动量。在急性期以限制水分为宜，但不宜过分限制，以防止血容量骤然不足。有明显水肿和高血压时，盐的摄入量以限制在 2g/天左右为宜。一般主张进低蛋白、高糖饮食持续到利尿开始，待症状基本缓解后，恢复常规饮食。

（2）对症治疗

① 利尿消肿、降血压　经控制水盐的摄入量后，水肿仍明显者，通常使用噻嗪类利尿剂如氢氯噻嗪 25mg/次，每日 3 次。必要时可使用袢利尿剂，如呋塞米及布美他尼等。利尿后血压控制仍不理想者，可选用降压药。如钙通道阻滞剂（硝苯地平 20～40mg/日）及肼苯哒嗪、哌唑嗪以增强扩张血管效果。一般不选用 ACEI 和 AⅡ受体拮抗剂。对于严重的高血压，可选用硝普钠。

② 高钾血症的治疗　限制钾摄入量，应用排钾利尿剂均可防止高钾血症的发展。如尿量极少，导致严重高钾血症时，经降钾药物治疗无效，可行透析治疗。

③ 控制感染　早期感染应采用抗感染治疗。一般多选用青霉素，注意避免选用对肾脏有损害的药物。

（六）病例分析

1. 病历摘要

陈××，女，10 岁。因眼睑间断水肿 1 个月至医院治疗。查体：双下肢轻度水肿，眼睑水肿，咽部充血，扁桃体轻度肿大，咳嗽，双肺呼吸音粗，余未见明显异常。查尿常规：潜血（＋＋），蛋白（＋＋），红细胞（＋＋＋）。

2. 分析

（1）诊断及诊断依据

① 诊断　急性肾小球肾炎。

② 诊断依据

a. 患者咽部充血，扁桃体轻度肿大，咳嗽，双肺呼吸音粗，说明发病时有先驱感染史。

b. 双下肢轻度水肿，眼睑水肿。

c. 有血尿、蛋白尿：潜血（＋＋），蛋白（＋＋），红细胞（＋＋＋）。

（2）治疗原则

① 卧床休息。

② 先进低蛋白、高糖饮食持续到利尿开始，待症状基本缓解后，恢复常规饮食。

③ 药物治疗：可用噻嗪类药物利尿；抗生素类药物抗感染。

二、慢性肾小球肾炎

慢性肾小球肾炎（简称慢性肾炎）是一组病因不同，病理变化多样的慢性肾小球疾病。其临床特点为病程长，病情逐渐发展，有蛋白尿、血尿及不同程度高血压和肾功能损害，于患病 2～3 年或 20～30 年后，终将出现肾功能衰竭。

（一）病因和发病机制

病因不清，发病机理和急性肾炎相似，是一自身免疫反应过程。但导致慢性过程的机理尚不清楚，可能与机体存在的某些免疫功能缺陷有关。免疫功能缺陷可使机体抵抗感染能力下降，招致微生物反复侵袭；机体又不能产生足够量的抗体，以清除致病物质（抗原），致使抗原持续存留机体内，并形成免疫复合物，沉积于肾组织，产生慢性炎症过程。

此外，非免疫介导的肾脏损害在慢性肾炎的发生与发展中亦可能起着重要作用，如肾单位代偿性血清灌注压增高，肾小球毛细血管祥跨膜压力及滤过压增高，均可引致肾小球硬化。在疾病过程中高血压长期存在，可导致肾小动脉狭窄、闭塞，加速肾小球硬化。

（二）临床表现

慢性肾小球肾炎早期表现不明显，不易诊断。可发生于任何年龄，但以中青年为主，男性多于女性。其共有的临床表现为：蛋白尿、血尿、水肿和高血压，可有不同程度的肾功能减退，病情时轻时重，渐进性发展为慢性肾衰竭。

（1）前驱症状　患者可有急性肾炎或链球菌感染史，但难于确定病因。

（2）起病　本病起病方式不一，有些患者开始无明显症状，仅于查体时发现蛋白尿或血压高。多数患者于起病后即有乏力、头痛、浮肿、血压高、贫血等临床症候，少数患者起病急，浮肿明显，尿中出现大量蛋白，也有始终无症状直至出现呕吐、出血等尿毒症表现方就诊。

（3）高血压　本病患者有不同程度的高血压，多为轻、中度，并持续存在。

（4）尿的改变　尿的改变是慢性肾炎必有的症状，尿量多数较少，在 1000ml/日 以下，少数可出现少尿，常伴有浮肿；肾小管功能损害较明显者，尿量增多，并伴有夜尿多，浮肿不明显，甚至出现脱水征象。

（5）中枢神经系统症状　可有头痛、头晕、食欲减退、疲乏、失眠等，这与高血压、贫血、某些代谢及内分泌功能紊乱等有关。

（6）贫血　贫血与肾脏分泌促红细胞生成素减少，致红细胞分化、成熟、释放减少有关。

有些患者可以浮肿、高血压或反复发作为其突出表现，临床上习惯将慢性肾炎分为普通型、高血压型、肾病型、混合型及急性发作型。但这五型不是独立分开的，常有重叠和转化。

（三）辅助检查

（1）尿常规　尿比重偏低，多在 1.020 以下，疾病晚期常固定在 1.010。尿蛋白微量至（＋＋＋）不等。尿中常有红细胞及管型（颗粒管型、透明管型）。急性发作期有明显血尿或肉眼血尿。

（2）血液检查　常有轻、中度正色素性贫血，红细胞及血红蛋白成比例下降，血沉增快，可有低蛋白血症，一般血清电解质无明显异常。

（3）肾功能检查　肾小球滤过率、内生肌酐清除率降低，血尿素氮及肌酐升高，肾功能分期多属代偿期或失代偿期，酚红排泄试验及尿浓缩稀释功能均减退。

（4）B超功能检查　B超功能检查，双肾可有结构紊乱、缩小等改变。

（四）诊断要点

典型病例诊断不难，具有蛋白尿、血尿（相差显微镜检查多见多形态改变的红细胞）、高血压、水肿、肾功能不全等肾小球肾炎临床表现，病程持续 1 年以上并排除其他疾病者即可诊断为慢性肾小球肾炎。不典型病例诊断注意要点如下。

（1）起病缓慢，病情迁延时间往往超过 1 年，时轻时重，肾功能逐步减退，后期可出现贫血、电解质紊乱、血尿素氮及血肌酐升高等情况。

（2）有不同程度的蛋白尿、血尿、管型尿、水肿及高血压等表现。

（3）病程中可因呼吸道感染等原因诱发急性发作，出现类似急性肾炎的表现。

慢性肾小球肾炎的食物选择：①要补充足量的维生素，多食用番茄、绿叶蔬菜、新鲜大枣、西瓜、黄瓜、柑橘等食品。②食欲差者可补充维生素C，同时多食用富含B族维生素和叶酸的食物，如动物内脏、绿叶蔬菜等食品。

（五）治疗原则

防止或延缓肾功能进行性恶化，改善或缓解临床症状及防治并发症。防治并发症是本病的治疗原则。

（1）一般治疗　鼓励病人树立战胜疾病的信心，防止感染，加强休息，避免强体力活动，但要做适当有益的活动。限制钠的摄入量，适当控制饮水量，提高蛋白质摄入量。

（2）治疗要点

① 利尿剂的应用　轻度水肿不必给予利尿剂，中度以上水肿者可按病情选用噻嗪类药物、保钾利尿剂(安体舒通、氨苯蝶啶)或速尿，可单独应用或联合应用，剂量宜由小到大，逐渐消肿以防止电解质紊乱。避免采用对肾脏有损害的药物。

② 降血压　血压高于140/90mmHg。高血压是加速肾小球硬化、促进肾功能恶化的重要因素，积极控制高血压非常重要。降压药物的应用参见有关章节。

③ 抗血小板聚集药物　长期使用可以延续肾功能减退。

第二节　尿路感染

尿路感染简称尿感，是指尿路内有大量微生物繁殖而引起的尿路炎症。依据解剖学可以将其分为两类，即下尿路感染（尿道炎、膀胱炎及前列腺炎）与上尿路感染（急性肾盂肾炎）。因膀胱炎与急性肾盂肾炎临床表现极相似很难鉴别，故都称为尿路感染。尿路感染是常见病，发病率约占总人口的2%，男女比例为10∶1。

一、病因和发病机制

1. 致病菌

尿路可被多种微生物感染，但最常见的是大肠杆菌，约占尿路感染的70%以上，其次为副大肠杆菌、克雷伯杆菌、变形杆菌、葡萄球菌等，少数为铜绿假单胞菌。偶尔可由真菌、病毒、寄生虫等引起。铜绿假单胞菌、葡萄球菌感染多见于以往有尿路器械检查史或长期留置导尿管的患者。糖尿病及长期应用广谱抗生素或激素的患者时常伴有尿路真菌感染。

2. 感染途径

（1）上行感染　尿路感染最常见的途径是上行感染。细菌从尿道外口进入膀胱、输尿管、肾盂，引起肾盂肾炎后，再经肾盏、肾乳头侵犯肾小管、肾间质。此途径的病原菌多为大肠杆菌。常见诱因有尿路器械检查、导尿、性交、尿液过浓和月经期等。

（2）血行感染　血行感染很少。体内存在感染病灶（扁桃体炎、皮肤化脓性感染等）或败血症，细菌侵入血流，到达肾皮质引起多发性小脓肿，向下扩散至肾乳头、肾盂引起肾盂肾炎。血行感染的肾盂肾炎常发生在机体衰竭的病人。其致病菌多为金黄色葡萄球菌。

（3）淋巴道感染　淋巴道感染极其少见。

（4）直接感染　直接感染很少见。由于外伤或肾、尿路附近的脏器感染直接蔓延至肾脏引起肾盂肾炎。

二、　临床表现

1. 膀胱炎和尿道炎

临床上以尿频、尿急、尿痛和排尿末下腹部疼痛为主要表现，发热等全身中毒症状轻。体检可能仅见尿道发红、压痛，或耻骨上区压痛。

2. 急性肾盂肾炎

（1）全身表现　急骤起病、畏寒、发热（38～39℃）、乏力、恶心、呕吐等。

（2）局部症状及体征　尿路刺激症状，腰痛，尿液浑浊，可呈脓尿或血尿。腹部输尿管行经区压痛、肾区叩击痛等。

3. 慢性肾盂肾炎

大多数由急性肾盂肾炎未彻底治疗反复发作引起，临床表现不典型，病程长，迁延不愈，反复发作，主要为肾小管浓缩功能损害。典型的慢性肾盂肾炎多从急性肾盂肾炎发展而来，病程超过半年以上，以尿路刺激症状和全身感染为主。表现为低热、乏力、轻度尿频、尿急、尿痛，伴有腰酸背痛、食欲减退等。若肾实质损害严重者，则引起尿毒症。

三、　辅助检查

1. 尿常规检查

尿白细胞≥5个/HP（高倍视野），如出现白细胞管型则有助于肾盂肾炎的诊断。镜下血尿见于50%左右的急性尿路感染病人，多数患者尿红细胞数为2～10个/HP，极少数（＜5%）可有肉眼血尿，尿蛋白常为（－）～（＋）。

2. 尿细菌学检查

尿细菌学检查是诊断尿路感染最可靠的检查。如果发现真性细菌尿，虽无症状也可诊断为尿路感染。必须按操作规程收集尿标本，特别是要避免白带污染，采用中段尿做细菌定量培养其结果才可靠。

（1）尿细菌定量培养　尿细菌定量培养的临床意义为：一次清洁中段尿培养菌落数≥10^5/ml为真性菌尿；10^4～10^5/ml为可疑阳性，需复查；如果为＜10^4/ml，则可能是污染。如果2次中段尿≥10^5/ml，且为同一菌种，虽无感染症状，亦应诊断为尿感。

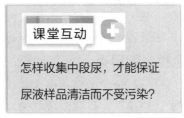

课堂互动

怎样收集中段尿，才能保证尿液样品清洁而不受污染？

（2）尿涂片镜检细菌　尿涂片镜检细菌是一种快速诊断细菌尿的方法。可采用未经沉淀清洁中段尿1滴，涂片做革兰染色，用油镜找细菌，如平均每个视野≥1个细菌表示尿细菌定量≥10^5/ml。其符合率可达90%以上。

四、　诊断要点

1. 定性诊断

尿路感染的诊断常不能单纯依靠临床症状和体征，而要依靠实验室检查，尤其是细菌学检查。凡是有真性细菌尿者,都可诊断为尿路感染。

2. 定位诊断

真性细菌尿只表明有尿路感染存在,但明确部位和区别急、慢性,则要结合临床表现及实验室检查综合判断。

(1) 膀胱炎 膀胱炎表现为:①临床以尿路刺激征为主,全身反应轻;②实验室检查尿中多为白细胞,伴有镜下或肉眼血尿,但无白细胞管型;③经短程抗菌疗法,多能治愈。

(2) 急性肾盂肾炎 急性肾盂肾炎表现为:①除尿路刺激征外,多有发热(>38℃),有明显的腰痛及肋脊角或肾区压痛、叩击痛;②实验室检查病人血中有显著的白细胞升高、核左移、脓尿,并且尿中有白细胞管型;③尿沉渣镜检如能发现白细胞管型则是有力的证据;④部分病人尿酶测定,如尿 N-乙酸-β-氨基葡萄糖苷酶排出量增多;⑤多数患者尿 β_2 微球蛋白含量升高;⑥经短程治疗无效。

(3) 慢性肾盂肾炎 慢性肾盂肾炎表现为:①可间歇发生尿路刺激征或间歇出现真性细菌尿;②主要有尿浓缩功能障碍等肾小管功能持续损害表现;③影像学检查,如超声显像、X 射线检查、肾盂静脉造影、CT 等发现双肾不对称性缩小,有局灶的、粗糙的皮质疤痕形成,肾盂变形、扩大等。

五、 治疗原则

治疗尿路感染应遵循以下原则:①积极有效地进行抗菌治疗,在开始治疗前应做尿定量细菌培养以确定诊断。②对反复感染患者,应做抗生素药物过敏试验,以指导治疗,并注意消除可能存在的易患因素,如阻塞、结石等。③分清类型合理用药。一般而言,仅局限于下泌尿道的无并发症的感染对低剂量及短程治疗有效,而上泌尿道感染则需要较长时间的治疗。④鼓励病人多喝水、勤排尿。

1. 急性膀胱炎

90%的急性膀胱炎病人是由大肠杆菌引起的,尽管其耐药性有地区差异,但大多数菌株对许多抗生素敏感。可采用下列方法进行治疗。

(1) 单次大剂量疗法 单次大剂量疗法适用于大肠杆菌引起、无合并症的膀胱炎,并在治疗后能及时随诊检查的患者。

(2) 三天疗法 对于单次大剂量疗法无效采用此法。采用复方磺胺甲基异噁唑或氧氟沙星。男性患者、孕妇、复杂尿路感染、拟诊为肾盂肾炎患者均不宜用短程治疗。

2. 急性肾盂肾炎

(1) 一般治疗 发热中毒症状明显,或有较明显的血尿和尿路刺激征者,应卧床休息,多饮水、勤排尿,口服碳酸氢钠,以碱化尿液减轻尿路刺激征。

(2) 抗菌治疗

① 轻型急性肾盂肾炎可单一用药 2 周,如复方磺胺甲基异噁唑,用药 72h 未显效,应按药物过敏试验结果更改抗菌药物。

② 较重急性肾盂肾炎宜采用肌内或静脉途径给药,必要时联合给药。可选用下列药物:a. 半合成广谱青霉素;b. 氨基糖苷类,如奈替米星,对于肾功能减退者此类抗生素应慎用;c. 第三代头孢菌素类,如头孢曲松钠。也可联合给药。

3. 慢性肾盂肾炎

急性发作者按急性肾盂肾炎治疗,对于反复发作的复发者则应选用强有力的杀菌药,在允许范围内用最大剂量治疗 6 周或 6 周以上。对于反复发作的重新感染者，应考虑用长疗程低剂量抑菌疗法做预防性治疗，每晚临睡前排尿后服用 1 次，如复方磺胺甲基异噁唑半片或 1 片、甲氧嘧啶（TMP）50mg、呋喃妥因 50mg 或氧氟沙星 100mg，酌情使用半年至 1 年以上。对于慢性肾盂肾炎，最重要的是寻找易感因素，并加以纠正。

六、 病例分析

（一） 病历摘要

　　谢某，男，68 岁。主诉：头痛，全身乏困无力，发热，尿急，尿频，尿痛，食欲差。无特殊既往史、家族史。查体：体温 38.5℃，血压 160/90mmHg，双侧颌下淋巴结肿大，咽部红肿，扁桃体 I 度肿大，双侧肾区有叩击痛。实验室检查：脓尿，大量白细胞管型。

（二） 分析

1. 诊断及诊断依据

　　（1）诊断　急性肾盂肾炎。
　　（2）诊断依据　①全身表现：发热（38～39℃）、乏力、食欲差；②患者有明显的尿路刺激征，双侧肾区有叩击痛；③脓尿，大量白细胞管型。

2. 进一步检查

　　血象检查，尿液细菌学检查，肾功能检查。

3. 治疗原则

　　（1）一般治疗　患者卧床休息，多饮水、勤排尿，口服碳酸氢钠 1g/次，1 天 3 次，以碱化尿液，减轻尿路刺激征。
　　（2）抗菌治疗　如复方磺胺甲基异噁唑，用药 72h 未显效，应按药物过敏试验结果更改抗菌药物；半合成广谱青霉素，如哌拉西林、奈替米星；第三代头孢菌素类。也可联合给药。

第三节　尿　石　症

　　尿石症是肾、输尿管、膀胱及尿道等部位结石的统称，是泌尿系统常见疾病之一。泌尿系结石多原发于肾脏和膀胱，输尿管结石往往继发于肾结石，尿道结石往往是膀胱内结石随尿流冲出时梗阻所致。尿石症的发生率男性高于女性，肾与输尿管结石多见于 20～40 岁的青壮年，约占 70%，膀胱和尿道结石多发生在 10 岁以下的儿童和 50 岁以上的老年患者。尿石症引起尿路梗阻和感染后，对肾功能损害较大，严重者可危及生命。

一、 病因和发病机制

　　尿石形成的机理比较复杂，至今尚未完全明了，目前认为尿石形成有以下两项基本要素：一是尿内含有形成结石的晶体，主要成分有磷酸盐、草酸盐、尿酸盐等，如这些晶体在尿液中的饱和度过高，则易引起析出、沉淀、结聚，以致尿石形成；二是尿内存在晶体聚合抑制物质，如焦磷酸盐、枸橼酸、镁等，这些抑制因子和晶体表面的某些特殊部位结合即可抑制晶体的再形成和聚合。正常情况下尿内晶体饱和度和晶体聚合抑制因子的活性两者处于平衡状态，一旦某种因素破坏了这种平衡，不论是前者饱和度过高，抑或是后者活性降低，均可引起尿内晶体聚合，导致尿石形成。此外，新陈代谢紊乱、饮食不均衡、营养缺乏、长期卧床、尿路感染、尿路慢性梗阻、尿路内存留异物等体内环境的改变对尿结石的成因具有明显的诱发作用。

二、　临床表现

肾脏是大多数泌尿系统结石的原发部位，结石位于肾盏或肾盂中，输尿管结石多由肾脏移行而来，肾和输尿管结石单侧为多，双侧同时发生者约占 10％。

1. 肾及输尿管结石

其主要症状是疼痛和血尿，极少数病人可长期无自觉症状，待出现肾积水或感染时才被发现。

（1）疼痛　疼痛常阵发性发作，或因某个动作疼痛突然终止或缓解。大部分患者出现腰痛或腹部疼痛。较大的结石，在肾盂或肾盏内压迫、摩擦或引起积水，多为患侧腰部钝痛或隐痛，常在活动后加重；较小的结石，在肾盂或输尿管内移动，引起平滑肌痉挛而出现绞痛，这种绞痛常突然发生，疼痛剧烈，如刀割样，沿患侧输尿管向下腹部、外阴部和大腿内侧放射。有时患者伴有面色苍白、出冷汗、恶心、呕吐，严重者出现脉弱而快、血压下降等症状。如为输尿管末端结石，尚可引起尿路刺激症状。疼痛以后，有的患者可从尿内排出小的结石，对诊断有重要意义。

（2）血尿　由于结石直接损伤肾和输尿管黏膜，常在剧痛后出现镜下血尿或肉眼血尿，血尿的严重程度与损伤程度有关。

（3）脓尿　肾和输尿管结石并发感染时尿中出现脓细胞，临床可出现高热、腰痛，有的病人被诊断为肾盂肾炎，做尿路 X 射线检查时才发现结石。

（4）其他　结石梗阻可引起肾积水，检查时能触到肿大的肾脏。结石同时堵塞两侧上尿路或孤立肾时，常发生肾功能不全，甚至无尿，有的病人尚可出现胃肠道症状、贫血等。

2. 膀胱结石

其主要表现为尿路刺激症状，如尿频、尿急和终末性排尿疼痛，尿流突然中断伴剧烈疼痛且放射至会阴部或阴茎头，改变体位后又能继续排尿或重复出现尿流中断。患儿每当排尿时啼哭不止，用手牵拉阴茎，结石损伤膀胱黏膜可引起终末血尿，合并感染时出现脓尿。

3. 尿道结石

其主要症状有尿痛和排尿困难。排尿时出现疼痛，前尿道结石疼痛局限在结石停留处，后尿道结石疼痛可放射至阴茎头或会阴部。尿道结石常阻塞尿道引起排尿困难，尿线变细、滴沥，甚至发生急性尿潴留。有时出现血尿，合并感染时可出现膀胱刺激症状及脓尿。

三、　辅助检查

（1）尿常规　结石损伤黏膜时可出现镜下血尿或肉眼血尿，合并感染时，尿中出现较多的脓细胞，尿细菌学培养常为阳性，计数大于 10 万/ml 以上。

（2）B超　B超检查在结石部位可探及密集光点或光团，合并肾积水时可探到液平段。

（3）X 射线片　X 射线检查是诊断肾及输尿管结石的重要方法，约 95％以上的尿路结石可在 X 射线片上显影。

（4）静脉肾盂造影　可显示结石、尿路形态、肾脏功能。

四、　诊断要点

1. 肾及输尿管结石

（1）病史和体检　多有典型的肾绞痛和血尿，或曾从尿道排出过结石。查体可发现患侧肾区叩击痛，并发感染、积水时叩击痛更为明显，肾积水较重者可触及肿大的肾脏，输尿管末端结石有时可经直肠或阴道指检触及。

（2）化验检查　尿液常规检查可见红细胞、白细胞或结晶，草酸盐及尿酸盐结石患者尿 pH 常为酸性；磷酸盐结石常为碱性。合并感染时尿中出现较多的脓细胞，尿细菌学培养常为阳性，计数大于 10 万/ml 以上。

（3）X 射线检查或 B 超检查有助于明确诊断。

2. 膀胱结石

根据典型病史和症状，较大或较多的结石常在排尿后行双合诊可在直肠或阴道中触及，用金属探条经尿道在膀胱内可产生金属摩擦及碰击感，膀胱区摄 X 射线平片多能显示结石阴影，B 超检查可探及膀胱内结石声影，膀胱镜检查可以确定有无结石及结石大小、形状、数目，而且还能发现对 X 射线透光的阴性结石以及其他病变，如膀胱炎、前列腺增生、膀胱憩室。

3. 尿道结石

后尿道结石可经直肠指检触及，前尿道结石可直接沿尿道体表处扪及，用尿道探条经尿道探查时可有摩擦音及碰击感。X 射线平片可明确结石部位、大小及数目。尿道造影更能明确结石与尿道的关系，尤其对尿道憩室内的结石诊断更有帮助。

五、　治疗原则

1. 肾及输尿管结石

肾及输尿管结石的治疗要根据结石大小、部位、数目、形状、一侧或两侧，有无尿流梗阻、伴发感染、肾功能受损程度、全身情况，以及治疗条件等进行具体分析，全面考虑。但绞痛发作时，首先应该使症状缓解，而后再选择治疗方案。

（1）肾绞痛的处理

① 解痉止痛　常用药物为杜冷丁及阿托品。

② 指压止痛　用拇指压向患侧骶棘肌外缘、第 3 腰椎横突处，可收到止痛或缓解疼痛的效果。

③ 皮肤过敏区局部封闭　有时可收到明显的止痛效果。

（2）非手术疗法　非手术疗法一般适合于结石直径小于 1cm、周边光滑、无明显尿流梗阻及感染者，可采用以下方法。

① 大量饮水　大量饮用开水或磁化水，不仅可增加尿量以冲洗尿路，促进结石向下移动，而且还可稀释尿液，减少晶体沉淀。

② 中草药治疗　常用药物有金钱草、海金沙、瞿麦、萹蓄、车前子、木通等。

③ 经常做跳跃活动，或对肾下盏内结石行倒立体位及拍击活动，也有利于结石的排出。

> **知识链接**
>
> 肾结石目前临床上还可利用针刺疗法进行治疗，效果显著：取穴肾俞、志室、三阴交等，采用强刺激手法，或 0.5% 普鲁卡因（奴夫卡因）2 ml 做穴位内封闭可起到止痛效果。针刺或电针肾俞、膀胱俞、三阴交、足三里、水道、天枢等可增强肾盂、输尿管的蠕动，有利于结石的排出。

（3）体外冲击波碎石。

（4）手术疗法。

2. 膀胱结石

小的结石可经尿道自行排出，较大结石不能自行排出者可行膀胱内碎石术。碎石方法有体外冲击波碎石及液电冲击碎石、超声波碎石及碎石钳碎石。较大结石且无碎石设备者可行耻骨上膀胱切开取石术，对合并膀胱感染者，应同时积极治疗炎症。

3. 尿道结石

小的结石可用镊子取出，大的不能通过尿道外口者可将结石钳碎或经麻醉后切开尿道外口后取出。

六、 病例分析

（一）病历摘要

患者，男性，52 岁。右下腹反复发作性绞痛近 1 周，近 2 天出现血尿，故来院就诊。患者自诉下腹反复发作性绞痛，有时疼痛向外阴部和大腿内侧放射，小便淋漓不畅，尿液中见少量血液，严重时伴有面色苍白、出冷汗。查体见右肾区压痛，右输尿管下端压痛。尿液检查见少量红细胞，X 射线见右肾结石，0.5cm 右肾下极，0.4cm 输尿管近膀胱出口处。

（二）分析

1. 初步诊断及诊断依据

（1）初步诊断　右肾结石合并右输尿管结石。

（2）诊断依据

① 右下腹反复发作性绞痛，疼痛向外阴部和大腿内侧放射，小便淋漓不畅，尿液见少量血液。

② 右肾区压痛，右输尿管下端压痛。

③ 尿液检查见少量红细胞，X 射线见右肾结石，0.5cm 右肾下极，0.4cm 输尿管近膀胱出口处。

2. 进一步检查

血常规检查：检查其是否有感染。

3. 治疗原则

大量饮水；用阿托品、杜冷丁或口服颠茄片缓解疼痛，还可以采用中草药治疗。

>>> **本篇目标检测**

一、选择题

（一）单项选择题

1. 关于肾位置的描述，错误的是（　　）。
   A. 位于腹膜后脊柱两侧
   B. 左肾上端平第 11 胸椎体下缘
   C. 左肾下端平第 2 腰椎体下缘
   D. 左肾比右肾低半个椎体

2. 肾锥体位于（　　）。
   A. 肾皮质　　　　B. 肾小盏　　　　C. 肾窦　　　　D. 肾髓质

3. 不通过肾门结构的是（　　）。
   A. 输尿管　　　　B. 肾动脉　　　　C. 肾静脉　　　　D. 肾盂

4. 关于输尿管的描述，错误的是（　　）。
   A. 起自肾盂
   B. 分腹、盆两段
   C. 开口于膀胱体的两侧
   D. 止于尿道内口

5. 关于膀胱的描述，错误的是（　　）。

A. 属于腹膜内位器官　　　　　　　　　　B. 空虚时膀胱全部位于小骨盆腔内

C. 女性膀胱后方有子宫和阴道下段　　　　D. 男性膀胱后方邻骶骨

6. 女性尿道开口于（　　　）。

A. 阴道口后方　　　　　　B. 阴道口前方　　　　C. 肛门前方

D. 阴道前庭后部

7. 男性膀胱底的毗邻中没有（　　　）。

A. 前列腺　　　　　　　　B. 直肠　　　　　　　C. 输精管壶腹

D. 直肠膀胱陷凹

8. 下列关于肾单位的描述哪一项错误？（　　　）。

A. 为肾的结构和功能单位　　　　　　　　B. 由肾小体和肾小管组成

C. 可分为皮质肾单位和髓旁肾单位

D. 每个肾所含肾单位多达 100 万个以上

9. 泌尿系结石首选影像学检查方法为（　　　）。

A. 腹部平片　　　　　　B. 静脉肾盂造影　　　　C. CT　　　　　　D. MRI

10. 以下关于膀胱结石的临床特征描述最佳答案是（　　　）。

A. 表现为尿路刺激症状，如尿频、尿急和终末性排尿疼痛

B. 尿流突然中断伴剧烈疼痛且放射至会阴部或阴茎头

C. 改变体位后又能继续排尿或重复出现尿流中断

D. 以上都是

11. 尿中红细胞管型常见于（　　　）。

A. 急性肾小球肾炎　　　　B. 急性肾盂肾炎　　　　C. 急性出血性膀胱炎

D. 急性肾衰竭

12. 肾小球疾病的发生机制主要为（　　　）。

A. 感染性炎症疾病　　　　　　　　　　　B. 细胞免疫异常

C. 与体液免疫无关　　　　　　　　　　　D. 免疫介导性炎症疾病

13. 髓袢不包括（　　　）。

A. 近端小管直部　　　　　B. 细段　　　　　C. 远端小管直部　　　　D. 集合小管

14. 有关 H^+ 的分泌正确的是（　　　）。

A. 近曲小管分泌　　　　　　　　　　　　B. 远曲小管分泌

C. 集合管分泌　　　　　　　　　　　　　D. 肾小管和集合管都可分泌

15. 肾小球滤过的动力是（　　　）。

A. 肾小球毛细血管血压　　　　　　　　　B. 血浆胶体渗透压

C. 囊内压　　　　　　　　　　　　　　　D. 有效滤过压

（二）多项选择题

1. 输入大量生理盐水，尿量增多的作用机理是（　　　）。

A. 降低血浆胶体渗透压，使肾小球滤过增加

B. 降低血浆胶体渗透压，使抗利尿激素分泌减少

C. 增加血浆晶体渗透压，使抗利尿激素减少

D. 刺激醛固酮分泌

E. 增加血容量，使抗利尿激素分泌减少

2. 构成肾小球滤过膜的各层结构为（　　　）。

A. 毛细血管内皮层　　　　B. 基膜层　　　　　C. 肾小囊脏层

D. 肾小囊壁层　　　　　　E. 毛细血管平滑肌层

3. 引起急性肾盂肾炎最常见的病原体是（　　　）。

A. 葡萄球菌　　　　　　　B. 链球菌　　　　　C. 淋球菌

D. 分枝杆菌　　　　　　　E. 大肠杆菌

4. 急性肾小球肾炎的临床表现可出现（　　）。

　　A. 眼睑浮肿　　　　　　B. 血尿　　　　　　　C. 蛋白尿

　　D. 管型尿　　　　　　　E. 高血压

二、简答题

1. 简述肾小球的滤过功能及其影响因素。

2. 简述尿的生成过程。

3. 简述泌尿道感染的诊断依据。

三、实例分析

1. 病例分析一

患者，女，38 岁。主诉：面部浮肿 3 天。患者发热、微恶风寒，伴头痛、颜面部浮肿，血尿 3 天。查体：T37.9℃，P78 次/min，R20 次/min；BP135/84mmHg，面部浮肿，神志清楚，皮肤巩膜无黄染，无皮疹。咽无红肿，扁桃体无异常。双肺呼吸音清，未闻及干湿啰音。腹部（－）。双肾区无叩击痛，双下肢无异常，舌质淡红，苔薄白，脉浮数。实验室检查：尿蛋白（＋＋），白细胞 18～25 个。

问题：

（1）诊断及诊断依据是什么？

（2）是否还需要进行其他检查？

（3）治疗要点有哪些？

2. 病例分析二

刘某，男，62 岁，退休工人，下腹部隐痛 3 天，排尿有中断现象，无尿频、尿急及排尿痛，无肉眼血尿。查体：T 36.8℃、P 62 次/min，17/9kPa，心肺正常，腹平软，未触及肝脾。B 超：双侧肾及输尿管无异常，膀胱内有 0.3cm×0.4cm 结石。

问题：

（1）诊断及诊断依据是什么？

（2）是否还需要进行其他检查？

（3）可采用哪些方法治疗？

第八篇

生殖系统解剖生理与常见疾病

生殖系统包括男性生殖系统和女性生殖系统，两者均由内生殖器和外生殖器构成。内生殖器由生殖腺、生殖管道和附属腺组成，外生殖器以两性交接的器官为主。生殖系统功能对于种族的繁衍、遗传信息的传递、动物的进化起着重要作用。

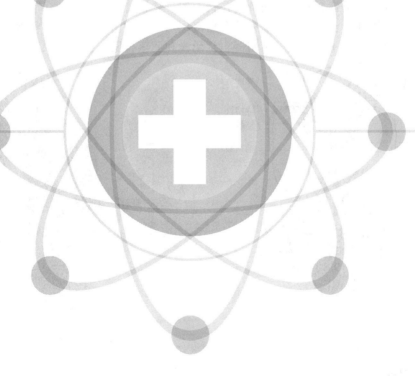

第十六章 生殖系统解剖生理 16 Chapter

男性主要生殖器官为睾丸，此外还有附睾、输精管、精囊腺、前列腺、尿道球腺、阴茎等附属性器官。女性生殖系统包括卵巢、输卵管、子宫、阴道及乳房等附属器官。

第一节　生殖系统解剖

一、男性生殖系统解剖

男性内生殖系统包括睾丸、输精管道和附属腺体等（见图 16-1）。睾丸为男性生殖腺，可产生精子和分泌男性激素；输精管道包括附睾、输精管、射精管及尿道，具有储存和运送精子的功能；附属腺包括精囊、前列腺及尿道球腺，其分泌的液体参与精液的组成，且供给精子营养并有利于精子活动。外生殖器包括阴囊和阴茎。阴茎具有排尿和射精的双重功能。

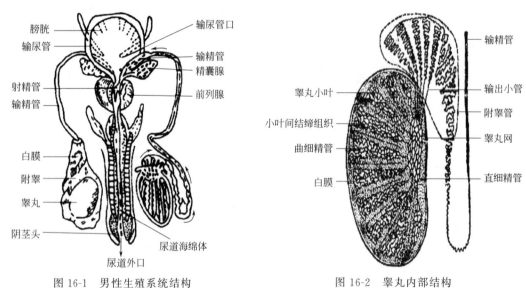

图 16-1　男性生殖系统结构　　　　　　　　图 16-2　睾丸内部结构

1. 内生殖器

（1）睾丸　睾丸位于阴囊内，左右各一。睾丸是微扁的椭圆体，表面光滑，分内、外侧面，前、后缘和上、下端。前缘游离；后缘有血管、神经和淋巴管出入，并与附睾和输精管下段（睾丸部）相接触。睾丸随着性成熟迅速生长，老年人的睾丸随着性机能的衰退而萎缩。

睾丸表面被一层坚韧的组织包裹，称为白膜，具有保护睾丸的作用。白膜增厚并向睾丸实质内延伸，形成睾丸纵隔。从睾丸纵隔发出许多结缔组织小隔，将实质分隔成约 200 个睾丸小叶。每个小叶内含 1～4 条弯曲而细长的精小管，又称曲细精管，其上皮产生精子。曲细精管逐渐向睾丸纵隔处集中，并汇成短而直的管道，称为直细精管。直精小管进入睾丸纵隔内，相互交织成睾丸网。由睾丸网发出 12～15 条睾丸输出小管进入附睾头（见图 16-2）。

（2）附睾　附睾呈新月状，紧贴睾丸的上端和后缘。上端膨大为附睾头，中部为附睾体，下端狭细为附睾尾，并移行为输精管。

（3）输精管和射精管　输精管是附睾管的直接延续，沿睾丸后缘上升入精索（男性节育手术常在此处进行），经腹股沟管入盆腔，至膀胱的后面与精囊的排泄管汇合成射精管穿入前列腺，开口于尿道的前列腺部。

（4）精囊　精囊又称精囊腺，位于膀胱后方、输精管的外侧，是一对长椭圆形的囊状器官，表面凹凸不平，主要由迂曲的小管构成，其排泄管与输精管末端合成射精管。

（5）前列腺　前列腺是不成对的实质性器官，由腺组织和肌组织构成，位于膀胱和尿生殖膈之间，呈栗子形，上端近前缘有尿道穿入，近后缘处有一对射精管穿入。前列腺排泄管较多，开口于尿道的前列腺部。

2. 外生殖器

男性外生殖器主要包括阴囊和阴茎。

（1）阴囊　为一皮肤囊袋，位于阴茎根部的下方。阴囊壁由皮肤、平滑肌等组成。皮肤菲薄而柔软，缺少皮下脂肪，富含汗腺和皮脂腺，对周围环境的温度变化特别敏感，受冷时阴囊收缩并上提睾丸，皮肤皱褶缩小，减少散热；受热时阴囊松弛，皮肤伸展，血流量增加，汗腺分泌增多，有利于散热，以调节睾丸温度。

（2）阴茎　可分为头、体、根 3 部。前端有阴茎头，尖端有尿道口。头后稍细的部分为阴茎颈。阴茎主要由两个阴茎海绵体和一个尿道海绵体构成，外面包以筋膜和皮肤。海绵体由许多海绵体小梁和腔隙组成，腔隙与血管相通。当这些腔隙充血时，阴茎即变粗变硬而勃起。阴茎皮肤薄而柔软，富有弹性，至阴茎颈处向前反折游离，形成双层皮肤的环形皱襞，包绕阴茎头，称为阴茎包皮。

二、 女性生殖系统解剖

女性生殖系统包括卵巢、输卵管、子宫、阴道及乳房等附属器官（见图 16-3）。卵巢是女性生殖腺，可产生卵子和分泌女性性激素。输卵管为输送卵子和卵子受精部位。子宫是孕育胎儿的器官并可定期产生和排出月经。阴道为性交、月经排出和胎儿娩出的通道。外生殖器包括阴阜、阴蒂、大阴唇、小阴唇、阴道前庭及前庭大腺。

1. 内生殖器

（1）卵巢　卵巢是成对的实质性器官，左右各一，位于盆腔子宫两侧（见图 16-4）。卵巢可分为浅层的皮质和深层的髓质。皮质内藏有胚胎时期已生成的数以万计的原始卵泡，性成熟期之后，成熟卵泡破溃后将卵细胞排出。一般每一月经周期（28 天）排一个卵细胞。卵巢的形状、大小因年龄而异。幼年卵巢小而光滑，成年后卵巢增大并由于每次排卵后在卵巢表面留有瘢痕而显得凹凸不平，更年期后卵巢萎缩。

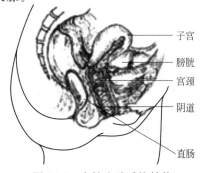

子宫
膀胱
宫颈
阴道
直肠

图 16-3　女性生殖系统结构

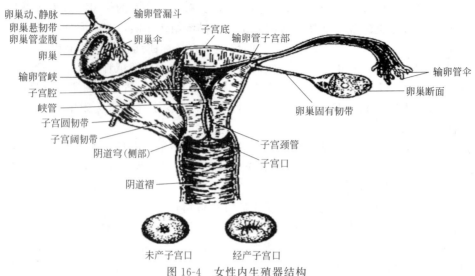

图 16-4　女性内生殖器结构

（2）输卵管　输卵管是一对弯曲的喇叭状的肌性管，长 10～12cm，内端连接子宫，外端开口于腹膜腔，在开口的游离缘有许多指状突起，称为输卵管伞，覆盖于卵巢表面。卵细胞从卵巢表面排入腹膜腔，再经输卵管腹腔口进入输卵管。输卵管由外侧向内侧可分为输卵管漏斗、输卵管壶腹、输卵管峡、输卵管子宫部四部分。其中输卵管壶腹为卵子受精部位；输卵管峡狭窄，输卵管结扎术常在此处进行。

（3）子宫　子宫是孕育胎儿的器官，呈倒置梨形，前后略扁，位于小骨盆腔中央，在膀胱和直肠之间，下端接阴道，两侧有输卵管和卵巢。成年女子子宫的正常位置呈轻度前倾屈位，子宫体伏于膀胱上，可随膀胱和直肠的虚盈而移动。子宫可分为底、体、颈三部。上端向上隆凸的部分称子宫底；下部变细呈圆筒状称子宫颈，底和颈之间的部分称子宫体。底、体部的内腔呈前后压扁的、尖端向下的三角形称子宫腔；子宫颈的内腔称子宫颈管，呈梭形，上口称子宫内口，通子宫腔；下口称子宫外口，通阴道。子宫壁由黏膜、肌膜和浆膜三层构成。子宫黏膜称子宫内膜，子宫底和体的内膜随月经周期（约 28 天）而变化，呈周期性的增生和脱落，颈部黏膜较厚而坚实，无周期性变化。

（4）阴道　阴道是一前后压扁的肌性管道，大部位于小骨盆腔内，上端连接子宫颈，下部穿过尿生殖膈，开口于阴道前庭。在处女阴道口周围有处女膜附着。阴道具有较大的伸展性，分娩时高度扩张，成为胎儿娩出的产道。

2. 外生殖器

外生殖器包括阴阜、阴蒂、大阴唇、小阴唇、阴道前庭及前庭大腺等（见图 16-5）。

3. 乳房

乳房主要由腺体、导管、脂肪组织和纤维组织等构成。乳房腺体由 15～20 个腺叶组成，每一腺叶分成若干个腺小叶，每一腺小叶又由 10～100 个腺泡组成。这些腺泡紧密地排列在小乳管周围，腺泡的开口与小乳管相连。多个小乳管汇集成小叶间乳管，多个小叶间乳管再进一步汇集成一根整个腺叶的乳腺导管，又名输乳管。

第二节　生殖系统生理

机体生长发育到一定阶段后，能产生与自己相似的个体，这种功能称为生殖。生殖功能

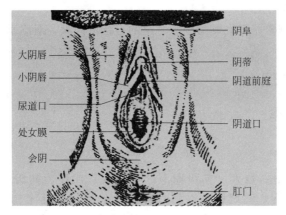

图 16-5　女性外生殖器结构

对于种族的繁衍、遗传信息的传递、动物的进化都起着重要的作用。人类和其他高等动物的生殖活动需要两个性别不同的个体共同参与完成。

一、男性生殖生理

男性主要生殖器官为睾丸，此外还有附睾、输精管、精囊腺、前列腺、尿道球腺、阴茎等附属性器官。

① 睾丸主要具有生精、分泌雄激素和抑制素的功能。

② 附睾、输精管、射精管及尿道，具有储存和运送精子的功能。

③ 精囊、前列腺及尿道球腺，可分泌液体参与精液的组成，且供给精子营养并有利于精子活动。

④ 阴茎具有排尿和射精的双重功能。

下面主要介绍睾丸的功能。

（一）　睾丸的生精作用

睾丸由曲细精管与间质细胞组成。曲细精管上皮又由生精细胞和支持细胞构成。原始的生精细胞为精原细胞，衬贴于曲细精管的基膜上，从青春期开始，精原细胞分阶段发育形成精子，精子生成的过程为：精原细胞→初级精母细胞→次级精母细胞→精子细胞→精子。在曲细精管管壁中，各种不同发育阶段的生精细胞是顺次排列的，即由基膜排至管腔，分别为精原细胞、初级精母细胞、次级精母细胞、精子细胞、分化中的精子，直至成熟精子脱离支持细胞进入管腔，从精原细胞发育成为精子约需两个半月。

支持细胞为各级生殖细胞提供营养，并起着保持与支持作用，为生精细胞的分化发育提供合适的微环境。

精子生成需要适宜的温度，阴囊内温度较腹腔内温度低 2℃ 左右，适于精子的生成。在胚胎发育期间，由于某种原因睾丸不降入阴囊而停留在腹腔内或腹股沟内，称隐睾症，则曲细精管不能正常发育，也无精子产生。

（二）　睾丸的内分泌作用

（1）雄激素　睾丸间质细胞分泌雄激素，主要为睾酮。睾酮具有维持生精的作用；刺激生殖器官的生长发育，促进男性副性征出现并维持其正常状态；维持正常的性欲；促进蛋白质合成，特别是肌肉和生殖器官的蛋白质合成，同时还能促进骨骼生长、钙磷沉积和红细胞生成等。

（2）抑制素　抑制素是睾丸支持细胞分泌的糖蛋白激素，对腺垂体的卵泡刺激素分泌有很强的抑制作用。

二、 女性生殖生理

（一） 卵巢的功能

1. 产生卵子

成年女性的卵巢中有数万个初级卵泡。卵泡发育次序为初级卵泡、生长卵泡、成熟卵泡。生育年龄的妇女，除妊娠外，每月都有几个甚至十几个初级卵泡同时生长发育，但通常只有一个优势卵泡发育成熟，其他卵泡退化成闭锁卵泡。成熟卵泡破裂，卵细胞和卵泡液排至腹腔的过程，称为排卵。排卵后，残存的卵泡壁塌陷，其腔内由卵泡破裂时流出的血液所填充。残存卵泡内的颗粒细胞增生变大，胞质中含有黄色颗粒，这种细胞称为黄体细胞。黄体细胞聚集成团，形成卵巢黄体（月经黄体）。若排出的卵子未受精，黄体仅维持约十天便开始萎缩，最后被吸收并纤维化，转变成白体。若卵子受精，黄体继续生长，成为妊娠黄体。

2. 卵巢的内分泌功能

卵巢主要具有合成和分泌雌激素和孕激素的功能。雌激素主要为雌二醇（E2），孕激素主要是孕酮（P）。此外，卵巢还可分泌少量的雄激素。

（二） 月经周期

在青春期前，下丘脑促性激素释放激素（GnRH）神经元尚未发育成熟，GnRH 的分泌很少，卵巢激素的分泌量不大，垂体促卵泡激素（FSH）与黄体生成素（LH）分泌以及卵巢的功能也相应处于低水平状态。至青春期，下丘脑 GnRH 神经元发育成熟，GnRH 的分泌增加，FSH 和 LH 分泌也随之增加，卵巢功能开始活跃，呈现周期性变化，表现为卵泡的生长发育、排卵与黄体形成，周而复始，在卵巢甾体激素周期性分泌的影响下，子宫内膜出现周期性增生、分泌、脱落、出血，子宫这种规律的、周期性的出血现象，称为月经。标志着女性开始具有生育能力。

月经第一次来潮称为初潮，初潮年龄大多数在 13～15 岁，但可能早在 11～12 岁，晚至 17～18 岁。出血的第一天称为月经周期的开始，两次月经第一天的间隔时间称为一个月经周期，一般为 28～30 天。提前或延后 7 天左右仍属正常范围，周期长短因人而异。

正常月经持续 2～7 天，平均 5 天左右，一般第 2～3 天的出血量最多。月经血一般呈暗红色，除血液外，尚含有子宫内膜碎片、子宫颈黏液及阴道上皮细胞。月经血的主要特点是不凝固，但在正常情况下偶尔也有一些小凝块。一般月经期无特殊症状。有些妇女可有下腹及腰骶部沉重下坠感觉，个别可有头痛、精神抑制、易于激动或者恶心、呕吐、便秘或腹泻等现象。在一般情况下，月经来潮并不影响工作和学习，但不宜从事重体力劳动或剧烈运动，应避免洗冷水浴，禁止性交。

（三） 妊娠

妊娠是新个体产生的过程，包括受精、着床、妊娠的维持、胎儿的生长及分娩。

（1）受精　精子与卵子在输卵管壶腹部相遇而受精，精子与卵子相融合时称为受精卵。

受精卵在输卵管的蠕动和纤毛的作用下,逐渐运行至子宫腔。受精卵在运行途中,一面移动,一面进行细胞分裂,经桑球和桑葚期阶段,发育为胚泡。在受精后第4～5天,桑葚胚或早期胚泡进入子宫腔,桑葚胚在子宫腔内继续分裂变成胚泡。胚泡在子宫腔内停留2～3天,胚泡外面的透明带变薄,胚泡可以直接从子宫内膜分泌的液体中吸收营养。

(2) 着床　着床是胚泡植入子宫内膜的过程,经过定位、黏着和穿透三个阶段。着床成功的关键在于胚泡与子宫内膜的同步发育与相互配合。在着床过程中,胚泡不断发出信息,使母体能识别妊娠发生的相应变化。胚泡可产生多种激素和化学物质,如绒毛膜促性腺激素,它能刺激卵巢黄体转变为妊娠黄体,继续分泌妊娠需要的孕激素。

(3) 妊娠的维持及激素调节　正常妊娠的维持有赖于垂体、卵巢和胎盘分泌的各种激素的相互配合。在受精与着床之前,在腺垂体促性腺激素的控制下,卵巢黄体分泌大量的孕激素与雌激素,导致子宫内膜发生分泌期的变化,以适应妊娠需要。如未受孕,黄体按时退缩,孕激素与雌激素分泌减少,引起子宫内膜剥脱流血;如果受孕,在受精后第6天左右,胚泡滋养层细胞便开始分泌绒毛膜促性腺激素,以后逐渐增多,刺激卵巢黄体变为妊娠黄体,继续分泌孕激素和雌激素。胎盘形成后,胎盘成为妊娠期一个重要的内分泌器官,大量分泌蛋白质激素、肽类激素和类固醇激素。

第十七章 生殖系统常见疾病

第一节 乳腺增生

乳腺增生是女性最常见的乳房疾病，其发病率占乳腺疾病的首位。近些年来该病发病率呈逐年上升趋势，年龄也越来越低龄化。据调查 70%～80% 的女性都有不同程度的乳腺增生，多见于 25～45 岁的女性。

乳腺增生是指乳腺上皮和纤维组织增生，乳腺组织导管和乳小叶在结构上的退行性病变及进行性结缔组织生长。现代医学认为婚育、膳食、人生存的外环境和遗传因素是乳腺发病的主要原因。

一、 病因和发病机制

本病的病因和发病机理尚不十分明了，目前认为与内分泌失调及精神因素有关，黄体素分泌减少，雌激素相对增多，是本病的重要原因。

二、 临床表现

乳房疼痛和肿块为乳腺增生的主要临床表现。

（1）乳房疼痛　常为胀痛或刺痛，可累及一侧或两侧乳房，以一侧偏重多见，疼痛严重者不可触碰，甚至影响日常生活及工作。以乳房肿块处疼痛为主，常于月经前数天出现或加重，行经后疼痛明显减轻或消失；疼痛亦可随情绪变化而波动。这种与月经周期及情绪变化有关的疼痛是乳腺增生病临床表现的主要特点。

（2）乳房肿块　可发于单侧或双侧乳房内，单个或多个，好发于乳房外上象限，亦可见于其他象限。肿块形状有片块状、结节状、条索状、颗粒状等，其中以片块状多见。肿块边界不明显，质地中等或稍硬韧，活动好，与周围组织无粘连，常有触痛。肿块大小不一，小者如粟粒般大，大者可逾 3～4cm。乳房肿块也有随月经周期而变化的特点，月经前肿块增大变硬，月经来潮后肿块缩小变软。

（3）乳房溢液　少数患者可出现乳房溢液，为草黄色或棕色浆液性自发溢液。

（4）月经不调　本病患者可兼见月经前后不定期，量少或色淡，可伴痛经。

（5）情志改变　患者常感情志不畅或心烦易怒，每遇生气、精神紧张或劳累后加重。

三、 辅助检查

出现乳腺增生症可作如下检查以协助诊断。

（1）X 射线　可见乳腺内表现为斑片状、结节状密度增高影，密度不均，边缘不清，形态不规则，有时呈块状或毛玻璃样高密度增高影。

（2）B超 可见乳腺组织增厚，局限性或弥漫性圆形或椭圆形液性暗区及不均质的低回声区，囊壁较厚，边缘光滑。

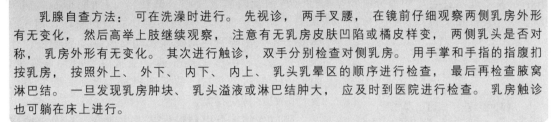

知识链接

　　乳腺自查方法：可在洗澡时进行。先视诊，两手叉腰，在镜前仔细观察两侧乳房外形有无变化，然后高举上肢继续观察，注意有无乳房皮肤凹陷或橘皮样变，两侧乳头是否对称，乳房外形有无变化。其次进行触诊，双手分别检查对侧乳房。用手掌和手指的指腹扣按乳房，按照外上、外下、内下、内上、乳头乳晕区的顺序进行检查，最后再检查腋窝淋巴结。一旦发现乳房肿块、乳头溢液或淋巴结肿大，应及时到医院进行检查。乳房触诊也可躺在床上进行。

（3）红外线扫描检查 重度乳腺增生患者乳腺透光度降低，呈云雾状透光，无明显灰团块影像，血管走行无明显改变。轻度乳腺增生病人乳腺红外线扫描一般情况下透光无异常。

四、 诊断要点

根据上述临床表现及辅助检查，诊断本病并不困难。但要注意的是，少数患者（2%～3%）可发生恶变，因此，对可疑患者要注意随访观察，一般每3个月复查一次。对单侧性且病变范围局限者，尤应提高警惕。

五、 治疗原则

目前乳腺增生的治疗多为对症治疗。部分病人发病后数月至1～2年后常可自行缓解，不需治疗。症状较明显，病变范围较广泛的患者，可以胸罩托起乳房；口服中药小金丹或逍遥散均可缓解症状。近年来类似的药物产品较多，如乳块消、乳癖消、天冬素片、平消片、囊癖灵、三苯氧胺等，治疗效果不一。

六、 病例分析

（一） 病历摘要

患者，女，34岁。患者诉半年前发现双乳均有大小不等包块，每次月经来潮时双乳胀痛，且包块增大，经后疼痛消失，但包块仅缩小。查体：左、右乳房外象限均有大小不等的包块，质中硬，表面光滑，活动度好，压痛明显。B超检查：双侧乳腺小叶纤维性增生。

（二） 分析

1. 诊断及诊断依据

（1）诊断 双侧乳腺小叶增生。

（2）诊断依据

① 月经来潮时双乳胀痛，且包块增大，经后疼痛消失，但包块仅缩小。

② 左、右乳房外象限均有大小不等的包块，质中硬，表面光滑，活动度好，压痛明显。

③ B超检查：双侧乳腺小叶纤维性增生。

2. 治疗原则

（1）一般治疗 保持良好的心情，注意劳逸结合，避免使用激素类药物。

（2）患者可适当服用小金丹或逍遥散等中成药。

（3）定期检查乳房，以防复发。

第二节　阴　道　炎

阴道炎是阴道黏膜及黏膜下结缔组织炎症，是妇科门诊常见疾病。正常健康妇女，由于解剖学及生理学特点，阴道分泌物呈酸性（宫颈管内黏液栓则呈碱性），因而能抑制致病菌的活动、繁殖和上行；对病原体的侵入有自然防御功能，其自然防御功能遭到破坏，则病原体易于侵入，导致阴道炎症。幼女及绝经后妇女由于雌激素缺乏，阴道上皮菲薄，细胞内糖原含量减少，阴道 pH 高达 7 左右，故阴道抵抗力低下，较青春期及育龄妇女易受感染。

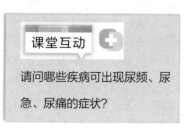

阴道炎临床上以白带性状发生改变，以及外阴瘙痒灼痛为主要临床特点，性交痛也常见，感染累及尿道时，可有尿痛、尿急等症状。

一、　病因和发病机制

根据其发病原因的不同可分为滴虫性阴道炎、霉菌性阴道炎、化脓性阴道炎等。

1. 滴虫性阴道炎

滴虫性阴道炎是最常见的阴道炎，抗原体为阴道毛滴虫，易在酸性较低的环境中繁殖。其主要通过公共浴池、浴具、游泳池、便器、性交，以及消毒不彻底的医疗器械等传染。

2. 外阴阴道假丝酵母菌病

外阴阴道假丝酵母菌病即霉菌性阴道炎，多由白假丝酵母菌引起。该菌平时寄生于阴道内，当阴道内糖分多、酸性增强时，即迅速繁殖引起炎症，故此病多见于孕妇、糖尿病患者及接受大量雌激素治疗者。如长期应用抗生素，改变了阴道内微生物之间的相互抑制关系，亦可使该菌大量繁殖而引起感染。

3. 化脓性阴道炎

化脓性阴道炎多见于老年妇女及幼儿，由于卵巢功能不足，雌激素水平低，阴道上皮薄，抵抗力弱，易受化脓性球菌的侵袭，引起感染。

二、　临床表现

1. 滴虫性阴道炎

其主要症状为白带增多，分泌物刺激外阴皮肤可引起瘙痒。少数可侵犯尿道、膀胱，而有尿频、尿急、尿痛，甚至血尿等症状。滴虫能吞噬精子，阴道分泌物可妨碍精子的存活，因而有时可引起不孕。少数患者阴道内有滴虫感染而无炎症反应，可无症状，称为"带虫者"。

2. 外阴阴道假丝酵母菌病

外阴瘙痒或灼痛为霉菌性阴道炎的主要症状，急性期白带增多，呈乳凝块或豆腐渣样。

3. 化脓性阴道炎

白带增多，黄水样或脓性，或为血性分泌物，可伴有外阴烧灼感或瘙痒。需排除滴虫、霉菌感染及生殖道恶性肿瘤。

三、 辅助检查

阴道炎的辅助检查手段主要有妇科检查、白带涂片和细菌培养。

1. 妇科检查

滴虫性阴道炎可发现阴道内有较多黄绿色或灰黄色带泡沫的分泌物，阴道黏膜充血，重者可出现出血点。霉菌性阴道炎检查可见阴道黏膜上有一层白色黏稠或豆腐渣样分泌物覆盖，擦净后可见黏膜充血红肿，甚至有糜烂面及表浅溃疡。化脓性阴道炎，幼儿常见外阴红肿，有脓性分泌物，老年妇女阴道黏膜萎缩，平滑充血，有出血点，脓性分泌物多。

2. 白带涂片

滴虫性阴道炎可发现呈波形运动的毛滴虫；霉菌性阴道炎取分泌物置于滴有生理盐水的玻片上作镜检，可发现霉菌。多次检查皆为阴性而症状典型者，可改用培养法。

3. 细菌培养检查

滴虫性阴道炎细菌培养可发现毛滴虫；霉菌性阴道炎可发现霉菌；化脓性阴道炎可发现化脓性球菌。

四、 诊断要点

1. 滴虫性阴道炎

（1）白带增多，呈黄绿色或灰黄色并带泡沫，外阴皮肤瘙痒，偶尔出现尿频、尿急、尿痛等尿道刺激征。

（2）白带镜检，可发现呈波形运动的毛滴虫，即可确诊。

2. 外阴阴道假丝酵母菌病

（1）外阴瘙痒或灼痛为其主要症状，急性期白带增多，呈乳凝块或豆腐渣样。

（2）检查可见阴道黏膜上有一层白色黏稠或豆腐渣样分泌物覆盖，擦净后可见黏膜充血红肿，甚至有糜烂面及表浅溃疡。取分泌物置于滴有生理盐水的玻片上作镜检，可发现霉菌。多次检查皆为阴性而症状典型者，可改用细菌培养法。疑有糖尿病者应查尿糖及血糖。

3. 化脓性阴道炎

（1）白带增多，呈黄水样或脓性，或为血性分泌物。

（2）发病人群多为幼儿或老年妇女。

（3）细菌培养可发现化脓性球菌。

五、 治疗原则

1. 滴虫性阴道炎

（1）局部用药　初次治疗，用肥皂液擦洗阴道，继用 0.5%～1% 乳酸或醋酸冲洗阴道后再用药，可提高疗效。常用药为灭滴灵栓，每晚置阴道深部，连续 7～10 天为一疗程。亦可用中药坐浴。

（2）全身用药　常用药物为灭滴灵。

（3）治疗中注意避免再次感染　久治不愈者，应检查本人及爱人尿液或前列腺液，如发现滴虫，应同时口服灭滴灵治疗。连续 3 次月经后检查白带滴虫阴性者，方可认为治愈。

2. 外阴阴道假丝酵母菌病

（1）用碱性溶液如 2%～4% 碳酸氢钠或肥皂水冲洗外阴及阴道，改变阴道酸碱度，使其不利于霉菌生长。冲洗后，再用制霉菌素片剂或栓剂塞入阴道内，外阴再涂以 3% 的克霉唑软膏，效果更好。

（2）可用冰硼片 2 片置入阴道，每晚 1 次。

（3）1%～2% 甲紫（龙胆紫）水溶液擦阴道，隔日 1 次，共 2 周，注意勿用药过度过频，以免引起化学性皮炎或溃疡。

3. 化脓性阴道炎

老年患者治疗原则是增强阴道抵抗力及抑制细菌生长。可口服乙蓝酚，局部炎症明显者，可同时加用抗生素，如用灭滴灵 1 片置于阴道内，每晚 1 次，7～10 天为一疗程。

幼女可每日用高锰酸钾溶液冲洗外阴 2～3 次，每日口服乙蓝酚、5～7 日为一疗程，同时可向阴道内滴入相应的抗生素。

六、 病例分析

（一） 病历摘要

商××，女，34 岁，个体户。自诉：白带增多，微瘙痒，性交疼痛，有 1 个月，偶有尿频、尿急症状，故来医院就诊。妇科检查见阴道内有较多黄绿色泡沫状分泌物，有异味，阴道黏膜充血。

（二） 分析

诊断及诊断依据：

（1）诊断 滴虫性阴道炎。

（2）诊断依据 白带增多，伴有外阴瘙痒，性交疼痛，以及尿频、尿急症状；白带呈黄绿色泡沫状，有异味，阴道黏膜充血，可做白带检查。

第三节 月经失调

月经失调是一种常见的妇科疾病。表现为月经周期或出血量的异常，或是月经前、经期时的腹痛及全身症状。病因可能是器质性病变或是功能失常。正常月经反映下丘脑-垂体-卵巢（简称为性腺轴）神经内分泌的正常调节以及靶器官子宫内膜对性激素的周期反应，其中任何一个环节发生器质性病变或功能性障碍，均可导致不同类型的月经失调。常见者有功能性子宫出血、闭经和痛经等。本节重点介绍功能性子宫出血、闭经。

一、 功能性子宫出血

功能性子宫出血是由于调节生殖的神经内分泌机制失常而引起的异常子宫出血，全身检查及其生殖系统检查均无器质性病变。分为有排卵型和无排卵型两类。

（一） 病因和发病机制

1. 无排卵型子宫出血

无排卵型子宫出血的常见原因有：无排卵型子宫出血好发于青春期和绝经过渡期。青春期卵巢发育未成熟、更年期卵巢功能衰退及精神刺激、环境改变、过度劳累、全身性疾病、其他内分泌疾病等。这些因素可通过大脑皮层神经递质干扰丘脑下部-垂体-卵巢的相互调节机制，使卵巢的功能失调，性激素分泌失常，影响了子宫内膜正常周期性变化，导致各种类型的月经紊乱。

2. 有排卵型子宫出血

多发于生育年龄妇女，尤多见于产后或流产后。患者有排卵但黄体功能异常，常见有黄体功能不足和黄体萎缩不全两种类型。

（1）黄体功能不足　月经周期中有卵泡发育及排卵，但黄体期孕激素分泌不足或黄体过早衰退导致子宫内膜分泌反应不良和黄体期缩短。

（2）黄体萎缩不全　黄体萎缩过程延长，导致子宫内膜不规则脱落。

（二）　临床表现

1. 无排卵型子宫出血

不规则子宫出血是本型的主要症状，其表现特点是月经周期、经期、经量都不规律。常见月经周期紊乱、经期长短不一、出血量时多时少，甚至大量出血、休克。出血多者可伴有贫血。一般不发生腹痛，妇科检查无明显异常。

2. 有排卵型子宫出血

月经周期尚有规律，但月经经期延长，长达9～10天，且出血量多。

（三）　辅助检查

（1）诊断性刮宫　诊断性刮宫通过刮取子宫内膜做病理检查，来判断卵巢有无排卵、卵巢激素水平如何。子宫异常出血时，诊刮不仅能起到诊断作用，而且还能起到治疗作用，因为刮宫后往往达到止血目的。

（2）子宫内膜活组织检查　子宫内膜呈分泌期提示有排卵，子宫内膜呈增生期提示无排卵。

（3）超声检查。

（4）宫腔镜检查。

（5）基础体温测定等。

知识链接

基础体温测量的方法：在每天早晨醒后，不起床，最好在同一时间段，用口表测量体温。一般情况下，在排卵以前体温总是在36.5℃左右。排卵时体温稍下降。排卵后就上升到37℃左右，平均上升0.5℃左右，一直持续到下次月经来潮，再恢复到原来的体温水平。

（四）　诊断要点

病史、体格检查和子宫内膜取样结合即可确诊。

（五）　治疗原则

积极止血、纠正贫血，补充铁剂、维生素C和蛋白质，保证休息、改善全身情况。

1. 无排卵型子宫出血

（1）止血　对少量出血者应用最低有效量激素，减少副作用。对大量出血者要求激素治疗 8h 内见效，24～48h 内出血基本停止，若 96h 仍不止血，应考虑更改宫血诊断。常用药物为：①雌激素；②孕激素；③雄激素；④其他止血药。

（2）调整月经周期　模拟正常月经周期中激素的变化给药，以性激素替代疗法引起子宫内膜的周期性变化和药物撤退性出血，以期内分泌功能恢复正常。常用方法有：①雌激素、孕激素序贯法。己烯雌酚 1mg，每晚 1 次，于出血第 5 天开始服用，共 20 天。于服药第 16 天，每日同时肌内注射黄体酮 10～20mg，共 5 天。停药后 2～7 天引起撤药性出血，然后再按上法重复。一般以 3 个周期为一疗程。适用于青春期子宫出血、生育年龄卵巢功能低下、雌激素水平偏低或子宫偏小者。②雌激素、孕激素合并疗法。适用于生育年龄、雌激素水平偏高者。可用Ⅰ号、Ⅱ号避孕片或己烯雌酚与甲羟孕酮。

（3）手术治疗　包括刮宫术、子宫内膜切除术及子宫切除术。适应于：①急性大出血；②药物治疗效果不佳；③子宫内膜癌高危患者及已婚患者或无生育要求患者。

（4）中医中药治疗。

2. 有排卵型子宫出血

药物治疗：①恢复黄体功能，补充雌激素、黄体酮等；②中医中药治疗。

二、 闭经

闭经是妇科疾病的常见症状，表现为无月经或月经停止。根据既往有无月经来潮，可分为原发性和继发性两类。前者是指妇女年过 18 岁但月经尚未来潮者；后者是指妇女在建立了正常月经周期后，因为病理因素而停经 6 个月以上者。

（一） 病因

丘脑下部-垂体-卵巢轴间任何一个环节发生障碍均可导致闭经。

1. 原发性闭经

较少见，多为遗传学原因或先天性发育缺陷引起，约 30％患者伴有生殖道异常。

2. 继发性闭经

发病率明显高于原发性，病因复杂，根据控制正常月经周期的 4 个主要环节，可以分为下列类型。

（1）子宫性闭经　多因子宫内膜失去了对卵巢性激素的正常反应而致闭经。Asherman 综合征是最常见的原因，多因人工流产刮宫过度或刮宫后损伤子宫内膜导致宫腔粘连而闭经；手术切除子宫或放疗破坏子宫内膜。

（2）卵巢性闭经　因为卵巢性激素水平低下，不能引起子宫内膜正常的周期性变化而致。如卵巢早衰、卵巢功能性肿瘤、多囊卵巢综合征。

（3）垂体性闭经　因为垂体促性腺激素分泌失调，从而影响了卵巢功能而致闭经如垂体梗死、垂体肿瘤等。

（4）下丘脑性闭经　由于下丘脑功能失调相继影响了垂体、卵巢的内分泌功能而致闭经，属最常见的一类闭经。

（5）其他内分泌功能异常　甲状腺、肾上腺、胰腺等功能紊乱也可引起闭经。

（二）　诊断要点

1. 病史

详细询问月经史及发病过程。

2. 体格检查

全身检查，注意全身营养、发育情况，精神状况，智力发育及第二性征的发育，尤其是身高、体重、四肢比例，毛发分布、乳房发育及泌乳现象。妇科检查应注意生殖器官的发育，有无先天性缺陷及器质性病变。

3. 药物性试验

在初步排除生殖器官器质性病变后，应按下列诊断步骤做治疗性试验，以确定病变部位。

（1）孕激素试验　了解卵巢功能，估计雌激素水平，是闭经诊断步骤的第一步。

（2）雌激素试验　口服己烯雌酚 1mg，1 次/日，共 20 天，最后 5 天加用甲羟孕酮，口服 10mg/日，停药后 2～7 天出现撤药性出血者为阳性，说明闭经是由于体内缺乏雌激素，病变部位可能在卵巢或垂体；无撤药性出血者为阴性，提示子宫内膜缺如或对雌激素无反应，可诊断为子宫性闭经。

（3）促性腺激素的测定　雌激素试验阳性患者应进一步做促性腺激素测定以鉴别卵巢性闭经与垂体性闭经。

（4）垂体兴奋试验　确定病变部位在垂体还是在下丘脑。

（三）　治疗原则和药物治疗

1. 治疗原则

针对病因进行恰当的治疗；支持疗法改善全身健康状况及心理状态；以相应的激素替代疗法调节下丘脑-垂体-卵巢轴的周期关系，恢复月经周期。

2. 药物治疗

（1）性激素替代疗法　①雌激素替代疗法，适用于无子宫者；②雌、孕激素人工周期疗法，适用于有子宫者；③孕激素疗法，适用于有一定内源性雌激素者。

（2）促进排卵　适用于有生育要求者。常用：①氯米芬；②促性腺激素；③溴隐亭。

（3）其他激素类　如甲状腺素，用于甲状腺功能低下或正常者，以刺激细胞代谢，调整卵巢功能。

（4）中医中药治疗。

三、　痛经

凡在经期前后或行经期出现下腹疼痛、坠胀，伴有腰酸或其他不适，影响工作及生活质量者，称为痛经。痛经可分原发性和继发性。原发性痛经是指生殖器官无器质性病变者，常见于初潮后 6～12 月内或排卵周期建立初期。继发性痛经是指因盆腔器质性病变而致的痛经，如子宫内膜异位症、子宫肌腺病、盆腔炎等，常见于月经初潮后。

（一）　病因

原发性痛经的发生主要与月经时子宫内膜前列腺素含量增高有关。继发性痛经则与盆腔器质性病变有关，如子宫内膜异位症、子宫肌腺病、盆腔炎等。

（二） 临床表现

下腹疼痛是痛经的主要症状，疼痛常于经前数小时开始，最早出现在经前 12h，以行经第一天最剧烈，呈阵发性绞痛，痉挛性、淤血性或进行性加重，持续时间长短不一，多于 2～3 日后缓解，严重者可放射到大腿内侧、腰骶部并伴有恶心、呕吐、腹痛、腹泻、头痛、烦躁、四肢厥冷、面色苍白等全身症状。原发性痛经患者盆腔无特殊发现，继发性痛经盆腔内部可能有粘连、肿块、结节、增厚等器质性病变。

（三） 诊断要点

1. 月经期下腹痛、坠胀。

2. 妇科检查无阳性体征。

（四） 治疗原则

1. 一般治疗

重视心理治疗，消除紧张情绪，避免精神刺激或过度疲劳。可热敷小腹减痛。痛不能忍受时可辅以药物治疗。

2. 药物治疗

① 前列腺素合成酶抑制剂或前列腺素拮抗剂：双氯芬酸、萘普生、布洛芬。
② 口服避孕药。

第四节　前列腺良性肥大

前列腺良性肥大即前列腺增生症，是老年男性常见病。男性 40 岁以后前列腺开始增生，但发病年龄均在 50 岁以后，发病率随着年龄的增大而增加。

一、 病因和发病机制

发病原因仍不很清楚，目前认为与老年人性激素平衡失调有关。前列腺增生后的主要改变是尿道腔变窄，甚至完全阻塞，引起排尿困难，膀胱内尿液不能排净，相对容量逐渐减少，膀胱内压增高，排尿时尿液有可能反流回肾脏，若不治疗，最终引起肾积水，肾功能损害。膀胱残尿量增加易并发感染、结石。

二、 临床表现

1. 症状

（1）尿频、尿急　早期夜尿次数明显增多。
（2）排尿困难　进行性排尿困难是前列腺增生的主要症状，排尿用力、费力，尿线变细、尿流无力、排尿中断，最大尿流率明显降低，排尿时间显著延长。
（3）充盈性尿失禁或尿潴留　很多诱因（劳累、遇寒、憋尿、饮酒、性交等）均可引起尿潴留的发生。由于残余尿的增加，诱发尿路感染的机会增多，故还常可伴有排尿痛，使尿频加重。

（4）并发感染　结石则有尿急、尿痛、血尿。

（5）晚期可以出现肾积水，肾功能受损，尿毒症。

2. 体征

直肠指诊可触及前列腺增大，中央沟变浅或消失。

三、 辅助检查

前列腺增生症，一般根据临床症状和直肠指诊两项检查均能达到确诊。但是要排除膀胱颈梗阻和前列腺癌，作辅助检查是非常必要的。

1. 超声波检查

用 B 超检查膀胱及前列腺，已成诊断前列腺增生症的常用方法之一。B 超不仅可以观察前列腺的大小、形态以及测量其体积和重量，而且对于测定残余尿量也有参考价值。还可根据反射波回声的强弱、有无声影等，鉴别是否合并前列腺癌、前列腺结石等。

2. 残余尿量测定

这是反映下尿路梗阻程度和膀胱逼尿肌功能的重要方法，也是确定治疗方法的重要依据之一，多采用排尿后导尿法测定残余尿。一般认为残余尿量超过 60ml 则提示尿路梗阻严重。

3. 尿流动力学检查

尿流动力学对了解膀胱排尿功能有意义。最大尿流率、平均尿流率、排尿时间及尿量是尿流率检查的四项主要指标，其中最大尿流率对于帮助诊断有无下尿路梗阻及了解梗阻程度最有价值。

4. 泌尿系 X 射线检查

如下尿路梗阻累及肾或直指前列腺增大并不明显时，可行排泄性尿路造影或膀胱造影。

5. 膀胱镜检查

可见前列腺中叶是否向膀胱内突出、有无结石等。

四、 诊断要点

诊断要点主要包括以下几方面：①50 岁以上老年男性；②尿频，排尿困难或尿潴留史；③尿流率检查，最大尿流率降低，排尿时间显著延长；④直肠指诊前列腺不同程度增大，中央沟消失；⑤B 超、膀胱镜检查有助于确诊。

五、 治疗原则和药物的治疗、 手术治疗

1. 治疗原则

手术疗法是治疗本病的重要手段，但由于患者多年老体弱、手术又有很大痛苦和风险，所以药物治疗成为本病最重要的治疗方法。

2. 药物治疗

药物治疗适用于症状轻微、残尿量少于 50ml 者。常用药物有：① α_1 受体阻滞剂，如阿夫唑嗪、哌唑嗪、特拉唑嗪、坦索罗辛等。这类药物起效快，对症状较轻的患者有良好疗效，但可引起直立性低血压，应从小剂量开始，逐渐增加剂量，以获得最大疗效。②5α-还原酶抑制剂，如保列治，它使增大的前列腺体积缩小。保列治对约半数患者能改善症状，一

般最大疗效可在用药半年后出现，停药后症状复发，故应终身服用。③雄性激素抑制剂，常用药物有醋酸氯地孕酮、环丙孕酮等。④植物类药物，代表药物有舍尼通、通尿灵。

3. 手术治疗

手术切除增生的前列腺组织是治愈前列腺增生的根本方法，包括双侧睾丸切除术、经尿道前列腺电切术、耻骨上经膀胱前列腺切除术、耻骨后前列腺切除术和经会阴前列腺切除术。目前临床上以经尿道前列腺电切术和耻骨上经膀胱前列腺切除术为首选，这两种方法安全、简单，对患者伤害较小。

第五节　计划生育

计划生育是指有计划地控制人口增长，是我国的基本国策。国家既提倡少生，又提倡优生，目的是控制人口，提高人口质量。所以避孕是计划生育的重要组成部分，本节重点介绍常用的避孕方法。

一、 工具避孕

1. 避孕套

原理是使射精时精液排在套内，阻止其进入阴道，达到避孕目的。用时先将阴茎套前端小囊捏扁，以备贮放精液，然后套在阴茎上。射精后，在阴茎未全软缩前，捏住套口，连同阴茎一起抽出，以防精液外流或阴茎套滑脱在阴道内。避孕可靠性在95％以上。

2. 宫内节育器

原理是将宫内节育器放置于子宫后成为子宫异物，从而改变宫腔内环境，导致子宫内膜表面无菌性炎症刺激，阻碍受精卵着床。宫内节育器种类很多，国内常用的有金属单环、麻花环、节育环、T形环等，但以金属单环为最多。本方法适用于已婚育龄妇女无禁忌证。严重的全身性疾患、生殖器官炎症、月经频发或过多以及不规则出血等禁用此法。

二、 药物避孕

1. 避孕机理

主要通过以下三种途径。

（1）抑制排卵　通过干扰丘脑下部与垂体系统，抑制促卵泡成熟和黄体成熟激素，从而抑制排卵。

（2）改变宫颈黏液性状　通过改变宫颈黏液黏稠度，阻止精子穿过。

（3）改变子宫内膜功能　避孕药使子宫内膜提前出现分泌反应，改变了正常特有的形态，不利于孕卵着床。

2. 避孕的种类及用法

（1）短效口服避孕药　如复方炔诺酮（口服避孕片Ⅰ号）、复方甲地孕酮（口服避孕片Ⅱ号）、复方18-甲基炔诺酮等。从月经来潮的第五天开始服药，每晚1片，连服22天，不得间断。如漏服，应在12h内补服一片，以免可能发生的不规则阴道流血或避孕失败，一般在停药后3天左右来月经，于行经第5天起，重复以上。

（2）长效口服避孕药　制剂有复方炔雌醚、复方18-甲长效及复方16-甲长效避孕药等，在经期的第5天服第一次药，隔20天再服一次，以后每月服一次。

（3）探亲避孕药 现多用炔诺酮、甲地孕酮或 18-甲基炔诺酮。适用于分居两地夫妇临时服用，且不受经期限制，可在探亲当日开始服用，每日一次至探亲结束。为加强效果，始末服药加服倍量。停药一周左右月经可来潮。

（4）注射用长效避孕药 如复方己酸孕酮注射液（避孕针 1 号）。在经期的第 5 天肌注 2 支，一般约 14 天后来月经，以后均于经周的第 10～13 天注药 1 支。每次注药时，均应将安瓿内药液抽净，因系油剂，应作深部肌内注射。

3. 禁忌证

因避孕药通过肝及肾代谢排泄，故患有肝、肾病及糖尿病需用胰岛素治疗者禁用；心脏病、高血压以及有血栓性疾病史者慎用或不用；哺乳期服药会影响乳量；最好在婴儿满周岁后再用。

三、 其他避孕方法

1. 安全期避孕法

根据月经周期、宫颈黏液变化及基础体温来判断排卵时间，排卵前后 4～5 天为易孕期，其余时间为相对安全期。因无准确的排卵测试法，且排卵时间易受外界多种因素的影响，可能提前或推迟，故此法失败率较高。

2. 免疫避孕

免疫避孕又称为避孕疫苗，是较有前途的研究重点。目前重点在进行胎盘抗原、精子抗原、卵子抗原等方面的研究，取得一定进展，但尚未成功。

>>> **本篇目标检测**

一、选择题

（一）单项题

1. 男性生殖腺是（ ）。
   A. 睾丸   B. 附睾   C. 前列腺   D. 精囊

2. 不属于男性内生殖器的是（ ）。
   A. 前列腺   B. 尿道   C. 睾丸   D. 尿道球

3. 关于睾丸的正确描述是（ ）。
   A. 位于阴囊内，属外生殖器
   B. 前缘游离，后缘有血管、神经、淋巴管出入
   C. 完全被包裹在睾丸鞘膜腔内
   D. 后内侧有附睾相贴

4. 生成精子的结构是（ ）。
   A. 精曲小管上皮   B. 睾丸网   C. 间质细胞   D. 精直小管

5. 附睾的描述，哪项不正确？（ ）
   A. 附于睾丸的上端及后缘偏外侧   B. 可分为头、体、尾三部
   C. 附睾管产生精子   D. 可分泌液体促进精子成熟

6. 男性输精管结扎常选部位是（ ）。
   A. 睾丸部   B. 精索部   C. 腹股沟部   D. 输精管壶腹处

7. 属于男性外生殖器的是（ ）。
   A. 阴囊   B. 尿道   C. 附睾   D. 射精管

8. 子宫的说法，哪项错误？（ ）
   A. 成人子宫为前后稍扁，呈倒置的梨形   B. 可分为底、体、颈三部

　　C. 子宫颈下端伸入阴道内　　　　　　　　　　D. 子宫腔底的两端通输卵管，尖向下通阴道

9. 输卵管最细的部位是（　　　）。

　　A. 子宫部　　　　　　　　B. 输卵管峡部　　　　C. 输卵管壶腹部　　　D. 输卵管漏斗部

10. 卵子受精一般在输卵管的哪一部？（　　　）

　　A. 漏斗部　　　　　　　　B. 壶腹部　　　　　　C. 峡部　　　　　　　D. 子宫部

11. 与女性尿道不符的是哪一项？（　　　）

　　A. 女性尿道较男性短、窄、直　　　　　　　　B. 仅有排尿功能

　　C. 经阴道前方行向前下　　　　　　　　　　　D. 尿道括约肌为骨骼肌

12. 以下哪项不是乳腺增生的临床表现？（　　　）

　　A. 乳房疼痛　　　　　　B. 乳房肿块　　　　　　C. 月经不调　　　　　D. 消化不良

13. 滴虫性阴道炎的主要病因是（　　　）。

　　A. 感染阴道毛滴虫　　　　　　　　　　　　　B. 感染白色念珠菌

　　C. 雌激素水平低　　　　　　　　　　　　　　D. 情志改变

14. 闭经的主要临床表现为（　　　）。

　　A. 月经经期延长　　　　B. 月经周期延长　　　　C. 月经经量过多　　　D. 月经周期缩短

15. 有关前列腺肥大的描述错误的是（　　　）。

　　A. 老年男性多发　　　　　　　　　　　　　　B. 常有尿频，排尿困难

　　C. 最直接的检查是直肠指诊　　　　　　　　　D. 手术治疗效果很好

（二）多项选择题

1. 分泌精液的器官有（　　　）。

　　A. 前列腺　　　　　　　　B. 睾丸　　　　　　　C. 附睾

　　D. 精囊　　　　　　　　　E. 尿道球腺

2. 合成射精管的是（　　　）。

　　A. 输精管　　　　　　　　　　　　　　　　　B. 精囊排泄管

　　C. 附睾管　　　　　　　　　　　　　　　　　D. 睾丸输出小管　　　E. 前列腺的排泄管

3. 滴虫性阴道炎的表现有（　　　）。

　　A. 黄绿色或灰黄色白带

　　B. 阴道宫颈黏膜有散在红斑

　　C. 外阴瘙痒

　　D. 可伴有尿频、尿急、尿痛等尿道刺激症状

　　E. 以上均不对

4. 关于乳腺增生的描述，下列正确的是（　　　）。

　　A. 主要临床表现为乳房疼痛和乳房肿块　　　B. 乳腺增生是指乳腺上皮和纤维组织增生

　　C. 部分患者不需要治疗可自行缓解　　　　　D. 预后较差，转为乳腺癌的概率高

　　E. 以上均不对

5. 卵巢的功能包括（　　　）。

　　A. 产生性激素　　　　　　B. 产生促性激素　　　C. 产生卵子

　　D. 产生多肽激素　　　　　E. 以上均不对

二、简答题

1. 简述男性生殖系统的生理功能。

2. 简述女性生殖系统的生理功能。

3. 简述阴道炎的临床常见分型及其临床表现。

三、实例分析

1. 病例分析一

　　患者，女，30岁。主诉：经前乳房胀痛，情绪易激动，月经正常。查体发现左侧乳房有结节状肿块，边界不明显，质地中等、活动好，与周围组织无粘连，有触痛。

请回答以下问题：

（1）诊断及诊断依据是什么？

（2）是否还需要进行其他检查？

（3）治疗要点有哪些？

2. 病例分析二

刘某，男，50 岁，教师，近半年来，夜尿增加，排尿时偶有尿道不适感。查体：T 36.8℃、P 62 次/min、BP 17/9kPa，心肺正常，腹平软，未触及肝脾。B 超：前列腺轻度增生。

请回答以下问题：

（1）诊断及诊断依据是什么？

（2）是否还需要进行其他检查？

（3）可采用哪些方法治疗？

第九篇

神经系统解剖生理与常见疾病

神经系统在人体的生命活动过程中处于主导地位，一方面协调机体内各组织、器官及系统的功能活动，使其成为一个完整的统一体；另一方面使机体活动随时适应外界环境的变化，使机体与外界环境保持动态平衡。神经系统病变将影响人体机能活动的调节，进而出现一系列症状。

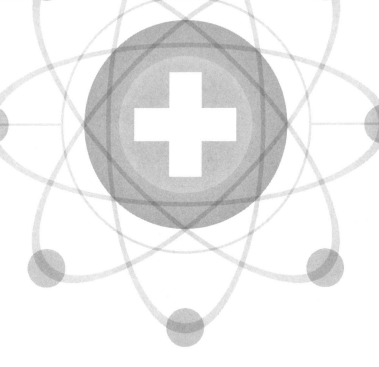

第十八章 神经系统解剖生理

第一节　神经系统解剖

一、 神经系统的分类和常用术语

（一） 神经系统的分类

神经系统按其位置和功能，分为中枢神经系统和周围神经系统。中枢神经系统包括脑和脊髓，分别位于颅腔和椎管内。周围神经系统是中枢神经系统以外的所有神经成分。周围神经系统按其连于部位的不同，分为脑相连的脑神经和与脊髓相连的脊神经；按其功能可分为感觉（传入）神经和运动（传出）神经；按其在周围分布的部位不同，分为躯体神经和内脏神经，躯体神经分布于体表、骨、关节和骨骼肌等运动系统，内脏神经分布于内脏、心血管、平滑肌和腺体，支配内脏运动的神经分为交感神经和副交感神经两类。

（二） 神经系统的常用术语

组成神经系统的基本结构单位是神经元，神经元有胞体和突起，因部位和排列方式的不同给予不同的术语。

1. 灰质和白质

在中枢神经系统中，神经元胞体和树突聚集处，新鲜时色泽灰暗，称灰质。在大脑和小脑，灰质分布于它们的表面，分别称大脑皮质（皮层）和小脑皮质（皮层）。在中枢神经系统中，神经纤维聚集处，因其表面的髓鞘色泽亮白，称白质。在大脑和小脑，白质分布于皮质的深层，称髓质。

2. 神经核与神经节

形态和功能相似的神经元胞体聚集成的灰质团块，位于中枢神经系统内称神经核；位于周围神经系统内称神经节。

3. 纤维束和神经

在中枢神经系统中，起止和功能基本相同的神经纤维聚集成的束，称纤维束或传导束；在周围神经系统中，神经纤维聚集成粗细不等的条索状结构，称神经。

二、 脊髓和脊髓神经

(一) 脊髓解剖

1. 脊髓的位置和形态

　　脊髓位于椎管内，上端通过枕骨大孔与延髓相连，下端约至第一腰椎下缘。成人脊髓约长 40～45cm，呈前后稍扁的圆柱状，脊髓全长有两个膨大，上端的为颈膨大，连有分布到上肢的神经；下端的为腰骶膨大，连有分布到下肢的神经。脊髓末端变细呈锥形，称脊髓圆锥，脊髓圆锥的下端延续为无神经组织的终丝，附于尾骨。

　　脊髓表面有纵贯全长的六条沟、裂。前面是较深的前正中裂，后面是较浅的后正中沟。前正中裂和后正中沟的两侧，各有一条浅沟，分别称前外侧沟和后外侧沟，沟中分别有脊神经前根和脊神经后根穿过，前、后根在出椎间孔处汇合成脊神经，每条脊神经后根上，都有一个膨大的脊神经节（图 18-1）。每一段脊神经相连一段脊髓，称为一个脊髓节段。自上而下有 31 对脊神经，从而分为 31 个脊髓节段（包括 8 个颈段、12 个胸段、5 个腰段、5 个骶段和 1 个尾段）。

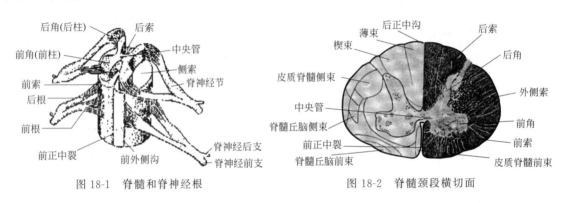

图 18-1　脊髓和脊神经根　　　　　图 18-2　脊髓颈段横切面

2. 脊髓的内部结构

　　在脊髓横截面上，位于其内部的称为灰质，呈"蝴蝶"状，中央的小孔为中央管，纵贯脊髓并与第四脑室相通。灰质前端膨大称为前角，内有运动神经元，其发出的轴突组成前根，支配骨骼肌；后端窄细称为后角，内有联络神经元（中间神经元）。在脊髓胸段和上腰段，前后角之间还有向外突出的侧角，内有交感神经元，其轴突加入前根支配内脏活动。灰质的周围为白质，每侧可分为三个索，后正中裂与后外侧沟之间为后索；后外侧沟与前外侧沟之间为外侧索；前外侧沟与前正中裂之间为前索。各索由许多上行或下行纤维束组成。上行纤维束将各种传入神经的冲动传到脑。下行纤维束将脑发出的冲动传到脊髓前角，再转传到肌肉，支配肌肉运动。通过灰质的神经核和白质的纤维束，脊髓与脑和周围神经相连（图 18-2）。

(二) 脊神经的分布组成

　　与脊髓相连的神经称为脊神经。脊神经共有 31 对，包括颈神经 8 对、胸神经 12 对、腰神经 5 对、骶神经 5 对和尾神经 1 对（图 18-3）。

　　每条脊神经都由前根和后根在出椎间孔前汇合而成，是混合性神经。前根属运动性神经，由脊髓灰质前角、胸腰部侧角和骶部交感核的轴突组成，分布于横纹肌、平滑肌和腺体。后根属感觉性神经，由脊神经节内假单极神经元的中枢突组成，分布于皮肤、肌肉、关节和内脏的感受器，通过后根将躯体与内脏的感觉冲动传向中枢。脊神经出椎间孔后立即分为前支、后支、脊膜支和交通支。脊神经前支较粗大，第1～11对胸神经前支，又称肋间神经，行于相应的肋沟内，第12对称肋下神经，行于第12肋下方。除胸神经前支在胸、腹部保持明显的节段性分布外，其余前支先相互交织形成神经丛，再由丛发出分支分布到头颈、上肢和下肢。神经丛的形态和分布已失去明显节段性。脊神经丛有颈丛、臂丛、腰丛、骶丛（图18-3）。

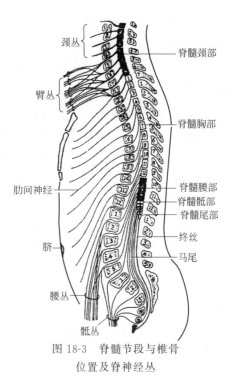

图18-3　脊髓节段与椎骨位置及脊神经丛

三、　脑和脑神经

（一）脑的构造

脑位于颅腔内，分为端脑、间脑、中脑、脑桥、延髓和小脑六个部分。中脑、脑桥和延髓合称脑干。脑的表面与脊髓一样也包有三层被膜，其内部也主要由灰质和白质构成。分布在大、小脑表面的灰质称为皮质，分布在脑内各部分且呈核状的灰质称为神经核，这些神经核与脑神经或与某些上、下行纤维束相关，将脑各部分与脊髓和周围神经相连。脑内存在多个腔隙，称为脑室（图18-4）。

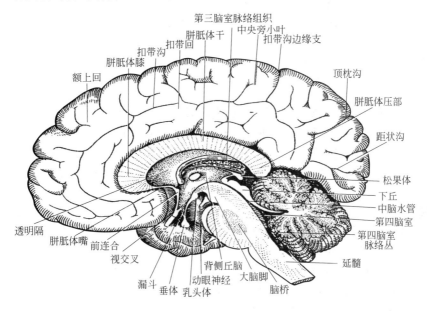

图18-4　脑的正中矢状切面

1. 脑干

脑干位于颅后窝枕骨大孔前上方的斜坡上，上接间脑，下续脊髓，背侧与小脑相连。脑干由灰质、白质和网状结构构成。灰质内有许多上行、下行和横行的神经纤维，将灰质分为不同的神经细胞团，称神经核。白质主要由上、下行纤维束组成。下行纤维束有锥体束等，上行纤维束有内侧丘系、脊髓丘系和三叉丘系等。脑干内除了上述脑神经核、中继核和传导束外，还有很多纵横交错的神经纤维和散在的神经核团，这些纵横交错的神经纤维和散在的神经核团共同构成网状结构。

延髓分布有维持呼吸、心跳、血压等基本生命活动的重要中枢。

2. 间脑

间脑位于中脑的前上方，大部分被大脑半球所掩盖。间脑主要包括背侧丘脑、后丘脑和下丘脑等。间脑的室腔称第三脑室。下丘脑内有若干神经核，是神经内分泌中心，对内脏活动、体温、摄食、生殖、水盐代谢和内分泌活动进行广泛调节。

3. 小脑

小脑位于延髓和脑桥背侧，上面被大脑半球所覆盖。小脑的两侧部膨隆，称小脑半球，中间部缩窄称小脑蚓。小脑的上面较平坦，下面正中部凹陷，内侧近枕骨大孔处有椭圆形隆起，称小脑扁桃体。小脑内部由灰质和白质组成。小脑是调节肌肉运动的皮质下中枢之一，能调节肌肉紧张和维持身体平衡。如小脑损伤，会出现平衡障碍、肌张力减退和运动不协调，行走时出现蹒跚步态。

4. 端脑

端脑又称大脑，是脑的高级部位。主要由左、右两大脑半球借胼胝体组连而成。两个大脑半球之间的间隙称大脑纵裂。端脑与小脑之间的裂，称大脑横裂。大脑半球的表面凸凹不平，满布深浅不同的沟，沟与沟之间是隆起的脑回。每侧大脑半球都可分为上外侧面、内侧面和底面。大脑半球表面的灰质称大脑皮质，是许多功能的高级中枢，神经元数目约 140 亿个。在人类长期的进化过程中，大脑皮质的不同部位逐渐成为接受某种刺激、完成相应功能活动的相对区域，称为大脑皮质的特定功能区（中枢）。如躯体运动区、躯体感觉区、听觉区、嗅觉区、视觉区等。大脑深部的白质，即大脑髓质，其通过多条上、下行传导通路，管理人体的各种功能活动。

5. 脑室

脑室是脑内的腔隙，其中充满脑脊液。脑室包括：侧脑室，位于大脑半球内，左、右各一；第三脑室，位于间脑内；中脑水管，位于中脑；第四脑室，位于延髓、脑桥背面和小脑之间。各脑室相通，侧脑室以室间孔与第三脑室相通，第四脑室有三个孔（正中孔与两旁的外侧孔）并与蛛网膜下腔（脊髓蛛网膜与软脊膜间的腔隙）相通。

软脑膜上的血管与脑室管上皮共同突向脑室形成丛，产生脑脊液。脑脊液是无色透明的液体，充满在蛛网膜下腔、脑室和脊髓中央管内。脑脊液主要有减震、营养脑和脊髓、化学缓冲等作用，并维持正常的颅内压。

在毛细血管与脑组织周围间隙和脑脊液之间存在着一种物质交换屏障，称为脑屏障，它能选择性地让某些脂溶性大的物质透过，而极性大、脂溶性小的物质却不易透过。脑屏障有血-脑屏障、血-脑脊液屏障、脑脊液-脑屏障三种类型。

（二）脑神经

与脑相连的神经称为脑神经。脑神经共有 12 对，主要分布于头面部：Ⅰ嗅神经、Ⅱ视神经、Ⅲ动眼神经、Ⅳ滑车神经、Ⅴ三叉神经、Ⅵ展神经、Ⅶ面神经、Ⅷ前庭蜗神经、Ⅸ舌咽神经、Ⅹ迷走神经、Ⅺ副神经、Ⅻ舌下神经（见图 18-5）。

在 12 对脑神经中，第Ⅰ、第Ⅱ、第Ⅷ对脑神经是感觉神经；第Ⅲ、第Ⅳ、第Ⅵ、第Ⅺ、

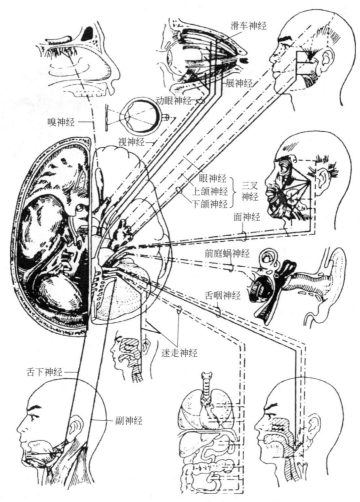

滑车神经

展神经

动眼神经

嗅神经

视神经

眼神经
上颌神经　三叉神经
下颌神经

面神经

前庭蜗神经

舌咽神经

迷走神经

舌下神经

副神经

图 18-5　脑神经示意图

第Ⅻ对脑神经是运动神经；第Ⅴ、第Ⅶ、第Ⅸ、第Ⅹ对脑神经是混合神经。其中第Ⅹ对迷走神经还分布到胸、腹腔脏器。

第二节　神经系统生理

一、神经元活动的一般规律

（一）突触

　　神经系统有大量神经元，神经元间主要通过突触互相联系。突触是各神经元互相接触的部位。一个神经元的轴突末梢反复分支，各分支末端膨大呈杯状或球状，称为突触小体，突触小体与突触后神经元的胞体或突起相接触（图 18-6）。一个突触由突触前膜、突触间隙和突触后膜三部分组成。突触前膜的内侧有突触小泡，内含神经递质。当突触前神经元传来的冲动到达突触小体时，小泡内的神经递质即从前膜释放出来，进入突触间隙，作用于突触后膜。如果这种作用足够大，则可引起突触后神经元发生兴奋或抑制反应。神经冲动就是这样通过突触由一个神经元传递到另一个神经元的（图 18-7）。

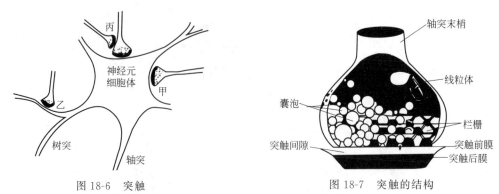

图 18-6　突触

图 18-7　突触的结构

（二）神经递质

神经冲动是通过突触前膜释放化学递质即神经递质来完成的。Ca^{2+} 内流促使突触前膜释放神经递质。神经递质种类很多，按产生部位的不同，一般可以分为外周神经递质和中枢神经递质。外周神经递质主要有乙酰胆碱（Ach）、去甲肾上腺素（NE）、嘌呤类和肽类递质。中枢神经系统内发现的神经递质，主要有乙酰胆碱、单胺类、氨基酸及肽类。

（三）神经受体

受体一般是指突触后膜或效应细胞上的某些特殊结构，神经递质必须通过与受体结合才能发挥作用。如果某种药物其化学结构与递质相似，也能与受体结合但不能产生递质效应，而是占据受体或改变受体的空间构象，从而使递质不能发挥作用，这种药物就称为该受体的阻滞剂。

1. 胆碱能受体

胆碱能受体有两种，分别为 M 型受体和 N 型受体。

M 型受体（毒蕈碱型受体）存在于副交感神经节后纤维支配的效应器细胞膜上，可产生一系列副交感神经兴奋效应，包括心脏活动的抑制、支气管平滑肌的收缩、胃肠平滑肌的收缩、膀胱逼尿肌的收缩、虹膜环形肌的收缩、消化腺分泌的增加等。另外，极少数交感神经的节后纤维（如支配汗腺分泌的神经，骨骼肌的血管舒张神经）其神经递质也是乙酰胆碱，受体为 M 型受体。

N 型受体（烟碱型受体）存在于交感神经和副交感神经节的突触后膜和神经-肌接头的终板膜上，可使节后神经元和骨骼肌兴奋。

M 型受体和 N 型受体均可进一步分出几种亚型。

2. 肾上腺素能受体

肾上腺素能受体分为 α 受体和 β 受体，存在于大多数交感神经节后纤维对应的效应器上。儿茶酚胺类递质与 α 受体结合后产生的平滑肌效应主要是兴奋的，包括血管收缩、子宫收缩、虹膜辐射肌收缩等，也有抑制的，如小肠舒张。儿茶酚胺类递质与 β 受体结合后产生的平滑肌效应是抑制的，包括血管舒张、子宫舒张、小肠舒张、支气管舒张等，但对心肌产生的效应是兴奋的。

二、脊髓的生理功能

脊髓具有传导和反射功能。人体的躯干和四肢感受的信息经脊髓向上传导至脑。脑对躯干和四肢活动的控制和调节也都要经下行传导束下达到脊髓。反射活动是神经系统的基本活动方式，脊髓中的灰质是反射活动的低级中枢，一些比较简单的反射可在脊髓完成，如膝跳反射、腹壁反射、排尿排便反射等。

脊髓是交感神经和部分副交感神经的起源部分，因此脊髓是内脏反射活动的初级中枢。脊髓中枢可以完成基本的血管张力反射、排便排尿反射、发汗反射、勃起反射等初级反射活动。但是很多初级反射（如排便反射、排尿反射）还必须有较高级中枢（脑）的参与才能很好地适应生理功能的需要。

三、 自主神经系统

内脏神经中的传出神经支配的平滑肌、心血管和腺体的运动不受人的主观意志的控制，故又将这一部分神经称为自主神经或植物神经。自主神经分为交感神经和副交感神经。

自主神经系统的功能在于调节心肌、平滑肌和腺体（消化腺、汗腺、部分内分泌腺等）的活动。除少数器官外，一般组织器官都接受交感和副交感神经的双重支配。例如，对于心脏，迷走神经（相当于副交感神经）具有抑制作用，而交感神经具有兴奋作用。

四、 神经系统传导通路

神经系统传导通路是大脑皮质与感受器或效应器相联系的神经纤维通路，可分为感觉传导通路和运动传导通路。

（一） 感觉传导通路

1. 浅感觉传导通路

（1）躯干、四肢的浅感觉传导通路　其感觉神经元位于脊神经节内，在脊髓灰质后角更换神经元后其纤维交叉到对侧，组成脊髓-丘脑束上行至丘脑，在丘脑再次更换神经元后发出纤维参与组成丘脑-皮质束，再上行投射至大脑皮质躯干和下肢的感觉区。

（2）头面部的浅感觉传导通路　头面部的浅感觉经三叉神经传入，进入脑桥后，更换神经元交叉至对侧上行，组成三叉丘系至丘脑，再次更换神经元后的纤维参与组成丘脑-皮质束，经内囊投射至大脑皮质感觉区。

2. 深感觉传导通路

躯干、肢体的深感觉传导通路的感觉神经元也位于脊神经节内，进入脊髓后，在同侧后索内上行组成薄束和楔束，在延髓的薄束核和楔束核更换神经元后，纤维交叉到对侧，组成内侧丘系，再上行至丘脑更换神经元。更换神经元后的纤维参与组成丘脑-皮质束，经内囊投射至大脑皮质感觉区。

3. 感觉传导通路的特点

一般有三级神经元，第一级神经元位于脊神经节内或脑神经节内；第二级神经元位于脊髓后角或脑干内；第三级神经元位于丘脑内。各种感觉传导通路的第二级神经元发出的纤维，一般交叉到对侧，最后投射到大脑皮质相应的区域。

（二） 运动传导通路

大脑皮质对躯体运动的调节功能，是通过锥体系和锥体外系下传的神经冲动来实现的。两者在功能上互相协调、互相配合，共同完成人体各项复杂的随意运动。锥体系是大脑皮层下行控制躯体运动最直接的路径。

1. 锥体系

锥体系的功能是管理各种随意运动，尤其是四肢远端肌肉，如手部肌肉的精细运动。

锥体系主要包括上、下两级运动神经元。其中下行至脊髓的纤维称为皮质-脊髓束；中途终止于脑干的纤维称为皮质-脑干束。下级运动神经元包括脊髓前角运动神经元和脑神经核运动神经元，它们的轴突组成脑神经的躯体运动纤维，管理头面部、躯干和四肢的随意运动。

2. 锥体外系

锥体系以外的与躯体运动有关的传导通路统称锥体外系。其主要功能是协调肌群的运动、调节肌张力、维持和调整姿势等。锥体外系由大脑皮质发出后，在下行途中先与纹状体发生联系，然后经过多次更换神经元后才抵达脊髓前角运动神经元。

（三）脑对自主神经系统的调节

脊髓是内脏反射活动的初级中枢，但对其更完善的调节必须有较高级中枢的参与。

1. 低位脑干对内脏活动的调节

脑干网状结构中存在许多与内脏活动功能相关的神经元，其下行纤维支配脊髓，调节着脊髓的植物性神经功能。因此，许多基本生命活动（如循环、呼吸等）的反射调节在延髓水平已能初步完成。

2. 下丘脑对内脏活动的调节

下丘脑是大脑皮层下调节内脏活动的高级中枢。下丘脑存在体温调节中枢、摄食中枢、饱中枢、摄水中枢、"假怒"中枢和防御反应区等。下丘脑视交叉上核的神经元是机体内日周期节律活动的控制中心。

3. 大脑皮质对内脏活动的调节

大脑新皮层与内脏活动有关，而且区域分布和躯体运动代表区的分布有一致的地方；边缘叶以及与边缘叶在结构和功能上密切相关的边缘系统，与内脏活动、情绪反应、记忆活动等均有密切关系。

（四）脑电图

大脑皮层神经元具有生物电活动，如果在头皮上安置引导电极，通过脑电图仪可记录到皮层自发脑电活动的图形，称为脑电图。

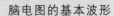

知识链接

脑电图的基本波形

脑电图的基本波形可划分为四种基本类型。

1. α波

α波是大脑皮层处在清醒安静状态时电活动的主要表现。正常人在清醒、安静、闭目时，α波即可出现，当睁眼或接受刺激时，α波立即消失并转为快波。

2. β波

β波是大脑皮层处在紧张激动状态时电活动的主要表现。

3. θ波

在成人困倦时可以出现。

4. δ波

正常成人清醒状态下，几乎没有δ波，但在睡眠期间可出现δ波。

第十九章　神经与精神常见疾病

神经系统是人体功能活动最重要的调节系统。神经系统常见疾病主要有感染性疾病、血管性疾病、变性疾病、遗传性疾病、代谢障碍性疾病等，通常具有独特的病理变化、特定的好发部位和发病规律。此外，与神经系统功能活动密切相关的精神疾病（如失眠等）的发病率逐年上升，对患者自身及社会生活均产生一定影响。本章主要介绍缺血性脑血管疾病、出血性脑血管疾病、阿尔茨海默病、癫痫、帕金森症、抑郁症、失眠等神经与精神常见疾病的病因、发病机制、临床表现、辅助检查、治疗原则等内容。

第一节　缺血性脑血管疾病

脑血管疾病是神经系统的常见病和多发病，是目前人类疾病三大死亡原因之一，死亡率约占所有疾病的 10％，50％～70％ 的存活者遗留瘫痪、失语等严重后遗症，给社会和家庭带来沉重的负担。依据病理性质，脑血管疾病可分为两类：缺血性脑血管疾病和出血性脑血管疾病。本节主要介绍缺血性脑血管疾病的病因、发病机制、临床表现、治疗原则等要点。

缺血性脑血管疾病是指由于脑部血液供应障碍，缺血、缺氧引起的局限性脑组织的缺血性坏死或脑软化。常见的缺血性脑血管疾病包括短暂性脑缺血发作和脑梗死，脑梗死包括脑血栓形成和脑栓塞。

一、短暂性脑缺血发作

短暂性脑缺血发作是伴有局部症状的短暂的脑循环障碍。好发于中年以后，男性比女性多两倍。发作突然，症状常在 1min 内即达高峰，少数于数分钟内进行性发展，一般持续时间不超过 15min，症状持续不超过 24h。发作停止后，神经症状完全消失，有反复发作的趋势。

1. 病因和发病机制

短暂性脑缺血发作（TIA）是一种多病因的综合征。其主要病因是主动脉-颅脑动脉系统的动脉粥样硬化斑块上微栓子的脱落。

2. 临床表现和辅助检查

短暂性脑缺血发作是脑梗死的重要危险信号。临床上常将短暂性脑缺血发作分为颈内动脉系统短暂性脑缺血发作和椎-基底动脉系统短暂性脑缺血发作两类。

（1）颈内动脉系统短暂性脑缺血发作　以发作性偏瘫或单瘫最常见，主侧半球病变常出现失语。同时有瘫痪对侧一过性失明或视觉障碍，可考虑为失明侧颈动脉 TIA。颈内动脉系统 TIA 时也可出现偏身感觉减退或偏盲。

（2）椎-基底动脉系统短暂性脑缺血发作　表现为阵发性眩晕，常伴有恶心、呕吐，很少出现耳鸣。大脑后动脉供血不足可出现一侧或两侧视力障碍或视野缺损。脑干、小脑受累则可出现复视、眼球震颤、共济失调、吞咽困难、构音障碍及交叉瘫等。少数患者有猝倒发作。

辅助检查：头颅 CT 或 MRI 检查大多正常，部分病例脑内有小的梗死灶。经颅多普勒扫描（TCD）或数字减影血管造影（DSA）等可发现血管狭窄、动脉粥样斑块等。另外，血生化和血常规检查可发现有无血液成分的改变。

由于短暂性脑缺血发作短暂，绝大多数病人就诊时已无症状与体征，主要依据病史进行诊断，有典型表现者诊断不难。

3. 治疗原则和健康提示

（1）治疗原则　为消除病因、预防复发和保护脑功能。

① 病因治疗　短暂性脑缺血发作控制后，应查找病因，并进行相应的治疗，如有效控制血压、糖尿病、高脂血症等。

② 预防复发　常用方法有以下几种。

a. 抗血小板聚集剂：可减少微栓子的发生。常用药物有阿司匹林，每天用 50～300mg，也可与潘生丁合用；噻氯匹定，每天用 250mg。

b. 抗凝药物：短期中频繁发作且无抗凝药禁忌证者可用肝素抗凝。

c. 对频繁发作者可给予脑保护剂（如尼莫地平、西比灵等钙拮抗剂）。

（2）健康提示　患者平时注意饮食，有效控制血压、糖尿病、高脂血症等，预防疾病的发生。

二、 脑血栓形成

脑血栓形成，简称为脑血栓，常由于脑动脉壁病变，或在动脉粥样硬化的基础上发生血流缓慢、血液成分改变或血黏度增高而形成血栓，导致动脉管腔明显狭窄或闭塞而引起相应部位的脑组织发生缺血性坏死的一种急性缺血性脑血管疾病，是脑血管中最常见、发病率最高的一种临床类型。

1. 病因和发病机制

脑血栓形成是由于脑局部的供血动脉因动脉粥样硬化、动脉炎、动脉痉挛，加上血流缓慢或血液黏滞度增高等原因，在局部动脉内形成血栓，造成相应脑组织因缺血发生变性、坏死、软化，临床表现为局部神经系统功能障碍的一种疾病。脑血栓形成是脑梗死中最常见的类型。

2. 临床表现和辅助检查

脑血栓形成多发生于中老年人，多有高血压、动脉粥样硬化史。突然起病，常在数分钟到数小时，甚至 1～2 天达高峰，不少病人在睡眠中发病，清晨醒来时发现偏瘫或单瘫以及失语等。亦有白天工作时发病者。部分病人病前有短暂性脑缺血发作病史。脑血栓发生偏瘫时，多数病人意识清醒。如果起病时即意识不清，要考虑椎-基底动脉系统脑梗死。大脑半球较大区域梗死、缺血、水肿，影响间脑和脑干功能，可于起病后不久出现意识障碍。

辅助检查：头颅 CT 检查可在发病 24～48h 后在梗死区出现低密度病灶。如病灶较小或小脑、脑干梗死时可选择 MRI 检查，也可选用 DSA、TCD、脑脊液检查等以明确诊断。

临床上对于一个中老年人，在安静状态下呈亚急性起病，有神经系统定位体征，均应考虑脑梗死可能。再经头颅 CT 或 MRI 发现梗死灶，排除其他疾病，即可做出诊断。

3. 治疗原则和健康提示

（1）治疗原则　减少梗死范围，减轻脑水肿，防治并发症和促进康复。

① 减少梗死范围　常用方法有以下几种。

a. 溶栓治疗。一般在起病 6h 内，可予以溶栓治疗，12h 后不做此项治疗。应严格掌握适应证与禁忌证，必须首先证实无出血灶和无出血性疾病。常用药物有尿激酶、链激酶、组织型纤溶酶原激活物、重组的组织型纤溶酶原激活物等。

b. 抗凝治疗。常用药物有肝素、低分子肝素等。

c. 降纤治疗。通过降解血中纤维蛋白原，增强纤溶系统活性，抑制血栓形成。常用药物有降纤酶、巴曲酶、安克洛酶和蚓激酶等。

d. 脑保护剂。可选用钙通道阻滞剂、自由基清除剂和抗兴奋性氨基酸递质（如维生素 E、维生素 C、甘露醇、过氧化物歧化酶等）。

e. 抗血小板聚集。可防止血栓进展，但溶栓与抗凝治疗时不要同时应用。

f. 调整血压。急性期血压应维持在稍高于发病前的平时水平，一般以高 10～20mmHg 为宜，不宜过低，以免减少脑灌流量而加重梗死。

g. 其他。如血液稀释疗法、中医中药治疗等。

② 减轻脑水肿　可用 20％甘露醇 125～250ml，每 6～8h 一次静脉滴注，也可用 10％复方甘油或 20％白蛋白等。

③ 防治并发症　加强护理，注意防止肺部感染、褥疮、下肢深静脉血栓形成、尿路感染等，并注意水、电解质、营养和酸碱平衡。

（2）健康提示　对病人进行体能和技能训练，以降低致残率，提高生活质量。

三、 脑栓塞

脑栓塞是指来自身体各部分的栓子，通过颈动脉或椎动脉，阻塞脑血管，使其供血区缺血、坏死，发生脑梗死和脑功能障碍，又称栓塞性脑梗死。

1. 病因和发病机制

脑栓塞以大脑中动脉及其分支最多见。可分为心源性脑栓塞和非心源性脑栓塞。心源性脑栓塞栓子来源主要是风湿性心瓣膜病、心内膜炎赘生物及附壁血栓。非心源性脑栓塞栓子来源主要是动脉粥样硬化斑块脱落、肺静脉血栓，骨折或手术时的脂肪栓和气栓、血管内治疗时的血凝块或血栓。另外，尚有部分栓子来源不明。

2. 临床表现和辅助检查

脑栓塞的起病年龄不一，多与心脏病有关。起病急骤，数秒或数分钟内症状发展到高峰，起病前无先兆，是所有脑血管病中起病最急者。个别病人可在数日内呈阶梯式进行性恶化，系由反复栓塞所致。活动和休息时均可发病。半数病人起病时有意识丧失，但意识丧失的时间远比脑出血短。常为突起的面瘫、上肢瘫、偏瘫、失语、偏盲、局限性癫痫发作，或偏身感觉障碍等局部症状。抽搐大多数为局限性，如为全身性大发作，则提示栓塞范围广泛，病情较重。

辅助检查：头颅 CT 或 MRI 可确定梗死的部位与范围。注意寻找栓子的来源，并注意观察有无出血性梗死。

有栓子来源的患者突然出现神经系统局灶性损伤的临床表现，均应考虑本病，头颅 CT 或 MRI 可协助诊断。脑栓塞患者往往容易复发。

3. 治疗原则和健康提示

（1）治疗原则　脑栓塞的治疗包括两方面，即脑栓塞的治疗和原发病的治疗。

① 脑栓塞的治疗　脑栓塞的治疗原则与脑血栓形成基本相同，主要为减少梗死面积，减轻脑水肿，防止出血和并发症等。因脑栓塞易合并出血性梗死，所以急性期在应用抗凝、溶栓时应特别慎重。

② 原发病的治疗　针对原发病的治疗有利于脑栓塞的恢复和防止复发，如纠正心律失常、治疗亚急性细菌性心内膜炎等。

（2）健康提示　遵循早期、个体化原则，分阶段对患者进行针对性体能和技能训练，降低致残率、提高生活质量。

第二节　出血性脑血管疾病

出血性脑血管疾病是指原发于脑实质内的非外伤性出血，可由颅内动脉、静脉或毛细血管破裂引起，占全部脑血管疾病的 20%～30%，其死亡率高，是危害中老年人的常见疾病。常见的出血性脑血管疾病包括脑出血和蛛网膜下腔出血。本节主要介绍脑出血的病因、发病机制、临床表现、辅助检查及治疗原则等。

一、 脑出血

脑出血是指原发于脑实质内的、非创伤性出血。脑出血约 80% 发生于大脑半球，其余约 20% 发生于脑干。

1. 病因和发病机制

高血压是脑出血的主要原因，故又称高血压性脑出血。

脑动脉血管管壁较薄，中膜肌细胞及外膜结缔组织少，缺少外弹力层，易形成微小动脉瘤。当血压骤然升高时，此类动脉瘤即可发生破裂出血，特别是大脑中动脉分支的豆纹动脉最易发生出血。其他如各种血液病、先天性动脉瘤、动静脉畸形、脑动脉炎、恶性肿瘤等均可导致脑出血。

2. 临床表现和辅助检查

脑出血好发于 50 岁以上的高血压患者，多在情绪紧张、兴奋、排便、用力时发病，少数在静态时发病。气候变化剧烈时发病较多。起病前多无预感，仅少数患者发病前有头痛、头昏、动作不便、口齿不清等症状。发病突然，一般在数分钟至数小时达高峰，多表现为突然头痛、头晕、恶心、呕吐、偏瘫、失语、意识障碍、大小便失禁、血压增高。出血部位不同，临床表现各异。

（1）基底节区出血　基底节区出血占脑出血的 60%～70%，其中又以壳核出血最多见。

① 轻型基底节区出血　患者突然头痛、头晕、恶心、呕吐，意识清楚或轻度障碍，出血灶对侧出现不同程度的偏瘫，亦可出现偏身感觉障碍及偏盲，两眼可向病灶侧凝视，优势半球出血可有失语。

② 重型基底节区出血 发病突然，意识障碍重，鼾声明显，呕吐频繁，可吐出咖啡样胃内容物，两眼可向病灶侧凝视或固定于中央位。常有双侧瞳孔不等大，一般为出血侧散大，提示有小脑幕疝形成。出血对侧偏瘫，早期肌张力低，后渐增高，可引出病理反射。平卧位时，患侧下肢足呈外旋位。如病情进展，血液大量破入脑室或损伤丘脑下部及脑干，昏迷加深，出现去大脑强直或四肢弛缓，面色潮红或苍白，出冷汗，鼾声大作，中枢性高热或体温过低，甚至出现肺水肿，最后多因脑疝死亡。

（2）小脑出血 多见于一侧半球的齿状核部位。发病突然，眩晕明显，频繁呕吐，枕部疼痛，病侧共济失调，可见眼球震颤、同侧周围性面瘫、颈项强直等。易误诊为蛛网膜下腔出血。病情进展极易发生枕骨大孔疝而死亡。

（3）脑桥出血 大量出血累及双侧脑桥时患者迅速昏迷，双侧瞳孔针尖样缩小，四肢瘫痪，中枢性高热，病人多在48h内死亡。小量出血往往位于一侧，可见意识障碍，出现交叉性瘫痪，即病灶同侧面神经瘫痪与对侧上、下肢瘫痪，双眼向病灶对侧凝视。

辅助检查：头颅CT检查是临床上首选的检查方法。发病后即可显示血肿的大小与部位，还可显示脑水肿、中线移位、有无破入脑室等。

有多年高血压史者在活动当中突然出现头痛、呕吐、肢体活动障碍、意识障碍等均需考虑本病，头颅CT检查可以确诊。

3. 治疗原则和健康提示

（1）治疗原则 保持安静，防止继续出血；积极抗脑水肿，降低颅内压；调整血压，改善循环；加强护理，防治并发症。

① 一般治疗 加强护理，就近治疗，不宜长途搬动。一般头平卧位，昏迷病人头歪向一侧，保持呼吸道通畅。发病数日后，如神志仍不清楚，不能进食者应鼻饲。注意观察病情，特别是生命体征、瞳孔和意识的观察。

② 脑水肿的治疗 减轻脑水肿，降低颅内压是治疗脑出血的重要措施。可选用：a.20%甘露醇125～250ml，每6～8h一次，如有脑疝先兆可加速滴入或静脉推注，患有心力衰竭、肾功能不全或血肿不稳定时慎用。b.利尿剂，常用呋塞米，20～40mg，每天3～4次静脉滴注，常在不能应用甘露醇时使用此药。c.复方甘油250ml，每12h一次，其脱水作用稍弱。d.20%白蛋白50ml，每天1～4次静脉滴注，对低蛋白血症者尤为适用。

③ 控制血压 脑出血时血压升高是颅内压升高后的代偿反应。一般收缩压在200mmHg以下时或舒张压在105mmHg以下时不予应用降压药。超过此值可据病人情况适当使用降压药，降压不宜过快过猛。

④ 并发病防治 脑出血时常出现肺部感染、尿路感染、上消化道出血、电解质紊乱、下肢深静脉血栓形成等，应注意预防和治疗。

⑤ 外科治疗 有适应证者可行开颅血肿清除术、椎颅血肿穿刺碎吸术、立体定向血肿引流术和脑室引流术等。

（2）健康提示 病情稳定后尽早进行康复治疗，对神经功能恢复、提高生活质量有益。

4. 病例分析

（1）病例摘要

男，67岁，因左侧肢体活动不灵伴言语不清5h入院。

现病史：患者于入院前 5h 晨练时突发左侧肢体活动不灵，摔倒在地，左手不能持物，伴言语不清。病程中头痛剧烈，右侧头部为著，喷射性呕吐 3 次，呕吐物为胃内容物，有小便失禁。无意识障碍，无抽搐，无头晕、视物模糊，无耳鸣。

既往史：高血压病史 10 余年，血压最高达 220/120mmHg，平素血压控制较好，为130/90mmHg 左右。

家族史：母亲死于高血压脑梗死后遗症。

入院查体：T 36.9℃，P 108 次/min，R 22 次/min，BP 170/110mmHg，一般状态正常，神清，构音障碍，双眼向右凝视，双侧瞳孔不等大，右侧直径 3.5mm，对光反应略迟钝，左侧 2.5mm，对光反应灵敏。双侧额纹对称，左侧鼻唇沟浅，伸舌左偏，左侧鼓腮漏气。左侧肢体肌张力低，左上肢肌力 1 级，左下肢肌力 0 级，左侧腱反射弱，偏身痛觉减退，Babinski 征阳性。右侧肢体无异常。

（2）分析

① 诊断及诊断依据

a. 诊断：脑出血（右侧基底节区）；高血压。

b. 诊断依据

Ⅰ. 老年男性，动态卒中样起病。

Ⅱ. 既往高血压病史 10 余年，最高血压达 220/120mmHg。

Ⅲ. 以左侧肢体活动不灵伴言语不清为主症，左下肢不能负重而摔倒，左上肢不能持物。

Ⅳ. 查体：BP 170/110mmHg，构音障碍，双眼向右凝视，双侧瞳孔不等大，右侧直径3.5mm，对光反应略迟钝。左侧鼻唇沟浅，伸舌左偏，左侧鼓腮漏气。左侧肢体肌张力低，左上肢肌力 1 级，左下肢肌力 0 级，左侧腱反射弱，偏身痛觉减退，Babinski 征阳性。

② 进一步检查：头颅 CT 检查。

③ 治疗原则：降低颅内压，防治感染，改善循环，控制血压，对症支持治疗。

第三节　阿尔茨海默病

阿尔茨海默病（Alzheimer disease，AD）是一种原因不明、表现为智力与认知功能减退和行为及人格改变的进行性退行性神经系统疾病，主要发生于老年人，多缓慢起病，逐渐进展，女性较男性多见，是老年痴呆最常见的病因。在全球，大约有 3560 万人有痴呆症状，大部分是由阿尔茨海默病引起，估计到 2030 年痴呆患者将增加到 6570 万人，到 2050 年可能将会达到 1 亿多人。本节主要介绍阿尔茨海默型痴呆的病因、发病机制、临床表现以及治疗原则等内容。

一、 病因和发病机制

本病的病因与发病机制十分复杂，到目前为止仍未完全清楚，主要认为可能与年龄、遗传因素、大脑神经递质改变、中毒、免疫功能紊乱等相关，慢性病毒感染、心理应激、吸烟、高血压、脑外伤、糖尿病等与发病也有一定的关系。

研究认为，AD 病人大脑中许多神经递质，如乙酰胆碱、5-羟色胺、去甲肾上腺素、多巴胺及 P 物质等含量减少。

二、 临床表现和辅助检查

1. 记忆障碍

记忆障碍是痴呆的最早表现。其起病隐匿，主要表现为逐渐发生的记忆障碍，尤其是近事记忆减退更明显。随着记忆障碍的明显加重，常常会出现定向障碍，如离家出走后找不到回家的道路。

2. 认知障碍

其为特征性的临床表现，根据病程和痴呆程度的不同，表现出对时间、地点的认知障碍，对社会或家庭人员关系、结构的认知错误，如将儿子当兄弟等。有的病人还可出现言语障碍。疾病严重时．常出现常识性认知困难，直至完全丧失生活能力。

3. 行为障碍

表现为性格改变，或夸夸其谈、言过其实，或退缩孤独、自言自语、动作无目的，无定向能力，痴呆者常有精神症状，表现为幻觉、躁狂、兴奋、冲动。后期病人常有衣衫褴褛、不修边幅，但一般无昏迷。

4. 实验室检查多无明显改变

脑电图可见为双侧半球对称的广泛的慢波泛化，α波慢化，波幅降低。CT片上可示脑萎缩、脑室扩大、脑沟和脑池增宽。MRI冠状切面可显示海马萎缩。

三、 治疗原则和健康提示

（1）治疗原则　主要为对症治疗。用药原则是保护神经递质功能，增加脑代谢，稳定细胞膜，加强神经营养，减少感染机会，减少神经毒性等。

① 一般治疗　使用扩血管药物（增加脑血流）及脑细胞代谢药可改善症状或延缓疾病进展。常用银杏叶提取物制剂、吡拉西坦（脑复康）和都可喜等。

② 改善认知功能　目前常用乙酰胆碱酯酶（AchE）抑制剂，抑制乙酰胆碱降解并提高活性，改善神经递质传递功能。这类药物有：a. 毒扁豆碱，副作用比较多，现已少用。b. 他克林，有较严重的肝脏毒性作用。c. 多奈哌齐或安理申，对认知障碍有显著改善作用，不良反应轻，肝脏毒副作用低。d. 石杉碱甲（哈伯因），是我国从中草药千层塔中提取出来的，作用强度大于上述药物，且对AChE有选择性，可改善认知功能，副作用小。e. 利瓦斯的明，是中度到重度病人常用药物，具有独特的双重抑制胆碱酯酶作用。本品采用阶梯渐进式服药法。

针对淀粉样β蛋白的药物：β分泌酶抑制剂、γ分泌酶抑制剂可能有助于病情改善。

③ 控制行为改变　大约90%的病人都有行为异常改变，可用抗精神病药、抗抑郁症药和抗躁动症药等药物控制。

④ 神经保护性治疗

a. 抗氧化剂：维生素E和单胺氧化酶抑制剂可延缓AD进展。

b. 雌激素替代疗法：使用雌激素替代疗法可明显降低更年期妇女AD患病风险；雌激素还可改善海马细胞的糖转运，促进胆碱吸收和转运，促进神经元及神经突触完整性。

c. 非甾体类抗炎药。

（2）健康提示　鼓励病人尽量参加各种社会日常活动，加强家庭和社会对病人的照顾、帮助和训练。有定向和视力障碍的患者应尽量减少外出，以防意外。

第四节　癫痫

癫痫（epilepsy）是一组由大脑神经元异常放电所引起的短暂的中枢神经系统功能失常为特征的慢性脑部疾病，具有突然发生、反复发作的特点。由于异常放电神经元所涉及的部位不同，临床上可表现为运动、感觉、意识、行为和自主神经等不同程度的障碍。

一、病因和发病机制

引起癫痫的原因很多，按照有无明确的病因，癫痫一般可分为原发性和继发性两类。

1. 原发性癫痫

此类患者脑部未有确定的器质性病变，推测主要与遗传关系密切，药物治疗效果较好。起病多在儿童期和青春期（5～20岁），多为全身性发作。

2. 继发性癫痫

主要是由各种原因的脑部损伤所致，占癫痫病例的大多数，可发生于各年龄组。常见的原因有：①脑部疾病，如颅内先天性疾病、颅脑肿瘤、颅脑外伤、颅内感染、变性疾病等；②全身或系统性疾病，如缺氧、代谢性疾病等。

另外还有一些因素，如年龄、觉醒与睡眠周期、内分泌改变、发热、感觉和精神状态等，也会参与癫痫的临床发作。

二、临床表现和辅助检查

目前一般按照临床症状和脑电图特点将癫痫发作分为部分性发作、全面性发作和不能分类的癫痫发作三大类。

（一）部分性发作

部分性发作是痫性发作最常见的类型，发作起始症状和脑电图特点均提示异常放电源于一侧局部的脑结构。

1. 单纯部分性发作

单纯部分性发作是不伴有意识障碍的运动、感觉和自主神经及精神症状的发作，可以分为以下四种亚型。

（1）部分运动性发作　是指局部肢体的抽动，常见于一侧肢体远端如手指、足趾或一侧口角或眼部，有时表现为言语的中断。

（2）体觉性发作　常为肢体的发作性麻木感、针刺感、触电感等。多发生在手指、足趾、口角或舌部，病灶居中央后回感觉区。偶有特殊性发作，如视觉和听觉等。

（3）自主神经发作　表现为烦恼、有排尿欲等，常伴随其他症状发生，很少是痫性发作的唯一表现，病灶在杏仁核、岛回或扣带回。

（4）精神性发作　包括各类遗忘症，病灶多在海马部；情感异常，病灶在扣带回；错觉，病灶在海马部或颞枕部等。

2. 复杂部分性发作

复杂部分性发作是伴有意识障碍的部分性发作，常出现各种精神症状或特殊感觉症状。复杂部分性发作占成人痫性发作的50%以上，其多数病例病灶在颞叶，故又称为颞叶癫痫。

某些情况，当部分性发作继发为全面性强直-阵挛发作时，脑电图可快速发展为全面性异常。

（二）全面性发作

全面性发作的特征是发作时伴有意识障碍或以意识障碍为首发症状，神经元的痫性放电起源于双侧大脑半球。常见的类型有失神性发作、肌阵挛性发作、强直-阵挛性发作。

1. 失神性发作

失神性发作临床表现为突发突止的意识中断，没有先兆和局部症状，持续 3～15s，每日可发作多次。患者多表现为突然动作中止、呆立（坐）不动，呼之不应，两眼瞪视不动，手中持物可坠落，但患者从不跌倒，事后立即清醒，继续原来的活动，对发作过程不能回忆。多见于 6～12 岁儿童。

2. 肌阵挛性发作

肌阵挛性发作表现为突然、短暂、快速地肌收缩，可限于面部、躯干或肢体，也可遍布全身。不伴有或伴有短暂意识障碍。脑电图呈典型的棘-慢波、尖-慢波或多棘-波慢波发放。

3. 强直-阵挛性发作

强直-阵挛性发作以意识丧失和全身抽搐为主要特征，按照病程进展可以分为 3 期：

（1）先兆期　约半数患者有先兆，指在意识丧失前的一瞬间所出现的各种体验。常见的先兆可为特殊感觉性的幻视、幻嗅、眩晕，一般感觉性的肢体麻木、触电感，内脏感觉性的如腹内气体上升或热血上涌感，运动性的如头眼向一侧斜视等。一般持续数秒。原发性全身强直-阵挛性发作无先兆。

（2）痉挛期　继先兆期后，随即意识丧失，进入痉挛发作期。首先为强直性发作（强直期），表现为突然尖叫一声，跌倒在地，全身肌肉强直，上肢伸直或屈曲，手握拳，下肢伸直，头转向一侧或后仰，眼球向上凝视。呼吸肌强直致呼吸暂停，面唇发绀。瞳孔散大，对光反应消失。唇、舌或口腔黏膜有咬伤。约持续 20s，进入阵挛期，全身肌肉呈节律性抽搐，频率开始较快，随之逐渐减慢，随最后一次痉挛后抽搐停止。在痉挛发作期尚可出现心跳加快、血压升高等。

（3）惊厥后期　此期尚有短暂强直痉挛，造成牙关紧闭和大、小便失禁。自动呼吸首先恢复，口腔内分泌物增多，口鼻喷出白沫或血沫，还可伴尿失禁、全身大汗、面、唇发绀逐渐减轻，心率、血压、瞳孔等回至正常。

自发作开始到意识恢复大约经历 5～10min。患者醒后除先兆外，对发作过程不能回忆，并可感到头痛、全身乏力、疼痛、呕吐等。也有不少患者抽搐后进入昏睡、昏迷状态，然后逐渐清醒，部分患者在清醒过程中有精神行为异常，表现为挣扎、躁动不安等。

在短期内，若强直-阵挛性发作频繁，间歇期短，间歇期内持续昏迷，则称为癫痫持续状态，常伴有高热、脱水、脑水肿、缺氧、白细胞增多和酸中毒等。

（三）辅助检查

脑电图检查可正常或出现异常改变，临床上脑电图检查是诊断癫痫极为有价值的辅助手段。CT、MRI 检查可无特征性所见。

三、治疗原则和健康提示

癫痫是可治性疾病，大多数经过积极治疗的患者预后良好。但是癫痫的治疗不仅要完全控制发作，而且要使患者有较高的生活质量。临床上主要采用药物和外科手术方法来治疗。

（一）病因治疗

一旦病因明确，应对因治疗，如脑瘤、脑血管畸形、脑组织瘢痕、颅内异物等可行手术治疗，脑寄生虫病需行抗寄生虫药物治疗。

（二）药物治疗

对于病因未明或病因已明但暂不能治疗者一般均需行药物治疗。

1. 发作期的治疗

（1）强直-阵挛性发作时的处理　保持呼吸道通畅，若患者张口状态下，可在上下齿间垫以软物，以防舌咬伤。抽搐时轻按四肢以防误伤及脱臼，抽搐停止后让患者头转向一侧，以利口腔分泌物流出，防止吸入肺内致窒息或肺炎。如惊厥时间偏长，或当日已有过发作，可给予苯巴比妥钠肌内注射。

（2）癫痫持续状态的处理　癫痫持续状态是危重急症，需作出及时正确的处理，以减少其致残和死亡率。包括：①迅速控制抽搐；②减轻脑水肿；③维护呼吸道通畅，注意循环功能，纠正水、电解质及酸碱平衡紊乱，控制高热及感染等。

2. 发作间歇期的治疗

抗癫痫药物的使用原则如下所述。

①　一经确诊为癫痫，原则上应及早用药，但仅有一次发作而有明确诱因或数年一发者可先观察，暂不给药。应长期按时定量服药，间断服药既无治疗价值，又有诱发癫痫持续状态的危险。

②　按癫痫发作类型选药　选择有效、安全、价廉和来源有保证的药物。通常强直-阵挛性发作选用苯妥英钠、丙戊酸钠、苯巴比妥、卡马西平；部分性发作选卡马西平、苯妥英钠、苯巴比妥；失神发作选丙戊酸钠、乙琥胺；婴儿痉挛选促肾上腺皮质激素（ACTH）、强的松、氯硝西泮等。

③　合适的药物剂量　通常从小剂量开始，逐渐增加至有效控制发作而无明显毒副作用的剂量，坚持长期按时定量服用。最好结合血浆药物浓度的监测来调整剂量。儿童因随年龄增长体重不断增加，故需经常调整药物剂量。

④　单一药物为主　一般主张使用单一药物治疗。只有当一种药物最大剂量仍不能控制发作、出现明显毒副作用或有两种以上发作类型时，可考虑两种药物联合使用，但需注意药物相互作用。

⑤　服用方法　苯妥英钠有强碱性，宜在饭后服用，苯巴比妥可一次顿服。对于发作多在夜晚和清晨的患者，用药可以集中在下午和入睡前服用。

⑥　换药　某一药物用至极量，药物血浆浓度亦超出正常范围仍不能控制发作，或有严重的毒副作用时，需考虑换药或联合用药。除因毒副作用原因无法继续使用者外，严禁突然撤换，以免引起癫痫持续状态。

⑦　停药　一般原发性癫痫完全控制2～4年后，脑电图正常或发作波消失，方可考虑停药。停药宜逐渐减量，最好在3～6个月内完成。对继发性癫痫有时停药困难，有的可能要终生服药。

（三）手术治疗

手术治疗主要适用于难治性癫痫。凡确诊为癫痫后，经系统药物治疗，并在血浆药物浓度监测下治疗 2 年仍不能控制，每月发作在 4 次以上，病程在 3 年以上者，可考虑行手术治疗。

（四）健康提示

患者要积极配合治疗，定时定量服药，饮食清淡，注意劳逸结合，避免过度劳累。

第五节　帕金森病

帕金森病（Parkinson disease，PD）又名震颤麻痹，是锥体外系的一种常见的神经系统变性疾病。以静止性震颤、运动迟缓、肌强直和姿势步态异常等为主要特征。65 岁以上人群患病率为 1000/10 万。根据病因可分为原发性的帕金森病和继发性的帕金森综合征。

一、病因和发病机制

帕金森症的病因和发病机制至今尚未完全明了，目前认为原发性 PD 与年龄老化、遗传或环境因素有关；继发性的帕金森综合征可因脑炎、中毒（如一氧化碳、锰、氰化物）、药源性（服用吩噻嗪类和丁酰酚苯类药物以及三环类抗抑郁等药物）、脑血管病、颅脑损伤、脑肿瘤等引起。目前认为黑质神经细胞变性导致多巴胺缺乏是本病病理化学改变的关键。

二、临床表现和辅助检查

多于 60 岁以后发病，男性稍多于女性。起病隐匿，缓慢进展。症状常自一侧上肢开始，逐渐波及同侧下肢、对侧上肢及下肢。

1. 静止性震颤

常为首发症状，震颤多由一侧上肢远端开始，逐渐扩展至对侧上下肢，常呈 "N" 字形进展，严重者可累及头面部。手指节律性震颤使手部不断地做旋前旋后的动作，形成 "搓丸样" 动作，静止时出现，随意动作时减轻，睡眠时消失。

2. 肌强直

几乎所有的患者（95% 以上）都存在肌强直及肌张力增高。其特点是伸、屈肌张力均增高，当关节做被动运动时，增高的肌张力始终保持一致，感到有均匀一致的阻力，称为 "铅管样强直"。如果病人合并震颤，患者肢体被动运动时，在均匀一致的阻力中出现间歇性松动现象，称为 "齿轮状强直"。面肌强直使表情和瞬目动作减少，形成 "面具脸"。

3. 运动迟缓

运动迟缓以随意运动减少为主，随意运动发动困难，如起步和转身困难、卧床时翻身困难。在准确时间改变和终止动作时也较困难，如患者感到过马路困难，行走时不能立刻停止。运动时不能保持正常的幅度，如开步大，渐渐变为小步行走；讲话声音小而含糊不清，严重时如同耳语；书写时，字体弯弯曲曲，逐渐变小，尤其行末的字特别小，称为 "写字过小症"；手指的精细动作完成困难。

4. 姿势障碍

由于肌肉强直，患者站立时头部前倾，躯干俯屈，上臂内收肘关节屈曲，腕关节伸直，双手置于前方，下肢髋及膝关略为屈曲的特有姿势。走路缓慢，行走时上肢协同摆动动作消失，步幅缩短，结合屈曲体态，可使患者以碎步、前冲动作行走，称为 "慌张步态"。

5. 其他症状

病人常出现自主神经功能障碍，如大汗、皮脂溢出增多、唾液增多、体温增高、下肢水肿和纳差等。少数患者可以有排尿不畅、胃肠道蠕动功能障碍引起顽固性便秘。部分病人出现精神症状，如情绪低落抑郁、认知功能障碍等。

6. 辅助检查

血液及脑脊液常规检查均无异常，头颅 CT 和 MRI 检查 90％以上患者有脑萎缩，但不是特征性病变。目前开展的分子生物学及功能显像检测有一定意义。

知识链接

目前开展的分子生物学及功能显像检测有以下几种。

1. 生化检测

高效液相色谱（HPLC）检测脑脊液和尿中多巴胺降解产物高香草酸（HVA），其含量降低。

2. 基因检测

DNA 印迹技术、PCR、DNA 序列分析等在少数家族性 PD 患者中可能会发现基因突变。

3. 功能显像检测

采用 PET 或 SPECT 与特定的放射性核素检测，可发现 PD 患者脑内 DAT（多巴胺转运蛋白）功能显著降低，且在疾病早期即可发现，对 PD 的早期诊断、鉴别诊断及病情进展监测均有一定的价值。

临床上主要依据发病年龄、临床表现及病程来诊断本病。PD 好发于中老年人或老年前期，缓慢起病，临床上有进行性加重的静止性震颤、肌强直、运动减少三大主征，具有其中两项以上即可诊断。诊断时需排除其他原因所致的继发性帕金森综合征。

三、 治疗原则和健康提示

1. 治疗原则

PD 目前仍以药物治疗为主，疾病早期无需特殊治疗，应鼓励患者多做主动运动。

药物治疗应遵循的原则是：从小剂量开始，缓慢递增，通常应增加至无副作用出现。治疗方案个体化，早期轻症病例一般以一种抗帕金森病药治疗为宜，对于晚期或重症的病例可以两种或多种药物并用。长期用药会产生疗效降低或症状波动现象，故需根据症状改变程度及副作用等情况适当调整剂量。长期服用抗帕金森病药的患者，突然停药会加重症状，应逐渐减量或加服其他替代药物。

药物治疗的原理是恢复纹状体多巴胺（DA）和乙酰胆碱（Ach）两大递质系统的平衡，包括应用抗胆碱能药和多种改善 DA 递质功能的药物。

（1）抗胆碱能药物　抗震颤疗效好，但改善强直及动作迟缓较差，适用于震颤突出且年龄较轻的患者。常用药物有苯海索（安坦）、丙环定（开马君）、甲磺酸苯扎托品（苯甲托品）等，主要副作用有口干、视物模糊、便秘和排尿困难，严重者出现幻觉、妄想。

（2）金刚烷胺　可促进 DA 在神经末梢的释放，对少动、强直、震颤均有轻度改善作用，早期患者可单独或与安坦合用。

（3）左旋多巴　作为 DA 合成前体可透过血脑屏障进入脑内，可被 DA 能神经元摄取后转变成 DA 发挥替代治疗作用。

（4）DA 受体激动剂　其疗效不如复方左旋多巴（L-Dopa），一般主张与之合用，发病年龄小的早期患者可单独应用。常用的 DA 受体激动剂有溴隐亭、培高利特等。

（5）单胺氧化酶 B 抑制剂　丙炔苯丙胺能阻止 DA 降解，增加脑内 DA 含量。与复方左旋多巴（L-Dopa）合用有肯定的协同作用，能延缓"开关现象"的出现及改善运动症状波动。

2. 外科治疗

立体定向手术治疗 PD 始于 20 世纪 40 年代。常用的手术方法有苍白球、丘脑毁损术和深部脑刺激术。其适应证是药物治疗失效、不能耐受或出现运动障碍（异动症）的患者。

3. 健康提示

康复治疗包括语音语调的锻炼，面部肌肉的锻炼，手部、四肢及躯干的锻炼，松弛呼吸肌锻炼，步态及平衡锻炼，姿势恢复锻炼等。

四、病例分析

（一）病历摘要

男，62 岁，该患者 4 个月前无明显诱因地出现右手偶尔不自主抖动，多出现于焦虑、兴奋时，未进行诊治。上述症状进行性加重，现静止时亦有右手抖动，且逐渐发展至左手，运动时可减轻，病程中运动略迟缓，反应略迟钝，无恶心、呕吐，无头痛，无发热，无明显行为、性格异常。

查体：生命体征平稳，面部表情少，眼球运动正常，双侧瞳孔等大等圆，对光反应灵敏，咽反射正常。讲话缓慢，书写困难，写字越来越小，双手静止时可见粗大震颤，站立时头前倾，躯干前驱，走路起步迟缓，行走时双臂伴随动作减少，躯体前倾，呈"慌张步态"，转弯时原地连续小步行走。四肢肌力 Ⅴ 级，双上肢肌张力呈齿轮样增高，双下肢肌张力可疑增高，双侧腱反射对称引出，病理反射阴性。

（二）分析

1. 诊断及诊断依据

（1）诊断　帕金森病。

（2）诊断依据　该病好发年龄为中老年人（62 岁），缓慢起病。不自主抖动，多出现于焦虑、兴奋时；静止时亦有右手抖动，且逐渐发展至左手，运动时可减轻，病程中运动略迟缓，反应略迟钝。

查体：面具脸；讲话缓慢，写字越来越小，双手静止时可见粗大震颤；站立时头前倾，躯干前驱，走路起步迟缓，呈"慌张步态"；转弯时原地连续小步行走。四肢肌力 Ⅴ 级，双上肢肌张力呈齿轮样增高，双下肢肌张力可疑增高。

2. 进一步检查

头颅 MRI 检查。

3. 治疗原则

对症治疗，以药物治疗为主：从小剂量开始，缓慢递增，治疗方案个体化。药物治疗与康复治疗相结合。原发病灶手术治疗。

第六节　抑郁症

抑郁症是严重威胁人类健康的常见疾病，也是各类精神疾病中发病率最高的疾病。抑郁症属于情感性精神障碍，主要表现为情绪的持久低落，兴趣的丧失，思维迟钝，意志行为减少，严重者伴有自杀观念和行为，部分抑郁症患者会出现幻觉和妄想。

一、 病因和发病机制

1. 神经递质功能

位于脑干中缝核的 5-羟色胺系统在调节睡眠、食欲、性行为、疼痛和昼夜节律等方面有着重要的作用，而抑郁症患者在以上各个方面均有问题。另外，去甲肾上腺素、胆碱能、多巴胺能和氨基丁酸能系统，均被认为与抑郁症有关。

2. 心理、 社会因素

抑郁症发作具有"应激-素质"模式，其中心理因素的作用很明显，可划分为三个主要方面：个体内在因素（心理动力学和认知假说，病前人格），人际交往因素（与他人的相互作用，社会支持网）和环境因素（早期不幸，近期生活事件）。

3. 遗传因素

在抑郁症的发病原因中，遗传因素很重要，家族中有患病者的人群发病率是一般人群发病率的 10～30 倍，血缘关系越近，发病率越高。

二、 临床表现和辅助检查

患者常表现为情绪低落、思维迟钝、紧张不安、焦虑、失眠、食欲不振、性欲明显减退或闭经、便秘等。严重者可出现妄想、幻觉等精神病性症状。

病程及疾病严重程度的评价，以情绪抑郁为主要特征，持续至少 2 周，并可达到社会功能受损或给患者造成痛苦、不良后果的严重程度。

辅助检查：实验室检查可有尿 5-羟色胺排出减少及脑脊液 5-羟色胺含量减低。但临床上需排除因脑炎、脑肿瘤、脑血管病、帕金森病等所伴发的抑郁情绪；同时需排除躯体疾病（如甲状腺功能低下、慢性肝炎、系统性红斑狼疮等）所伴发的抑郁情绪。还可用基因诊断技术判断其是否有基因缺陷。

根据中华医学会精神科分会 2001 年制定的《中国精神障碍诊断与分类标准》第 3 版（CCMD3），当一个人在一定环境因素影响或无任何原因地出现以下症状中至少 4 项：①兴趣丧失、无愉快感；②精力减退或疲乏感；③精神运动性迟滞或激惹；④自我评价过低、自责，或有内疚感；⑤联想困难或自觉思考能力下降；⑥反复出现想死的念头或有自杀、自伤行为；⑦睡眠障碍，如失眠、早醒，或睡眠过多；⑧食欲降低或体重明显减轻；⑨性欲减退，持续 2 周以上不能自行缓解，影响到个人的社会功能如工作能力和学习能力，就可能患了抑郁症。诊断时，需要由有经验的医生确诊。

三、 治疗原则和健康提示

抑郁症的治疗，首先是药物治疗，此外有心理治疗、物理治疗及工娱治疗等，也就是指的非药物治疗。

（一） 治疗原则

抑郁症的治疗分三阶段：①急性治疗，缓解症状。②继续治疗，为预防本次抑郁发作的复燃而给予的治疗。③维持治疗，为预防下一次抑郁复发而给予的治疗。继续治疗和维持治疗时间一般不少于 6～9 个月。

随着对抑郁的认识和抑郁症发病率的增加，抗抑郁药的研究也十分活跃，新药不断出现。抗抑郁药主要种类如下。

1. 单胺氧化酶抑制剂（MAOI）

此类药物通过抑制单胺氧化酶的活性，使单胺类递质（去甲肾上腺素、5-羟色胺、多巴胺等）降解减少，突触间隙内有效递质水平提高而发挥疗效。常用药物有吗氯贝胺，适用于轻度慢性抑郁症的长期治疗，也可短期用药（4～6 周）。

2. 三环类抗抑郁药（TCA）

TCA 适合于各种抑郁症的治疗，对严重的患者效果更好。不同特点的三环类抗抑郁药可用于不同类型的抑郁症。如丙米嗪和去甲丙米嗪有较强的振奋作用，可用于迟滞状的抑郁症；阿米替林和多虑平具有镇静和抗焦虑作用，用于激惹和焦虑状的抑郁症；氯米帕明用于具强迫症状的抑郁症。

单胺氧化酶抑制剂、三环类抗抑郁药通常称为第一代抗抑郁药，副作用比较多、奏效慢。

3. 四环类抗抑郁药

代表药物为马普替林和米安色林。马普替林副作用少，但高剂量可能诱发癫痫。米安色林适用于老年或伴有心脏病的抑郁症患者。

4. 选择性 5-羟色胺再摄取抑制剂（SSRI）

目前临床上常用的 SSRI 有氟西汀、帕罗西汀、西酞普兰、舍曲林、氟伏沙明。这些药物共同的药理特性是通过选择性阻滞突触间隙 5-羟色胺的再摄取（对其他神经递质没有明显的影响）使突触间隙 5-羟色胺增多，对突触后受体发挥作用。SSRI 耐受性好，副作用轻但对重度抑郁症疗效不如三环类抗抑郁药。

（二）健康提示

患者应保持心态平和、多听舒缓音乐、增加户外运动，多摄入能够振奋精神、减轻焦虑和抑郁情绪、提升自信的营养食物。

第七节 焦虑

焦虑症（anxiety neurosis）是一种以焦虑情绪为主的神经症，以广泛和持续性焦虑或反复发作的惊恐不安为主要特征，常伴有自主神经紊乱、肌肉紧张与运动性不安，曾被称为心脏神经官能症。临床上可以分为广泛性焦虑症和惊恐障碍。焦虑症的预后在很大程度上与个体素质有关，如处理得当，大多数患者能在半年内好转。一般来说，病程短、症状较轻、病前社会适应能力完好、病前个性缺陷不明显者预后较好，反之预后不佳。也有人认为，有晕厥、激越、现实解体、癔症样表现及自杀观念者，常提示预后不佳。

一、病因和发病机制

本病的发病病因及发病机制尚不明确，可能与遗传因素、生化因素和心理因素等相关。

此外，童年或少年期被压抑在潜意识中的冲突在成年后被激活，也易形成焦虑。

二、 临床表现和辅助检查

1. 广泛性焦虑症

广泛性焦虑症又称慢性焦虑症，是焦虑症最常见的表现形式。常缓慢起病，以经常或持续存在的焦虑为主要临床表现。患者精神上可表现为过度担心、恐慌、心烦意乱、忧心忡忡、坐卧不宁、敏感、注意力不集中、失眠等；躯体上可表现为搓手顿足，坐立不安，无目的小动作增多、指肌震颤或肢体震颤、肌肉疼痛；部分患者还可出现自主神经功能紊乱等症状。

2. 惊恐障碍

惊恐障碍又称急性焦虑障碍。其特点是发作的不可预测性和突然性，反应程度强烈，病人常体会到濒临灾难性结局的害怕和恐惧，而终止亦迅速。

患者常在无特殊的恐惧性处境时，突然感到一种突如其来的惊恐体验，伴濒死感或失控感以及严重的自主神经功能紊乱症状。患者好像觉得死亡将至、灾难将至，或奔走、惊叫、四处呼救，伴胸闷、心动过速、心跳不规则、呼吸困难或过度换气、头痛、头昏、眩晕、四肢麻木和感觉异常、出汗、肉跳、全身发抖或全身无力等自主神经症状。

辅助检查多无器质性病变。

三、 治疗原则和健康提示

（一）治疗原则

1. 心理治疗

（1）健康教育　焦虑症患者一般容易接受新的信息，尤其是一些有助于解释或减轻焦虑程度的信息。因此，对这类患者进行健康教育是必要的。

（2）认知疗法　焦虑症患者容易出现两类逻辑错误：其一是过高地估计负性事件出现的可能性，尤其是与自己有关的事件；其二是过分戏剧化或灾难化地想象事件的结果。焦虑症患者对事物的一些歪曲的认知，是造成疾病迁延不愈的原因之一。对患者进行全面的评估后，治疗者就要帮助其改变不良认知或进行认知重建。

（3）行为治疗　焦虑症患者往往有焦虑引起的肌肉紧张、自主神经功能紊乱引起的心血管系统与消化系统症状。运用呼吸训练、放松训练、分散注意技术等行为治疗方法常常有效。

2. 药物治疗

（1）苯二氮䓬类　应用广泛，抗焦虑作用强，起效快。根据半衰期的长短可将其分为长程、中程及短程作用药。长程作用药包括地西泮、硝西泮、氯硝西泮等；中程作用药包括阿普唑仑、去甲羟西泮、氯羟西泮等；短程作用药如三唑仑等。

（2）抗抑郁剂　三环类抗抑郁剂如米帕明、阿米替林等对广泛性焦虑有较好疗效。

（3）β-肾上腺素能受体阻滞剂　普萘洛尔（心得安）常用。这类药物对于减轻焦虑症患者自主神经功能亢进所致的躯体症状如心悸、心动过速、震颤、多汗、气促等有较好疗效。

（4）其他药物　丁螺环酮，因无依赖性，也常用于焦虑症的治疗。缺点是起效慢。

3. 健康提示

患者应保持乐观积极的生活态度，有规律地进行体育锻炼，多参加集体活动，与家人、朋友进行有效沟通，寻找合适健康的方式去舒缓自己的紧张情绪。

第八节　失眠

失眠是一种常见的睡眠障碍，指睡眠的始发和（或）维持发生障碍，导致睡眠质量不能满足个体生理需要而明显影响患者白天活动的一种睡眠障碍综合征。失眠最大的影响是精神方面的，严重一点会导致精神分裂。

一、病因和发病机制

引起失眠的原因很多，但主要因素可分为环境因素、疾病因素和心理因素三大类。临床上按照症状出现时间的长短将失眠分为以下两类：暂时性失眠和慢性失眠。暂时性失眠是由突发事件引起的暂时失眠，通常会随着事件的消失或时间的拉长而改善，失眠时间通常不超过3周。慢性失眠指睡眠障碍的症状持续3周以上，且每周至少3晚失眠。慢性失眠可以由暂时性失眠延续而来，由躯体化焦虑状态所致，或由其他原因造成。

二、临床表现和辅助检查

失眠在临床上有不同的表现形式和并发症状，可分为三个类型：

（1）入睡困难型　这类失眠受心理因素影响较明显，情绪兴奋、紧张、焦虑、忧郁等都易造成入睡困难。

（2）保持睡眠困难型　这类失眠表现为夜间易觉醒，或觉醒后不能再睡。醒后多体力不佳。临床多见于紧张型个性的人。

（3）早醒型　表现为清晨觉醒过早，而且醒后不能再入睡。

三个类型均可表现入睡辗转反侧、联想不断、睡眠不深、易惊醒，醒后难以入睡、睡眠不安、多梦。严重者可整夜难以入睡，晨起头脑胀痛，疲乏，心烦不安，白天思睡。常有记忆力减退、头晕、心慌、气短、乏力等神经衰弱症状，甚至对失眠感到焦虑和恐惧，严重时可影响其精神或社会功能。

实验室检查通过描记多导睡眠图，可检查睡眠潜伏期、实际睡眠时间、觉醒时间及次数。脑CT、MRI等检查帮助诊断病因及治疗。

目前临床上对于失眠须具备下面的症状才能确诊：

（1）失眠的主观标准（临床标准）为：

① 主诉睡眠生理功能障碍；

② 白天疲乏无力、头胀、头昏等症状系由睡眠障碍干扰所致。仅有睡眠量减少而无白日不适（短睡眠者）不视为失眠。

（2）失眠的客观判断标准为多导睡眠图符合以下情况：

① 睡眠潜伏期延长（长于30min）；

② 实际睡眠时间减少（每夜不足6.5h）；

③ 觉醒时间增多（每夜超过30min）；

④ 睡眠障碍每周至少3次，并维持1个月以上。

三、治疗原则和健康提示

1. 病因治疗

治疗失眠首先要消除导致失眠的各种原因，阻止短暂性失眠进展为慢性失眠。

2. 心理及行为治疗

一般心理治疗：通过解释、指导，使患者了解有关睡眠的基本知识，减少不必要的预期性焦虑反应。行为治疗：教患者入睡前进行放松训练，减轻焦虑。

3. 药物治疗

药物治疗的基本原则是：使用最低有效剂量，以最小药量达到满意的睡眠；间断给药（2～4 次/周）；短期使用（常规用药不超过 3～4 周）；逐渐停药（每天减原量的 25％）；药物疗法应与良好的睡眠习惯相结合；当患者需要长期治疗时，应对其进行定期随访。镇静催眠药的选择可根据失眠的类型与药物的半衰期来决定。

目前用于治疗失眠的药物种类繁多，可分为以下几大类：

（1）巴比妥类　巴比妥类曾是 20 世纪初期主要的催眠药物，但由于其治疗安全范围较小、有明显潜在的成瘾作用、呼吸抑制作用及过量致死作用，目前只用于控制癫痫发作。

（2）苯二氮䓬类药物　苯二氮䓬类主要是对大脑边缘系统的抑制作用，能消除忧虑和紧张。按药物的半衰期长短此类药物可分为三类：①短效类（半衰期＜12h），如三唑仑、咪哒唑仑（速眠安）、去甲羟安定、溴替唑仑等。主要用于入睡困难和易醒。②中效类（半衰期 10～20h），常用的有羟基安定、氯羟安定、舒乐安定、阿普唑仑、氯氮䓬（利眠宁）等，主要用于入睡困难。③长效类（半衰期 20～50h），如安定、硝基安定、氯硝安定、氟基安定等，对于早醒和惊醒后难以再入睡较有效。苯二氮䓬类长期使用可产生药物成瘾性及停药后反跳性失眠。

（3）抗抑郁药　有镇静作用的抗抑郁药三环类药如曲米帕明、阿米替林、多虑平等，可用于治疗继发于抑郁症的失眠。无特异性催眠作用的 SSRI 对于睡眠障碍伴发抑郁症者也有效，并且副作用小。

（4）褪黑素　褪黑素是由松果体分泌的一种吲哚类激素，具有催眠、镇静、调节睡眠觉醒周期等作用。对老年性失眠患者效果更好。

（5）新型的非苯二氮䓬类药物　包括佐匹克隆、唑吡坦及扎来普隆等药物，在临床上的使用越来越受到重视。

上述各类药物各有优、缺点，理想的催眠药物应具备以下条件：迅速诱导入睡，不妨碍自然睡眠结构，白天无残留作用，不影响记忆功能，对呼吸无抑制作用，无成瘾性和宿醉反应，与乙醇或其他药物无相互作用等特点。

4. 健康提示

加强体育锻炼，调整生活习惯，如取消或减少午睡等。

>>> 本篇目标检测

一、选择题

（一）单项选择题

1. 迷走神经的性质是（　　　）。

    A. 运动神经   B. 感觉神经   C. 副交感神经   D. 混合性神经

2. 神经元间的联系方式是（　　　）。

    A. 突触   B. 缝隙连接   C. 紧密连接   D. 反射

3. 下列哪一生理活动的基本中枢不在延髓？（　　　）

    A. 消化道运动   B. 呼吸运动   C. 水平衡调节   D. 血管运动

4. 植物性神经不支配（　　　）。

    A. 腺体   B. 骨骼肌   C. 平滑肌   D. 心肌

5. 当神经冲动传达到末梢时，哪种离子内流可引发神经递质的释放（ ）?

　　A. Na^+　　　　　　　　B. K^+　　　　　　　　C. Cl^-　　　　　　　　D. Ca^{2+}

6. 某人，男，24 岁，突然意识不清，跌倒，全身强直数秒后抽搐，咬破舌。2min 后抽搐停止，醒后活动正常。首先应考虑是（ ）。

　　A. 脑出血　　　　　　B. 癫痫　　　　　　C. 蛛网膜下腔出血　　D. 脑血栓

7. 帕金森病病变部位在（ ）。

　　A. 中央前回　　　　B. 黑质-纹状体　　　C. 小脑　　　　　　D. 枕叶

8. 对于脑出血的治疗，下述哪一项最恰当?（ ）

　　A. 每日静脉补液 2500ml 以上　　　　　B. 收缩压维持在 120～135mmHg

　　C. 保持安静，积极抗脑水肿　　　　　　D. 大剂量氨甲苯酸（止血芳酸）

9. 对癫痫发作患者的急救，首要处理是（ ）。

　　A. 从速给药，控制发作　　B. 按压人中　　　C.CT 检查　　　D. 保持呼吸道畅通，防窒息

10. 主要用于入睡困难的药物是（ ）。

　　A. 司可巴比妥　　　　　B. 舒乐安定　　　　C. 硝基安定　　　D. 安定

11. 脑血栓形成的最常见的原因是（ ）。

　　A. 各种脑动脉炎　　　B. 脑动脉粥样硬化　　C. 高血压　　　　D. 血压偏低

（二）多项选择题

1. 突触由哪三部分组成?（ ）

　　A. 突触前膜　　　　　B. 突触小泡　　　　C. 突触间隙　　　D. 突触后膜　　　E. 神经递质

2. 乙酰胆碱与 M 型受体结合可产生一系列副交感神经兴奋的效应，包括（ ）。

　　A. 心脏活动的抑制　　　　　B. 支气管平滑肌的收缩

　　C. 胃肠平滑肌的收缩　　　　D. 消化腺分泌的增加

　　E. 骨骼肌血管的舒张

3. 脊神经前支形成的神经丛有（ ）。

　　A. 颈丛　　　　B. 胸丛　　　　C. 臂丛　　　　D. 腰丛　　　E. 骶丛

4. 下列与灰质有关的叙述，正确的是（ ）。

　　A. 灰质是神经元的胞体及树突集聚之处　　　　B. 神经核属于灰质

　　C. 神经节属于灰质　　　　　　　　　　　　　D. 大脑皮质属于灰质

　　E. 小脑髓质属于灰质

5. 属于混合性脑神经的是（ ）。

　　A. 动眼神经　　B. 三叉神经　　C. 面神经　　D. 舌咽神经　　E. 舌下神经

6. 以下关于帕金森病的描述，正确的有（ ）。

　　A. 震颤通常从一侧上肢开始，并扩展至对侧上下肢　　B. 脑萎缩是其特征性病变

　　C. 病人常出现大汗、皮脂溢出增多、唾液减少　　　　D. 肌强直及肌张力增高

　　E. 伸、屈肌张力均增高

7. 阿尔茨海默病的特征性改变是（ ）。

　　A. 神经角质细胞减少　　　　B. 老年斑　　　　C. 脑内淀粉样 β 蛋白

　　D. 神经原纤维缠结　　　　　E. 脑动脉硬化

8. 抗癫痫药物的使用原则是（ ）。

　　A. 一经确诊，应及早用药　　B. 严禁突然撤换，以免引起癫痫持续状态

　　C. 主张联合用药　　　　　　D. 停药宜逐渐减量，最好在 3～6 个月内完成

　　E. 强直-阵挛性发作宜选乙琥胺

二、简答题

1. 简述脊髓的位置和外形。

2. 失眠的临床分类和治疗原则是什么，药物治疗有哪些要点?

3. 简述出血性脑病的病因与临床表现。

三、实例分析

患者，女，63 岁，散步途中突然出现左侧肢体无力、活动不灵，继则左侧肢体完全不能活动，左侧偏身麻木、感觉减退，口角向右歪斜，时有饮水呛咳，左侧肢抽搐，时头痛、头晕，无意识障碍、言语不利、吞咽困难、大小便失禁等症。高血压病史 6 年，血压最高达 180/120mmHg。

个人史：无烟酒嗜好。

入院查体：T37.2℃，P84 次/min，R20 次/min，BP170/100mmHg，一般状态正常，神清，构音障碍，左侧肢体肌张力低，左上肢肌力Ⅲ级，左下肢肌力Ⅰ级，左侧腱反射弱，偏身痛觉减退，Babinski 征阳性。右侧肢体无异常。

问题：

1. 病人最可能的诊断是什么？

2. 为明确诊断，该患者还需立即做哪些检查？

3. 写出该患者的治疗原则。

四、实践教学：癫痫病例讨论

【病历摘要】

患者，男，23 岁，因发作性抽搐 11h 入院。

现病史：该患者入院前 11h 感冒后突发抽搐，表现为意识丧失，呼之不应，双眼向一侧凝视，口吐白沫，牙关紧闭，双手握拳，四肢强直抖动，伴舌咬伤、尿失禁。共发作 4 次，每次持续 1~5min 不等，发作可自行终止，发作间期意识不清。病程中无发热，无胡言乱语，无肢体活动不灵，无呕吐。

既往：14 岁时诊断为癫痫（大发作），现服用癫健安（丙戊酰胺）、德巴金（卡马西平）抗癫痫治疗，每年癫痫大发作 0~3 次不等，于劳累、情绪激动时易发作。否认高血压、糖尿病、肝炎、结核等病史。特殊服药史不详。

入院查体：T37.0℃，P106 次/min，R25 次/min，BP120/80mmHg，意识不清，双侧瞳孔等大等圆，直径 2.5mm，对光反应略迟钝。双侧额纹对称，双侧鼻唇沟对称。四肢肌张力高，双侧腱反射对称活跃，感觉查体不配合，Babinski 征阴性。

辅助检查如下。

血常规：白细胞 12.47×10^9/L，中性粒细胞百分比 73.52%，淋巴细胞比例 22.61%，单核细胞比例 3.87%，红细胞 4.56×10^{12}/L，血红蛋白 142g/L，血小板 284×10^9/L。血糖 8.9mmol/L；血脂、肾功正常；肝功：AST、ALT 正常，GGT 略高。血离子：二氧化碳结合力 17.6mmol/L；心电图：窦性心动过速。头 CT（发病 17h 做）未见明显异常。头 MRI（发病第 3 天）正常。脑脊液常规生化：正常。

【分析】

1. 诊断及诊断依据。

2. 进一步检查。

3. 治疗原则。

第十篇

内分泌系统解剖生理与常见疾病

内分泌系统是人体重要的功能调节系统，通过分泌激素，对人体新陈代谢、生长发育以及对外界环境的适应等进行调节。内分泌功能过盛或降低均可引起机体功能紊乱。

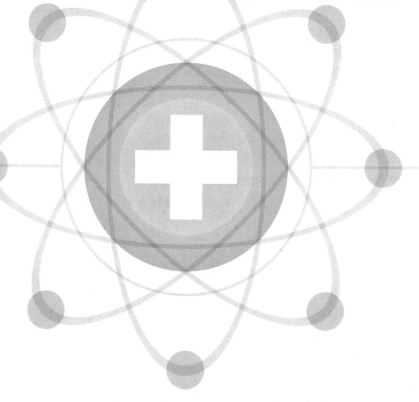

第二十章 内分泌系统解剖生理

内分泌系统由内分泌腺和分散存在于机体各处的内分泌细胞组成。

一、 内分泌腺与内分泌系统

（一） 内分泌系统的构成与功能

内分泌系统由内分泌腺和内分泌组织共同构成。

人体主要的内分泌腺有垂体、甲状腺、甲状旁腺、肾上腺、性腺、松果体和胸腺等。内分泌组织是指分散存在于某些组织、器官中的内分泌细胞，如胰腺内的胰岛、睾丸内的间质细胞、卵巢内的卵泡和黄体、肾的近球小体以及胎盘、神经系统和肠胃等各处有内分泌功能的组织细胞。内分泌系统与神经系统紧密联系，密切配合，共同调节机体的各种功能活动，维持内环境的相对稳定。

（二） 激素

1. 激素的概念

激素是由内分泌系统分泌的高效能的生物活性物质。其分泌量甚少，但效能很高。激素在体液内的或浓度保持动态平衡，是机体维持正常功能的一个重要前提条件。

2. 激素传输调节信息的途径

激素通过多种途径发挥作用：①大多数激素经血液运输至远距离的靶细胞发挥作用，称为远距分泌；②有些激素（如某些胃肠激素）经组织液扩散到邻近的细胞而发挥作用，称为旁分泌或邻分泌，如胰岛 A 细胞分泌的胰高血糖素刺激邻近的 B 细胞分泌胰岛素；③神经内分泌细胞将激素释放到血液循环中发挥作用，称为神经分泌。此外还存在自分泌、内在分泌和腔分泌等。

3. 激素的生理作用

内分泌系统通过激素发挥调节作用。激素的生理作用可以归纳为五个方面：第一，通过调节蛋白质、糖、脂肪、水、盐等的代谢，为生命活动提供能量，维持代谢的动态平衡；第二，促进细胞的增殖与分化，影响细胞的衰老，确保各组织、器官的正常生长、发育，以及细胞的正常更新与衰老；第三，促进生殖器官的发育成熟，以及性激素的分泌和调节；第四，影响中枢神经系统和植物性神经系统的发育及其活动，调节学习、记忆及行为等生理功能；第五，与神经系统密切配合以调节机体对环境的适应性。

4. 激素分泌的调节

激素在血浆中的浓度虽然很低，但能得到精细的调节。激素分泌能够随着内、外环境因素的变化而改变，主要是通过神经调节完成的；而体内激素水平的维持，则主要通过反馈机制实现，以负反馈为主，反馈调节对激素的释放起着重要的作用。当激素在血液中的浓度增高时，激素对靶器官的调节作用增强，引起靶器官功能增强。靶器官功能的增强会反馈至内分泌系统，引起促激素的分泌减少和抑制激素的分泌增加，从而使靶器官的功能活动减弱，使激素的功能得到控制。

反馈调节在功能上是一种闭合回路，如下丘脑-腺垂体-靶腺之间就存在这种反馈闭合回路。根据闭合回路的远近可分为长反馈、短反馈与超短反馈三种。通过反馈调节，保持激素在血浆中浓度的相对稳定。

二、 下丘脑与垂体

（一） 垂体的位置、 形态与结构

垂体悬垂于脑的底面，通过漏斗柄与下丘脑相连，为一卵圆形小体，呈淡红色，重量不到1g。垂体包括腺垂体和神经垂体两部分。腺垂体主要由腺细胞构成，包括前部、中间部和结节部三部分。神经垂体主要由神经纤维构成，包括神经部、正中隆起和漏斗柄。通常所说的垂体前叶是指腺垂体的前部和结节部，垂体后叶是指神经垂体的神经部和腺垂体的中间部。

下丘脑与腺垂体和神经垂体的联系非常密切。下丘脑与腺垂体之间通过垂体门脉系统发生功能联系；下丘脑与神经垂体之间通过下丘脑-垂体束发生功能联系。

（1） 下丘脑促垂体区与下丘脑调节肽　在下丘脑内侧基底部的神经分泌细胞能分泌多种肽类物质，经垂体门脉系统到达腺垂体，调节腺垂体的分泌，故这些神经分泌细胞胞体所在的部位称为下丘脑促垂体区，这些肽类物质统称为下丘脑调节肽。

下丘脑调节肽除在下丘脑促垂体区产生外，在中枢神经系统其他部位和体内许多组织中也可生成，故这些肽具有广泛作用。

（2） 垂体门脉系统　垂体主要由垂体上动脉和垂体下动脉供给血液。垂体上动脉分支在正中隆起和漏斗柄处形成第一级毛细血管网，然后汇集成数条小静脉进入腺垂体，再次分支形成第二级毛细血管网，这套血管系统称为垂体门脉系统。下丘脑促垂体区的神经分泌细胞的轴突末梢与垂体门脉系统的第一级毛细血管网接触，轴突末梢释放的调节肽通过毛细血管壁进入垂体门脉系统内，再从第二级毛细血管网透出，作用于腺垂体的腺细胞。因此，垂体门脉系统的作用就是把下丘脑促垂体区分泌的调节肽输送到腺垂体以调节腺垂体的分泌。

知识链接

下丘脑调节肽的种类

下丘脑调节肽主要有九种， 分别是促甲状腺激素释放激素 （TRH）、 促肾上腺皮质激素释放激素 （CRH）、 促性腺激素释放激素 （GnRH）、 生长激素释放激素 （GHRH）、 生长激素释放抑制激素即生长抑素 （GHRIH）、 催乳素释放因子 （PRF）、 催乳素释放抑制因子（PIF）、 促黑 （素细胞） 激素释放因子 （MRF）、 促黑 （素细胞） 激素释放抑制因子 （MIF）。

（二） 腺垂体分泌的激素

腺垂体是体内最重要的内分泌腺。已知腺垂体分泌的激素有七种： 促甲状腺激素

（TSH）、促肾上腺皮质激素（ACTH）、促性腺激素［GTH，包括促卵泡激素（FSH）和促黄体素（CLH）］、生长激素（GH）、催乳素（PRL）、促黑（素细胞）激素（MSH）。

　　腺垂体分泌的促激素 TSH、ACTH 和 GTH 分别作用于甲状腺、肾上腺皮质和性腺，使其分泌相应的激素。同时，这些靶腺激素在血中的浓度发生变化时，对下丘脑分泌的相应释放激素（因子）和腺垂体分泌的相应促激素都有反馈作用，多数为负反馈，从而使血中的靶腺激素水平维持相对恒定。GH 的主要作用是促进全身的生长发育。PRL 能促进乳腺生长发育，引起并维持乳腺分泌。MSH 有促进皮肤、毛发等处的黑色素细胞合成黑色素的作用。

知识链接

垂体性侏儒症

　　垂体性侏儒症系由于垂体前叶功能不足所引起的生长发育障碍。根据病因可将本病分为两类：①原发性垂体性侏儒症，多数患者原因不明，也无家族史，仅小部分有家族性发病史，为常染色体隐性遗传。②继发性垂体性侏儒症，较为少见，任何病变伤及垂体前叶或下丘脑促垂体区时可引起生长发育停滞，常见者有肿瘤(如颅咽管瘤、视交叉或下丘脑的胶质瘤、垂体黄色瘤等)、感染（如脑炎、结核、血吸虫病、弓浆虫病等)、外伤、血管坏死及 X 射线损伤等。

（三）下丘脑-神经垂体系统

1. 下丘脑与神经垂体的结构和功能联系

　　神经垂体位于垂体后部，其内没有腺细胞，但含有丰富的毛细血管，来自下丘脑的神经纤维末梢终止在毛细血管壁上。由神经垂体释放的激素是在下丘脑合成的，储存在神经垂体，在受到适宜刺激时由神经末梢释放出来，透过毛细血管壁进入血液中。

2. 神经垂体释放的激素

　　神经垂体释放两种激素，即催产素（OTX）和抗利尿激素（ADH）［又称升压素（VP）］。OTX 对女性而言，能在分娩时引发子宫收缩，哺乳时能促进贮存于乳腺中的乳汁排出。ADH 能促进远曲小管和集合管对水的重吸收，使尿量减少。当血浆渗透压升高和循环血量减少时，会刺激神经垂体释放 ADH。

知识链接

催产素与缩宫素

　　在女性分娩时，催产素能引发子宫收缩，因此可被用于催产和引产。但天然来源的催产素数量少且价格昂贵，后来采用人工合成，并称之为缩宫素(OT)，有些医生也习惯称之为催产素或催产针。

抗利尿激素与升压素

生理浓度的抗利尿激素是尿液浓缩和稀释的关键性调节激素，但它几乎没有收缩血管从而引起血压升高的作用。而在失血时抗利尿激素释放较多，因此对维持血压有一定的作用，故也称为升压素。

三、甲状腺

　　甲状腺是人体最大的内分泌腺，正常成年人的甲状腺平均重约 20g。它位于气管上端两侧、甲状软骨的下方，分为左右两叶，中间由较窄的峡部相连，呈"H"形。甲状腺由约300万个滤泡组成，甲状腺激素由滤泡上皮细胞合成，以胶状的形式储存在滤泡腔内。甲状腺是唯一将激素储存在细胞外的内分泌腺。

（一）甲状腺激素

甲状腺分泌的有生物活性的激素有甲状腺素（T_4）（又称四碘甲腺原氨酸）和三碘甲腺原氨酸（T_3）两种。

（二）甲状腺激素的生理功能

甲状腺激素主要有下列三方面的生理功能。

1. 促进生长发育

主要是促进骨骼、脑和生殖器官的生长发育。

> **知识链接** ✛
>
> **呆小症**
>
> 呆小症是甲状腺功能减退症的一种，又名克汀病。本病甲状腺功能障碍始于胎儿或新生儿，表现为患儿体温偏低，少哭笑，少活动，反应迟钝，食欲不振，表情呆滞，毛发稀少，面部浮肿，腹部隆凸，常伴有耳聋。如不能及时发现、治疗，则患儿智力迟钝、身材矮小。如能早期发现，给予甲状腺激素治疗，则患儿智力及身材可能正常发育。

2. 对代谢的影响

（1）产热效应　甲状腺激素可增加大多数组织的耗氧量和产热量。

（2）对三大营养物质代谢的影响　在正常情况下甲状腺激素主要是促进蛋白质合成，但甲状腺激素分泌过多，反而使蛋白质（特别是骨骼肌的蛋白质）大量分解，因而消瘦无力。在糖代谢方面，甲状腺激素有促进糖的吸收和肝糖原分解的作用。同时它还能促进外周组织对糖的利用。甲状腺激素对脂代谢的影响主要是促进胆固醇降解。

3. 其他方面

甲状腺激素对于一些器官的活动也有重要作用。它对维持神经系统的兴奋性有重要的意义。它可直接作用于心肌，促进肌质网释放 Ca^{2+}，使心肌收缩力增强，心率加快。

（三）甲状腺功能的调节

甲状腺功能直接受腺垂体分泌的 TSH 调节，形成下丘脑-腺垂体-甲状腺调节系统，维持血浆中甲状腺激素水平的相对稳定和甲状腺正常生长。

甲状腺还存在自身调节。甲状腺激素的合成需要碘，血碘水平较低可诱导碘的活化和甲状腺激素合成。当血碘升高到一定水平后反而抑制碘的活化过程，使甲状腺激素合成减少。这样就可根据食物含碘量的差异而对摄碘量进行适应性调节，随时缓冲甲状腺激素合成和分泌的波动。

此外，甲状腺活动还受到神经系统与免疫系统的调节。

四、甲状旁腺与降钙素

甲状旁腺似黄豆大小，埋在甲状腺两侧的后缘内，上下各一对，分泌甲状旁腺激素。甲状旁腺激素的生理功能主要是升高血钙和降低血磷，调节血钙和血磷水平的稳态。

甲状腺 C 细胞位于甲状腺滤泡之间和滤泡上皮细胞之间，因此又称为滤泡旁细胞，它分泌降钙素。降钙素的主要功能是降低血钙和血磷。

甲状旁腺激素、降钙素和 1,25-二羟维生素 D_3 是直接参与调节钙、磷代谢的三种主要激素，称为钙调节激素。

知识链接

佝偻病

通常所说的佝偻病是指维生素 D 缺乏性佝偻病，其高危人群是 2 岁以内的婴幼儿，主要特征是因维生素 D 不足导致长骨的骨骺端骨组织和骺软骨钙化不全，表现为骨质软化症，以生长最快部位的骨骼改变最为明显，也可首发表现为低钙惊厥、生长迟缓、精神萎靡、易激惹或婴儿期易发生呼吸道感染。近年来，佝偻病发病率逐年降低，且以轻度佝偻病为主。佝偻病的治疗以补充维生素 D 为主，一般无需补钙。婴幼儿如果有足够的时间进行户外活动，可以预防本病。

五、 肾上腺

肾上腺位于肾的上方，重 8～10g，左右各一。肾上腺分为两部分：外周部分为皮质，占总重量的大部分；中心部分为髓质，占小部分。肾上腺皮质和髓质实际上是两个不同的内分泌腺。皮质是腺垂体的一个靶腺；髓质与交感神经节的胚胎发生同源，实际是交感神经系统的延伸部分，在功能上相当于无轴突的交感神经节后神经元。

（一）肾上腺皮质

肾上腺皮质组织结构可以分为三层，自外向内分为球状带、束状带和网状带。球状带主要分泌盐皮质激素（典型代表是醛固酮）。束状带位于皮质中间，构成皮质的大部分。网状带位于皮质最内层。束状带与网状带分泌糖皮质激素（主要是皮质醇），网状带还分泌少量性激素（主要是雄激素）。

1. 糖皮质激素的生理功能

（1）对三大营养物质代谢的影响　糖皮质激素能促进蛋白质分解，使氨基酸在肝中转变为糖原；有对抗胰岛素的作用，抑制外周组织对葡萄糖的利用，使血糖显著升高，故而得名糖皮质激素；促进四肢脂肪分解，促进腹、面、肩、背部脂肪合成；促进肝外组织蛋白质分解，抑制其合成。

（2）对水盐代谢的影响　因与醛固酮结构相似，糖皮质激素也具有一定的醛固酮作用，即可促进水、钠的重吸收，但其对肾的保钠排钾作用远弱于醛固酮。

（3）对血细胞生成与破坏的影响　糖皮质激素能增强骨髓对红细胞和血小板的造血功能，使红细胞及血小板数量增加；能使中性粒细胞增加；能促进网状内皮系统吞噬嗜酸性粒细胞，使后者在血液中的数量减少；能抑制淋巴组织增生，使淋巴组织发生萎缩，使血中淋巴细胞减少。

（4）对肌肉的影响　糖皮质激素水平过低或过高，均会造成肌肉无力。

（5）对血管反应的影响　能提高血管平滑肌对去甲肾上腺素的敏感性，降低毛细血管的通透性。

（6）在应激反应中的作用　机体遭受一定程度的刺激性伤害时（内、外环境或社会、心理等因素均可对机体造成伤害），除引起机体与刺激直接相关的特异性变化外，还引起一系列与刺激性质无直接关系的非特异性适应反应，这种非特异性反应称为应激反应。应激发生时血中促肾上腺皮质激素和糖皮质激素迅速增加，可达基础分泌量的 10 倍。

2. 盐皮质激素的生理功能

盐皮质激素以醛固酮为主，有保 Na^+、保水和排 K^+ 作用。盐皮质激素的生理功能及其分泌调节见第八章和第十四章。

（二）肾上腺髓质

肾上腺髓质位于肾上腺中心。肾上腺髓质的腺细胞较大，细胞内含有细小颗粒，经铬盐处理后，一些颗粒与铬盐呈棕色反应，含有这种颗粒的细胞称为嗜铬细胞。肾上腺髓质嗜铬细胞主要分泌肾上腺素（E）和去甲肾上腺素（NE），E 和 NE 比例约为 4∶1。血中的 E 主要来自肾上腺髓质，NE 则主要来自肾上腺素能神经。E 和 NE 分子中都有儿茶酚基团，故都属于儿茶酚胺类物质。肾上腺髓质激素具有升高血糖、促进脂肪分解、增加耗氧量和产热量的生理功能。

肾上腺髓质的内分泌活动与交感神经系统关系密切。肾上腺髓质主要在机体处于某些特殊紧急状态下或内环境稳态显著失调时发挥作用，交感神经系统则随时对机体器官、系统的功能活动进行微细的调节。当机体遭遇紧急情况如剧烈运动、缺氧、剧痛、恐惧、惊吓、焦虑、失血、脱水、暴冷、暴热等时，交感神经活动即刻加强，肾上腺髓质分泌激素急剧增多（甚至是基础状态的上千倍），引起机体出现一系列反应（即以往所谓的"应急反应"），如心跳加强、加快，心输出量增加；血压升高，血流加快；内脏血管收缩，内脏器官血流量减少；皮肤出汗并变白；骨骼肌血管舒张、血流量增加，为骨骼肌提供更多的氧和营养物质；竖毛肌收缩；支气管舒张，以减少气体交换阻力，呼吸加深，改善氧的供应；肝糖原分解，血糖升高，以增加能量的供给等，使机体处于反应机敏、高度警觉的状态。应急反应所引起的上述机能改变，有助于机体同不利情况进行斗争而脱险。

引起应急反应的各种刺激也同时引起应激反应，应激发生时，血中生长激素、催乳素、升压素、β-内啡肽、胰高血糖素和醛固酮等激素水平也同时升高。

六、　胰岛

胰岛是散在于胰腺腺泡之间的细胞团。人体胰腺中有 100 万～200 万个胰岛，但仅占胰腺总体积的 1%。胰岛细胞主要分为五种，其中最重要的是 A 细胞和 B 细胞。A 细胞约占胰岛细胞总数的 20%，分泌胰高血糖素；B 细胞约占 75%，分泌胰岛素。每个胰岛均有丰富的血液供给，从胰岛流出的血液注入门静脉。交感神经、副交感神经和肽能神经末梢都直接终止于胰岛细胞，调节胰岛细胞的活动。

（一）胰岛素

胰岛素是一种小分子蛋白质，由 51 个氨基酸残基组成，人胰岛素分子量为 5808。胰岛素原在蛋白酶的作用下水解掉中间一段多肽（称为 C 肽），剩下的两个小片段（即为胰岛素的 A 链和 B 链）借两个二硫键连接，形成胰岛素。

（二）胰岛素的生理功能

胰岛素是全面促进合成代谢的关键激素。

1. 调节糖代谢

胰岛素能促进全身各组织，尤其是加速肝细胞和肌细胞摄取葡萄糖，并且促进它们对葡萄糖的储存和利用。

2. 调节脂肪代谢

胰岛素一方面促进肝细胞合成脂肪，另一方面还能抑制脂肪分解。

3. 调节蛋白质代谢

胰岛素可促进蛋白质的合成，抑制蛋白质的分解。

（三）胰高血糖素

人的胰高血糖素是含 29 个氨基酸残基的多肽，分子量为 3485。

（四）胰高血糖素的生理功能

胰高血糖素的生理功能与胰岛素相反，是一种促进分解代谢的激素。它促进肝糖原分解和葡萄糖异生作用，使血糖明显升高；还能促进脂肪分解，使酮体增多。

（五）胰岛素分泌的调节

① 血糖浓度是调节胰岛素分泌的最基本的因素。血糖浓度升高时胰岛素分泌增加，血糖浓度低于正常水平时，胰岛素分泌减少。

② 血浆中多种氨基酸如精氨酸、赖氨酸都有刺激胰岛素分泌的作用。

③ 血浆中的脂肪酸和酮体大量增加时，也能促进胰岛素分泌。

④ 许多胃肠激素及胰高血糖素都有刺激胰岛素分泌的作用。

⑤ 支配胰岛的迷走神经兴奋时，可以引起胰岛素分泌；交感神经兴奋时，抑制胰岛素分泌。

第二十一章 常见内分泌系统疾病与代谢性疾病

内分泌系统是人体重要的功能调节系统，机体在遗传、自身免疫性疾病、先天缺陷、感染、肿瘤、出血、梗死、放射线、药物、营养障碍、精神刺激及不良健康行为等的作用下，直接或间接引起内分泌腺体疾病，出现内分泌功能亢进或减退。

新陈代谢是人体生命活动的基础，机体在先天缺陷、遗传、不良的进食行为、药物、理化、创伤、感染等因素作用下，引起某些物质的代谢障碍，从而出现相应的表现。

第一节　糖尿病

糖尿病（diabetes mellitus，DM）是一种慢性的、以血糖浓度升高为特征的代谢性疾病，其基本病理为绝对或相对胰岛素不足，以及靶组织细胞对胰岛素敏感性降低所引起的代谢紊乱，包括糖、蛋白质、脂肪、水及电解质等一系列代谢紊乱，严重时常导致酸碱平衡失调，其特征为高血糖、尿糖、葡萄糖调节受损及胰岛素释放试验异常。典型的临床表现为多食、多饮、多尿、体重减少等，即"三多一少"症状，常伴发心血管、肾、眼及神经病变等。

糖尿病的分型，目前国际上通用 WHO 糖尿病专家委员会提出的病因学分型标准（1999），分为 1 型糖尿病（T1DM）、2 型糖尿病（T2DM）、其他特殊类型糖尿病和妊娠期糖尿病（GDM）等 4 种类型。其中 T2DM 在我国约占 95％以上，北方发病率高于南方。

一、 病因与发病机制

各型糖尿病均有胰岛素绝对或相对不足。其中 T1DM，胰岛 β 细胞破坏，常导致胰岛素绝对缺乏，多见于儿童；T2DM，胰岛素抵抗（是指正常剂量的胰岛素产生低于正常生理作用的一种状态）和胰岛素分泌不足均存在，多见于中老年人，患病率随年龄增长而增高。近年来，T2DM 低龄化趋势严重，儿童患者逐渐增多。

糖尿病的病因与发病机制尚未完全阐明，目前认为肥胖、熬夜、体力运动少是引发糖尿病最重要的危险因素；其次是遗传因素；其他危险因素包括酗酒、吸烟、紧张、焦虑、饮食不规律、高血压、高血脂、创伤、手术、多次妊娠和分娩等。其中肥胖是到目前为止，在中国糖尿病影响的第一大因素。

二、 临床表现与辅助检查

（一） 临床表现

糖尿病是一种慢性进行性疾病，多数患者初期（5～15 年内）无明显症状。现将糖尿病典型症状和并发症分述如下。

1. 典型症状

糖尿病患者可出现糖、蛋白质、脂肪代谢紊乱综合征，即"三多一少"症状。

（1）多尿、口渴、多饮　由于血糖升高引起渗透性利尿作用，患者一日尿量常在 2～3L 以上，同时可见口渴、多饮症状。

（2）易有饥饿感、多食　因失糖、糖分未能充分利用，易有饥饿感，为补充损失的糖分，维持机体活动，患者需要多食，造成食欲亢进。

（3）体重减少、消瘦、乏力　由于葡萄糖不被机体利用，则蛋白质和脂肪消耗增加以提供能量，再加上多尿引起的大量脱水，导致体重减轻、消瘦和乏力。

T1DM"三多一少"症状明显，T2DM 最初 5～15 年往往无明显的"三多一少"症状。

2. 慢性并发症

高血糖对血管危害极大，有血管的地方就有可能出现糖尿病并发症。其慢性并发症可遍及全身各器官，可出现心脑血管系统、肾脏、视网膜、足部、神经系统病变等。并发症早期可能症状不严重，但随着病情发展其巨大的危害将逐步显现。

（1）心脑血管疾病　近七成 T2DM 患者存在血脂异常，而血脂异常是冠心病最重要的危险因素。心梗、脑梗、糖尿病心肌病是糖尿病患者死亡的主要原因。

（2）糖尿病肾病　早期糖尿病肾病及时治疗可阻止病程的发展。进入临床糖尿病肾病阶段则病变不能逆转，若不规范治疗将导致肾功能下降快速进展，最终发展为肾功能衰竭、尿毒症。糖尿病肾病亦是糖尿病患者死亡的主要原因之一。

（3）糖尿病视网膜病变　糖尿病视网膜病变是糖尿病最常见的微血管并发症。T2DM 患者有 20%～40% 会出现视网膜病变，8% 面临严重的视力下降乃至失明。糖尿病视网膜病变是 20～65 岁成年人失明的主要原因。

（4）糖尿病足　糖尿病足是糖尿病特有的并发症，表现为足部、下肢皮肤干燥、发凉、肿胀、溃疡、坏疽。此时皮肤溃疡较深，易引起细菌感染，无痛感，不易愈合。约 15% 的糖尿病患者会发生足溃疡，严重的可导致截肢。在我国，因糖尿病足而导致的截肢率仅次于因车祸而导致的截肢率。

（5）糖尿病神经病变　常出现皮肤瘙痒、四肢酸痛、感觉麻木、腰痛、性欲减退、阳痿不育、月经失调等。

（6）感染糖尿病易合并感染　除糖尿病足外，糖尿病患者还常发生体癣、甲癣、足癣及疖痈等皮肤感染，有时可发展成败血症。糖尿病合并肺结核的发生率也较高。肾盂肾炎、膀胱炎、真菌性阴道炎等泌尿生殖系统感染以及胆囊炎、胆管炎、胆石症、牙周炎、牙龈溢脓等消化系统感染亦多见。感染也是糖尿病患者死亡的主要原因之一。

（7）其他　糖尿病患者常见皮肤淤斑、溃疡。糖尿病可引起视网膜黄斑病、白内障、屈光改变等，这些均可导致视力模糊。

3. 急性并发症

体内胰岛素严重不足时，会出现血糖急剧升高、血酮升高、酮尿，称糖尿病酮症酸中毒。酮症酸中毒是一种急性严重代谢紊乱，是糖尿病最常见且严重的急性并发症，如果不及时治疗或治疗不当会威胁生命。其典型表现是：糖尿病症状加重、恶心、呕吐、头晕、头痛、极度乏力，甚至昏迷。糖尿病酮症酸中毒常见于 T1DM，T2DM 在应激情况下也可出现。常见诱因有饮食不规律，以及自行停止胰岛素注射、心脑血管疾病、精神刺激、各种感染、酗酒、妊娠分娩、外伤、手术等应激情况。

（二）辅助检查

1. 糖代谢检查（尿糖、血糖、糖化血红蛋白检查）

① 尿糖阳性为诊断糖尿病的重要线索。

② 血糖升高是诊断糖尿病的主要依据，又是判断糖尿病病情和血糖控制情况的主要指标。对于血糖高于正常范围、但未达到糖尿病血糖诊断标准者，必须做口服葡萄糖耐量试验（OGTT）。

③ 糖化血红蛋白和糖化血浆白蛋白分别反映患者近 2～3 个月和近 2～3 周内总的血糖水平。

2. 胰岛素和 C 肽检查

测定空腹时及口服 75g 无水葡萄糖后胰岛素及 C 肽的峰值，可判断胰岛素抵抗和胰岛素分泌不足的程度。

3. 并发症检查

根据病情需要进行血脂、心脏、尿蛋白、眼底、足部、神经等相关检查。

4. 免疫学检查

血中胰岛细胞自身抗体的测定，是鉴别 T1DM 与 T2DM 最直接的方法。

（三）诊断要点

糖尿病诊断以血糖异常升高作为依据，临床一般测定静脉血浆葡萄糖浓度，如用全血或毛细血管血测定，其诊断切点有所变动。目前糖尿病诊断标准如图 21-1 所示。

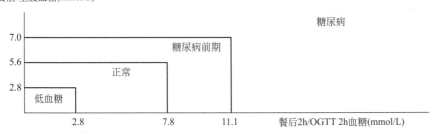

图 21-1　糖尿病血糖诊断标准示意图

（1）有"三多一少"症状者，下列三项至少满足一项，即可确诊为糖尿病。

① 空腹（8～10h 内无任何热量摄入）血糖≥7.0mmol/L。

② 任意时间血糖≥11.1mmol/L。

③ 对于 5.6mmol/L＜空腹血糖＜7.0mmol/L，或 7.8mmol/L＜餐后 2h 血糖＜11.1mmol/L 者，必须做 OGTT，OGTT 2h 血糖≥11.1mmol/L。

（2）无"三多一少"症状，仅一次血糖达到上述①或②或③者，必须在另一天复查血糖，如仍达到①或②或③，则可确诊为糖尿病。如未达到①或②或③，应定期复查。

三、治疗原则与健康提示

（一）治疗原则

糖尿病的治疗除了要控制血糖，还要注意并发症的治疗。其中控制血糖应以饮食调节、体育锻炼为基础，根据病情结合药物治疗。

（1）糖尿病教育　我国糖尿病发病率逐年升高，截至 2016 年已达总人口的 11.6％，另有大量处于糖尿病前期者，因此必须引起重视，大力开展糖尿病宣传教育，让公众了解糖尿病，让已确诊的患者逐渐熟悉包含饮食、运动、用药以及尿糖和血糖监测等基本措施在内的糖尿病综合治疗原则，配合医务人员提高血糖控制质量。

（2）调节饮食　饮食治疗的总体原则是限制食量，控制总能量，尤其是糖的摄入。这是一项重要的基础治疗措施，应严格执行并长期坚持。饮食治疗对年长、肥胖型病例通常有效。对注射胰岛素的患者更应严格控制规律饮食，否则血糖容易波动过大。

（3）适当运动　适当运动可增加胰岛素敏感性，促进葡萄糖的利用，降低血糖和血脂，减轻体重，对 T2DM 较肥胖者，尤其应鼓励其适当运动。适当的规律运动对注射胰岛素的患者尤其重要，否则血糖容易波动过大。

（4）药物治疗　降血糖的药物包括口服降糖药和胰岛素。

口服降糖药，包括磺脲类、双胍类、α-葡萄糖苷酶抑制剂和噻唑烷二酮类等，主要用于 T2DM 患者用饮食治疗和体育锻炼不能使病情获得良好控制者。

胰岛素主要适用于 T1DM，糖尿病急性并发症，糖尿病合并其他严重疾病，伴发病需外科手术治疗者，妊娠期糖尿病或原有糖尿病合并妊娠以及此类患者分娩时，T2DM 患者经饮食、运动及口服降糖药治疗未获得良好控制者。

（5）并发症治疗　对于有并发症的患者，应该兼顾降糖、降压，纠正血脂紊乱、高血凝状态等，做到全方位的治疗。

（二）健康提示

由于 T2DM 在最初的 5～15 年往往无"三多一少"症状，加之先前尚未足够重视对糖尿病的宣传教育，因而很多人对糖尿病不了解。有的人已经出现了一些糖尿病症状，但因为对日常生活、工作没有明显影响，所以没有加以重视，甚至即使已确诊也没有进行妥善治疗。

因此要重视常规每年一次或两次的健康体检，根据体检报告的提示进行复查和治疗糖尿病及其并发症。尤其是 50 岁以上的高危人群，每年都应做一次餐后 2 小时的血糖筛选检查，使无症状的患者尽多、尽早得到确诊和治疗。糖尿病高危人群是：葡萄糖调节受损、45 岁以上、肥胖或超重以及有巨大胎儿史、糖尿病家族史、肥胖家族史。

对于糖尿病并发症的预防，重点是要进行早筛查、早诊断、早治疗，例如进行尿蛋白、眼底、足部、神经病变监测等。积极地自我监测与管理是全面防控糖尿病并发症的关键。

糖尿病的治疗是一个长期的规律的过程。只要注意平常的生活方式调节、规律的血糖监测，根据医生的建议选择适合自己的治疗方案，糖尿病是可以得到控制的，糖尿病患者完全可以享受正常人的生活。

第二节　甲状腺功能亢进症

甲状腺功能亢进症（简称甲亢），系指甲状腺腺体本身产生甲状腺激素过多，释放到血循环中，引起以神经、循环、消化等系统兴奋性增高和代谢亢进为主要表现的一组临床综合征。

甲亢根据病因分为几种类型，其中最常见的是弥漫性毒性甲状腺肿，占全部甲亢的80％～85％，通常说的甲亢即是指这种类型。

一、 病因与发病机制

甲亢的确切病因尚未完全阐明。本病有显著的遗传倾向，其发生与自身免疫有关。细菌感染、性激素、应激等因素都对本病的发生和发展有影响。

二、 临床表现与辅助检查

（一） 临床表现

本病多发于 20～50 岁女性。多数起病缓慢，病情轻重不一，典型表现有高代谢综合征、甲状腺肿与眼征。老年和小儿患者的临床表现常不典型。

1. 甲状腺毒症表现

（1）高代谢综合征　由于 T_3、T_4 分泌过多和交感神经兴奋性增高，患者常有疲乏无力、怕热多汗、低热、血总胆固醇降低、负氮平衡。

（2）神经兴奋性增高　患者常有神经过敏、紧张忧虑、焦躁易怒、失眠，严重时有幻觉、狂躁等精神症状，手和眼睑震颤。

（3）心血管系统　患者可有心悸、胸闷、气短、心动过速症状，心动过速常为窦性，休息和睡眠时心率仍快，严重者可发生甲状腺毒症心脏病。由于心输出量增加和血流加速，导致收缩压升高，脉压加大。心尖部第一心音增强，有吹风样杂音。晚期心脏增大，易发生心律失常，甚至心力衰竭。

（4）消化系统　患者胃肠蠕动加快，消化吸收不良而排便次数增多，加之高代谢综合征导致体重下降，故常常食欲亢进、多食。老年患者可有食欲减退、厌食等现象。

（5）运动系统　部分患者有甲状腺功能亢进性肌病，主要表现为肩胛和骨盆带肌群肌无力，好发于 20～40 岁亚洲男性患者。

（6）造血系统　易发生贫血，白细胞减少，血小板降低，可出现紫癜或溶血。

（7）其他　女性患者可出现月经减少或闭经，男性患者可发生阳痿、乳房增大等性征改变及性功能障碍。

2. 甲状腺肿

多为弥漫性、对称性甲状腺肿大，随吞咽动作上下移动，质软，甲状腺上下叶外侧可闻及血管杂音和扣及震颤。甲状腺肿大与甲状腺功能亢进轻重无明显关系。

3. 眼征

眼征分为两类，一类为单纯性突眼，主要表现为：①眼球轻度外突；②眨眼减少，目光炯炯有神；③上睑挛缩，眼裂增宽；④眼球向下看时，上睑不能随眼球下移；⑤眼球向上看时，额纹不明显；⑥两眼看近物时，眼球辐辏不良。另一类为浸润性眼征，表现为：眼内异物感、胀痛、畏光、流泪、复视、斜视、视力下降；突眼，眼睑肿胀，结膜充血水肿，眼球活动受限，严重者眼球固定、眼睑闭合不全、角膜外露而发生角膜溃疡、全眼炎，甚至失明。浸润性眼征男性多见。

4. 甲状腺危象

甲状腺危象也称甲亢危象，是甲状腺毒症急性加重的综合征。主要诱因为精神刺激、感染、手术、创伤等各种应激情况，以老年患者多见。其发生急骤，表现为：高热达 40℃ 以上，脉率超过 140 次/min，大汗，呼吸急促，恶心，呕吐，腹泻，烦躁，谵妄，甚至心衰、休克、昏迷。

甲状腺危象的发生是由于甲亢患者肾上腺皮质长期负担过重，应激时糖皮质激素分泌不足，代偿性引起甲状腺激素分泌骤增并大量释放入血所致。

（二） 辅助检查

1. 甲状腺激素测定

包括血清总甲状腺素（TT_4）、血清总三碘甲腺原氨酸（TT_3）、血清游离甲状腺素（FT_4）和血清游离三碘甲腺原氨酸（FT_3）测定。

TT_4 测定值稳定，重复性好，是诊断甲亢的主要指标。在甲亢初期与复发早期，TT_3 上升往往很快，故 TT_3 为早期甲亢治疗中疗效观察及停药后复发的敏感指标，也是诊断 T_3 型甲亢的特异指标。

2. 促甲状腺激素（TSH） 测定

血清 TSH 浓度的变化是反映甲状腺功能最敏感的指标。由于负反馈调节，甲亢时 TSH 浓度通常<0.1mU/L。

3. 自身抗体测定

如果 TSH 受体刺激抗体（TSAb）或 TSH 受体抗体（TRAb）阳性，则具有诊断意义，并有利于随访疗效和判定复发。

4. 影像学检查

超声检查、放射性核素扫描等有助于病变性质的诊断，可根据需要选用。眼部 CT 和 MRI 可排除其他原因所致的突眼。

（三） 诊断要点

具备以下三项即可诊断为甲亢：①高代谢症状和体征；②甲状腺肿大；③血清 TSH 降低，TT_4、FT_4 增高。

三、 治疗原则与健康提示

（一） 治疗原则

甲亢的治疗以"禁碘"和抗甲状腺药物治疗为主。

1. 一般治疗

适当休息，注意补充足够的热量和营养。精神紧张、不安或失眠较重者，可给予苯二氮䓬类镇静药。

2. 绝对"禁碘"

甲亢的发生与碘摄入量过多有密切关系。甲亢患者在饮食上要绝对"禁碘"：要吃无碘盐，不吃海带、贝类、螃蟹、鱼虾等海产品，不吃含碘的维生素片，不使用含碘的洗面奶以及含海泥的面膜，不接触碘酒。

3. 抗甲状腺药物治疗

硫脲类、咪唑类抗甲状腺药物治疗是甲亢的基础治疗。

4. 其他治疗

除抗甲状腺药物治疗外，还可用普萘洛尔等 β 受体拮抗药控制心动过速症状，根据病情选用 [131]I 治疗、甲状腺次全切除术等。另外，要做好甲亢危象和浸润性眼征的防治。

（二）健康提示

女性在短期内出现非减肥引起的体重明显下降，一日三餐吃饱后不久就有明显饥饿感，不要轻易认为是单纯因为工作忙碌导致，也不要被俗话"有钱难买老来瘦"迷惑，应尽早就医诊断，以免延误治疗。另有不少患者在患病初期，只是感觉疲乏无力、失眠易怒，其他症状都不明显，此时也要考虑甲亢的可能，及早诊治。

在预防上，首先需低碘。考虑到遗传倾向，直系亲属中有甲亢患者的，在日常饮食中要少吃海产品，避免摄入过多的碘。

甲亢的发生和发展与应激有一定关系，因此减轻压力、放松精神、规律作息能有效预防甲亢的发生。

总之，合理饮食和良好心态是预防甲亢最重要的两个方面。

第三节　高尿酸血症与痛风

临床上把正常嘌呤饮食情况下，非同日两次空腹血尿酸水平男性高于 $420\mu mol/L$、女性高于 $360\mu mol/L$，称为高尿酸血症。高尿酸血症患者出现急性或慢性关节炎、关节畸形、痛风石、慢性间质性肾炎或尿酸性尿路结石时，称之为痛风。

高尿酸血症与痛风多见于 40 岁以上男性，女性患者仅占 5%，多在绝经后发病。我国目前的患病率约为 10%，近年来患病率不断升高并出现患病年轻化趋势。

一、病因与发病机制

1. 高尿酸血症的形成

尿酸是体内核酸和其他嘌呤类化合物以及食物中的嘌呤等嘌呤代谢的终产物。嘌呤代谢过程中任何环节出现问题均可导致尿酸排泄减少或生成增多，产生高尿酸血症。

2. 痛风的发生

痛风最重要的生化基础是高尿酸血症，部分高尿酸血症患者可发展为痛风。当血尿酸浓度过高和（或）在酸性环境下，尿酸可析出结晶，沉积在关节、肾脏和皮下等组织，导致急性特征性关节炎和慢性痛风石疾病，此时称为痛风。从血尿酸增高至痛风症状出现的时间可长达数年至数十年，有些可终身不出现症状，但随年龄增长痛风的发生率增加，并且与高尿酸血症的水平和持续时间有关。

原发性高尿酸血症与原发性痛风多由先天性嘌呤代谢异常所致，常有家族遗传史，属多基因遗传缺陷，常伴高血压、T2DM、血脂异常、冠心病、脑卒中及腹型肥胖。继发性高尿酸血症与继发性痛风是由某些疾病或药物引起。

二、临床表现与辅助检查

（一）临床表现

高尿酸血症患者有些无任何临床症状，有些则出现急性或慢性关节炎、关节畸形、痛风石、慢性间质性肾炎或尿酸性尿路结石，出现这些情况时称之为痛风。痛风最主要的症状为关节红肿痛和拒按、痛风石，分述如下。

1. 急性痛风性关节炎

多数患者发作前无明显征兆，于深夜突发关节疼痛，疼痛进行性加剧，约 12h 达高峰。疼痛呈撕裂样、刀割样或咬噬样，难以忍受。受累关节出现红、肿、热、痛和功能障碍，可同时累及多个关节，但首次发作多位于单侧足部拇趾的跖趾关节，其次为足背、足跟、踝、膝、腕和肘等关节。

初次发作持续数天至数周后可自行缓解，此时受累关节局部皮肤有脱屑和瘙痒，为痛风特有的表现。数月、数年或十余年后复发，多数患者 1 年内复发。复发间隔会越来越短，受累关节会越来越多，症状持续时间会越来越长，受累关节可从下肢向上肢、从远端小关节向大关节发展。

急性痛风性关节炎的常见诱因为饮酒、高嘌呤饮食、劳累、受寒、关节受伤、手术、感染等。

2. 皮下痛风石

发生部位常见于耳部、急性痛风性关节炎反复发作的关节周围、鹰嘴、跟腱和髌骨滑囊等部位，表现为皮下隆起的大小不一的黄白色赘生物，其表面皮肤菲薄，破溃后排出白色豆渣样物质，不易愈合。痛风石是痛风的特征性表现。

3. 慢性痛风石性关节炎

表现为持续关节肿痛、压痛、畸形及功能障碍，症状较急性痛风性关节炎相对缓和。这是由于关节内沉积了大量痛风石，导致关节骨质破坏、关节周围组织纤维化和继发退行性改变等引起的。

4. 慢性尿酸性肾病

表现为尿浓缩功能受损，出现夜尿增多，低比重尿，小分子蛋白尿、白细胞尿，轻度血尿及管型尿等。晚期可致肾小球滤过功能下降，出现肾功能不全。

5. 尿酸性尿路结石

20％以上的痛风患者泌尿系统有尿酸沉积并形成结石。结石较小者呈泥沙样，随尿排出，常无症状；结石较大者可阻塞尿路，引起肾绞痛、血尿、排尿困难、肾积水、泌尿系统感染和肾盂扩张等。

6. 急性肾功能衰竭

多由继发性原因引起，出现少尿或无尿，尿中可见大量尿酸晶体。

（二）辅助检查

1. 血尿酸测定

血尿酸在 37℃ 的饱和浓度男性约为 $420\mu mol/L$，未绝经女性约为 $360\mu mol/L$，高于此值即为高尿酸血症。

2. 尿尿酸测定

低嘌呤饮食超过 5 天后，24h 尿尿酸排出量＞600mg，可认为尿酸生成增多；＜300mg 提示尿酸排泄减少。

3. 关节液或痛风石内容物检查

偏振光显微镜下观察关节腔液或痛风石抽吸物，可见针状或杆状的尿酸盐晶体。

4. 影像学检查

（1）X 射线检查　急性痛风性关节炎期，X 射线仅见受累关节周围非特征性软组织肿胀。反复发作后或形成皮下痛风石和慢性痛风石性关节炎时，关节面骨质破坏，出现虫蚀样、穿凿样圆形或卵圆形骨质透亮缺损。严重者可造成关节脱位，甚至骨折，也可破坏软骨，X 射线检查可有相应表现。

（2）CT 检查　受累部位 CT 扫描可见痛风石影像。

（3）超声检查　受累关节超声检查可发现关节积液、滑膜增生、关节软骨及骨质破坏、关节内或周围软组织的痛风石及钙质沉积等。

（三）诊断要点

在正常嘌呤饮食状态下，非同日两次空腹血尿酸水平男性＞420μmol/L、女性＞360μmol/L，即可诊断为高尿酸血症。

中老年男性突然反复发作的足部关节或踝关节红肿、剧痛，可自行缓解，间歇期无症状，或尿路结石、肾绞痛发作，同时合并高尿酸血症，应考虑痛风。再根据关节液穿刺或痛风石活检发现尿酸盐结晶即可确诊。

三、治疗原则与健康提示

（一）治疗原则

1. 一般治疗

饮食方面要低嘌呤、低热量，戒酒，多饮水（＞2000ml/日，以增加尿酸排泄）。还要避免劳累、受寒、感染。穿鞋要舒适，防止关节损伤。慎用影响尿酸排泄的药物。控制体重，避免肥胖。积极防治高血压、血脂异常、糖尿病、冠心病等伴发病。

一般说来，动物内脏、浓缩肉汤（例如火锅、高汤）、海鲜、啤酒和白酒中嘌呤含量极高；肉类含嘌呤也较高；植物性食物中，豆制品、菌类食品嘌呤含量也较高。蛋清和脱脂牛奶中，蛋白质含量高，嘌呤含量低，适合高尿酸血症与痛风患者食用。

2. 急性痛风性关节炎的治疗

绝对卧床休息，抬高患肢，避免负重。尽早治疗，防止迁延不愈。应及早、足量使用非甾体类抗炎药、秋水仙碱或糖皮质激素，见效后逐渐减量至停药。

非甾体类抗炎药是目前缓解急性痛风性关节炎的一线用药，秋水仙碱是治疗急性痛风性关节炎的传统药物，两药无效或肾功能不全者可考虑用糖皮质激素。

3. 皮下痛风石和慢性痛风石性关节炎的治疗

用促尿酸排泄药和抑制尿酸生成药以维持血尿酸正常水平，防止痛风急性发作。较大痛风石或经皮破溃者，可手术剔除。

此外，应用碱性药物以碱化尿液，是预防和治疗慢性尿酸性肾病和尿酸性尿路结石的必要措施。

（二）健康提示

防治高尿酸血症与痛风，最关键的是低嘌呤饮食、多饮水、戒烟酒、坚持运动、控制体重和长期碱化尿液。同时还应注意高血压、糖尿病、心脑血管疾病等伴发病的治疗。

一、选择题

（一）单项选择题

1. 调节人体生理功能的生物信息传递系统包括（　　　）。

    A. 神经系统和免疫系统
    B. 内分泌系统和免疫系统

    C. 神经系统和内分泌系统
    D. 中枢神经系统和外周神经系统

2. 关于激素的信息传递作用，下列哪项是正确的？（　　　）

    A. 加强或减弱靶组织的生理生化过程
    B. 为靶组织活动提供额外能量

    C. 内分泌系统的信息是电信号
    D. 以上都不对

3. 影响人体神经系统发育最重要的激素是（　　　）。

    A. 雌激素和睾酮
    B. 促甲状腺激素
    C. 甲状腺激素
    D. 生长激素

4. 以下哪项抑制胰岛素的分泌？（　　　）

    A. 交感神经兴奋
    B. 血中氨基酸及脂肪酸增加

    C. 胃肠激素
    D. 血糖升高

5. 临床病人长期大量应用糖皮质激素将导致（　　　）。

    A. 肾上腺皮质萎缩
    B. 肾上腺皮质增生
    C. 肾上腺髓质萎缩
    D. 肾上腺髓质增生

6. 以下哪种因素导致血中儿茶酚胺类激素浓度升高？（　　　）

    A. 血糖升高
    B. 恐惧、焦虑和剧痛
    C. 慢波睡眠期
    D. 血压升高

7. 患者饭后尿糖（＋＋），空腹尿糖阴性，可诊断为（　　　）。

    A. 轻型糖尿病
    B. 糖耐量低减
    C. 继发性糖尿病性糖尿
    D. 食后糖尿

8. 若诊断临床糖尿病，应选择下述哪项检查？（　　　）

    A. 尿糖
    B. 空腹血糖
    C. 糖化血红蛋白
    D. 口服糖耐量试验

9. 关于糖尿病饮食治疗的叙述，下列哪种是正确的？（　　　）

    A. 病情轻可以不用饮食治疗
    B. 有并发症者不用饮食治疗

    C. 用药治疗时，可不用饮食治疗
    D. 不论病情轻重都需饮食治疗

10. 男性糖尿病患者，45 岁，肥胖体型，空腹血糖 7.8mmol/L，治疗时首先考虑（　　　）。

    A. 饮食控制
    B. 磺脲类药物
    C. 胰岛素
    D. 中药

11. 女性，40 岁，患糖尿病 1 年，身高 156cm，体重 70kg，无酮症，空腹血糖 7.7mmol/L，最佳治疗方案是（　　　）。

    A. 卧床休息＋饮食治疗
    B. 适当运动＋饮食疗法

    C. 饮食疗法＋胰岛素
    D. 甲福明＋饮食治疗

12. 女性，45 岁，肥胖多年，口渴 5 个月，尿糖（＋），空腹血糖 7.9mmol/L，饭后 2h 血糖 12.1mmol/L。该患者应首选下列哪种治疗？（　　　）

    A. 双胍类降糖药治疗
    B. 磺脲类降糖药治疗
    C. 胰岛素治疗
    D. 单纯饮食治疗

13. 目前公认甲亢的发生主要与（　　　）有关。

    A. 自身免疫
    B. 理化因素
    C. 病毒感染
    D. 手术创伤

14. 对于多数痛风患者，其痛风的首发症状为（　　　）。

    A. 痛风石
    B. 尿路结石
    C. 急性关节炎
    D. 痛风肾病

15. 痛风的特征性损害为（　　　）。

    A. 痛风石
    B. 尿路结石
    C. 急性关节炎
    D. 痛风肾病

（二）多项选择题

1. 激素传递的方式包括（　　　）。

    A. 血液运送
    B. 经组织液扩散
    C. 神经轴浆运输

    D. 经腺体导管分泌
    E. 自分泌

2. 甲状腺危象的主要诱因有（　　　）。

    A. 精神刺激
    B. 手术
    C. 感染

D. 重症患者^{131}I治疗 E. 寒冷

3. 关于甲状腺激素的生理作用，下列正确的是（   ）。

A. 降低肾上腺皮质激素的分泌率

B. 促进幼儿脑和长骨的生长发育

C. 增强食欲和食物的消化吸收

D. 增加组织细胞耗 O_2 量

E. 增强心肌收缩力

4. 急性痛风性关节炎的诱发因素有（   ）。

A. 酗酒

B. 过度疲劳

C. 寒冷

D. 关节受伤

E. 喝脱脂牛奶

二、简答题

1. 何谓激素？激素递送信息的主要方式有哪些？

2. 用生理知识解释呆小症的临床表现。

3. 正常情况下血中甲状腺激素是如何维持稳定的？

第十一篇

五官解剖生理与常见疾病

　　临床上通常把眼、耳、鼻、喉、口腔统称为五官。眼又称视觉器官，是人体最重要的感觉器官，也是人体中最复杂、最精密的器官；鼻是人体呼吸道的起始部分，又是嗅觉器官，具有温暖、湿润空气，以及对发音起共鸣等作用；耳又称前庭蜗器，是人体听觉器官，是接受声波和位觉刺激的感受器；口是消化道的起始部分，其主要功能是饮食、呼吸、发音、感觉等，其中牙齿主要对食物进行机械加工，口腔腺则能分泌唾液，帮助消化，湿润和清洁口腔；喉，下接气管，为呼吸与发音的重要器官。本章主要介绍五官的解剖生理及常见疾病。

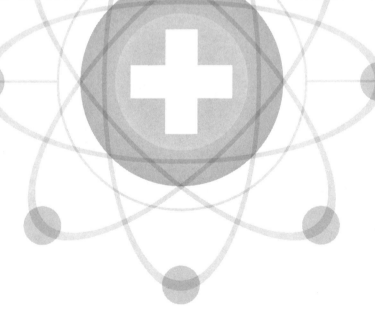

第二十二章 五官解剖生理

22 Chapter

五官包括眼、耳、鼻、喉、口腔。本章节重点讲述眼、耳的解剖生理。鼻、喉、口腔的解剖生理参看呼吸系统和消化系统相关章节。

第一节 五官解剖

一、眼

眼又称为视器，是感受光线刺激并将之转变为神经冲动的器官。这种冲动经视神经和中枢神经内的传导通路到达大脑皮质的视觉中枢，产生视觉。眼由眼球及附属装置构成。

1. 眼球

眼球位于眶腔的前部，借筋膜与眶壁相连，眶腔的后部充以眶脂体，垫托眼球。眼球大致呈球形，其前、后面的正中点，分别叫做前极和后极。平前、后极连线的中点所做的环形线，叫做中纬线或赤道。在矢状方向，通过眼球前、后极的连线，叫做眼轴；由瞳孔的中央点至视网膜中央凹的连线，叫做视轴。视轴的前点偏于眼轴的内侧，而中央凹位于眼轴的外侧，因而视轴与眼轴以锐角相交叉。眼球由眼球壁及其内容物组成（见图 22-1）。

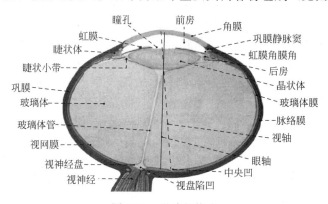

图 22-1　眼球的构造

（1）眼球壁　眼球壁由外向内依次为眼球纤维膜、眼球血管膜和视网膜。

① 眼球纤维膜　眼球纤维膜由致密结缔组织构成，起着支持和保护眼球壁及其内容物的作用。前 1/6 为角膜，是致密而透明的膜，其曲度大于眼球壁的其他部分，有屈光作用，角膜内无血管，但有大量的感觉神经末梢，对痛、触觉极为敏锐，故当炎

症时常有剧痛。后 5/6 为巩膜，呈乳白色，不透明，巩膜前端与角膜相延续部分的深部，有环形的静脉窦，称为巩膜静脉窦。巩膜后端视神经穿出部位，巩膜包于视神经的周围，形成视神经鞘。

② 眼球血管膜　眼球血管膜由前向后分为虹膜、睫状体和脉络膜三部分。

a. 虹膜为圆盘状薄膜，呈冠状位，中央有圆孔，称为瞳孔。虹膜内有两种不同方向排列的平滑肌，一部分环绕在瞳孔的周围，称为瞳孔括约肌，收缩时瞳孔缩小；另一部分呈放射状排列于瞳孔括约肌的外周，称为瞳孔开大肌，收缩时瞳孔开大。在强光下或视近物时，瞳孔括约肌收缩，瞳孔缩小，以减少光线的进入量；反之，瞳孔开大肌收缩，瞳孔开大，使光线的进入量增多。虹膜的主要功能是根据外界光线的强弱，通过瞳孔反射路，使瞳孔缩小或扩大，以调节进入眼内的光线，保证视网膜成像清晰。

b. 睫状体是血管膜中部最厚的部分，衬于巩膜与角膜移行部的内面，其内含睫状肌，其主要功能是参与视力的调节。

c. 脉络膜是血管膜的后 2/3 部，为衬于巩膜内面的一层薄而柔软的膜，与巩膜结合疏松，其间有淋巴间隙，向后经视神经周围的鞘间隙与蛛网膜下腔相通。其内面与视网膜色素细胞层紧贴，后方有视神经穿过。脉络膜的功能是营养眼球并吸收眼内分散的光线，以免扰乱视觉。

③ 视网膜　视网膜衬于血管膜内面，可分为内外两层，外层为色素部，内层为神经部；又依其构造及附衬的部位不同，分为视部（位于后 2/3 部）、睫状体部和虹膜部。其中仅视部具有感光功能，其余两部不能感光，称为盲部。视网膜内外两层在患某些疾病时互相脱离，称为视网膜剥离症。视网膜神经部由三层神经细胞构成，最外层为感光细胞（视杆细胞与视锥细胞），中层为双极细胞，内层为节细胞，节细胞发出的轴突集中于视神经盘，形成视神经，穿过眼球壁的内、中膜，外膜包绕其周围，构成视神经鞘，此处无感光细胞，称生理盲点。在视神经盘的外侧，中心凹处有一个颜色略深的反射光点，称为黄斑，它是视力最敏锐的部分。

（2）眼球的内容物　眼球内容物是透明无血管的组织，包括房水、晶状体和玻璃体，具有屈光作用。它们使物体发射或反射的光线能够进入眼球并在视网膜上成像。

① 房水　是无色透明的液体，充满于眼房内。眼房是位于角膜与晶状体、睫状体和睫状小带之间的腔隙，被虹膜分为前、后两部，分别称为前房和后房，前、后房借瞳孔相通。前房周边部，虹膜与角膜相交处，称为虹膜角膜角。房水除具折光作用外，还有营养角膜、晶状体和维持眼内压的作用。房水由睫状体的血管渗透和上皮细胞分泌产生，入于后房，经瞳孔入前房，再经虹膜角膜角进入深部的巩膜静脉窦，最后汇入眼静脉，房水经常循环更新，保持动态平衡，若回流不畅或受阻，则房水充滞于眼房，使眼内压升高，患者视力受损，视野缩小并伴有严重头痛，称为青光眼。

② 晶状体　位于虹膜后方、玻璃体的前方，呈双凸透镜状，前面较平坦，后面隆凸明显，具有弹性，不含血管、神经，外面包以透明的高弹性薄膜，称晶状体囊。晶状体的作用在于通过其曲度变化，调整屈光能力，以使物像聚焦于视网膜上。老年人晶状体弹性减退，睫状肌呈现萎缩，调节功能降低，出现老视。若晶状体因疾病、创伤、老年化而变浑浊时，称为白内障。

③ 玻璃体　是无色透明的胶状物质，充于晶状体与视网膜之间，除具有屈光作用外，还有支撑视网膜的作用。

2. 眼的附属装置

眼的附属装置包括眼睑、结膜、泪器、眼外肌，以及眶筋膜和眶脂体等，对眼球起保护、运动和支持作用。

（1）眼睑　眼睑是位于眼球前方的屏障，起着保护眼球的作用。可分为上睑和下睑，上、下睑之间为睑裂。裂的内、外端分别为内眦、外眦，内眦钝圆，外眦较锐。眼睑的外面为皮肤，内面为结膜，中间夹以皮下组织、肌层和睑板。皮肤和结膜相互移行部为睑缘，睑缘前缘生有 2～3 排向前弯曲的睫毛，睫毛的根部生有睫毛腺，此腺发炎称为麦粒肿。上、下睑缘靠近内侧端处，各有一个小乳头状突起，其顶部有一小的开口，叫做泪点。眼睑皮下组织疏松，脂肪极少或无，可因积液而肿胀。

（2）结膜　结膜是一层薄而透明的黏膜，富含血管，覆盖于眼睑后面和眼球的前面。按其所在部位可分为三部，即睑结膜、球结膜和结膜穹窿。睑结膜贴于睑板后面，透明而光滑，为沙眼好发部位。

（3）泪器　泪器由泪腺和泪道组成，泪道包括泪点、泪小管、泪囊和鼻泪管。

（4）眼球外肌　眼球外肌属横纹肌，包括上直肌、下直肌、内直肌、外直肌、上斜肌、下斜肌及 1 块上睑提肌，前 6 块都是牵拉眼球向各方向转动的肌肉，相互协调以完成眼球的正常运动。眼外肌麻痹时可使眼球偏斜。

（5）眶筋膜及眶脂体　眶脂体是填充于眼眶内的脂肪组织，具有支持眼球、对眼球起弹性垫的作用。

3. 眼及眶的血管和神经

（1）眼血管

① 眼动脉是颈内动脉的颅内分支，与视神经一起从视神经管入眶，终支形成眶上动脉和滑车上动脉，分布于额部皮肤及睑。其行程中发出分支到达眼球、眼球外肌、泪腺等器官，其中最重要的分支为视网膜中央动脉，是眼动脉入眶后即发出的细小分支，先行于视神经的下方，继而穿入视神经并行其中央，从视神经盘中心穿出，立即分为上、下两支，每支再分为鼻侧支和颞侧支，营养视网膜的内层，但黄斑中央凹无血管分布，临床上常用眼底镜观察此动脉（图 22-2）。

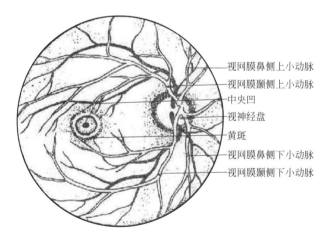

视网膜鼻侧上小动脉
视网膜颞侧上小动脉
中央凹
视神经盘
黄斑
视网膜鼻侧下小动脉
视网膜颞侧下小动脉

图 22-2　眼底

② 眼静脉有眼上静脉和眼下静脉，收集眶内结构及眼球的静脉。

（2）眼及眶内神经　眼球及眶内结构的神经支配较为复杂，视神经传递视觉冲动；眼球外肌由Ⅲ、Ⅳ、Ⅵ脑神经支配，眼球及眶内结构的一般感觉由Ⅴ脑神经第一支眼神经支配，此外尚有副交感神经和交感神经支配平滑肌及腺体。

二、耳

耳又称前庭蜗器，包括外耳、中耳和内耳三部分，外耳、中耳是声波的传导装置，内耳的耳蜗是接受声波刺激的感受器的所在部位；位置觉感受器则存在于内耳的前庭和半规管中（见图 22-3）。

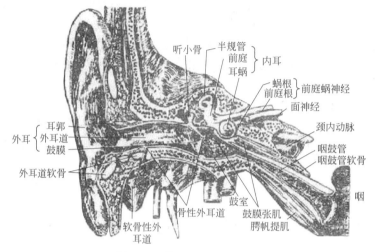

图 22-3　外、中、内耳全貌

1. 外耳

外耳包括耳郭和外耳道两部分，具有收集和传导声波的功能。

（1）耳郭　耳郭以弹性软骨为支架，外面被覆皮肤而构成。皮下组织很少，但血管神经丰富。下方耳垂不含软骨，仅含结缔组织和脂肪，周缘卷曲称为耳轮，耳轮的前内侧，有与之平行的隆起称为对耳轮，对耳轮的上端分叉，分叉间的凹陷部称为三角窝，耳轮与对耳轮之间狭窄而弯曲的凹沟称为耳舟。对耳轮的前方有一深凹叫耳甲，被耳轮的起始部耳轮脚分为上部的耳甲艇和下部的耳甲腔。耳甲腔的前方有一突起，叫耳屏，从前方遮盖着外耳门。对耳轮的下端突起，与耳屏相对应，称为对耳屏，二者之间隔以屏间切迹。对耳屏的下方为耳垂（见图 22-4）。

（2）外耳道　外耳道为自外耳门向内延伸至鼓膜的管道，成人长 2～2.5cm，外侧 1/3 为软骨部与耳郭软骨相续；内侧 2/3 为骨性部。外耳道全形为一曲管，从外向内，软骨部先朝向前上，继而稍向后，骨性部朝向前下，故作外耳检查时，将耳郭向后上方牵拉，可将外耳道拉直。婴儿外耳道发育尚未完全，短而狭窄，其鼓膜位置较水平，检查时需将耳郭向后下方牵拉。

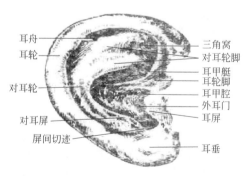

图 22-4　耳郭

2. 中耳

中耳介于外耳与内耳之间，包括鼓室、咽鼓管、鼓窦和乳突四个部分。

（1）鼓室　鼓室位于颞骨岩部内，为内外方向扁而不规则的含气腔洞，内表面衬以黏膜，为咽黏膜经咽鼓管延续而来，向后移行为乳突窦黏膜。鼓室内有听小骨及附于其上的小肌肉、血管和神经等。鼓室上壁由颞骨岩部前上面的外侧部分构成，叫做鼓室盖，与颅中窝仅以薄骨板相隔，故中耳炎可溃破此薄板侵入颅腔。前壁为颈动脉管的后壁，叫做颈动脉壁，后壁为乳突壁，外侧壁的大部分是鼓膜，鼓膜上方为骨性部，即鼓室上隐窝的外侧壁，鼓膜呈斜位，是外耳道和中耳的分界，内侧壁又称迷路器。

（2）咽鼓管　咽鼓管由咽侧壁向后外通向鼓室，长约4cm，可分为内侧的软骨部和外侧的骨部（即颞骨岩部的咽鼓管半管）。骨部的外侧端开口于鼓室的前壁，软骨部的侧端开口于鼻咽部的侧壁，约与下鼻甲的后端平齐，叫做咽鼓管咽口。当吞咽时，咽鼓管咽口张开，使空气经咽鼓管至鼓室，以维持鼓膜内、外大气压的均衡，便于鼓膜接受声波冲击而颤动。婴幼儿的咽鼓管短、宽而平直，如哺乳位置不当，平卧吮奶，乳汁或呕吐物可经咽鼓管流入中耳。

（3）鼓窦　鼓窦是鼓室向后方伸延于乳突内的含气腔洞。鼓窦向前经鼓窦入口通鼓室，向后则与乳突气房相连。

（4）乳突　乳突为鼓室和鼓窦的外扩部分。乳突出生时尚未发育，多在两岁后由鼓窦部向乳突部逐渐发展。鼓室通过鼓窦与乳突气房相连，这些腔洞均衬以黏膜，该黏膜与鼓室黏膜、咽鼓管黏膜和咽黏膜相延续，故患中耳炎时常向后发展为乳突窦炎。

3. 内耳

内耳位于颞骨岩部，居于中耳和内耳道底之间。包括由骨密质构成的一系列复杂的曲管，称骨迷路；其内部形态与骨迷路基本一致的膜性曲管，叫做膜迷路。内耳由骨迷路和膜迷路两部分构成（见图22-5）。

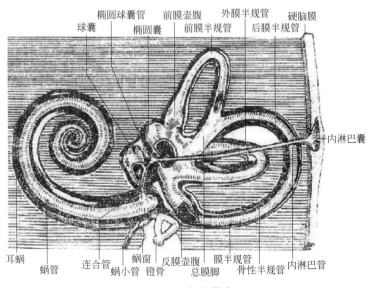

图 22-5　内耳模式

（1）骨迷路　骨迷路在颞骨岩部内，沿颞骨岩部长轴从前内向后外依次排列着耳蜗、前庭和骨性半规管三部分（见图22-5）。

① 耳蜗　形似蜗牛壳，蜗底对向内耳道，蜗顶朝向前外方，由蜗螺旋管盘绕蜗轴两圈半而构成。蜗螺旋管分为两半，上半称前庭阶，下半称鼓阶。耳蜗内实际由蜗管、前庭阶和鼓阶三条并列的管道系统构成。膜性蜗管的顶端为盲端，与蜗螺旋管顶之间留有蜗孔，前庭

阶和鼓室阶内的外淋巴液可经蜗孔互相交通。前庭阶起自前庭，与中耳间隔以前庭窗；鼓阶则以蜗窗的第二鼓膜与中耳鼓室相隔。

② 前庭　为位于骨迷路中部的近于椭圆形的空腔，其前部连通耳蜗，后部有 5 个小孔，与 3 个骨性半规管相通。前庭的外侧壁即鼓室内侧壁；前庭的内侧壁即内耳道底，前庭神经自膜迷路起始后经此入颅后窝。

③ 骨性半规管　为 3 个"C"字形的弯曲骨管，三者在三维方向上互相垂直。

（2）膜迷路　膜迷路是骨迷路内封闭的膜性管和囊，其管径小于骨迷路，可分为位于耳蜗内的蜗管、位于前庭内的球囊和椭圆囊，以及位于骨性半规管内的膜半规管三部分。

（3）内耳道　内耳道为颞骨岩部的骨管，以内耳门开口于颅后窝，外侧为内耳道底，底上有许多小孔，前庭蜗神经、面神经及迷路动脉（又称内听动脉，为两侧椎动脉合成的基底动脉的分支）等经此通过。

第二节　五官生理

一、 眼的生理功能

人眼能看清物体，是由于物体所发出的光线经眼的折光系统反射，在眼的视网膜上成像，视网膜上的感光细胞将光能转变成神经冲动，由视神经传至大脑皮质的视觉中枢而产生视觉。因此，眼的视觉功能包括眼的折光成像过程及视网膜的感光细胞将物像转化为视神经冲动的过程。

1. 眼的折光成像及眼的调节

（1）眼的折光成像　眼的折光成像原理与凸透镜成像的基本原理相似。来自 6m 以外的物体光线一般近似于平行光线，无须通过眼的调节活动，经眼的折光系统折射后，无须调节则正好聚焦于视网膜上，形成一个清晰的倒立实像。过远或过近物体发出的光线均不能在视网膜上形成清晰的物像，只有经过人眼的调节作用才能将物像聚焦在视网膜上。

（2）眼的调节　眼的调节包括晶状体凸度的改变、瞳孔的变化，以及双眼球的会聚。其中晶状体的调节作用是最主要的。

晶状体调节是一种反射性调节。视近物时，模糊的视觉形象传至大脑皮质视觉区后，可引起下行冲动到达中脑动眼神经副交感核，经睫状神经传至睫状肌，使其收缩，连接晶状体的睫状小带松弛，晶状体借弹性回缩而变凸，屈光力增强。因此，近物的光线经折射后仍可聚焦于视网膜上，形成清晰的物像。物体距眼球越近，晶状体变凸程度越大，屈光力越强；反之，视远物时，晶状体凸度变小，屈光力也变弱。

瞳孔的大小可随物体的改变而出现相应的变化。视近物时，双侧瞳孔缩小；视远物时，双侧瞳孔散大。瞳孔的大小还可随光线的强弱而改变，强光刺激可使瞳孔缩小，暗光时瞳孔散大。临床常通过检查瞳孔对光反射，来判断中枢神经系统病变部位、推测全身麻醉的作用深度及病情危重程度。

此外，视近物时，还会发生双眼眼球同时向鼻侧会聚，称为眼球会聚，以利于形成清晰的物像。

（3）眼的折光异常　眼的折光异常包括近视、远视、散光。

① 近视　多数是由于眼球的前后径过长，使来自远处物体的平行光聚集成像在视网膜之前，以致视物模糊。纠正的方法是佩戴一定焦度的凹透镜。

② 远视　大多由于眼球的前后径过短，远处物体的平行光线入眼后聚集成像于视网膜后而致视物模糊。纠正的方法是佩戴一定焦度的凸透镜。

③ 散光　由于角膜的球面曲率不均匀，入眼光线经折射后，聚集点不在同一平面，以致视物模糊。纠正的方法是佩戴圆柱形透镜。

2. 视网膜的感光换能作用

射入眼内的光线，刺激视网膜的感光细胞，人眼的感光细胞分为视杆细胞和视锥细胞，它们都含有特殊的感光物质，视杆细胞对光敏感，但无色觉；视锥细胞对光不敏感，只感受强光，能感受色彩。在光的作用下，感光物质发生化学反应，从而使感光细胞发生一系列的电位变化，继而引起神经节细胞产生神经冲动。此即视网膜的感光换能作用。

3. 视觉的几种现象

（1）视力　视力又称视敏度，指眼对物体形态的精细辨别能力，临床上常用视力表来检查。

（2）视野　单眼固定不动地正视前方一点时，该眼所能看到的空间范围称为视野。各种颜色其视野范围不一致，白色视野最大，其后依次为黄色、蓝色、红色，绿色视野最小。临床上检查视野，可以帮助诊断视网膜、视神经方面的病变。

（3）暗适应与明适应　人从明亮处进入暗处时，最初看不清物体，经过一定时间后，才逐渐恢复暗处的视力，此种现象称为暗适应。相反，从暗处突然到明亮处时，最初也看不清物体，需经一段时间才能恢复视觉，此种现象称为明适应。

二、 耳的生理功能

1. 听觉功能

听觉感受器位于耳蜗。声波经外耳道到达鼓膜，引起鼓膜相应的振动，经听小骨振动，继而前庭窗膜振动，冲击耳蜗内的外淋巴，引起基底膜和内淋巴振动，使毛细胞位置发生变化，毛细胞受到刺激而兴奋，产生相应的电位变化，使蜗神经产生传入冲动，经几级神经元的传导最后到达大脑皮质的听觉中枢而产生听觉。

外耳和中耳部位发生病变所引起的听力减退称为传导性耳聋；内耳及听神经部位发生病变所致的听力丧失称为神经性耳聋，如链霉素和卡那霉素等可损伤听神经，引起耳鸣、耳聋，使用这些药物时应格外小心。

2. 平衡功能

内耳中的椭圆囊、球囊和三个膜半规管合称前庭器官，均含有感受性毛细胞，是人体感受运动状态以及所处空间位置的感受器。当人体头的位置改变，作直线变速运动或旋转变速运动时，皆引起前庭器的内淋巴流动，刺激毛细胞而兴奋，产生神经冲动，沿前庭神经传入中枢，引起对机体所处空间位置及变速运动的感觉，同时还可反射性地引起身体姿势的改变，以保持身体平衡。

前庭器官受到异常刺激或其功能发生障碍时，常引起恶心、呕吐、眩晕等症状，称为前庭自主神经性反应。有的人前庭功能过于敏感，受到轻微刺激就产生不适反应，严重时称为晕动病，如晕车、晕船等。

知识链接

视疲劳是目前眼科常见的一种疾病，常见的症状有近距离用眼不能持久，眼及眼眶周围疼痛、视物模糊、眼睛干涩、流泪等，严重者头痛、眩晕。它不是独立的疾病，而是由于各种原因引起的一组疲劳综合征。其发生原因也是多种多样，常见的有：①眼睛本身的原因，如近视、远视、散光等屈光度不正以及隐斜、调节因素、眼肌因素、结膜炎、角膜炎等；②全身因素，如神经衰弱、身体过劳；③环境因素，如光照不足或过强，光源分布不均匀或闪烁不定，注视的目标过小、过细或不稳定等。

第二十三章 五官常见疾病

23 Chapter

在临床上，五官科主要包括眼科、耳鼻喉科、口腔科。眼科常见疾病有青光眼、白内障、麦粒肿、结膜炎、沙眼、近视眼等；耳鼻喉科常见疾病有中耳炎、耳聋、过敏性鼻炎、鼻窦炎、鼻出血、咽炎、扁桃体炎等；口腔科常见疾病有口腔溃疡、牙龈炎等。本章主要介绍中耳炎、结膜炎和沙眼。

第一节　中耳炎

中耳炎是累及中耳，包括咽鼓管、鼓室、鼓窦与乳突气房的全部或部分结构的炎性病变，好发于儿童。可分为非化脓性及化脓性两大类，非化脓性者包括分泌性中耳炎、气压损伤性中耳炎等，化脓性者有急性和慢性之分。特异性炎症较少见，如结核性中耳炎等。

一、 病因和发病机制

1. 感染

肺炎球菌、流感嗜血杆菌、溶血性链球菌、葡萄球菌等的感染可引起急性化脓性中耳炎，变形杆菌、铜绿假单胞菌、大肠杆菌、金黄色葡萄球菌等的感染可引起慢性化脓性中耳炎。

2. 咽鼓管因素

咽鼓管功能障碍可引起分泌性中耳炎；急性上呼吸道感染迁延不愈，咽部、鼻部的炎症可向咽鼓管蔓延，引起中耳炎；猩红热、麻疹、百日咳等可通过咽鼓管途径并发中耳炎；不当的捏鼻鼓气、擤鼻涕方式，游泳或跳水，不恰当的咽鼓管吹张或鼻腔治疗等，细菌可通过咽鼓管途径进入中耳引发中耳炎；婴幼儿如仰卧位吃奶，由于其咽鼓管比较平直，且管腔较短、内径较宽，乳汁可经咽鼓管呛入中耳引发中耳炎。

3. 其他疾病诱发

上呼吸道感染迁延不愈可并发中耳炎，急性化脓性中耳炎可发展为急性乳突炎与慢性化脓性中耳炎。

4. 其他因素

气压影响、变态反应、吸烟、噪声、外伤等。

二、 临床表现和辅助检查

1. 临床表现

（1）急性化脓性中耳炎　由化脓性细菌感染引起的中耳炎症，主要症状有：①耳痛，多

295

数患者鼓膜穿孔前有剧烈疼痛，如搏动性跳痛或刺痛，可向同侧头部或牙齿放射，鼓膜穿孔流脓后，耳痛顿减。少数患者可无耳痛症状。②听力减退及耳鸣，初期感耳闷，继则听力渐降，伴耳鸣，耳痛剧烈者听觉障碍常被忽略，有些患者可伴眩晕，穿孔后耳聋反而减轻。③耳流脓，是本病的主要症状，可为黏液、黏脓或纯脓性。④全身症状，轻重不一，可有怕冷、发热、乏力、食欲减退。小儿全身症状较重，常伴呕吐、腹泻等消化道症状。鼓膜一旦穿孔，体温即逐渐下降，全身症状明显减轻。

（2）慢性化脓性中耳炎　是指中耳黏膜、骨膜或深达骨质的慢性化脓性炎症。本病在临床上较为常见，常以耳内间断或持续性流脓、听力下降、鼓膜穿孔为主要临床表现，严重时可引起颅内、颅外的并发症。①耳流脓，为间歇性或持续性，其发作与呼吸道感染或耳内进水有关，脓液性质为黏液性或黏脓性，时有臭味。②听力下降，患耳可有不同程度的听力减退，一般为轻中度传导性耳聋，发作时，通常伴有耳胀闷、耳鸣等症状。③鼓膜穿孔，一般为鼓膜紧张部、中央性穿孔，有时可见紧张部中央性大穿孔或边缘性穿孔，鼓室黏膜慢性充血肿胀，有肉芽或息肉堵塞穿孔。

（3）非化脓性中耳炎　①听力下降，急性分泌性中耳炎大多可于感冒后、乘飞机下降或潜水时，出现听力下降，可有"自声增强"现象，慢性分泌性中耳炎患者耳聋的严重程度常有波动，压迫耳屏或头位改变时，听力可有所改善，中耳积液黏稠时，听力不会因为头位的变动而改变，小儿常因对声音反应迟钝、注意力不集中而就医。②耳痛，急性患者可有隐痛，或抽痛，慢性患者耳痛可不明显。③耳鸣，一般不重，可为间歇性，当头部运动、打呵欠或擤鼻时可闻及气过水声，少数分泌性中耳炎患者还可出现耳内流水，持续时间较短，仅为数小时或1天左右。④耳闷，患耳周围皮肤可有阻塞感、耳内鼻塞或闷胀感，反复按压耳屏后可暂时减轻。

2. 辅助检查

（1）耳镜检查　急性化脓性中耳炎患者起病早期可见鼓膜松弛部充血，锤骨柄及紧张部周边可见放射状扩张的血管，继之鼓膜弥漫性充血、肿胀、向外膨出，局部可见小黄点；急性非化脓性中耳炎患者可见鼓膜松弛部或全鼓膜内陷，表现为光锥缩短、变形或消失，锤骨柄向后、上移位，锤骨短突明显外突，前后皱襞夹角变小，鼓室积液时鼓膜失去正常光泽，呈淡黄、橙红色或琥珀色，光锥变形或移位；慢性非化脓性中耳炎患者可呈灰蓝或乳白色，鼓膜紧张部有扩张的微血管，短突显白垩色，锤骨柄呈浮雕状，若液体为浆液性，且未充满鼓室，可透过鼓膜见到液平面，此液面状如弧形发丝，称为发状线，凹面向上，头位变动时，其与地面平行的关系不变，透过鼓膜有时尚可见到气泡，咽鼓管吹张后气泡可增多，鼓气耳镜检查，鼓膜活动受限。

（2）听力检查　音叉试验及纯音乐听阈测试结果显示多为传导性聋，少数患者可因耳蜗受累而出现混合性聋或感音神经性聋。

（3）CT扫描　可见中耳气腔有不同程度的密度增高。

（4）血象　急性化脓性中耳炎患者白细胞总数增多，中性粒细胞增多，鼓膜穿孔后血象渐趋正常。

根据病史及临床表现，诊断即可成立。

三、　治疗原则和健康提示

1. 治疗原则

（1）积极治疗　上呼吸道病灶性疾病如慢性鼻窦炎、慢性扁桃体炎。

（2）局部药物治疗　单纯型以局部用药为主，可用抗生素水溶液或抗生素与类固醇激素类药物混合液，如 0.25％氯霉素液、氯霉素可的松液、氧氟沙星滴耳液等，治疗中耳炎及外耳道炎等。局部用药注意事项：①用药前，先清洗外耳道及中耳腔内脓液，可用 3％双氧水或硼酸水清洗，后用棉花签拭净或以吸引器吸尽脓液方可滴药；②脓量多时，用水剂，量少时可用硼酸酒精。

（3）全身药物治疗　急性期可根据病变严重程度选用合适的抗生素，可用糖皮质激素类药物口服辅助治疗。全身症状严重者注意给予补液等支持疗法。

（4）手术治疗　鼓膜大穿孔影响听力，可行鼓膜修补术或鼓室成形术。

2. 健康提示

中耳炎的预防包含以下几方面：①普及有关正确擤鼻涕及母乳喂养的卫生知识；②积极防治上呼吸道感染和呼吸道传染病；③有鼓膜穿孔或鼓膜置管者应尽量避免游泳等可能导致耳朵进水的活动。

第二节　结膜炎

结膜炎是结膜组织在外界和机体自身因素的作用下而发生的炎性反应的统称。结膜的大部分表面暴露于外界，与多种多样的微生物以及环境相接触，眼表的特异性和非特异性防护机制使其具有一定的预防感染和使感染局限的能力，当这些防御能力减弱或外界致病因素增强时，将引起结膜组织炎症的发生。

一、 病因和发病机制

按致病原因可分为微生物性和非微生物性两大类，根据其不同来源可分为外源性或内源性，也可因邻近组织炎症蔓延而致。

1. 致病微生物

可为细菌，如肺炎球菌、流感嗜血杆菌、金黄色葡萄球菌、淋球菌等；病毒，如人腺病毒株、单疱病毒Ⅰ型和Ⅱ型等；偶见真菌、立克次体和寄生虫感染。

2. 物理性刺激和化学性损失

前者如风沙、紫外线等，后者如药物、酸碱等。

3. 其他原因

由免疫性病变、与全身状况相关的病因、邻近组织炎症蔓延引起。

二、 临床表现和辅助检查

1. 临床表现

结膜充血和分泌物增多是各种结膜炎的共同特点，炎症可为单眼或双眼同时/先后发病。

（1）症状　患眼异物感、烧灼感、眼睑沉重、分泌物增多，当病变累及角膜时可出现畏光、流泪及不同程度的视力下降。

（2）体征　结膜炎的体征是正确诊断各种不同结膜炎的重要依据。

① 结膜充血　结膜血管充血的特点是越近穹窿部充血越明显，血管呈网状分布，色鲜红，可伸入角膜周边形成角膜血管翳，滴用肾上腺素之后充血很快消失。病毒所致的流行性出血性结膜炎除了结膜充血外，常可伴结膜下出血。

② 分泌物　脓性分泌物多见于淋球菌性结膜炎；黏膜脓性或卡他性分泌物多见于细菌性或衣原体性结膜炎，常可坚固地黏于睫毛，使晨起眼睑睁开困难；水样分泌物通常见于病毒性结膜炎。

③ 结膜水肿　结膜炎症致使结膜血管扩张、渗出导致组织水肿，因球结膜及穹窿结膜组织松弛，水肿时隆起明显。

④ 乳头增生　是结膜炎症的非特异性体征，可位于睑结膜或角膜缘，表现为隆起的多角形马赛克样外观，充血区域被苍白的沟隙所分离。

⑤ 滤泡形成　滤泡呈黄白色、光滑的圆形隆起，直径 0.5～2.0mm，有些情况如衣原体性结膜炎，可出现更大的滤泡；病毒性结膜炎和衣原体性结膜炎常因伴有明显的滤泡形成，被称为急性滤泡性结膜炎或慢性滤泡性结膜炎。

⑥ 真膜与假膜　假膜是附着在结膜表面的纤维素渗出，假膜易于剥离，而真膜不易分离，强行剥离后创面出血，二者本质的不同在于炎症反应程度的差异，真膜的炎症反应更为剧烈，白喉杆菌引起严重的膜性结膜炎；β-溶血性链球菌、肺炎杆菌、淋球菌、腺病毒、包涵体等均可引起膜性或假膜性结膜炎。

⑦ 结膜瘢痕　基质组织的损伤是结膜瘢痕形成的组织学基础。早期的结膜瘢痕化表现有结膜穹窿部缩窄和结膜上皮下纤维化。

⑧ 耳前淋巴结肿大　病毒性结膜炎常伴有耳前淋巴结肿大。

⑨ 假性上睑下垂　由于细胞浸润或瘢痕形成使上睑组织肥厚，引起轻度上睑下垂，多见于沙眼晚期。

⑩ 结膜肉芽肿　较少见，可见于结核、麻风、梅毒及立克次体等引起的慢性炎症。

2. 辅助检查

（1）细胞学检查　革兰染色和姬姆萨染色初步确定病原菌的种类和结膜的炎症反应特点，如果以中性粒细胞的浸润为主，常提示细菌或衣原体感染；如单核细胞增多或出现多核巨细胞，可能是病毒性感染；如上皮细胞胞浆内有包涵体，并有淋巴细胞、浆细胞，则提示衣原体感染。

（2）细菌学检查、细菌培养和药敏试验　这些检查有助于病原学的诊断和指导治疗，如考虑是衣原体或病毒感染，可做实验室病原体分离或应用 PCR 技术帮助诊断。

临床上可根据结膜炎的症状和体征作出诊断；但确诊病因需依靠实验室检查；诊断时，除询问病史、观察病变外，还需了解流行病学方面的情况。

三、 治疗原则和健康提示

1. 治疗原则

（1）滴眼液滴眼　抗菌药物或抗病毒滴眼剂。根据病原学诊断，选择相应的治疗药物。常用 0.5％～1％硝酸银，滴眼时要翻转眼睑，将眼液滴于睑结膜上，滴眼后稍停片刻，即用生理盐水冲洗。或用棉签蘸少量药液，涂于睑结膜表面，随即用生理盐水冲洗。

（2）眼膏涂眼　眼膏在结膜囊的停留时间较长，宜睡前使用。

（3）冲洗结膜囊　其作用主要是清洁，常用者为生理盐水、2％～3％硼酸溶液或 1：5000～1：10000 升汞（或高锰酸钾）溶液。

（4）全身治疗　对于严重的结膜炎，如淋球菌性结膜炎、沙眼等，需结合全身用药治疗。

2. 健康提示

结膜炎多是接触传染，故应提倡勤洗手，避免随意揉眼。提倡流水洗脸，毛巾、手帕等物品要与他人分开，并经常清洗消毒。对传染性结膜炎患者应采取一定的隔离措施，更不允许到公共游泳区游泳。如果一眼患结膜炎，必须告诉病人保护健眼不受感染。凡工作环境多风、尘烟等刺激者，应改善环境和戴保护眼镜，以防引起结膜炎。患病后注意不要遮盖患眼，因结膜炎时分泌物很多，如果把患眼遮盖，分泌物不易排出，而集存于结膜囊内；且遮盖后会使结膜囊温度升高，更有利于细菌的繁殖，使结膜炎加剧。

四、 病历分析

1. 病历摘要

关某，女，28 岁，文员。主诉：双眼红赤疼痛 3 天。现病史：患者 3 天前无明显诱因左眼出现红赤疼痛，自感眼内有异常，畏光，晨起有大量黏液脓性分泌物，2 天后右眼出现相同症状。自行用氯霉素滴眼液稍有好转，今天感觉视力模糊，故来我院检查。检查：双眼睑及睫毛有脓性分泌物，双睑结膜及穹窿结膜充血水肿，瞳孔对光反射正常。舌红苔薄黄，脉浮数。

2. 分析

（1）初步诊断及诊断依据

① 初步诊断　急性眼结膜炎。

② 诊断依据　双眼红赤疼痛 3 天；自感眼内有异常，畏光，晨起有大量黏液脓性分泌物；检查：双眼睑及睫毛有脓性分泌物，双睑结膜及穹窿结膜充血水肿，瞳孔对光反射正常。

（2）进一步检查　血象检查，分泌物涂片检查。

（3）治疗及预防

① 治疗　可用生理盐水或 3% 的硼酸水冲洗，每日 2～3 次；继续点用抗生素眼药水，如 0.25% 氯霉素，1～2h 一次，晚间涂以抗生素眼膏；禁忌包扎及热敷；在症状基本消退后，尚应继续点药 1～2 周，以防转成慢性或复发。

② 预防　注重个人卫生和集体卫生：勤洗手，勤剪指甲，不用手揉眼，不用别人的手帕、毛巾；流水洗脸，当发现"红眼"患者时，应进行隔离，对患者用的脸盆、毛巾可用开水烫及煮沸消毒。

知识链接

急性眼结膜炎的预防

（1）个人卫生　勤洗手，勤剪指甲，不用手揉眼，不用别人的手帕、毛巾。

（2）集体卫生　提倡流水洗脸，当发现"红眼"患者时，应进行隔离，对患者用的脸盆、毛巾可用开水烫或煮沸消毒。加强理发店、游泳池的卫生管理，公用毛巾要做到用一次消毒一次。如有"红眼"暴发性流行，游泳池应暂停开放。

（3）环境卫生　消灭苍蝇，改进防尘设备。

（4）加强卫生宣传　利用电视、广播进行卫生宣传，教育群众自觉讲究卫生。

第三节　沙眼

沙眼是由沙眼衣原体引起的一种慢性传染性结膜角膜炎，因其在睑结膜表面形成粗糙不平的外观，形似沙粒，故名沙眼，它是导致盲目的主要疾病之一。本病病变过程早期结膜有浸润，如乳头、滤泡增生，同时发生角膜血管翳；晚期由于受累的睑结膜发生瘢痕，以致眼睑内翻畸形，加重角膜的损害，可严重影响视力甚至造成失明。

一、　病因和发病机制

本病是由沙眼衣原体感染引起的一种慢性传染性疾病，由 A、B、C 或 Ba 抗原型沙眼衣原体感染所致。沙眼为双眼发病，通过直接接触或污染物间接传播，节肢昆虫也是传播媒介。

二、　临床表现和辅助检查

1. 临床表现

沙眼衣原体主要侵犯睑结膜，可有充血及血管模糊、乳头肥大、滤泡增生、角膜血管翳、最后以瘢痕形成而告终。

（1）急性期症状　包括畏光、流泪、异物感，较多黏液或黏液脓性分泌物。可出现眼睑红肿，结膜明显充血，乳头增生，上下穹窿部结膜浸润、充血、布满滤泡，可合并弥漫性角膜上皮炎及耳前淋巴结肿大。

（2）慢性期　无明显不适，仅有眼痒、异物感、干燥和烧灼感。可出现垂帘状的角膜血管翳，在病变进展中，结膜病变逐渐形成瘢痕，角膜缘滤泡发生瘢痕化改变，临床上称为 Herbert 小凹，沙眼性角膜血管翳及睑结膜瘢痕为沙眼的特有特征。

（3）晚期　发生睑内翻与倒睫、上睑下垂、睑球粘连、角膜混浊、实质性结膜干燥症、慢性泪囊炎等并发症，导致症状加重，可严重影响视力，甚至致失明。

2. 辅助检查

（1）涂片检测衣原体包涵体是最常用的筛选方法，可用于高危人群的筛选。

（2）细胞培养法　此被认为是检测沙眼衣原体的金标准，但费时，且对设备技术条件有一定的要求。

（3）分子生物学方法　以原位杂交法检测宫颈或直肠活检标本中沙眼衣原体 DNA，亦可用 PCR 法检测，可明显提高检测敏感性，且可用于鉴定其种及血清型，可用于诊断、疗效判断及流行病学调研。PCR 法可用于诊断和治疗后疗效的评价，但须注意在停药后疗效随访时，发现有的用直接免疫荧光法查抗原已为阴性，但 PCR 法仍为阳性，可能为残留部分病原 DNA 于体内，不表示有病原体存在。

WHO 诊断沙眼时至少符合下述标准中的 2 条：①上睑结膜 5 个以上滤泡；②典型的睑结膜瘢痕；③角膜缘滤泡或 Herbert 小凹；④广泛的角膜血管翳。

三、　治疗原则和健康提示

1. 治疗原则

（1）药物治疗　沙眼衣原体对四环素族、大环内酯类及氟喹诺类抗菌药物敏感。局部可滴用 0.1% 利福平或 15% 磺胺醋酰钠滴眼液，晚上用四环素软膏或红霉素软膏。急性期或严重的沙眼应全身应用抗生素治疗，可口服多西环素或红霉素。

（2）手术治疗　用于眼部并发症，如严重的内翻倒睫、性病性淋巴肉芽肿引起的化脓性淋巴结炎、象皮肿等。

2. 健康提示

　　沙眼衣原体常附在病人眼的分泌物中，任何与此分泌物接触的情况均可造成沙眼传播感染的机会。因此，应加强宣传教育，培养良好的卫生习惯。不用手揉眼，毛巾、手帕要勤洗、晒干；对沙眼病人应积极治疗，并注意水源清洁。

▶▶▶ 本篇目标检测

一、选择题

（一）单项选择题

1. 眼的屈光系统不包括（　　）。
　　A. 瞳孔　　　　　　　　B. 角膜　　　　　　　　C. 玻璃体　　　　　　　　D. 房水

2. 当瞳孔括约肌收缩时可使（　　）。
　　A. 角膜曲度增大　　B. 瞳孔缩小　　　　C. 晶状体曲度减小　　D. 晶状体曲度增大

3. 连接中耳和咽部的管道是（　　）。
　　A. 蜗管　　　　　　　　B. 咽鼓管　　　　　　　C. 前庭阶　　　　　　　D. 鼓阶

4. 声音传向内耳的主要途径是（　　）。
　　A. 外耳→鼓膜→听小骨→前庭窗→内耳
　　B. 外耳→鼓膜→听小骨→内耳
　　C. 外耳→鼓室空气→圆窗→内耳
　　D. 颅骨→内耳

5. 以下哪一项不属于慢性化脓性中耳炎的常见症状或体征？（　　）
　　A. 长期或间歇性流脓　　B. 鼓膜穿孔　　　C. 耳痛　　　　　　　　D. 听力下降

6. 一人原来为正视，40 岁以后最有可能和最常发生的视力问题是（　　）。
　　A. 近视　　　　　　　　B. 远视　　　　　　　　C. 散光　　　　　　　　D. 老花

7. 当光照增强时，瞳孔缩小，此反射称为（　　）。
　　A. 瞳孔近反射　　　　B. 瞳孔对光反射　　　C. 角膜反射　　　　　　D. 辐辏反射

8. 听觉的感受器是（　　）。
　　A. 耳蜗螺旋器　　　　B. 鼓膜与听骨链　　　C. 外淋巴与前庭窗　　D. 内淋巴与蜗管

9. 耳郭和外耳道的主要作用在于（　　）。
　　A. 传音作用和增压作用　　　　　B. 收集声音和传导作用
　　C. 感音换能作用　　　　　　　　D. 对声音信息只有整合作用

10. 与声波传导无关的结构是（　　）。
　　A. 鼓膜　　　　　　　B. 听小骨与前庭窗　　C. 内耳淋巴　　　　　D. 膜半规管

（二）多项选择题

1. 眼球壁由外向内依次有（　　）。
　　A. 眼球纤维膜　　　　B. 眼球血管膜　　　　C. 视网膜
　　D. 虹膜　　　　　　　E. 外膜

2. 脉络膜的功能是（　　）。
　　A. 营养眼球　　　　　B. 吸收眼内分散的光线　　C. 参与视力调节
　　D. 收缩瞳孔　　　　　E. 支持

3. 位置觉感受器存在于（　　）。
　　A. 前庭　　　　　B. 半规管　　　　　C. 外耳　　　　　D. 中耳　　　　　E. 听小骨

4. 瞳孔近反射的生理意义是（　　）。
　　A. 减少进入眼内的光线量　　　　　B. 增加进入眼内的光线量
　　C. 减少折光系统的球面像差和色像差　　D. 增加折光系统的球面像差和色像差
　　E. 使视网膜上形成更清晰的像

5. 关于细菌性结膜炎的治疗措施中，哪项是正确的？（　　）

　　A. 包扎患眼　　B. 结膜囊冲洗　　C. 眼膏涂眼
　　D. 局部点眼　　E. 全身用药

二、简答题

1. 请简述眼的结构及功能。

2. 请简述中耳炎的常见病因。

3. 请简述急性眼结膜炎与沙眼的治疗要点。

第十二篇

体表系统解剖生理与常见疾病

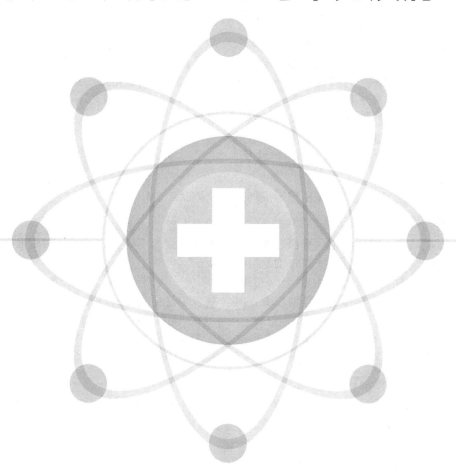

第二十四章 体表系统解剖生理

24 Chapter

第一节 皮肤解剖

皮肤位于人体表面，是机体最大的器官，总面积约为 $1.6m^2$，其总重量约占体重的16%。皮肤的厚度根据部位有所不同，通常为 $0.5\sim4mm$。

皮肤表面由许多皮嵴和皮沟形成，皮嵴部位常见许多凹陷小孔，称为汗孔，是汗腺导管开口部位。皮沟深浅不一，将皮肤划分为许多三角形、菱形或多角形皮野。皮肤颜色因不同人种、性别、色调有所不同。即使同一人体的皮肤，不同部位也深浅不一。皮肤还附有毛发、皮脂腺、小汗腺、顶泌汗腺及指（趾）甲等附属器。

皮肤由外往里依次为表皮、真皮和皮下组织。

一、表皮

表皮由两大类细胞组成，即角质形成细胞与树枝状细胞。

1．角质形成细胞

角质形成细胞可以产生角质蛋白。根据角质形成细胞的不同分化过程及细胞形态分为四层，即基底细胞层、棘细胞层、颗粒细胞层及角质层。

① 基底细胞层　仅一层基底细胞，它是生发细胞，代谢活跃，不断产生子细胞以更新表皮。基底细胞内尚含有多少不等的黑素，其含量多少与皮肤的颜色是一致的。

② 棘细胞层　由 $4\sim8$ 层多角形细胞组成，在棘细胞间可散有朗格汉斯细胞（Langerhans cell）。

③ 颗粒细胞层　由 $1\sim3$ 层扁平或菱形细胞组成，其厚度与角质层厚度呈正比。

④ 角质层　为扁平、无核、嗜酸性染色的角质化细胞。

2．树枝状细胞

① 黑素细胞　黑素细胞位于基底细胞层。$8\sim10$ 个基底细胞间有一个黑素细胞。

② 朗格汉斯细胞　大多位于棘细胞层中上层，具有吞噬细胞功能，有摄取、加工并递呈抗原的作用。

③ 未定型细胞　常位于表皮下层，其特点是没有黑素体及朗格汉斯细胞颗粒。此种细胞可能分化为郎格汉斯细胞，也可能是黑素细胞的前身。

④ Merkel 细胞　数量很少，目前认为其很可能是一个触觉感受器。

二、真皮

真皮主要由结缔组织组成，包括胶原纤维、弹力纤维及基质。神经、血管、淋巴管、肌肉、毛囊、皮脂腺、小汗腺及顶泌汗腺均位于真皮结缔组织内。

真皮厚度为表皮的 15～40 倍，主要分为两层，即乳头层及网状层。

在真皮结缔组织中，胶原纤维最为丰富。网状纤维在真皮中的数量很少，主要位于表皮下、毛细血管及皮肤附属器周围。弹力纤维缠绕于胶原束之间。基质是一种无定形物质，其主要成分为酸性黏多糖，尤以透明质酸及硫酸软骨素为多。

三、 皮下组织

皮下组织又称皮下脂肪层，由脂肪小叶及小叶间隔组成。脂肪小叶中充满着脂肪细胞，小叶间隔将脂肪细胞分为小叶。皮下组织中除胶原束外，还有大的血管网、淋巴管和神经。

四、 皮肤附属器

皮肤附属器包括毛发、毛囊、汗腺、皮脂腺与指（趾）甲等。

1．毛发与毛囊

毛发由角化的角质形成细胞构成，从内到外可分为三层，即髓质、皮质和毛小皮。

毛囊可分为三部分，最上部为毛囊漏斗部，中间为毛囊峡部。自立毛肌附着点以下为毛囊下部。毛囊由内、外毛根鞘及结缔组织鞘构成，内、外毛根鞘的细胞均起源于表皮，而结缔组织鞘则起源于真皮。

2．皮脂腺

皮脂腺分为腺体及导管两部分。皮脂腺导管大多数开口于毛囊漏斗部。少数皮脂腺与毛囊无关，直接开口于皮肤或黏膜的表面。皮脂腺的发育及分泌活动主要受雄激素的影响，并不直接受神经的支配。

3．汗腺

汗腺分为小汗腺和顶泌汗腺。除唇红缘、包皮内侧、龟头、小阴唇、阴蒂及甲床部位外，小汗腺遍布全身。顶泌汗腺仅见于腋窝、乳晕、脐周、肛周和外阴部。

4．甲

甲位于指（趾）末端伸侧。甲板为角化的细胞形成的硬角蛋白性板状结构，由甲体和甲根两部分构成。露出部分为甲体；近端半月形淡白色为甲半月；甲体近侧和两侧的皮肤皱襞称后甲皱和侧甲皱；后甲皱覆盖的甲板部分称甲根；甲板下组织为甲床。

五、 皮肤的血管、 神经与肌肉

1. 血管系统

表皮内无血管，真皮和皮下组织中有大量的血管网丛。真皮内有深浅两层血管丛，深血管丛分支供给腺体、毛囊、神经和肌肉的血流；浅血管丛位于乳头层，供给乳头内血流及表皮内营养物质。

2. 淋巴系统

皮肤的淋巴管收集流动在表皮、真皮、皮下组织中所有细胞间、纤维间的淋巴液，并与所属淋巴结相联系。

3. 神经系统

由感觉神经和自主神经组成，感觉神经在真皮深层和乳头下层分别形成神经丛。感觉神经末梢分布在真皮上层、乳头层和毛囊周围，主管痛觉。皮肤的自主神经为交感神经的节后纤维，立毛肌、血管受肾上腺素能神经支配，小汗腺受胆碱能神经支配。

4. 皮肤的肌肉

皮肤肌肉主要为平滑肌，包括立毛肌、阴囊肌膜、腺体周围肌上皮、乳晕及血管壁平滑肌。颜面表情肌，为真皮内的横纹肌。

第二节　皮肤生理

一、 屏障作用

人体正常皮肤有两方面的屏障作用：一方面保护机体内各种器官和组织免受外界环境中机械性刺激（如对摩擦、牵拉、冲撞等有一定防护能力）、物理性刺激（如对光吸收能力，对低电流有一定阻抗能力）、化学性刺激（角质层对该刺激有一定防护能力）及生物损伤；另一方面防止组织内各种营养物质、电解质和水分的丧失。

二、 感觉作用

皮肤可感觉瘙痒、触觉、压觉、运动感觉（变形、振动的感觉）、温觉、冷觉和疼痛。

三、 调节体温作用

皮肤是散发热量的重要组成部分，具有调节体温的作用。

四、 吸收作用

皮肤有吸收外界物质的能力，称为经皮吸收。皮肤吸收作用对维护身体健康是不可缺少的，并且是现代皮肤科外用药物治疗皮肤病的理论基础。

五、 分泌和排泄作用

包括皮脂分泌、小汗腺发汗和顶泌汗腺发汗。小汗腺发汗又分为感觉性发汗和非感觉性发汗，前者是由于温热、精神刺激引起的发汗，后者是意识不到的水分蒸发。顶泌汗腺受肾上腺素能及胆碱能神经支配，情绪激动时分泌含有大量蛋白质和脂质的乳白色、黏稠分泌物。

六、 代谢作用

皮肤与整个机体密切相关，表现为复杂的代谢过程，参与水、电解质、糖、脂、蛋白质及黑色素等的代谢过程。

第二十五章 体表常见疾病

Chapter **25**

体表疾病主要指皮肤病，最容易观察到，也最容易引起人的关注。皮肤病种类繁多，如化脓性皮肤病、皮肤真菌病、病毒性皮肤病、麻风病、皮炎湿疹性皮肤病、风团及红斑性皮肤病、红斑鳞屑性皮肤病、瘙痒性皮肤病、昆虫性皮肤病等。本章主要介绍荨麻疹、手足癣、痤疮、湿疹这四种常见的皮肤病。

第一节　常见皮肤和软组织的急性化脓性感染

常见的皮肤和软组织急性化脓性感染主要有疖、痈、急性蜂窝组织炎、脓疱疮、毛囊炎、丹毒、急性淋巴管炎。

一、疖

（一）病因

疖是一个毛囊及其所属皮脂腺的急性化脓性感染，可扩展到皮下组织。致病菌大多为金黄色葡萄球菌和表皮葡萄球菌。疖常发生于毛囊和皮脂丰富的部位，如颈、头、面部、背部、腋部、腹股沟部及会阴部和小腿。多个疖同时或反复发生在身体各部，称为疖。常见于小儿或糖尿病患者。

（二）临床表现

起初表现为局部红、肿、痛的小结节，后逐渐肿大，呈锥形隆起。数日后，结节中央变软，因组织坏死而出现黄白色小脓栓；红、肿、痛的范围扩大。最后脓栓脱落，排出脓液，炎症便逐渐消失而愈。一般无明显的全身症状。但若发生在血液丰富的部位，全身抵抗力减弱时，可引起畏寒、发热、头痛和厌食等毒血症状。

（三）治疗

面部疖、有全身症状的疖和疖病，应给予抗生素如磺胺类药物治疗。炎症结节处可用热敷或物理疗法（透热、红外线或超短波），亦可外敷鱼石脂软膏、红膏药或金黄膏。已有脓头时，可在其顶部点涂石炭酸。有波动时，应及早切开引流。对未成熟的疖，不应立刻挤压，以免引起感染扩散。注意休息，补充维生素，适当增加营养。

（四）预防

注意皮肤清洁，特别是在盛夏，要勤洗澡、洗头、理发、勤换衣服、剪指甲，幼儿尤应注意。用金银花、野菊花煎汤代茶喝。疖周围皮肤应保持清洁，并用 70％酒精涂抹，以防止感染扩散到附近的毛囊。

二、 痈

（一） 病因

痈是相邻的多个毛囊及其所属皮脂腺或汗腺的急性化脓性感染，或由多个疖融合而成。致病菌为金黄色葡萄球菌。好发于营养不良小儿、糖尿病、肾小球肾炎等患者。颈部痈俗称"对口疮"，常自背底部开始。感染一般沿着深筋膜在皮下脂肪扩散，再向上传入毛囊群，形成有多个"脓头"的痈。

（二） 临床表现

初起为毛囊及其附近炎症性硬块，呈一片稍隆起的紫红色浸润区，表面光滑，边缘局限。在中央部的表面有多个脓栓，脓栓脱落后留下多个带有脓性基底的深在溃疡，状如蜂窝，愈后遗留疤痕。附近淋巴结可肿大，患者多有明显全身症状，畏寒、高热、头痛、食欲不振、白细胞计数增加等。严重者可因败血症而危及生命。多见于成人，好发于颈、背、肩、臀及大腿等处。

（三） 治疗

1. 全身治疗

患者应适当休息和加强营养。早期、足量、足疗程有效抗菌药物治疗，常用 β-内酰胺类、大环内酯类、林可酰胺类、克林霉素等抗菌药物，最好根据细菌药敏试验来选择抗菌药物。如有糖尿病，应根据病情同时给予胰岛素及控制饮食等治疗。

2. 局部治疗

早期损害可外用抗菌药物包括 2％莫匹罗星软膏、2％夫西地酸乳膏、复方多黏菌素 B 软膏等。如红肿范围大，中央部坏死组织多，或全身症状严重，应做手术治疗。切口的长度要超出炎症范围少许，深达筋膜，尽量剪去所有坏死组织，伤口内用纱布或碘仿纱布填塞止血。定期更换敷料。

（四） 预防

注意个人卫生，保持皮肤清洁，及时治疗疖，以防止感染扩散。

三、 急性蜂窝织炎

（一） 病因

致病菌主要是溶血性链球菌，其次为金黄色葡萄球菌、厌氧性细菌。溶血性链球菌引起的急性蜂窝织炎，由于链激酶和透明质酸酶的作用，有时能引起败血症。葡萄球菌引起的蜂窝织炎，比较容易局限为脓肿。

（二） 临床表现

急性蜂窝织炎是皮下、筋膜下、肌间隙或深部蜂窝组织的一种急性弥漫性化脓性感染，常因致病菌的种类、毒性和发病的部位、深浅而不同。表浅的急性蜂窝织炎，局部明显红肿、剧痛，并向四周迅速扩大，病变区与正常皮肤无明显分界。病变中央部位常因缺血发生坏死。如果病变部位组织松弛，如面部、腹壁等处，则疼痛较轻。病变在深部，常有局部水肿和深部压痛，全身症状剧烈，有高热、寒战、头痛、全身无力、白细胞计数增加等。由厌氧性链球菌、拟杆菌和多种肠道杆菌所引起的蜂窝织炎，又称捻发音性蜂窝织炎，可发生在被肠道或泌尿道内容物所污染的会阴部、腹部伤口，局部可检出捻发音，蜂窝组织和筋膜有坏死，且伴有进行性皮肤坏死，脓液恶臭，全身症状严重。

（三）治疗

局部用热敷、中药外敷或理疗。应用合适抗生素。必要时给予止痛、退热药。如范围扩大，可行多处切开引流。

四、脓疱疮

（一）病因

致病菌多为金黄色葡萄球菌，其次为 A 组 β 型溶血性链球菌，为浅表皮肤感染，主要累及儿童。主要通过人-人直接接触迅速传播。发病高峰在夏秋季，易感因素有高温、潮湿、卫生条件差、特应性体质和皮肤外伤。主要有大疱性和非大疱性两种表现形式。

（二）临床表现

非大疱性脓疱疮，常见于儿童。早期表现为红斑，很快进展为一过性小水疱和脓疱，之后表浅糜烂，上覆典型蜂蜜色黄痂，从感染部位迅速扩展至周围皮肤，最终愈合，不留瘢痕。好发于口鼻周围和肢端。

大疱性脓疱疮，常见于新生儿期，该病可发生于完整的皮肤，早期小水疱增大为 1～2cm 大小表浅大疱，后期成松弛、透明的大疱，直径可达 5cm，有领圈状脱屑，但没有厚痂，周围常无红晕。好发于面部、躯干、臀部、会阴和肢端，可伴有衰弱、发热和腹泻。

（三）治疗

局部注意清洁，可外用抗菌药物。有发生肾小球肾炎风险者均需要系统应用抗菌药物；可酌情应用青霉素类、头孢菌素类、大环内酯类等抗菌药物，最好根据细菌药敏试验来选择抗菌药物。

第二节　痤疮

痤疮的分级与治疗

痤疮是青春期常见的一种毛囊皮脂腺的慢性炎症性疾病。好发于面、背、胸部等皮脂腺较多的部位，主要以粉刺、丘疹、脓疱、结节、囊肿及瘢痕等多种损害为特征。

一、病因和发病机制

痤疮为多因素疾病，首先与内分泌有关，体内雄性激素水平增高，使皮脂腺分泌增多，聚积于毛囊内不易排出，致使毛囊栓塞形成粉刺，细菌繁殖，产生溶脂酶，释放出游离脂肪酸，刺激毛囊引起炎症，形成痤疮。

痤疮的其他因素为遗传因素、辛辣食物、药物、化妆品等。

二、　临床表现

本病多发于15～30岁青年男女，皮损主要发生在面部，尤以面部中央的额部、鼻部、双颊部及颌部为多，自觉症状轻，青春期后皮疹大多减轻或消退。起初为红色小丘疹，有的顶端出现小脓疱，在扩大的毛囊口内见有前端呈黑色、后端呈黄白色脂栓，称为黑头粉刺。丘疹、脓疱消退后可遗留暂时性色素沉着和小凹陷瘢痕，严重者可见炎性结节或囊肿，化脓后形成脓肿，破溃后形成窦道和瘢痕，此时称为聚合性痤疮。

三、　诊断要点

本病多发生于青年男女，皮疹好发于面部、胸背上方，具有黑头粉刺、丘疹、脓疱、凹陷小瘢痕、结节、囊肿等多种损害特点。

四、　治疗原则和健康提示

1．治疗原则

减少皮脂分泌，纠正毛囊及皮脂腺管口的异常角化，消炎及预防继发感染，修复炎症后色素沉着与瘢痕。

（1）抗菌消炎　罗红霉素，每次0.15g，每日2次，连用1～2周；甲硝唑，每次0.2g，每日3次。

（2）抗雄激素药　本类药物可抑制皮脂腺活性，如复方炔诺酮、己烯雌酚、螺内酯（安体舒通）等。

（3）纠正毛囊口异常角化　如13-顺维A酸或维胺酯。

（4）其他　如糖皮质激素、氨苯砜、维生素、锌制剂等。

（5）局部治疗　去脂、溶解角质、消炎杀菌。

2．健康提示

常用温热水（35℃）及含硫黄或其他去脂消炎的香皂洗涤患处，避免使用含油脂较多及粉质过重的化妆品，少吃脂肪及辛辣、油炸食物等。

第三节　手足浅表性真菌感染

体表癣及其防治

手癣是皮肤癣菌或念珠菌等侵犯手掌、指屈面、指间、掌缘而致的皮肤真菌感染。足癣是皮肤癣菌、念珠菌等感染趾缝、趾屈面、足底、足跟、足侧皮肤而引起的慢性真菌感染。

一、　病因和发病机制

常见菌种有红色毛癣菌、须癣毛癣菌和絮状表皮癣菌，其中红色毛癣菌因其抵抗力强、不易控制，已成为我国当前足癣的主要致病菌。本病通过接触传染。在公共浴池洗澡、穿用公共拖鞋、使用公共浴巾等均易感染本病。

二、　临床表现和辅助检查

（一）临床表现

足癣以中青年发病者占多数。好发于趾间，尤其是第三、第四趾缝。这与该部位皮肤密切接触、潮湿、不通气、汗蒸发较差有关。本病病程缓慢，常有瘙痒，一般冬轻夏重。足癣皮损表现一般分为以下三型。

1. 水疱型

在趾间及足底处可见针头至粟粒大的深在性水疱，疱壁较厚，疏散或密集分布，邻近皮疹可融合，形成较大水疱。疱液自然吸收、干燥后转为鳞屑。

2. 浸渍糜烂型

惯发于趾间，患处潮湿而多汗。皮疹初起浸渍，因瘙痒或揉擦后招致表皮破损，终转至糜烂潮红湿润，可伴渗液，常发出难闻恶臭。

3. 鳞屑角化型

颇为常见，好侵犯足底、足侧、趾间及足跟部。皮损表现为鳞屑，角质增厚，粗糙变硬，间有皲裂，每至冬季病情尤重。

以上三型皮损往往同时掺杂，也可互相转化。

手癣是发生于掌面的浅部真菌病，可以原发，但是多数是从足癣自身传染而来。病原菌与足癣相同，临床表现也与足癣相似。由于手是露出部位，通风性比足要好得多，故临床仅见水疱型和鳞屑角化型皮损表现。

（二）　辅助检查

（1）真菌直接检查　刮取鳞屑和新发水疱的疱壁，加10%KOH溶液后镜检，可见菌丝和孢子。鳞屑角化型手癣直接镜检阳性率低，需反复检查。

（2）真菌培养　取鳞屑或疱液接种于沙氏琼脂上，室温培养，2周内可见皮肤癣菌菌落生长，根据菌落形态和镜下特征可以鉴定菌种。

三、治疗原则和药物治疗要点

1. 水疱型

复方苯甲酸搽剂、复方雷锁辛搽剂、咪康唑、克霉唑或酮康唑霜等均可酌情选用，外搽，每日2～3次。

2. 浸渍糜烂型

一般选用比较温和或浓度较低的抗真菌外用制剂，如复方雷锁辛搽剂或咪唑类抗真菌霜剂。

3. 鳞屑角化型

一般宜选用抗真菌软膏或霜剂，如复方苯甲酸软膏、咪唑类霜剂或其他抗真菌药物。

不论用何种药物都应耐心坚持治疗1～2个月，如伴发细菌性继发感染或病久继发湿疹样病变者均应做相应处理。

第四节　荨麻疹

荨麻疹是由多种原因引起的一种暂时性皮肤黏膜血管反应性疾病，皮损为时隐时现的瘙痒性风团或局限性水肿。

一、 病因和发病机制

1. 病因

荨麻疹病因十分复杂，大多原因不清，特别是慢性荨麻疹病人。

（1）食物因素　许多食物都可能成为荨麻疹的病因。尤以蛋白质为常见，如鱼类、虾、甲壳类、蛋类等。

（2）药物因素　以青霉素、呋喃唑酮（痢特灵）、阿司匹林等引起者居多；使用磺胺制剂、链霉素、四环素或氯霉素后有时也可发生本病。

（3）感染因素　细菌、病毒、原虫、蠕虫、真菌等病原微生物感染可能与荨麻疹发病有关。

（4）物理及机械因素　冷、热、日光的物理性刺激和摩擦、压迫等机械性刺激可诱发本病。

（5）动植物因素　如各种花粉、动物羽毛、动物皮屑等吸入物亦可招致本病。

此外，精神因素、全身性疾病、遗传素质等也可成为荨麻疹发病的原因。

2. 发病机制

目前认为荨麻疹多属于Ⅰ型变态反应，少数为Ⅱ型或Ⅲ型变态反应，但也有部分属于非变态反应。

二、 临床表现

荨麻疹可以发生在身体的任何部位，口腔、咽喉及胃肠黏膜也可受累。本病皮疹出现之前，往往局部先有剧痒，随后发生风团。该皮疹特点为：大小不一，形状各异；色泽为红色、淡红色或常色；骤起骤消，此起彼伏，皮疹通常在24h内即可消退，愈后不遗留任何痕迹，相邻损害可融合成较大风团。偶尔可见水疱或血疱损害。自觉奇痒难耐，常因剧烈搔抓，在病变处留下血痂和抓痕。有些患者可伴发热、食欲不好、疲乏等全身症状。部分病人做皮肤划痕试验可呈阳性反应。本病经适当治疗可获痊愈，但不少患者易复发。

荨麻疹病程不超过1个月者称为急性荨麻疹；病程持续30天以上者为慢性荨麻疹。

三、 诊断要点

根据临床表现特点（皮疹出现之前，往往局部先有剧痒，随后发生风团），荨麻疹诊断并不困难，有些患者就诊时皮疹已消退完毕，但仍可通过病史询问而做出诊断。

四、 治疗原则和健康提示

（一）药物治疗

首先尽量除去可疑病因。

（1）急性荨麻疹　抗组胺类药品为首选药物。另外，还可配用钙剂、氨茶碱、肾上腺素、麻黄素等其中的任何一种，均可迅速奏效。

（2）慢性荨麻疹　除用抗组胺药外，还可使用利血平、氨茶碱、卡巴克络（安络血）、6-氨基己酸、维生素 K、维生素 E、维生素 B_{12} 等中的 1～2 种药物，有时还可采取抗组胺 H_1 受体拮抗剂，如赛庚啶或氯苯那敏（扑尔敏）与 H_1 受体拮抗剂如西咪替丁（甲氰咪胍）联合应用，可提高疗效。

（二）健康提示

首先要了解荨麻疹发病的相关健康知识，寻找发病的诱发因素，注意发病方式、时间、饮食、接触物等与发病相关的关系，尽量避免接触或食用易致敏的物质。当没有明确致病原因的情况时尽量避免接触易致敏的粉尘类，如花粉、动物皮屑、灰尘等，避免接触杀虫剂、家用清洁剂等化学物质，避免冷热刺激。注意个人卫生，加强锻炼，提高免疫力。

五、病例分析

1. 病历摘要

患者，男，7 岁。1 月 20 日就诊。患儿因白天在野草丛中游戏，晚上突感全身瘙痒，以上半身和四肢为甚，伴发热、口渴等。

体检：面、颈和上下肢均可见花生米至钱币大红色扁平状风团，压之退色，还可见部分抓痕。

2. 分析

（1）诊断及诊断依据

① 诊断　急性荨麻疹。

② 诊断依据　a. 患儿有过敏原（野草）接触史；b. 突感全身瘙痒，与过敏原接触部位如面、颈和上下肢可见花生米至钱币大红色扁平状风团。

（2）治疗原则

① 避免与过敏原如花草等植物的继续接触。

② 注意休息，补充水分。

③ 药物治疗：给予抗组胺类药物，如氯苯那敏（扑尔敏）、赛庚啶等。

第五节　虫咬皮炎

各种昆虫叮咬或刺蜇皮肤会导致急性炎症或过敏性反应。常见的咬人的昆虫有蚊、跳蚤、虱、臭虫、恙虫、螨虫、蜂蚁、蝎、蜈蚣、隐翅虫等。昆虫叮咬因昆虫致病方式不同，临床表现差异较大，对人体损害的严重程度亦有所不同，轻则表现为红斑、丘疹或风团，伴有不同程度的瘙痒、烧灼及疼痛感，重者可出现皮肤广泛损伤或坏死以及关节痛等，如虫液有毒可能引起全身中毒症状，导致过敏性休克而死亡。

一、临床表现

因昆虫种类不同，侵害人的方式有差异，个体反应也不一致，所以临床表现有所不同。但是有一些共同特点：

（1）一般多发于昆虫孳生繁殖活跃的夏秋季。

（2）皮损多见于头、面、手足等皮肤暴露部位，但跳蚤、虱、臭虫、恙虫、螨虫等所致皮炎多见于腰腹等衣服皱褶的部位。

（3）皮疹形态各异，主要表现为机体对其唾液中的抗原发生变态反应的过程。初次仅出现一出血小点，四周伴有红晕，被再次叮咬后表现出迟发型过敏反应，出现红色丘疹伴瘙痒。病程长短不一，皮疹多在数小时或数日内消退。

（4）自觉瘙痒、刺痛、灼热，严重时会出现全身反应。

二、 应急处理原则和健康提示

皮肤接触隐翅虫虫体内强酸性毒液导致毒性皮炎，应将其驱离皮肤，不可拍碎虫体。蜱虫寄生在鼠等小动物皮肤上，离开宿主后附着在草上（草原、农田、森林等野外环境），遇到人类会叮咬吸血，在此过程中向人传播病原体。蜱易附着在头皮、腰、腋窝、腹股沟及脚踝下方，发现有蜱叮咬在皮肤上，用酒精涂在蜱虫体，待其头部放松或死亡后，再用镊子取下蜱；或用烟头轻烫蜱，使其头慢慢退出皮肤，切勿直接拖拉蜱身，以免将蜱头部留在皮肤内。取出蜱后对叮咬部位进行消毒处理，不可用手接触蜱及蜱破裂后的虫液。

恙虫幼虫主要寄生在鼠类、鸟类、哺乳动物和人类。恙虫长于阴暗潮湿的草丛中，尤其是雨后潮湿的环境，叮咬后将病原体恙虫立克次体传播给人类，恙虫易叮咬身体隐蔽部位，如会阴部、腋窝、腹股沟等，会出现叮咬后的焦痂。如果治疗不及时，可由发热迅速发展至心肌炎、胸膜炎、脑炎及多器官功能衰竭，甚至导致死亡。

尽量不要在野外长时间坐卧，在野外环境中避免裸露皮肤，可以在皮肤上涂抹驱避剂。有虫叮咬史或野外活动史者，一旦出现发热等不明原因的症状或体征，即刻就医，同时向医生告知暴露史。

蜂蜇伤后多表现局部红肿和疼痛，数小时后自行消失，无全身症状。如果蜂刺留在伤口内，会引起局部化脓。局部蜂刺可用拔火罐拔除，切勿挤压伤口，以免蜂毒进入血液，加重病情。蜜蜂蜇伤可用弱碱性液体（肥皂水或5％碳酸氢钠溶液）洗涤伤口，黄蜂蜇伤则用弱酸性液（稀醋酸或3％硼酸水）洗涤伤口。如果被群蜂蜇伤可出现全身症状，如头晕、恶心等，严重者出现休克、昏迷或死亡。过敏体质的人被蜂蜇伤可发生过敏反应。

第六节　烫伤

一、 病因和发病机制

烫伤是接触皮肤的物质温度高所致的组织损伤，包括高温烫伤和低温烫伤。高温烫伤的原因包括高温蒸汽、高温液体（沸水、热油、钢水）和高温固体（烧热的金属等）烫伤；低温烫伤易发生在睡眠时或感觉迟钝的人，当皮肤长时间接触高于体温的低热物体而造成烫伤。接触70℃的温度持续1min，皮肤可能就会被烫伤；而当皮肤接触近60℃的温度持续5min以上时，也有可能造成烫伤，这种烫伤就叫做低温烫伤。

二、 临床症状

根据皮损情况，烫伤的程度一般分为三度。

1. 一度伤

只损伤皮肤表层，局部轻度红肿、无水疱、疼痛明显。3～7天痊愈，短期内有色素沉着，无瘢痕。

2. 二度伤

损伤至真皮层，局部红肿疼痛，有大小不等的水疱形成（内有淡黄色液体），水疱皮剥脱，创面红润、潮湿。1～4周愈合，多有色素沉着，仅伤至真皮乳头层，一般不留瘢痕，伤及真皮深层会留有瘢痕。

3. 三度伤

伤及全皮层，甚至到达脂肪、肌肉、骨骼，并呈灰或红褐色，创面无水疱，多伴有感觉丧失。严重者需要植皮治疗。

三、 应急处理

烫伤后的应急处理总结为5个字：冲、脱、泡、盖、送。冲：降温，脱离热源，用流动的冷水冲洗伤处直至皮温恢复正常，不宜过度降温。脱：确定受伤位置和面积，冲洗降温后去除衣物配饰等。泡：进一步降温，减轻痛感。如创面有损，使用凉开水浸泡，防止感染。盖：用无菌敷料、清洁毛巾或布单等覆盖创面。送：及时送往医院。三度烫伤应立即使用清洁布单覆盖后直接送往医院。

注意事项：不可刺穿水疱，不可撕去粘连在皮肤上的衣物，不可涂抹药物，不可过度降温，不可进食。预防休克。

⟫⟫⟫ 本篇目标检测

一、选择题

（一）单项选择题

1. 皮肤内的排泄器官有（　　）。
    A. 真皮的基质　　　B. 毛囊　　　　　　　C. 小汗腺　　　　　　D. 淋巴管

2. 表皮分为五层，正常情况下最厚的一层是（　　）。
    A. 颗粒层　　　　　B. 角质层　　　　　　C. 棘细胞层　　　　　D. 透明层

3. 皮肤及毛发的润泽主要依赖于（　　）。
    A. 顶泌汗腺　　　　B. 皮脂腺　　　　　　C. 小汗腺　　　　　　D. 淋巴管

4. 表皮基底层有一种可反射遮蔽紫外线对人体损伤的细胞叫做（　　）。
    A. 黑素细胞　　　　B. 朗格汉斯细胞　　　C. 纤维母细胞　　　　D. 组织细胞

5. 糜烂与溃疡的主要区别是（　　）。
    A. 大小不同　　　　B. 形状不同　　　　　C. 深浅不同　　　　　D. 基底颜色不同

6. 夏季加重，冬季则皮肤干燥、粗糙、皲裂，考虑为（　　）。
    A. 慢性湿疹　　　　B. 手癣　　　　　　　C. 银屑病　　　　　　D. 肢端硬化病

7. 鳞屑角化型手足癣，外用药选用（　　）。
    A. 足粉　　　　　　B. 10％冰醋酸溶液　　C. 3％水杨酸醋　　　D. 3％克霉唑霜

8. 女性，30岁，双下肢反复发生多数小片状类圆形红斑、密集成簇的丘疱疹，境界清楚，痒，冬重夏轻，应考虑（　　）。
    A. 郁积性皮炎　　　B. 干燥性湿疹　　　　C. 钱币状湿疹　　　　D. 体癣

9. 急性湿疹在何种情况下可使病情恶化加重？（　　）
    A. 用热水及肥皂水洗浴　　　　　　　　B. 过度搔抓伴发细菌感染
    C. 不适当的外用药　　　　　　　　　　D. 以上均有可能

10. 痤疮时下列哪种激素产生增加？（　　）
    A. 雄激素　　　　　B. 雌激素　　　　　　C. 生长激素　　　　　D. 甲状腺素

（二）多项选择题

1. 对于荨麻疹，以下哪些叙述正确？（　　）
    A. 由血清渗出引起的局限性水肿　　　　B. 迅速发生和很快消退
    C. 消退后常遗留色素沉着斑　　　　　　D. 剧痒
    E. 由内因或外因引起组织肥大细胞脱颗粒而产生

2. 关于荨麻疹，下列哪些项正确？（   ）

A. 真皮水肿
B. 发病机制均为变态反应
C. 多伴发小水疱
D. 每个皮疹持续数日
E. 有肥大细胞脱颗粒者多见

3. 诊断湿疹的主要根据是（   ）。

A. 多形性皮损
B. 慢性经过，常反复发作
C. 瘙痒剧烈
D. 多单侧分布
E. 易有渗出

4. 下列有关湿疹的治疗，叙述正确的是（   ）。

A. 内服药的目的主要是抗炎止痒
B. 合并感染者可加用抗生素
C. 慢性湿疹迁延不愈者，需口服糖皮质激素
D. 根据皮疹形态特点，选用适当的剂型和药物
E. 消除体内慢性病灶及其他全身性疾病

5. 皮肤附属器包括（   ）。

A. 毛发
B. 皮脂腺
C. 指甲
D. 淋巴管
E. 神经

二、简答题

1. 联系皮肤的有关结构，说明皮肤的功能。

2. 急性荨麻疹有哪些临床表现？

3. 简述急性湿疹的临床症状及外用药治疗原则。

4. 手足癣如何治疗？

三、实例分析

孙某，男性，73 岁，2006 年 6 月 30 日初诊，因全身皮疹反复发作 3 年多，近 1 月加重为主诉来诊。患者 3 年前出现全身皮疹，瘙痒剧烈。曾内服抗组胺药、外用激素类药膏，有好转，但反复发作。患者有哮喘史 30 多年。

检查：颜面部红斑边界不清，颈项、胸腹、背部、四肢丘疹成片，少量水疱，点状糜烂，脱屑不多，部分抓痕、结痂。腘窝皮肤肥厚，色素沉重。

实验室检查：嗜酸性粒细胞 11.2％，嗜酸性粒细胞绝对值 0.6。

问题：

1. 诊断及诊断依据是什么？

2. 治疗原则是什么？

第十三篇
常见恶性肿瘤

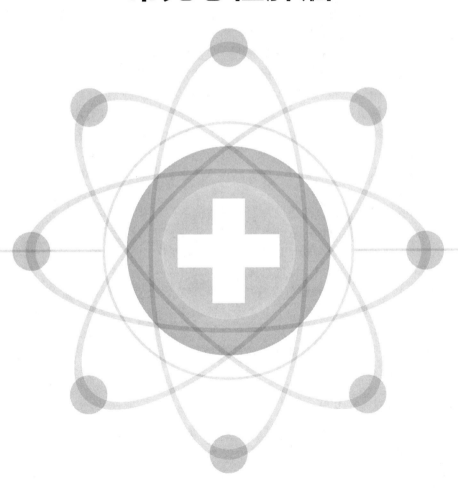

第二十六章 常见恶性肿瘤简介与和缓医疗

26 Chapter

一、 肿瘤概述

肿瘤是指在致瘤因素作用下，基因对机体局部组织的细胞生长不能正常调控，从而导致该局部组织细胞异常增生与分化所形成的新生物。

根据对健康的影响，肿瘤有良性与恶性之分。良性肿瘤一般对机体影响不大，常称之为"瘤"；恶性肿瘤对健康影响较大，治疗相对困难，常危及生命，通常称之为"癌症"。恶性肿瘤中，起源于上皮组织的称为"癌"，是恶性肿瘤中最常见的一类，如肺癌、胃癌、乳腺癌等；起源于间叶组织（即结缔组织、脂肪组织、脉管组织、骨及软骨组织、黏液组织、淋巴造血组织、横纹肌组织、平滑肌组织、滑膜等）的称为"肉瘤"，如骨肉瘤、横纹肌肉瘤、淋巴肉瘤、滑膜肉瘤等。

恶性肿瘤会造成人体消瘦、无力、贫血、食欲不振、发热以及严重的脏器功能受损等，常最终造成患者死亡。

恶性肿瘤因其所在的器官、部位以及发展程度的不同而有不同的临床表现，但早期多无明显症状或特征性症状，以致延误最佳治疗时机。恶性肿瘤的治疗包括手术治疗、化学治疗（简称化疗）、放射线治疗（简称放疗）、靶向治疗和免疫疗法等。此外，中医中药配合手术治疗和放化疗，可减轻毒副作用，促进机体恢复。

实际上只有 10%～30% 的癌症可以归结为基因突变，接近 90% 的癌症都可以追溯到生活方式与环境因素。不吸烟，远离二手烟，少饮酒或不饮酒，均衡膳食，多吃蔬菜和水果，限制红肉摄入，少吃熏制、烧烤、油炸、腌制食物，避免长期处于亢奋或紧张状态，避免熬夜和久坐，积极锻炼身体，这些都有助于降低罹患癌症的风险。约 60% 的癌症死亡可以通过减少可控危险因素来预防。

二、 常见恶性肿瘤简介

在我国，男性最高发的恶性肿瘤是肺癌，女性是乳腺癌。此外，胃癌、结直肠癌、肝癌、食管癌等也是我国常见的癌症。

（一） 肺癌

肺癌是我国男性最高发的癌症，这很大程度上是因为中国男性吸烟人数庞大——中国目前有 3.15 亿烟民！此外，空气污染和吸入二手烟也是肺癌高发的主要诱因，这也是很多不吸烟患者患肺癌的重要致病因素。肺癌在全世界都是发病率和死亡率最高的恶性肿瘤，过去 30 年间死亡率上升了 465%。

肺癌的临床表现主要是咳嗽、咯血、胸痛、胸闷、气急、消瘦及恶病质。此外，肿瘤本身或肿瘤转移所致的淋巴结肿大可压迫邻近器官产生不同症状。

由于多数肺癌患者发现时已是晚期，已失去手术机会，所以总体上讲，肺癌的治疗效果并不理想，我国目前肺癌的五年存活率仅为 15% 甚至更低。

（二）乳腺癌

乳腺癌是我国女性最高发的恶性肿瘤。乳腺癌的发病与遗传、肥胖、雌激素药物滥用等因素密切相关。此外，近年来我国女性晚生育、不生育、不哺乳的人数增多，这也是乳腺癌高发的因素。最新统计显示，我国每年新确诊乳腺癌病例占全球 12.2%，死亡人数超过 7 万。

乳腺癌的典型体征主要有乳腺肿块、乳头溢液、乳腺皮肤改变、乳头或乳晕异常及腋窝淋巴结肿大。

与其他恶性肿瘤相比，乳腺癌属于治疗效果相对较好，且相对不容易复发的。如果能做到早诊断、早治疗，乳腺癌治愈率可达 90% 以上。

（三）胃癌、结直肠癌、肝癌、食管癌

胃癌、结直肠癌、肝癌和食管癌均是消化系统恶性肿瘤，饮食习惯和结构不合理是导致消化系统恶性肿瘤持续增长的主要原因。胃癌的发生与长期食用熏制、烧烤、腌制食品以及幽门螺杆菌感染关系密切。引起结直肠癌的主要原因是摄入高蛋白、高脂肪和高热量食物过多，而摄入膳食纤维过少。除肝炎导致的肝癌外，食用因沾染了黄曲霉毒素而发霉的食物以及长期酗酒都是罹患肝癌的高风险因素。食物太烫或太辣，饮酒特别是酒精度数高的酒，是食管癌发病的重要原因。

胃癌占我国消化系统恶性肿瘤的首位，多数早期胃癌患者无明显症状，随着胃癌的进展，常见上腹疼痛与体重减轻等症状，此外，也可有吞咽困难、幽门梗阻、消化道出血等症状。结直肠癌早期亦无明显症状，随着癌肿发展，逐渐出现排便习惯改变、腹痛、便血、腹部包块、肠梗阻等症状。原发性肝癌早期症状不典型，中晚期常表现为肝区疼痛、全身和消化道症状以及肝脏肿大。食管癌典型的症状为进行性咽下困难，先是难咽干的食物，继而半流质食物也难咽下，最后水和唾液也不能咽下。

三、和缓医疗

和缓医疗也称为舒缓医疗、姑息医疗，是指对于无治愈希望的晚期慢性疾病，在不影响疗效的前提下，尊重患者及其家人的意愿，通过控制疼痛、缓解躯体的不适症状以及提供心理和社会的支持，减轻患者临终的躯体痛苦与情绪困扰，以改善临终患者及其家人的生活质量。癌症晚期患者是和缓医疗的主要服务对象之一。

在我国传统的生死观中，对于新生命的到来，人们往往满怀期待和欣喜之心做好各种迎接准备；对于死亡——生命必经的终点，人们却很难泰然处之，总是希望亲人能够尽量长时间地活着。在我国，不仅仅是患者及其家人不能从容地面对死亡，大多数医院对于濒死患者甚至有一套诸如电击、插管等处置的标准流程，患者家人也普遍希望医院能够采取这些抢救措施。经过抢救，患者的生命靠呼吸机暂时得以维持和延长，但其身心痛苦不堪，其家人也是痛苦而无助地陪伴着；但是如果不经过一番抢救就让患者自然离世，似乎又是患者家人、医生和医院的失职。在我国之所以普遍存在过度抢救的现实和想法，主要原因就是人们对和缓医疗还很陌生。和缓医疗对于临终患者不采用插管、透析、起搏器等创伤性治疗，对于预

期生命小于两周的患者不推荐过度应用肠外营养支持和治疗，而是通过缓解濒死患者的生理、心理及社会等层面的痛苦，让濒死患者优雅地跨越生命的终点。和缓医疗不仅仅针对即将离世的患者，其服务对象也包括患者的家人，即帮助家人解决其在患者死亡前后的社会和情感需求。

开展和缓医疗需要一个团队，包括医生、护士、社工、音乐师、心理医生和营养师等。从患者被确诊为癌症晚期或其他无治愈希望的慢性疾病晚期的那一刻开始，医护人员即应根据患者的病情、患者和家人的意见，结合患者的躯体、心理和社会的多方面需求，在减轻患者痛苦，为患者及其家人的情绪、心理提供支持等方面给予必要的服务，即进行和缓医疗。和缓医疗的服务内容目前主要包括控制疼痛，处理吞咽困难、恶心、呕吐、便秘、肠梗阻、厌食、脱水和体重减轻等消化系统症状，管理抑郁、焦虑、失眠、谵妄等精神、神经系统症状，以及治疗呼吸困难、分泌物过多等呼吸系统症状。

和缓医疗可以减轻国家和家庭的经济负担，减轻患者的躯体和心理痛苦，提高生命最后阶段的质量和尊严，值得大力推广。和缓医疗是一门系统的学科，其服务内容、流程和标准都应规范，需要专业培训过的医师、护士以及医保政策的支持。但是目前我国还没有完整和健全的医疗卫生体制、标准与指南来规范该领域的发展，也缺少相关的政策支持和资助，因此和缓医疗事业的发展还十分有限。只有患者、患者家人、医疗机构和医疗服务等所有相关的人都做好了准备，优雅地跨越生命的终点才可能成为文明社会的一种常态。

知识链接

和缓医疗不是放弃治疗，也不是安乐死

和缓医疗的核心内涵在于重视患者的尊严，包括三条原则：①重视生命并承认死亡是一种正常过程；②既不加速也不延后死亡；③提供解除临终痛苦和不适的办法。

对于无治愈希望的慢性疾病晚期患者，和缓医疗既不是让他们放弃治疗，束手等死，也不建议他们在追求"治愈"和"好转"的虚假希望中苦苦挣扎，更不允许他们假"安乐"之名自杀，而是要在最小伤害和最大尊重的前提下让他们的最后时日尽量舒适、宁静和有尊严。

常用临床检验参考值

一、 血液检验

1. 血液一般检验

检验项目			正常值
血红蛋白(Hb)			男性 120～160g/L；女性 110～150g/L
红细胞(RBC)			男性 $(4.5～5.5)×10^{12}/L$；女性 $(3.5～5.0)×10^{12}/L$
白细胞(WBC)			成人 $(4.0～10.0)×10^9/L$；新生儿 $(15.0～20.0)×10^9/L$
白细胞分类计数	百分率		中性杆状核粒细胞 0.01～0.05(1%～5%)
			中性分叶核粒细胞 0.50～0.70(50%～70%)
			嗜酸性粒细胞 0.005～0.05(0.5%～5%)
			嗜碱性粒细胞 0～0.01(0～1%)
			淋巴细胞 0.20～0.40(20%～40%)
			单核细胞 0.03～0.08(3%～8%)
	绝对值		中性杆状核粒细胞 $(0.04～0.5)×10^9/L$
			中性分叶核粒细胞 $(2.0～7.0)×10^9/L$
			嗜酸性粒细胞 $(0.02～0.5)×10^9/L$
			嗜碱性粒细胞 $(0～0.1)×10^9/L$
			淋巴细胞 $(0.8～4.0)×10^9/L$
			单核细胞 $(0.12～0.8)×10^9/L$
点彩红细胞			百分率<0.0001(0.01%)　　　　　绝对值<300/10⁶ 红细胞
嗜多色性红细胞			<0.01(1%)

2. 红细胞的其他检验

检验项目	正常值
网织红细胞(Rtc)	百分数 0.005～0.015(0.5%～1.5%) 绝对值 $(24～84)×10^9/L$
网织红细胞生成指数(RPI)	2
红细胞沉降率(ESR)	男性 0～15mm/1h 末；女性 0～20mm/1h 末
红细胞平均直径	6～9μm(平均 7.2μm)
红细胞厚度	边缘部 2μm　　　　　　　　中央部 1μm
血细胞比容(Hct)	男性 0.40～0.50；女性 0.37～0.48
平均红细胞容积(MCV)	手工法：82～92fl 血细胞分析仪法：80～100fl
平均红细胞血红蛋白(MCH)	手工法：27～31pg 血细胞分析仪法：27～34pg
平均红细胞血红蛋白浓度(MCLC)	320～360g/L(32%～36%)

3. 血栓与止血的检验

检验项目	正常值
毛细血管抵抗力(脆性)试验(CRT)	5cm 直径圆圈内新鲜出血点数目：男性<5 个；女性及儿童<10 个
出血时间(BT)	Duke 法：1～3min，超过 4min 为异常 Ivy 法：2～6min，超过 7min 为异常

续表

检 验 项 目	正 常 值
血小板计数	$(100\sim300)\times10^9/L$
血小板平均容积(MPV)	$7\sim11$fl
血小板分布宽度(PDW)	$15\%\sim17\%$
血块收缩试验(CRT)	血块收缩率:$(65.8\pm11.0)\%$
凝血时间(CT)	普通试管法:$6\sim12$min;硅管法:$15\sim32$min
活化部分凝血活酶时间(APTT)	$32\sim43$s(超过对照值10s为延长)
血浆凝血酶原时间(PT)	$11\sim13$s(超过对照值3s为延长)
血浆硫酸鱼精蛋白副凝固试验(3P试验)	阴性
血浆凝血酶时间(TI)	$16\sim18$s(超过对照值3s为延长)
血浆纤溶酶抗纤溶酶复合物(PAP或PIC)	<0.8mg/L
血浆纤维蛋白原(Fg)	$2\sim4$g/L
血浆纤维蛋白(原)降解产物(FDP)	胶乳凝集法:<5mg/L
全血比黏度	男性$3.43\sim5.07$;女性$3.01\sim4.29$
血浆比黏度	$1.46\sim1.82$
血清比黏度	$1.38\sim1.66$
全血还原比黏度	$5.9\sim8.9$
红细胞变形性	红细胞滤过指数:0.29 ± 0.10
红细胞电泳时间	自身血浆电泳时间:(16.5 ± 0.85)s

4. 血液生化检验

检 验 项 目	正 常 值
血清总蛋白(TP)	$60\sim80$g/L
血清清蛋白(A)	$40\sim55$g/L
血清球蛋白(G)	$20\sim30$g/L
清蛋白/球蛋白比(A/G)	$(1.5\sim2.5):1$
血糖(空腹)	全血:$4.4\sim6.7$mmol/L($80\sim120$mg/dl) 血清或血浆:$3.9\sim6.4$mmol/L($70\sim110$mg/dl)
口服葡萄糖耐量试验(OGTT)	空腹血糖<6.72mmol/L 服糖后$0.5\sim1$h升至高峰$7.84\sim8.96$mmol/L 服糖后2h血糖恢复至空腹水平 尿糖均为阴性
血清胰岛素(空腹)	成人:$29\sim172$Pmol/Lml)
胰岛素(U/ml)/血糖(mg/100ml)比值	<0.3
血清胰岛素C肽释放试验	服糖后1h胰岛素及C肽均上升至高峰 服糖后3h两者均降至空腹水平
糖化血红蛋白(GHb)	(按GHb占血红蛋白的百分比计算) 电泳法:$5.6\%\sim7.5\%$ 微柱法:$4.1\%\sim6.8\%$ 比色法:(1.41 ± 0.11)nmol/mgHb
血酮体	定性:阴性 定量(以丙酮计):$0.34\sim0.68$mmol/L
血浆乳酸	$0.44\sim1.78$mmol/L

检 验 项 目	正 常 值
血清总脂	成人 4～7g/L；儿童 3～6g/L
血清游离脂肪酸	0.2～0.6mmol/L
血清总胆固醇	成人 2.86～5.98mmol/L；儿童 3.12～5.2mmol/L
血清游离胆固醇	1.3～2.08mmol/L
胆固醇酯	2.34～3.38mmol/L
胆固醇酯/游离胆固醇比值	3∶1
血清阻塞性脂蛋白	阴性
血清甘油三酯(TG)	0.56～1.7mmol/L
血清磷脂	1.4～2.7mmol/L
脂蛋白(LP)电泳	乳糜微粒(CM)：阴性 高密度脂蛋白(HDL)：0.30～0.40(30%～40%) 低密度脂蛋白(LDL)：0.50～0.60(50%～60%) 极低密度脂蛋白(VLDL)：0.13～0.25(13%～25%)
α-脂蛋白	男性(517±106)mg/L；女性(547±125)mg/L
高密度脂蛋白胆固醇(HDL-C)	沉淀法：0.94～2.0mmol/L(老年人偏高)
低密度脂蛋白胆固醇(LDL-C)	沉淀法：2.07～3.12mmol/L(老年人偏高)
载脂蛋白 B(ApoB)	男性(1.01±0.21)g/L；女性(1.07±0.23)g/L
载脂蛋白 A/载脂蛋白 B 比值	1.0～2.0
血清钾	3.5～5.1mmol/L
血清钠	135～147mmol/L
血清氯	(以氯化钠计)95～105mmol/L
血清钙	总钙(比色法)：2.25～2.58mmol/L 离子钙(离子选择电极法)：1.10～1.34mmol/L
血清无机磷	成人 0.97～16.1mmol/L
血清铁	男性 11～30μmol/L；女性 9～27μmol/L
血清铁蛋白(SF)	男性 50～77μmol/L；女性 54～77μmol/L
未饱和铁结合力	25.2～50.4μmol/L
转铁蛋白(Tf)	28.6～51.9μmol/L
转铁蛋白饱和度(Ts)	0.33～0.35(33%～35%)
血清肌钙蛋白 T(cTnT)	0.02～0.13μg/L
血清肌红蛋白(Mb)	ELISA 法：50～80μg/L RIA 法：6～85μg/L
血清铜蓝蛋白	成人 150～600mg/L；儿童 300～650mg/L
血清甲胎蛋白(AFP)	定性：阴性 成人<25μg/L(25ng/ml) 小儿(3 周～6 月)<39μg/L(39ng/ml)
碱性胎儿蛋白	7.4～115μg/L(平均 47.6μg/L)
异常凝血酶原	<20μg/L
β_2 微球蛋白(β_2-M)	0.8～2.4mg/L，平均 1.5mg/L
血清总胆红素(STB)	3.4～17.1μmol/L
结合胆红素	0～6.8μmol/L

续表

检 验 项 目	正 常 值		
非结合胆红素	$1.7\sim10.2\mu mol/L$		
胆汁酸(BA)	总胆汁酸(酶法):$0\sim10\mu mol/L$ 胆酸:$0.08\sim0.91\mu mol/L$ 鹅脱氧胆酸:$0\sim1.61\mu mol/L$ 甘氨胆酸:$0.05\sim1.0\mu mol/L$ 脱氨胆酸:$0.23\sim0.89\mu mol/L$		
尿素氮(BUN)	成人 $3.2\sim7.1mmol/L$;儿童 $1.8\sim6.5mmol/L$		
肌酐	全血:$88.4\sim176\mu mol/L$		
	血清或血浆:男性 $53\sim106\mu mol/L$ 女性 $44\sim97\mu mol/L$		
尿酸	男性 $268\sim488\mu mol/L$;女性 $178\sim387\mu mol/L$		
丙氨酸氨基转移酶(ALT)	连续监测法:$10\sim40U/L$ 比色法:$5\sim25U/L$		
天冬氨酸氨基转移酶(AST)	连续监测法:$10\sim40U/L$ 比色法:$8\sim28U/L$		
ALT/AST 比值	$\leqslant1$		
天冬氨酸氨基转移酶同工酶	$<5U/L$		
血清碱性磷酸酶(ALP)	成人 $<40\sim110U/L$;儿童 $<250U/L$		
肌酸激酶(CK)	酶偶联法	37℃时	男性 $38\sim174U/L$ 女性 $26\sim140U/L$
		30℃时	男性 $15\sim105U/L$ 女性 $10\sim80U/L$
	肌酸显色法		男性 $15\sim163U/L$ 女性 $3\sim135U/L$
	连续监测法		男性 $38\sim174U/L$ 女性 $26\sim140U/L$
肌酸激酶同工酶(CKiso)	CK-MB$<0.05(5\%)$ CK-MM$0.94\sim0.96(94\%\sim96\%)$ CK-BB 阴性或微量		
肌酸激酶异型(CK-MB)	CK-MB$_1$$<0.71U/L$ CK-MB$_2$$<1.01U/L$ MB$_2$/MB$_1$ 比值 <1.4		
醛缩酶	$3\sim8U$(平均 $5.4U$)		
血清淀粉酶(AMS)	Somogyi 法:总活性 $800\sim1800U/L$ 酶偶联法:$20\sim115U/L$		
血清脂肪酶(APS)	比色法:$0\sim79U/L$ 浊度法:$0\sim160U/L$ 滴度法:$<1500U/L$		
胆碱酯酶(ChE)	全血胆碱酯酶:比色法为 $8000\sim12000U/L$;连续监测法为血清 ChE 的 $1.5\sim2.5$ 倍		
血清胆碱酯酶(SChE)	比色法:$30000\sim80000U/L$ 连续监测法:$620\sim1370U/L$		
胆碱酯酶活性	$0.80\sim1.00(80\%\sim100\%)$		

二、 排泄物、 分泌物及体液检验

1. 尿液检验

检 验 项 目	正 常 值
尿量	1000～2000ml/24h
外观	透明,淡黄色
酸碱反应	弱酸性,pH 约 6.5
比重	1.015～1.025
蛋白质	定性:阴性 定量:20～130mg/24h
Tamm-Horsfall 蛋白(THP)	29.8～43.9mg/24h
葡萄糖	定性:阴性 定量:0.56～5.0mmol/24h(100～900mg/24h)
酮体	定性:阴性 定量(以丙酮计):0.34～0.85mmol/24h(20～50mg/24h)
尿胆原	定性:阴性或弱阳性(尿稀释 20 倍为阴性) 定量:0.84～4.2μmol/24h
尿胆素	定性:阴性
胆红素	定性:阴性 定量:≤2mg/L
紫胆原	定性:阴性 定量:0～4.4μmol/24h
尿卟啉	0～36nmol/24h
尿隐血试验	阴性
尿含铁血黄素试验(Rous 试验)	阴性
Bence-Jones 蛋白	阴性
β_2 微球蛋白	<0.2mg/L(370μg/24h)
α_1 微球蛋白	0～15mg/L
肌红蛋白定量	<4mg/L
乳糜尿试验	阴性
总氮	<857mmol/L
肌酐	男性 7～18mmol/24h;女性 5.3～16mmol/24h
尿素氮	357～535mmol/24h
尿酸	2.4～5.9mmol/24h
肌酸	男性 0～304μmol/24h;女性 0～456μmol/24h
尿淀粉酶	<1000U
溶菌酶	0～2mg/L
纤维蛋白降解产物	<0.25mg/L
黏蛋白	100～150mg/24h
免疫球蛋白	阴性
尿沉渣检查	白细胞:<5 个/HP 红细胞:<3 个/HP(0～偶见) 扁平或大圆上皮细胞:少许/HP 透明管型:偶见/HP

续表

检验项目	正常值	
12h 尿沉渣计数	红细胞＜50 万 白细胞＜100 万 透明管型＜5000 个	
1h 细胞排泄率	红细胞	男性＜3 万/h 女性＜4 万/h
	白细胞	男性＜7 万/h 女性＜14 万/h
中段尿细菌培养计数	＜10^6 菌落/L	

2. 粪便检验

检验项目	正常值
颜色	黄褐色
粪胆原定量	75～350mg/100g 粪便(68～473μmol/24h)
粪胆素	阳性
蛋白质定量	极少
粪便脂肪测定(平衡试验)	＜6g/24h
隐血试验	阴性
细胞	上皮细胞或白细胞　无或偶/HP
食物残渣	少量植物细胞、淀粉颗粒及肌纤维等

3. 脑脊液检验

检验项目	正常值	
性状	无色,清晰透明	
压力(侧卧)	0.686～1.76kPa(70～180mmH$_2$O)	
蛋白	定性(Pandy)试验:阴性	
	定量	儿童(腰椎穿刺):0.20～0.40g/L
		成人(腰椎穿刺):0.20～0.45g/L
		小脑延髓池穿刺:0.10～0.25g/L
		脑室穿刺:0.05～0.15g/L
清蛋白	0.1～0.3g/L	
葡萄糖	成人 2.5～4.5mmol/L;儿童 2.8～4.5mmol/L	
氯化物	(以氯化钠计)120～130mmol/L	
免疫球蛋白	IgG:0.01～0.04g/L IgA:0.001～0.006g/L IgM:阴性	
胆红素	阴性	
色氨酸试验	阴性	
乳酸脱氢酶(LD)	3～40U/L	
肌酸激酶(CK)同工酶	CK 0～8U/L 比色法(0.94±0.25)U/L	
溶菌酶(LZM)	阴性或微量	
门冬氨酸氨基转移酶(AST)	5～20U/L	
细胞数	成人(0～8)×10^6/L;儿童(0～15)×10^6/L	
细胞分类	淋巴细胞占 0.70(70％),单核细胞占 0.30(30％)	

4. 精液检验

检 验 项 目	正 常 值
量	一次排精液量 3.0~5.0ml
色	灰白色或乳白色,久未排精液者可呈淡黄色
黏稠度	初胶冻状,30min 后完全液化呈半透明状
pH	7.2~8.6(平均 7.8)
比重	1.033
精子数	$(60~150)×10^9/L(0.6 亿~1.5 亿/ml)$
一次排精子总数	4 亿~6 亿
活动精子	(30~60min 内)0.80~0.90(80%~90%)
精子形态	畸形精子<0.10~0.15(10%~15%)
白细胞	<5 个/HP

5. 前列腺检验

检 验 项 目	正 常 值
性状	淡乳白色,半透明,稀薄液状
pH	6.3~6.5
卵磷脂小体	大量或布满视野
上皮细胞	少量
红细胞	<5 个/HP
白细胞	<10 个/HP
淀粉样体	老年人易见到,约为白细胞的 10 倍
细菌	阴性

三、 肾功能试验

检 验 项 目	正 常 值
菊粉清除率(Cin)	$2.0~2.3ml/(s·1.73m^2)$(120~140ml/min)
内生肌酐清除率(Ccr)	$1.3~2.0ml/(s·1.73m^2)$(80~120ml/min)(以 $1.73m^2$ 标准体表面积校正)
肾小球滤过率(GFR)	总 GFR(100±20)ml/min
昼夜尿比重试验(Mosenthal 浓缩和稀释功能试验)	24h 尿总量 1000~2000ml 夜尿量<750ml 昼尿量/夜尿量比值(3~4):1 尿最高比重>1.020 最高比重与最低比重之差>0.009
尿渗量(尿渗透压)测定(Uosm)	禁饮后尿渗量 600~1000mOsm/kgH$_2$O(平均 800mOsm/kgH$_2$O)
血浆渗量(Posm)	275~305mOsm/kgH$_2$O(平均 300mOsm/kgH$_2$O)
尿渗量/血浆渗量比值	(3.0~4.5):1
渗透溶质清除率	(空腹)2~3ml/min
肾小管葡萄糖最大重吸收量(TmG)	成人平均:(340±18.2)mg/min 男性:300~450mg/min 女性:250~350mg/min
对氨马尿酸最大排泄量	60~90mg/min[(80.9±11.3)mg/(min·1.73m^2)]
尿酸化功能测定	尿 HCO$_3^-$<30mmol/L 可滴定酸>10mmol/L NH$_4^+$>20mmol/L
有效肾血浆流量(ERPF)	600~800ml/min
肾全血流量(RBF)	1200~1400ml/min
肾小管酸中毒试验	氯化铵(酸负荷)试验:尿 pH<5.3 碳酸氢离子重吸收排泄(碱负荷)试验:HCO$_3^-$ 排泄率≤1%

四、 内分泌激素检测

检 验 项 目	正 常 值		
血甲状腺素（T₄）	放免法：65～155nmol/L		
血游离甲状腺素（FT₄）	放免法：10～30pmol/L		
血三碘甲状腺原氨酸（T₃）	放免法：1.6～3.0nmol/L		
血游离三碘甲状腺原氨酸（FT₃）	放免法：4～10pmol/L		
血反 T₃（rT₃）	放免法：0.2～0.8nmol/L		
血清甲状腺结合球蛋白（TBG）	放免法：15～34mg/L		
甲状腺摄¹³¹Ⅰ率	3h：0.057～0.245(5.7%～24.5%) 24h：0.151～0.471(15.1%～47.1%)		
基础代谢率（BMR）	−0.10～+0.10(−10%～+10%)		
血甲状旁腺激素（PTH）	免疫化学发光法 1～10pmol/L		
	放免法	氨基端（活性端）230～630ng/L	
		羧基端（无活性端）430～1860ng/L	
血降钙素（CT）	放免法　男性 0～14ng/L 女性 0～28ng/L		
尿游离皮质醇	放免法：30～276nmol/24h		
血醛固酮（Aid）	放免法	普通饮食 （上午 6 时）	卧位(238±104)pmol/L
			立位(418±245)pmol/L
		低钠饮食	卧位(646.6±333.4)pmol/L
			立位(945.6±491)pmol/L
尿醛固酮	普通饮食：(21.36±7.2)nmol/24h		
尿儿茶酚胺	多巴胺<888pmol/L 去甲肾上腺素 615～3240pmol/L 肾上腺素<480pmol/L		
血浆睾酮（T）	放免法	男性　青春期　100～200ng/L 　　　成　人　3000～10000ng/L	
		女性　青春期　100～200ng/L 　　　成　人　200～800ng/L	
血促甲状腺激素（TSH）	放免法：2～10MU/L		
血促肾上腺皮质激素（ACTH）	放免法：上午 8 时为 25～100ng/L，下午 6 时为 10～80ng/L		

五、 肺功能检查

检 验 项 目	正 常 值
潮气量（TC）	500ml(成人)
深吸气量（IC）	男性 2600ml；女性 1900ml
补呼气容积（ERV）	男性 910ml；女性 560ml
肺活量（VC）	男性 3470ml；女性 2440ml
功能残气量（FRC）	男性(2270±809)ml；女性(1858±552)ml
残气容积（RV）	男性(1380±631)ml；女性(1858±486)ml
静息通气量（VE）	男性(6663±200)ml/min；女性(4217±160)ml/min
最大通气量（MVV）	男性(104±2.71)L/min；女性(82.5±2.17)L/min

检 验 项 目	正 常 值
肺泡通气量(VA)	4L/min
肺血流量	5L/min
通气/血流(V/Q)比值	0.8
无效腔气/潮气容积(VD/VT)	0.3～0.4
弥散功能	(CO吸入法)198.5～276.9ml/(kPa·min)
动脉血氧分压(p_{O_2})	12.6～13.3kPa(95～100mmHg)
动脉血二氧化碳分压(p_{CO_2})	4.7～6.0kPa(35～45mmHg)
混合静脉血氧分压	4.7～6.0kPa(35～45mmHg)
动脉血与混合静脉血氧分压差	8.0kPa(60mmHg)
肺泡-动脉血氧分压差	(成人)<2.0kPa(15mmHg)
动脉血氧饱和度(SaO_2)	0.95～0.98(95%～98%)
静脉血氧饱和度	0.64～0.88(64%～88%)
动脉血氧含量(CaO_2)	8.55～9.45mmol/L(9～21ml/dl)
静脉血氧含量	4.5～7.2mmol/L(10～16ml/dl)
血液酸碱度(pH值)	7.35～7.45(平均7.40)
血液氢离子浓度	35～45mmol/L(平均40mmol/L)
碳酸氢盐(标准或实际)	22～27mmol/L(平均24mmol/L)
动脉血浆二氧化碳含量(T-CO_2)	23～27mmol/L
二氧化碳结合力(CO_2-CP)	22～31mmol/L(50～70vol/%)
全血缓冲碱(BB)	45～55mmol/L(平均50mmol/L)
碱剩余(BE)	成人±2.3mmol/L；儿童(-4～2)mmol/L

中英文对照表

英文缩写	英文全称	中文
5-FU	fluorouracil	5-氟尿嘧啶
A	adriamycin	阿霉素
A	albumin	白蛋白（又称清蛋白）
A	angiotensin	血管紧张素
A	arabinosylcytosine	阿糖胞苷
ACE	angiotensin-converting enzyme	血管紧张素转换酶
ACEI	angiotensin-converting enzyme inhibitor	血管紧张素转换酶抑制剂
ACh	acetylcholine	乙酰胆碱
AChE	acetylcholinesterase	乙酰胆碱酯酶
ACS	acute coronary syndrome	急性冠脉综合征
ACTH	adrenocorticotropic hormone	促肾上腺皮质激素
AD	Alzheimer's disease	阿尔茨海默病
ADH	antidiuretic hormone	抗利尿激素
AFP	alpha fetoprotein	甲胎蛋白
AIDS	acquired immune deficiency syndrome	获得性免疫缺陷综合征（又称艾滋病）
AL	acute leukemia	急性白血病
ALL	acute lymphoblastic leukemia	急性淋巴细胞白血病（简称急淋）
ALP	alkaline phosphatase	碱性磷酸酶
ALT	alanine transaminase	丙氨酸氨基转移酶
AMA	antimitochondrial antibody	抗线粒体抗体
AMI	acute myocardial infarction	急性心肌梗死
AMS	amylase	淀粉酶
ANA	antinuclear antibody	抗核抗体
ANLL	acute nonlymphocytic leukaemia	急性非淋巴细胞白血病（简称急非淋）
Apo	apolipoprotein	载脂蛋白
APTT	activated partial thromboplastin time	活化部分凝血活酶时间
AS	ankylosing spondylitis	强直性脊柱炎
ASMA	anti-smooth muscle antibody	抗平滑肌抗体
AST	aspartic acid aminotransferase	天冬氨酸氨基转移酶
AT	antitrypsin	抗胰蛋白酶
ATP	adenosine triphosphate	三磷酸腺苷
B	basophil granulocyte	嗜碱性粒细胞

英文缩写	英文全称	中　文
BA	bile acid	胆汁酸
BAL	British anti-lewisite	二巯基丙醇
BAO	basal acid output	基础胃酸分泌量
BB	buffer base	缓冲碱
BBS	Blessed behavior scale	布莱斯德行为量表（Blessed 行为量表）
BE	base excess	剩余碱
BMI	body mass index	体重质量指数
BMR	basal metabolic rate	基础代谢率
BP	blood pressure	血压
BT	bleeding time	出血时间
BUN	blood urea nitrogen	血尿素氮
C	cyclophosphamide	环磷酰胺
CCK	cholecystokinin	胆囊收缩素
Ccr	creatinine clearance rate	肌酐清除率
CEA	carcinoembryonic antigen	癌胚抗原
CHD	coronary heart disease	冠心病
ChE	cholinesterase	胆碱酯酶
CIC	circulating immune complex	循环免疫复合物
Cin	inulin clearance	菊粉清除率
CK	creatine kinase	肌酸激酶
CKiso	creatine kinase isoenzymes	肌酸激酶同工酶
CNS	central nervous system	中枢神经系统
CNS-L	central nervous system leukemia	中枢神经系统白血病
c-onc	cellular oncogene	细胞癌基因
COPD	chronic obstructive pulmonary disease	慢性阻塞性肺疾病
CP	coproporphyrin	粪卟啉
CPK	creatine phosphokinase	肌酸磷酸激酶
CR	complete remission	完全缓解
CRH	corticotropin-releasing hormone	促肾上腺皮质激素释放激素
CRP	C-reactive protein	C-反应蛋白
CRT	capillary resistance test	毛细血管抵抗力（脆性）试验
CSF	cerebrospinal fluid	脑脊液
CT	calcitonin	降钙素
CT	clotting time	凝血时间
CT	computed tomography	计算机断层显像
cTn	cardiac Troponin	心肌肌钙蛋白
D	daunorubicin	柔红霉素

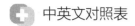
英文缩写	英文全称	中　文
DA	dopamine	多巴胺
DAT	dopamine transporter	多巴胺转运蛋白
DBS	deep brain stimulation	深部脑刺激
DEXA	dual energy X-ray absorptiometry	双能 X 射线吸收
DNA	deoxyribonucleic acid	脱氧核糖核酸
DSA	digital subtraction angiography	数字减影血管造影
DU	duodenal ulcer	十二指肠溃疡
E	eosinophil granulocyte	嗜酸性粒细胞
E	etoposide	依托泊苷（又称足叶乙甙）
E2	estradiol	雌二醇
EACA	epsilon-aminocaproic acid	6-氨基己酸
ECG	electrocardiogram	心电图
EDTA	ethylenediaminetetraacetic acid	乙二胺四乙酸（又称依地酸）
EEG	electroencephalogram	脑电图
EF	ejection fraction	射血分数
ER	estrogen receptor	雌激素受体
ERPF	effective renal plasma flow	有效肾血浆流量
ERV	expirato ryreserve volume	补呼气容积
ESR	erythrocyte sedimentation rate	红细胞沉降率（又称血沉）
FDA	Food and Drug Administration	（美国）食品及药物管理局
FDP	fibrin/fibrinogen degradation product	纤维蛋白（原）降解产物
FEP	free erythrocyte protoporphyrin	游离红细胞原卟啉
Fg	fibrinogen	纤维蛋白原
f-MRI	functional magnetic resonance imaging	功能性磁共振成像
FRC	functional residual capacity	功能残气量
FSH	follicle stimulating hormone	卵泡刺激素
FT$_3$	free triiodothyronine	游离三碘甲状腺原氨酸
FT$_4$	free thyroxine	游离甲状腺素
G	globulin	球蛋白
G	glucagon	胰高血糖素
G-CSF	granulocyte colony-stimulating factor	粒细胞集落刺激因子
GD	Graves'disease(diffuse toxic goiter)	Graves 病（弥漫性毒性甲状腺肿）
GFR	glomerular filtration rate	肾小球滤过率
GH	growth hormone	生长激素
GHb	glycosylated hemoglobin	糖化血红蛋白
GHRH	growth-hormone-releasing hormone	生长激素释放激素
GHRIH(GIH)	growth hormone release inhibiting hormone	生长激素释放抑制激素（生长抑素）

英文缩写	英文全称	中 文
GM-CSF	granulocyte-monocyte-colony-stimulating factor	粒-单细胞集落刺激因子
GnRH	gonadotropin-releasing hormone	促性腺激素释放激素
GTH	gonadotropin hormone	促性腺激素
GU	gastric ulcers	胃溃疡
H	harringtonine	三尖杉酯碱
HAV	hepatitis A virus	甲型肝炎病毒
Hb	hemoglobin	血红蛋白
HBsAg	hepatitis B surface antigen	乙型肝炎表面抗原
HBV	hepatitis B virus	乙型肝炎病毒
HCC	hepatocellular carcinoma	肝细胞癌
HCT	hematocrit	红细胞比容
HCV	hepatitis C virus	丙型肝炎病毒
HDL	high-density lipoprotein	高密度脂蛋白
HDL-C	high-density lipoprotein cholesterol	高密度脂蛋白-胆固醇
HDV	hepatitis D virus	丁型肝炎病毒
HGB(Hb)	hemoglobin	血红蛋白
HIV	human immune deficiency virus	人类免疫缺陷病毒（又称艾滋病毒）
HLA	human leukocyte antigen	人类白细胞抗原
HMG-CoA	3-hydroxy-3-methylglutaryl coenzyme A	3-羟基-3-甲基辅酶 A
Hp	helicobacter pylori	幽门螺杆菌
HPLC	high-performance liquid chromatography	高效液相色谱
HR	heart rate	心率
HVA	homovanillic acid	高香草酸
I	insulin	胰岛素
IC	inspiratory capacity	深吸气量
ICS	inhaled corticosteroid	糖皮质激素吸入剂
IDA	iron deficiency anemia	缺铁性贫血
Ig	immunoglobulin	免疫球蛋白
IHS	International Headache Society	国际头痛协会
ITP	idiopathic thrombocytopenic purpura	特发性血小板减少性紫癜
L	lymphocyte	淋巴细胞
LABA	long-acting β_2-agonist	长效 β_2 受体激动剂
LD(H)	lactate dehydrogenase	乳酸脱氢酶
LDL	low-density lipoprotein	低密度脂蛋白
LDL-C	low-density lipoprotein cholesterol	低密度脂蛋白-胆固醇
L-Dopa		左旋多巴
LH	luteinizing hormone	黄体生成素

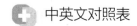
英文缩写	英文全称	中　文
LP	lipoprotein	脂蛋白
LVEDP	left ventricular end diastolic pressure	左室舒张末压
LZM	lysozyme	溶菌酶
M	monocyte	单核细胞
MAO	maximum acid output	最大胃酸分泌量
MAO	monoamine oxidases	单胺氧化酶
Mb	myoglobin	肌红蛋白
MCH	mean corpuscular hemoglobin	平均红细胞血红蛋白
MCHC	mean corpuscular hemoglobin concentration	平均红细胞血红蛋白浓度
MCV	mean corpuscular volume	平均红细胞体积
MDCT	multi-row detector spiral computed tomography	多排探测器螺旋 X 射线计算机断层显像
MIC	morphology,immunology and cytogenetic	形态学(M)、免疫学(I)和细胞遗传学(C)
MID	multi-infarct dementia	多发梗死性痴呆
MMSE	mini-mental state examination	简易精神状态检查
MPV	mean platelet volume	平均血小板体积
MRF	melanocyte-stimulating hormone releasing factor	促黑素细胞激素释放因子
MRI	magnetic resonance imaging	磁共振成像
MSH	melanocyte-stimulating hormone	促黑素细胞激素
MTU	methylthiouracil	甲基硫氧嘧啶
MTX	methotrexate	甲氨蝶呤
MVV	maximal voluntary ventilation	最大通气量
N	neutrophil granulocyte	中性粒细胞
NE	norepinephrine	去甲肾上腺素
NSE	non-specific esterase	非特异性酯酶
NSTEMI	non-ST segment elevation myocardial infarction	非 ST 段抬高的心肌梗死
NYHA	New York Heart Association	纽约心脏病学会
OA	osteoarthritis	骨性关节炎
OGTT	oral glucose tolerance test	口服葡萄糖耐量试验
OXT	oxytocin	催产素
P	prednisone	泼尼松
P	progesterone	孕酮
P	pulse rate	脉率
$PaCO_2$	partial pressure of carbon dioxide	二氧化碳分压
PAI-1	plasminogen activator inhibitor type 1	纤溶酶原激活剂抑制剂-1
PAMBA	p-(Aminomethyl)benzoic acid	4-氨甲基苯甲酸(又称止血芳酸)
PaO_2	partial pressure of oxygen	氧分压
PAP(PIC)	plasmin-antiplasmin complex	纤溶酶抗纤溶酶复合物

英文缩写	英文全称	中 文
PAS	periodic acid-Schiff stain	过碘酸希夫染色(又称糖原染色)
PCA	patient controlled analgesia	病人自控镇痛
PCI	percutaneous coronary intervention	经皮冠状动脉介入治疗
PCR	polymerase chain reaction	聚合酶链式反应
PCWP	pulmonary capillary wedge pressure	肺毛细血管楔压
PD	Parkinson's disease	帕金森病
PDW	platelet distribution width	血小板分布宽度
PET	positron emission tomography	正电子发射计算机断层显像
PIF	prolactin release-inhibiting factor	催乳素释放抑制因子
PLT	platelet	血小板
Posm	plasma osmolality	血浆渗透压(血浆渗量)
POX	peroxidase	过氧化物酶
PPI	proton pump inhibitor	质子泵抑制剂
PR	progesterone receptor	孕激素受体
PRF	prolactin releasing factor	催乳素释放因子
PRL	prolactin	催乳素
PT	prothrombin time	凝血酶原时间
PTCA	percutanerous transluminal coronary angioplasty	经皮腔内冠状动脉成形术
PTH	parathyroid hormone	甲状旁腺激素
PTU	propylthiouracil	丙基硫氧嘧啶
PU	peptic ulcer	消化性溃疡
Pyr	pyridine	吡啶
QCT	quantitative computed tomography	定量计算机断层显像
R	respiratory rate	呼吸频率
RA	rheumatoid arthritis	类风湿性关节炎
RAS	renin-angiotensin system	肾素血管紧张素系统
RBC	red blood cell	红细胞
RBF	renal blood flow	肾全血流量
RF	rheumatoid factor	类风湿因子
RIA	radioimmunoassay	放射免疫分析
RNA	ribonucleic acid	核糖核酸
RPI	reticulocyte production index	网织红细胞生成指数
rRNA	ribosomal ribonucleic acid	核蛋白体核糖核酸
rT_3	reverse triiodothyronine	反三碘甲状腺原氨酸
RTC	reticulocyte	网织红细胞
rt-PA	reorganization of tissue-type plasminogen activator	重组的组织型纤溶酶原激活物
RV	residual volume	残气容积

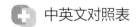
英文缩写	英文全称	中　文
SaO₂	oxygen saturation	氧饱和度
SChE	serum cholinesterase	血清胆碱酯酶
SF	serum ferritin	血清铁蛋白
SGOT	serum glutamic oxaloacetic transaminase	血清谷草转氨酶（又称天冬氨酸氨基转移酶）
SI	serum iron	血清铁
SNP	single nucleotide polymorphism	单核苷酸多态性
SPA	single-photon absorption	单光子吸收
SPECT	single-photon emission computed tomography	单光子发射计算机断层显像
SSRI	selective serotonin reuptake inhibitor	选择性5-羟色胺再摄取抑制剂
STB	serum total bilirubin	血清总胆红素
STEMI	ST segment elevation myocardial infarction	ST段抬高的心肌梗死
STR	short tandem repeat	重复碱基序列
T	temperature	体温
T	testosterone	睾酮
T₃	triiodothyronine	三碘甲状腺原氨酸
T₄	thyroxine	甲状腺素
TBG	thyroxine-binding globulin	甲状腺素结合球蛋白
TBIL	total bilirubin	总胆红素
TC	tidal capacity	潮气量
TC	total cholesterol	总胆固醇
TCA	tricyclic antidepressant	三环类抗抑郁药
TCD	transcranial doppler	经颅多普勒
TF	transferrin	转铁蛋白
TG	triglyceride	甘油三酯
TGAb	thyroglobulin antibody	甲状腺球蛋白抗体
TH	tyrosine hydroxylase	酪氨酸羟化酶
TIA	transient ischemic attack	短暂性脑缺血发作
TIBC	total iron binding capacity	总铁结合力
TmG	maximum tubular reabsorption of glucose	肾小管葡萄糖最大重吸收量
TMP	trimethoprim	甲氧苄氨嘧啶
TP	total protein	总蛋白
t-PA	tissue-type plasminogen activator	组织型纤溶酶原激活物
TPOAb	thyroid peroxidase antibody	甲状腺过氧化物酶抗体
TRAb	thyroid-stimulating hormone receptor antibody	促甲状腺激素受体抗体
TRH	thyrotropin-releasing hormone	促甲状腺激素释放激素
TS	transferrin saturation	转铁蛋白饱和度
TSH	thyroid-stimulating hormone	促甲状腺激素

英文缩写	英文全称	中 文
TSI	thyroid stimulating immunoglobulin	甲状腺刺激免疫球蛋白
TT	thrombin time	凝血酶时间
TT$_3$	total triiodothyronine	总三碘甲状腺原氨酸
UA	unstable angina	不稳定型心绞痛
UBT	urea breath test	尿素呼气试验
Uosm	urinary osmolarity	尿渗透压（尿渗量）
UTI	urinary tract infection	泌尿道感染
V	vincristine	长春新碱
V/Qratio	ventilation/perfusion ratio	通气/血流（V/Q）比值
VA	alveolar ventilation	肺泡通气量
VC	vital capacity	肺活量
VD	vascular dementia	血管性痴呆
VD/VT	dead space/tidal volume ratio	无效腔气/潮气容积
VDR	vitamin D receptor	维生素 D 受体
VE	ventilation	通气量
VLDL	very low density lipoprotein	极低密度脂蛋白
v-onc	viral oncogene	病毒癌基因
VP	vasopressin	升压素
WAIS	Wechsler adult intelligence scale	韦克斯勒成人智力量表
WAIS-RC	Wechsler adult intelligence scale-revised for China	中国内地修订的韦克斯勒成人智力量表
WBC	white blood cell	白细胞
WHO	World Health Organization	世界卫生组织
ZPP	zinc protoporphyrin	锌原卟啉
β_2-M	β_2-microglobin	β_2-微球蛋白
	antioncogene	抗癌基因
	antiplatelet antibody	抗血小板抗体
	arterial blood pressure	动脉血压
	Babinski's sign	巴宾斯基征（Babinski 征）
	Bence-Jones protein	本斯-琼斯蛋白（Bence-Jones 蛋白）
	Blumberg's sign	布朗贝格征（Blumberg 征）
	borderline tumor	交界性肿瘤
	Burkitt's lymphoma	伯基特淋巴瘤（Burkitt 淋巴瘤）
	carbolic acid	石炭酸（又称苯酚）
	carcinoma in situ	原位癌
	cardiac arrhythmia	心律失常
	cationic surfactant	阳离子表面活性剂
	chloramine-T	氯胺-T

英文缩写	英文全称	中　文
	cisplatin	顺铂
	Cooper's ligament	库柏韧带（Cooper 韧带）
	Cushing's syndrome	库欣综合征（Cushing 综合征）
	dementia	痴呆
	Dugas' sign	杜加斯征（Dugas 征）
	epilepsy	癫痫
	epoxyethane	环氧乙烷
	ethyl alcohol	乙醇（又称酒精）
	Felty's syndrome	费尔蒂综合征（Felty 综合征）
	glutaraldehyde	戊二醛
	heart sound	心音
	hexochlorophane	六氯酚
	hibitane	洗必泰
	Hoffmann's sign	霍夫曼征（Hoffmann 征）
	Holter	Holter 心电图（又称动态心电图）
	isopropyl alcohol	异丙醇
	Kerley B line	克利 B 线（Kerley B 线）
	leukemia	白血病
	lysol	来苏（又称煤酚皂液）
	melancholia	抑郁症
	Murphy's sign	墨菲征（Murphy 征）
	obesity	肥胖症
	oncogene	癌基因
	peroxyacetic acid	过氧乙酸（又称过氧醋酸）
	Plummer-Vinson syndrome	卢默-文森综合征（Plummer-Vinson 综合征）
	precancerous lesions	癌前病变
	proto-oncogene	原癌基因
	Sjögren syndrome	舍格伦综合征（又称干燥综合征）
	sodium/sod. dichloroisocyanurate	二氯异氰尿酸钠（又称优氯净）
	test of hemosiderin in urine(Rous test)	尿含铁血黄素试验（劳斯试验，Rous 试验）
	tumor	肿瘤
	tumor suppressor gene	肿瘤抑制基因

参 考 文 献

［1］ 柏树令，应大君. 系统解剖学. 第 8 版. 北京：人民卫生出版社，2014.

［2］ 姚泰. 生理学. 第 2 版. 北京：人民卫生出版社，2005.

［3］ 叶任高. 内科学. 第 7 版. 北京：人民卫生出版社，2006.

［4］ 吴在德，外科学. 第 7 版，北京：人民卫生出版社，2008.

［5］ 乐杰. 妇产科学，第 7 版. 北京：人民卫生出版社，2008.

［6］ 陈力. 医学心理学与精神病学. 北京：人民卫生出版社，2001.

［7］ 王维治. 神经病学. 第 5 版. 北京：人民卫生出版社，2006.

［8］ 朱明德. 临床医学概要. 第 2 版. 北京：人民卫生出版社，2007.

［9］ 吴春虎，娄松. 内科学. 北京：人民军医出版社，2008.

［10］ 田勇泉. 耳鼻咽喉头颈外科学. 第 8 版. 北京：人民卫生出版社，2013.

［11］ 葛均波，徐永健. 内科学. 第 8 版. 北京：人民卫生出版社，2013.

［12］ 朱大年. 生理学. 第 7 版. 北京：人民卫生出版社，2008.

［13］ 杜友爱. 生理学：成教专科临床. 第 3 版. 北京：人民卫生出版社，2013.

［14］ 谢幸，苟文丽. 妇产科学. 第 8 版. 北京：人民卫生出版社，2013.

［15］ 马存根. 医学心理学与精神病学. 第 3 版. 北京：人民卫生出版社，2013.

［16］ 吕传真，周良辅. 实用神经病学. 第 4 版. 上海：上海科技出版社，2014.

［17］ 陈孝平，汪建平. 外科学. 第 8 版. 北京：人民卫生出版社，2014.

［18］ 万学红，卢雪峰. 诊断学. 第 8 版. 北京：人民卫生出版社，2013.